JN041407

系統看護学講座

専門分野

消化器

成人看護学 5

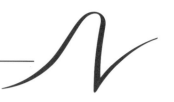

南川　雅子　帝京大学教授

正岡　建洋　国際医療福祉大学教授

宮島　伸宜　松島病院大腸肛門病センター病院長

齋藤　英胤　電源開発株式会社総合健康管理センター所長

金田　　智　東京都済生会中央病院顧問

塩見　英佑　東京都済生会中央病院医長

渡邊千登世　神奈川県立保健福祉大学准教授

中村　　威　公立福生病院部長

古畑　智久　聖マリアンナ医科大学東横病院教授

海老沼浩利　国際医療福祉大学教授（代表）

河地　茂行　東京医科大学主任教授

宮澤　光男　国際医療福祉大学成田病院予防医学センター教授

三ツ井圭子　湘南医療大学准教授

角田こずえ　帝京大学講師

棟久　恭子　常葉大学准教授

医学書院

発行履歴

1968 年 3 月 25 日　第 1 版第 1 刷	1994 年 2 月 1 日　第 8 版第 3 刷
1969 年 8 月 15 日　第 1 版第 4 刷	1995 年 1 月 6 日　第 9 版第 1 刷
1970 年 1 月 1 日　第 2 版第 1 刷	1998 年 2 月 1 日　第 9 版第 5 刷
1972 年 9 月 1 日　第 2 版第 6 刷	1999 年 1 月 6 日　第 10 版第 1 刷
1973 年 1 月 15 日　第 3 版第 1 刷	2002 年 8 月 1 日　第 10 版第 5 刷
1976 年 9 月 1 日　第 3 版第 6 刷	2003 年 1 月 6 日　第 11 版第 1 刷
1977 年 2 月 1 日　第 4 版第 1 刷	2006 年 2 月 1 日　第 11 版第 5 刷
1978 年 2 月 1 日　第 4 版第 3 刷	2007 年 2 月 15 日　第 12 版第 1 刷
1979 年 2 月 1 日　第 5 版第 1 刷	2010 年 5 月 1 日　第 12 版第 8 刷
1982 年 8 月 1 日　第 5 版第 6 刷	2011 年 1 月 6 日　第 13 版第 1 刷
1983 年 1 月 6 日　第 6 版第 1 刷	2014 年 2 月 1 日　第 13 版第 4 刷
1985 年 10 月 1 日　第 6 版第 4 刷	2015 年 1 月 6 日　第 14 版第 1 刷
1987 年 1 月 6 日　第 7 版第 1 刷	2018 年 2 月 1 日　第 14 版第 4 刷
1991 年 9 月 1 日　第 7 版第 6 刷	2019 年 1 月 6 日　第 15 版第 1 刷
1992 年 1 月 6 日　第 8 版第 1 刷	2023 年 2 月 1 日　第 15 版第 5 刷

系統看護学講座　専門分野

成人看護学[5]　消化器

発　　　行　2024 年 1 月 15 日　第 16 版第 1 刷Ⓒ

著者代表　南川雅子（みなみかわまさこ）

発 行 者　株式会社　医学書院

代表取締役　金原　俊

〒113-8719　東京都文京区本郷 1-28-23

電話　03-3817-5600（社内案内）

03-3817-5657（販売部）

印刷・製本　大日本法令印刷

本書の複製権・翻訳権・上映権・譲渡権・貸与権・公衆送信権（送信可能化権
を含む）は株式会社医学書院が保有します.

ISBN978-4-260-05300-6

本書を無断で複製する行為（複写，スキャン，デジタルデータ化など）は，「私
的使用のための複製」など著作権法上の限られた例外を除き禁じられています.
大学, 病院, 診療所, 企業などにおいて, 業務上使用する目的(診療, 研究活
動を含む)で上記の行為を行うことは, その使用範囲が内部的であっても, 私的
使用には該当せず, 違法です. また私的使用に該当する場合であっても, 代行
業者等の第三者に依頼して上記の行為を行うことは違法となります.

JCOPY　〈出版者著作権管理機構　委託出版物〉

本書の無断複製は著作権法上での例外を除き禁じられています.
複製される場合は, そのつど事前に, 出版者著作権管理機構
（電話 03-5244-5088, FAX 03-5244-5089, info@jcopy.or.jp）の
許諾を得てください.

＊「系統看護学講座／系看」は株式会社医学書院の登録商標です.

はしがき

●発刊の趣旨

1967年から1968年にかけて行われた看護学校教育課程の改正に伴って，新しく「成人看護学」という科目が設けられた。

本教科のねらいとするところは，「看護の基礎理論としての知識・技術・態度を理解し，これを応用することによって，病気をもつ人の世話あるいは健康の維持・増進を実践・指導し，看護の対象であるあらゆる人の，あらゆる状態に対応していくことができる」という，看護の基本的な理念を土台として，「成人」という枠組みの対象に対する看護を学ぶことにある。

したがって，看護を，従来のように診療における看護といった狭い立場からではなく，保健医療という幅広い視野のなかで健康の保持・増進という視点においてとらえ，一方，疾患をもった患者に対しては，それぞれの患者が最も必要としている援助を行うという看護本来のあり方に立脚して学習しなければならない。

本書「成人看護学」は，以上のような考え方を基礎として編集されたものである。

まず「成人看護学総論」においては，成人各期の特徴を学び，対象である成人が，どのような状態のもとで正常から異常へと移行していくのか，またそれを予防し健康を維持していくためには，いかなる方策が必要であるかを学習し，成人の全体像と成人看護の特質をつかむことをねらいとしている。

以下，「成人看護学」の各巻においては，成人というものの概念を把握したうえで，人間の各臓器に身体的あるいは精神的な障害がおこった場合に，その患者がいかなる状態におかれるかを理解し，そのときの患者のニーズを満たすためにはどのようにすればよいかを，それぞれの系統にそって学習することをねらいとしている。

したがって，「成人看護学」の学習にあたっては，従来のように診療科別に疾病に関する知識を断片的に習得するのではなく，種々の障害をあわせもつ可能性のある1人ひとりの人間，すなわち看護の対象としての人間のあらゆる変化に対応できる知識・技術・態度を学びとっていただきたい。

このような意味において，学習者は対象の健康生活上の目標達成のために，より有効な援助ができるような知識・技術を養い，つねに研鑽を続けていかなければならない。

以上の趣旨のもとに，金子光・小林冨美栄・大塚寛子によって編集された「成人看護学」であるが，日進月歩をとげる医療のなかで，本書が看護学の確立に向けて役だつことを期待するものである。

●カリキュラムの改正

わが国の看護・医療を取り巻く環境は，急速な少子高齢化の進展や，慢性疾患の増加などの疾病構造の変化，医療技術の進歩，看護業務の複雑・多様化，医療安全に関する意識の向上など，大きく変化してきた。それに対応するために，看護教育のカリキュラムは，1967年から1968年の改正ののち，1989年に全面的な改正が行われ，1996年には3年課

程，1998年には2年課程が改正された。さらに2008年，2020年にも大きく改正され，看護基礎教育の充実がはかられるとともに，臨床実践能力の強化が盛り込まれてきた。

● **改訂の趣旨**

　今回の「成人看護学」の改訂では，カリキュラム改正の意図を吟味するとともに，1999年に発表され，直近では2022年に改定された「看護師国家試験出題基準」の内容をも視野に入れ，内容の刷新・強化をはかった。また，日々変化する実際の臨床に即し，各系統において統合的・発展的な学習がともに可能となるように配慮した。

　序章「この本で学ぶこと」では，事例を用いて，これから学ぶ疾患をかかえた患者の姿を示した。また，本書で扱われている内容およびそれぞれの項目どうしの関係性が一見して把握できるように，「本書の構成マップ」を設けている。

　第1章「消化器の看護を学ぶにあたって」では，系統別の医療の動向と看護を概観したあと，患者の身体的，心理・社会的特徴を明確にし，看護上の問題とその特質に基づいて，看護の目的と機能が具体的に示されている。

　第2～5章では，疾患とその医学的対応という視点から，看護の展開に必要とされる医学的な基礎知識が選択的に示されている。既習知識の統合化と臨床医学の系統的な学習のために，最新の知見に基づいて解説されている。今改訂では第5章の冒頭に「A. 本章で学ぶ消化器疾患」を新設し，第5章で学習する疾患の全体像をつかめるように工夫をこらした。

　第6章「患者の看護」では，第1～5章の学習に基づいて，経過別，症状別，検査および治療・処置別，疾患別に看護の実際が提示されている。これらを看護過程に基づいて展開することにより，患者の有する問題が論理的・総合的に理解できるように配慮されている。とくに経過別については「A.疾患をもつ患者の経過と看護」として，事例を用いて患者の姿と看護を経過別に示すとともに，それらの看護と，疾患別の看護などとの関係を示してある。

　第7章「事例による看護過程の展開」では，1～3つの事例を取り上げ，看護過程に基づいて看護の実際を展開している。患者の有するさまざまな問題を提示し，看護の広がりと問題解決の過程を具体的に学習できるようにしている。

　また，昨今の学習環境の変化に対応するために，成人看護学においても積極的に動画教材を用意し，理解を促すようにした。

　巻末には適宜付録を設け，各系統別に必要となる知識を整理し，学習の利便性の向上をはかっている。

　今回の改訂によって看護の学習がより効果的に行われ，看護実践能力の向上，ひいては看護の質的向上に資することをせつに望むものである。ご活用いただき，読者の皆さんの忌憚のないご意見をいただければ幸いである。

　2023年11月

著者ら

目次

第5章 疾患の理解

正岡建洋・中村威・古畑智久・宮島伸宜・海老沼浩利・河地茂行・宮澤光男

第6章 患者の看護

南川雅子・三ツ井圭子・角田こずえ・棟久恭子・渡邊千登世

Ⅰ 疾患をもつ患者の経過と看護
南川雅子 264

Ⅱ 症状に対する看護　三ツ井圭子 272

Ⅲ 検査を受ける患者の看護
角田こずえ 299

第7章　事例による看護過程の展開

三ツ井圭子・棟久恭子

特論　ストーマケア

渡邊千登世

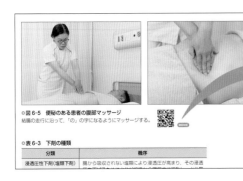

◎図6-5　便秘のある患者の腹部マッサージ
結腸の走行に沿って，「の」の字になるようにマッサージする。

◎表6-3　下剤の種類

分類	機序
浸透圧性下剤（塩類下剤）	腸から吸収されない塩類により浸透圧が高まり，その浸透

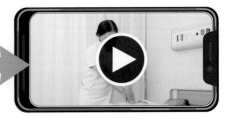

本文中または，巻末の動画一覧の
ＱＲコードから動画を視聴するこ
とができます

序 章

この本で学ぶこと

消化器疾患をもつ患者の姿

　この本では，消化器に疾患をもち，その機能に障害のある患者に対する看護を学ぶ。消化器に疾患をもつ患者とは，どのような人なのだろうか。ある患者の例について，考えてみよう。

　Aさんは，大手電機機器会社の営業部長として勤務している 55 歳の男性である。都内で妻，大学生の息子 2 人と 4 人で暮らしている。仕事は忙しく，朝 7 時に出勤し，帰宅は深夜 0 時を過ぎることがめずらしくない。昨年の健康診断では肝機能低下のため精密検査を受けるように勧告されたが，仕事が多忙でいつの間にか忘れていた。仕事の付き合いで焼き肉などの外食が多く，飲酒はやめられず，週に 3 回以上，1 回に日本酒 5 合，ビール大びん 4 本を空けるのは毎度のことであった。

　ところが 2 か月ほど前から身体がだるく，腹部のはった感じが続いている。ズボンのベルトは外したままにしている。靴もきつくなっている。最近は食欲もなく，食事を見ると吐きけがする。仕事が終わると疲れてしまうので，夜の付き合いは断っている。妻は A さんの様子をみて心配し，「病院へ行きましょう」と渋る A さんを説得し，車を運転して近所の総合病院を受診させた。

　検査の結果，A さんには血液検査で肝機能低下と低アルブミン，血小板の減少がみられた。また上部消化管内視鏡検査の結果では，食道に腫瘤状の静脈瘤と発赤の存在が明らかになった。医師からは「長年の飲酒のために肝臓が障害され，肝硬変になっています。そのためにおなかに水がたまり，食道に静脈瘤ができています。静脈瘤から大出血をおこすことがあるので，すぐに治療しないと危険です」と説明された。

　その後，下肢の浮腫と腹水の改善，および内視鏡的硬化療法を目的として入院することになった。
　A さんは，「いままで自分のからだのことなんて，考えたこともなかったですね。でもいまさらですが，からだあっての仕事です。それに息子たちを立派な社会人にするまでは，自分ががんばらないと」「内視鏡的なんとかって，どんなことをするのですか？　痛いですか？」と話している。

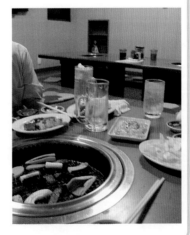

　読者の皆さんは看護師になったとき，Ａさんのような患者に出会うことがあるかもしれない。そのとき，看護師はなにをすることができるのだろうか。

> ### Ａさんや家族に対して，**看護師はなにをすることができるだろうか。**
>
> - 下肢浮腫や腹水などの症状による苦痛が緩和されるように援助する。
> - 食道静脈瘤破裂により急変する可能性があるので，予防と早期発見・対処する。
> - Ａさんと家族が現在の病状や治療について理解できるように援助する。
> - Ａさんと家族の話を傾聴し，不安の原因をアセスメントし，不安が軽減できるように援助する。
> - 退院後に食道静脈瘤破裂などの致命的な状態に陥らないようにするため，および下肢浮腫・腹水などの症状を悪化させないために，日常生活上の制限や定期的な受診の必要性を理解し，実践できるように援助する。

　ほかにも，看護師ができることはなにかを考えてみよう。

　Ａさんのように消化器疾患をもつ患者に適切な看護を実践していくためには，以下の項目をはじめとする，さまざまな知識や技術，考え方を身につけていくことが大切である。

> ### Ａさんの看護を実践するために，以下のようなものを学んでいこう。
>
> - 消化器系の構造と機能
> - 消化器系疾患のおもな症状とその病態生理
> - 消化器疾患に対して行われるおもな検査・治療・処置
> - 患者のアセスメントを行うために必要な理論・概念
> - 消化器疾患患者に行われる看護の基本
> - 看護活動を展開するための方法論，看護技術

　医療はエビデンスが集積され，標準化された検査や治療が行われるようになっているが，患者には個々の身体的特徴，および心理・社会的背景がある。それらをふまえて看護師は，1人ひとりの患者がかかえている健康上の問題を明らかにし，個別的な看護を行わなければならない。

　本書では，このような消化器疾患をもつ患者の看護を学ぶために，次ページに示すような構成になっている。本書を読み終わったときに，なぜ必要なのか，根拠をもって看護実践を考えられるように学習を進めてほしい。

本書の構成マップ

第1章　消化器の看護を学ぶにあたって
A 医療の動向と看護　　B 患者の特徴と看護の役割

第2章　消化器の構造と機能
A 食道の構造と機能
B 胃・十二指腸の構造と機能
C 小腸・大腸の構造と機能
D 直腸・肛門の構造と機能
E 肝臓の構造と機能
F 胆道系の構造と機能
G 膵臓の構造と機能

第3章　症状とその病態生理
A 嚥下困難
B おくび・胸焼け
C 吐きけ・嘔吐
D 腹痛
E 吐血・下血
F 下痢
G 便秘
H 腹部膨満
I 食欲不振と体重減少
J 腹水
K 黄疸
L 肝性脳症

第4章　検査と治療
A 診察と診断の流れ
B 検査
C 治療

第5章　疾患の理解
A 本章で学ぶ消化器疾患
B 食道の疾患
C 胃・十二指腸疾患
D 腸および腹膜疾患
E 肝臓・胆嚢の疾患
F 膵臓の疾患
G 急性腹症
H 腹部外傷
I 寄生虫疾患

第6章　患者の看護
Ⅰ 疾患をもつ患者の経過と看護

Ⅱ 症状に対する看護
　① 嚥下困難のある患者の看護
　② おくび・胸焼けのある患者の看護
　③ 吐きけ・嘔吐のある患者の看護
　④ 腹痛のある患者の看護
　⑤ 吐血・下血のある患者の看護
　⑥ 下痢のある患者の看護
　⑦ 便秘のある患者の看護
　⑧ 腹部膨満のある患者の看護
　⑨ 食欲不振と体重減少のある患者の看護
　⑩ 黄疸のある患者の看護
　⑪ 肝性脳症のある患者の看護

Ⅲ 検査を受ける患者の看護
　① 腹部超音波検査を受ける患者の看護
　② CT・MRI検査を受ける患者の看護
　③ 肝生検を受ける患者の看護
　④ 消化器内視鏡検査を受ける患者の看護
　⑤ 造影検査を受ける患者の看護

Ⅳ 治療を受ける患者の看護
A 薬物療法を受ける患者の看護
B 化学療法を受ける患者の看護
C 栄養療法・食事療法を受ける患者の看護
D 手術療法を受ける患者の看護
E 胃瘻・空腸瘻造設患者の看護
F 放射線療法を受ける患者の看護

Ⅴ 疾患をもつ患者の看護
A 食道疾患患者の看護
B 胃・十二指腸疾患患者の看護
C 腸・腹膜疾患患者の看護
D 肝臓・胆嚢疾患患者の看護
E 膵臓疾患患者の看護

第7章　事例による看護過程の展開
A 胃がんで手術を受ける患者の看護　　B 肝硬変症患者の看護

特論　ストーマケア
A ストーマ造設術の概要　　B 手術前の看護　　C 手術後の看護　　D 回復期の看護

第 **1** 章

消化器の看護を
学ぶにあたって

A 医療の動向と看護

人の身体のなかで消化器系は，生命を維持するために必要な栄養や水分を口から摂取したあと，消化・吸収して体内に取り込み，身体に必要な成分に代謝する役割を担っている。一方で，不要な老廃物は解毒・排泄^{はいせつ}するという，多様かつ重要な役割ももっている。

しかし，消化器系の機能はそれだけではない。最近の研究では，腸管と脳は互いに作用を及ぼし合う関係にあることが示唆されている。これを脳腸相関とよび，腸内細菌が関与していることが明らかになっている。そのため，消化器系疾患になると，生命を維持するために必要な栄養や水分を外界から摂取することが困難になるだけでなく，患者の身体面・心理面・社会面に多様な問題を引きおこすと考えられる。

1 患者の動向と看護

1 患者の動向

厚生労働省の「令和2年(2020)患者調査の概況」によると，消化器系疾患で推計患者数(入院患者数と外来患者数の合計)が最も多い傷病名は「胃炎および十二指腸炎」で6万600人，ついで「結腸および直腸の悪性新生物」の4万4400人，「肝疾患」の3万1000人となっている(●図1-1)。

◆ 近年の推移

1996年から2020年の推移を概観すると，消化器系疾患の患者数は全体的に減少傾向であり，とくに減少が著しいのは「胃潰瘍および十二指腸潰瘍^{かいよう}」と「肝疾患」である。「結腸および直腸の悪性新生物」は2017年以降わずかに減少しているが，3万9100人から4万8400人の間を維持し，横ばいである。また，ゆるやかな減少傾向にあるのは「胃の悪性新生物」である。「腸管感染症」は3万4000人〜3万8300人で推移していたが，2020年に急に減少した。特筆すべきこととして，2020年にはすべての疾患の推計患者数が減少している。これは，新型コロナウイルス感染症のパンデミックに伴う緊急事態宣言などの措置により，病院を受診する患者数が減少したことが影響していると思われる。

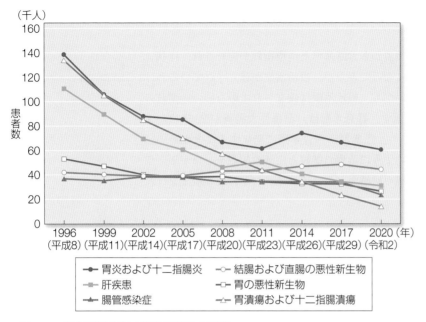

◎**図1-1　消化器系疾患の推計患者数の推移**

◆ ヘリコバクター-ピロリ

　「胃炎および十二指腸炎」は，入院患者と比べて外来患者が圧倒的に多い。これは，後述の胃がんリスク層別化検診（ABC 検診）が導入されて，ヘリコバクター-ピロリ *Helicobacter pylori* の保菌状況が判定できるようになり，除菌治療の目的で外来を受診する患者が増えているためと考えられる。ヘリコバクター-ピロリは，◎図1-1 で示した「胃潰瘍および十二指腸潰瘍」や「胃の悪性新生物」の原因としても知られている。「胃炎および十二指腸炎」の段階における除菌治療が普及してきているため，「胃潰瘍および十二指腸潰瘍」や「胃の悪性新生物」の患者数が減少しているものと考えられる。

◆ 発生要因

　消化器系疾患の発生要因は，ヘリコバクター-ピロリ以外にも，食品（食品添加物を含む），アルコール，喫煙，肥満，遺伝などが知られている。食道がんは，喫煙，アルコール，熱い飲み物，肥満が発生要因となり，大腸がんは，飲酒，肥満，赤肉（牛・豚・羊の肉）や加工肉（ベーコン，ハム，ソーセージなど）の摂取増加が発生要因と考えられている。遺伝の例としては，家族性大腸ポリポーシスと遺伝性非ポリポーシス大腸がんが知られている。

◆ 炎症性腸疾患

　炎症性腸疾患（IBD）である潰瘍性大腸炎やクローン病は，厚生労働省により医療費助成対象疾病（指定難病）に指定されており，患者数は増加傾向にある。2021（令和 3）年度末の，特定医療費（指定難病）受給者証所持者数は，潰

瘍性大腸炎が約13万8000件，クローン病が約4万8000件と報告されている。

　潰瘍性大腸炎は，厚生労働省から診断基準と治療指針が発行され，症状コントロールにおいては良好になってきたが，根治治療が確立されているわけではない。クローン病においても，根治治療は確立されていない。いずれの疾患も，寛解と再燃を繰り返す。好発年齢は，潰瘍性大腸炎が20歳代，クローン病が10〜20歳代であり，思春期から青年期に発症することが多い。そのため，患者は再燃しないように治療の継続と生活の制限をしながら，学業の継続，進学，および就職や結婚などのライフイベントに取り組まなければならない。

2 看護

◆ 疾患の要因と対策

　消化器疾患の要因としては，摂取する食品や食べ方などの食生活が不適切であることや，飲酒・喫煙，運動不足，または健診の通知が届いても受診しないというように，ヘルスリテラシー❶が低く，予防・早期発見のための行動をとらないことが多くあげられる。対策としては，健康的な生活を送っていれば罹患しなくてすむような疾患を予防するための啓発活動を行う。また，疾患を早期発見するために健診をすすめるなど，一次予防・二次予防が重要となる。

◆ がん予防対策

　2007（平成19）年に策定された「がん対策推進基本計画」では，がん検診の受診率目標は50％とされた。しかし，2023年10月現在，その目標は達成できていない。そのような状況のなかで，たとえば，がんに限らず消化器疾患の一次予防として，小中高生に対して適切な生活習慣や健診の重要性についての知識を提供することは，子どもたちの保護者への効果も期待でき，今後長期にわたって患者数を減少させるために有効であろう。

　また，遺伝性の疾患においては，近年，遺伝医学が進歩してきていることから，看護の立場で遺伝に関する専門的なアセスメントと援助を行うことが可能な，遺伝看護分野の専門家の育成が期待される。

◆ 治療と看護

　消化器がんの化学療法においては，奏効率の高いレジメン❷が次々と開発されている。最近では，経口の抗がん薬や分子標的薬のほか，効果が証明され保険適用になっている免疫療法❸による治療が行われている。このように治療の選択肢が広がることは患者にとってメリットであるが，一方で，免疫療法によっておきる全身の臓器に及ぶ自己免疫関連障害など，副作用が多様になっている。患者が副作用に対処できるようになるための，身体的・心理的な看護援助の開発が急務である。

NOTE
❶ヘルスリテラシー
　健康に関するさまざまな情報を入手し，理解し，活用する能力のことである。WHOはヘルスリテラシーを「健康の維持・増進のために情報にアクセスし，理解・活用する動機や能力を決定する認知的・社会的スキル」と定義している。

NOTE
❷レジメン
　薬の用量や期間を記した治療計画。
❸免疫療法
　免疫療法には，効果が証明され保険適用になっているものと，効果が証明されておらず，自由診療として行われるものがある。日本において保険適用になっているのは，ニボルマブやペムブロリズマブなどの「免疫チェックポイント阻害薬」による治療である。

　点滴治療においては，薬剤を変更するときのみ入院治療を行い，同じ薬剤を継続投与する場合は外来化学療法室で治療することが多くなってきた。消化器疾患の手術は開腹手術の件数が減少し，内視鏡手術や内視鏡的治療がそれにとってかわるようになり，在院日数の短縮が著しい。

　このように，患者は入院をしなくても外来通院で治療が可能になり，地域でその人らしく社会生活を営み，ライフイベントに取り組みながら治療を継続できるようになってきた。そのため，患者の自己管理能力を高め，医療者がいない環境でも治療を確実に継続できるように援助することが，ますます重要になっている。

2 治療の動向と看護

◆ サルコペニアとフレイル

　老年医学領域では 2000 年代になってから，加齢に伴って生じるサルコペニアとフレイルが問題視されていた。サルコペニアは，進行性・全身性の骨格筋量・骨格筋力の低下を特徴とする症候群で，QOL の低下や死のリスクを伴うものである。原因としては，加齢や活動量の低下，疾患，廃用性症候群，栄養障害などがあげられる。

　フレイルは，疾患や加齢により身体の生理機能が累積的に減退し，ホメオスタシスの障害やストレス対応能の低下が引きおこされることである。近年では，これらは高齢者に限ったことではなく，あらゆる診療科で注目しなければならない課題として認識されるようになってきた。

　消化器系疾患患者において，治療前から食事摂取の困難な状況がつづいている場合には，低栄養状態になり，骨格筋量や骨格筋力が低下すると考えられる。このような患者には，栄養サポートチーム nutrition support team（NST）❶と連携した栄養改善や，活動・運動の促進，心理的支援など，多職種連携によるアプローチが必要である。同時に，患者が前向きに栄養改善や活動・運動に取り組むことができるように，心理的支援を行う必要がある。

◆ ERAS

　ERAS（Enhanced Recovery After Surgery，イーラス）は，手術後回復力強化プログラムのことである。エビデンスに基づいたプロトコルで周手術期管理を行うことにより，患者の身体的・心理的負担を軽減し，手術後の順調な回復促進を目的としたもので，多くの医療施設で導入が進んでいる（●326ページ）。

◆ 胃がん検診

　基本的な胃がん検診の補助手段として，胃がんリスク層別化検診（ABC 検診）が広く用いられている。これは，抗ヘリコバクター-ピロリ IgG 抗体価と血清ペプシノゲン値の検査結果に基づいてヘリコバクター-ピロリ感染胃

□NOTE

❶栄養サポートチーム

　栄養管理を個々の患者に応じて適切に実施することを栄養サポートという。これを，医師，看護師，薬剤師，栄養管理士，理学療法士，作業療法士，言語聴覚士らが，それぞれの専門性をいかしながら協働して実践するのが栄養サポートチームである。

炎の病期を診断し，胃がん発症リスクを評価するものである。ABC 検診のための検査は血液検査であり，従来の胃 X 線検診と異なり簡便であるため，がん検診の受診率向上が期待される。しかし ABC 検診は，胃がんハイリスクの受診者が胃がんローリスクに分類されるなど，誤分類の可能性もあることが問題視されており，今後も慎重な検討が必要とされている。

◆ 内視鏡治療

　患者の QOL に配慮した機能温存・低侵襲の手術を目ざして，内視鏡的粘膜切除術(EMR)，内視鏡的粘膜下層剝離術(ESD)，腹腔鏡内視鏡合同手術(LECS)などの治療法に加え，コールドスネアポリペクトミー(CSP)❶や under water EMR❷など，より低侵襲の治療法が開発されている。また，胸腔鏡下食道悪性腫瘍手術，腹腔鏡下胃悪性腫瘍手術(幽門側胃切除術，噴門側胃切除術，胃全摘出術)などに対し，ロボット支援手術(◯111 ページ)が保険適用となっている。

　手術や検査が低侵襲になることは，患者にとっては苦痛の低減につながるため，たいへん喜ばしいことであるが，検査・治療を受けることにはかわりがない。いままでと同様に，患者が不安なく検査や手術にのぞめるように援助する必要がある。

◆ 腸内フローラと脳腸相関

　脳と腸が互いに作用を及ぼし合う関係にあることは，これまでも知られていた。さらに最近では，腸内フローラ(細菌叢)の有用菌(善玉菌)によって腸管細胞からセロトニンが遊離され，迷走神経や脊髄神経を介して脳に情報伝達が行われることが明らかにされ，精神的ストレスが影響となっておこる機能性消化管障害などの診断・治療への応用が期待されている。

B　患者の特徴と看護の役割

　「食べる」ことは，生きるために必要な栄養や水分を体内に取り込むだけでなく，生きるうえでの楽しみでもある。おいしいものを食べれば，誰でも幸せな気分になるであろう。また，家族や仲間と楽しく食事をすることは，人間が社会のなかで円滑な人間関係を保って生活するために，なくてはならないことである。

　したがって，疾患によって「食べられなくなる」ということは，生活するうえでの楽しみや社会生活が阻害され，QOL(生活の質)が低下することにつながる。つまり，食べられなくなることによって，その人らしく生活することが困難になるのである。患者にとって，徐々に食べられなくなるということは，病状の悪化や死が近づいていることを連想させることであり，予後に対する不安を増大させる要因となる。このように消化器疾患は，人の身体面だけでなく，心理・社会面においても大きな影響をもたらす。

NOTE

❶コールドスネアポリペクトミー(CSP)
　高周波焼灼電源装置を使わずに，スネアを用いて機械的にポリープを切除する内視鏡治療である。遅発性出血や穿孔の発症がきわめて少なく，心臓ペースメーカーや金属製ステントを留置している患者や，ワルファリンカリウムなどの抗凝固薬を内服している患者でも手術が可能である。

❷Under water EMR
　消化管の管腔内を水で満たした状態で，粘膜下局所注射を行わずに病変をスネアでしめつけて(絞扼)，高周波手術装置を用いて通電切除する治療方法である。管腔内腔を水で満たすと粘膜や粘膜下層が管腔内に突出し，病変部が隆起するため，筋層を巻き込まず安全に切除することができる。

　以上のことをふまえ，消化器疾患患者の看護目標は，疾患や治療によって生じている，食べることや排泄することを中心とした身体的変化，およびそれに関連した心理・社会的な変化を理解することである。さらに，その理解に基づき，患者が疾患の治療や症状コントロールのための自己管理を主体的に行いながら，その人らしい生活が送れるように援助することを目ざす。

1　身体的な特徴とその援助

　消化器系には，管腔臓器(中空性臓器)と実質臓器の両者があり，多彩な特徴を有する。管腔臓器は内部が空洞という特徴があり，一般に消化管と呼ばれる食道，胃，小腸(十二指腸・空腸・回腸)，大腸(上行結腸・横行結腸・下行結腸・S上結腸・直腸)が含まれる。実質臓器はその臓器特有の細胞が集合して実質を構成しており，肝臓，胆嚢，膵臓がこれにあたる。

　このように多彩な臓器があるがゆえに，たとえば腹痛とひとことで言っても，消化管の収縮・伸展・痙攣(けいれん)・拡張などによっておこる内臓痛，臓器をとりまく腹膜や腸間膜などに分布している知覚神経が刺激されておこる体性痛，内臓痛に伴って発生する関連痛など，さまざまなものがある。さらに，腹痛に随伴しておこりうる症状も，吐きけ・嘔吐，吐血・下血，下痢，便秘，腹部膨満と，多様である。

　このうち，たとえば腹部膨満の原因には，腸内へのガスの貯留，腹水の貯留，腫瘤などがある。さらに，腸内へのガス貯留の原因には，便秘や腸閉塞，がんによる下部消化管の部分的閉塞などがある。また，吐物や便等の排泄物の性状も，病態によって異なる。

　このように，1つの症状から考えられる原因は複数あるため，有用な複数の情報を合わせることによって，精度の高いアセスメントが可能となる。看護師は，適切な看護援助を判断するために，病態に関する知識を用いながら必要な情報は何なのかを判断し，多彩な主訴や他覚的症状を過不足なく情報収集することに加え，疾患の特徴や検査結果などと合わせて，的確にアセスメントするための能力が必要とされる。

2　心理・社会的な特徴とその援助

1　予防・早期発見を促進する

　消化器疾患に伴う消化器症状は，食欲低下や低栄養を引きおこしたり，慢性的に続く下痢や吐きけ・嘔吐，腹痛などの症状により社会生活を営むことが困難になるなど，患者のQOLを著しく低下させる。

　しかし，成人期にある患者の多くは，自身の健康よりも仕事を優先する傾向にあるため，発症してから受診する場合が多い。発症してからでは，病状が進行して治療に時間がかかったり，入院が必要になったりすることもあり，そのために社会生活を中断しなければならない状況になる。したがって，生

活の改善により予防の可能性があるものについては，改善方法について患者が主体的に考えられるように支援する。

2 治療後の回復を促進する

　患者の苦痛な症状を改善させる有効な治療法には，さまざまな消化器疾患に行われる手術や，がん患者に行われる化学療法・放射線療法，肝炎患者に行われるインターフェロン療法，炎症性腸疾患患者に行われるステロイド薬による治療などがある。その一方で，これらの治療法は，著しい苦痛を伴う副作用や全身状態の低下をもたらすことがあるため，患者が治療継続への意欲を喪失したり，社会生活を送ることが困難になったりする可能性がある。

　治療後の回復を促進するため，看護師は患者の伴走者となり，前向きに治療に取り組めるように支援する。

3 治療の継続を支援する

　近年では，化学療法の場が外来へ移ったり，患者が自宅で経口投与の抗がん薬や分子標的治療薬を自己管理したりすることが増え，治療の場が病院から在宅へとシフトしている。そのため患者は，社会生活を営みながら治療を継続することができるようになってきた。

　胃・十二指腸潰瘍や炎症性腸疾患などの慢性疾患においては，治療薬の服用が始まると消化器症状がおさまってくるため，患者はあたかも病気が完治したかのように感じてしまい，治療を自己中断してしまうことがある。しかし，薬物療法による治療効果を高めるためには，患者が治療を継続することが重要である。そのためには，治療の自己中断の理由を明らかにし，患者のアドヒアランスを高めることが有効である。患者が治療に関する正しい知識をもち，治療を継続する意欲をもちつづけられるように，援助する。副作用が出現すると，治療を継続する意思が揺らぐことがあるため，副作用の予防方法やコントロール方法について事前に情報提供し，看護師が患者の相談役になることで，副作用とじょうずに付き合って生活できるように支援する。

3 患者・家族への援助

1 自己管理を促進する

　消化器系疾患のうち，たとえば炎症性腸疾患は寛解と再燃を繰り返す疾患であるため，再燃を避けるために患者の自己管理能力を高めることが重要である。また，消化器がんにおいては，化学療法の実施件数が増えており，副作用をコントロールして治療を継続するための自己管理が必要である。

　さらに，消化器系の手術を受けた患者は，手術によって消化・吸収・代謝・排泄に関する機能を喪失したり，変化した機能を補うために生活を調整する必要がある。たとえば人工肛門造設術を受けた患者は，人工肛門からの排便のコントロール，ストーマ装具の交換，皮膚の観察，皮膚トラブルへの

対応などの自己管理が必要となる。患者の自己管理を促進するためには，患者と医療者のパートナーシップを基盤とし，患者が自身の体調や症状の変化を毎日記録し，身体の変調に対して自己対処できるように看護師が的確なアドバイスを行う。また，自己対処の結果については患者と看護師が一緒に評価をし，自己管理を継続できるよう援助する。

2 在宅への移行支援

在院日数の短縮は，治療や療養の場が在宅へ移行することを意味する。そのため，患者が入院したときから退院後の生活を予測し，その生活が可能になるように援助することが重要である。

患者が退院後の生活で困ることのないようにするための具体的な援助としては，以下のようなものがあげられる。

- 患者が手術後の合併症を予防，早期発見・対処できるような，知識や技術を身につけられるようにする。
- 患者が薬物療法を継続し，副作用に自己対処できるように促す。
- 入院したときから，退院後の生活環境や社会生活に関する情報収集を行い，退院後の生活に早期に適応できるようにセルフケア行動を促進するとともに，退院後の環境を整える。

▌在宅で実施可能な医療処置への移行

医療者が24時間管理する病院内で行っている医療処置を，在宅の場で患者・家族が継続して実施することはむずかしい場合が多い。そのため，入院中から，生活場面で実施可能な医療処置に変更することが必要となる。たとえば，点滴による疼痛コントロールを貼付薬に変更すること，点滴が必要な場合にCVポートを造設すること，服薬している薬剤の種類を可能な限り減らすことなどがあげられる。

▌カンファレンスの実施

患者が入院したら，できるだけ早い時期に退院準備のためのカンファレンスを行う。このカンファレンスには，医師，病棟看護師，退院支援看護師，医療ソーシャルワーカー（MSW），理学療法士（PT）・作業療法士（OT），薬剤師，栄養士など，患者の退院に向けて必要とされる専門職が参加する。そして，まず治療計画，および患者・家族の意向について確認したのち，退院時に期待される患者の状態像（目標）と，目標達成のために，どの職種が，いつまでに，なにをするのかを検討する。

患者の退院が近くなったら，退院前カンファレンスが行われる。退院前カンファレンスには，病棟看護師，退院支援看護師，訪問看護師，在宅療養支援診療所の医師（または看護師），在宅医療支援薬局の薬剤師，ケアマネージャーなどが参加する。ここでは，入院中の患者の現状を共有し，退院後に必要な医療・ケアとその分担，導入する医療・福祉サービスなどについて話し合う。とくに，以下のような患者の場合は，退院前カンファレンスまでに退院支援看護師が社会資源の調整を行う。ただし，介護保険の要介護認定を受けている患者や認定申請中の患者の場合，退院後のケアプランの立案や社

会資源の調整は，ケアマネージャーが行う。そのため退院支援看護師は，患者の治療経過と病状，患者・家族の意向など，ケアマネージャーが必要とする情報を共有して協働する。

- ストーマや胃ろうのような，医療管理・処置を継続する必要がある患者
- 低栄養状態・フレイル・消化器系の機能障害などにより日常生活動作（ADL）が著しく低下して自立した生活が送れない患者
- がんや非代償期の肝硬変，増悪を繰り返している炎症性腸疾患のように，進行する病状をかかえながら療養を継続する患者
- 在宅療養上の問題で再入院を繰り返す患者
- 経済的・社会的な問題をかかえている患者
- 独居の高齢者
- 終末期の患者

　とくに終末期患者の場合，在宅療養に向けて最も重要なのは，患者の意思である。希望する医療（心肺蘇生を希望するか否かを含む），代理意思決定者，どこでどのように過ごしたいかなどについて，可能な限り早期から，医療者が患者・家族の価値観や意思を把握したうえで，患者・家族・医療者間で折にふれて繰り返し話し合うことが重要である。このような意思決定支援プロセスを，アドバンスケアプランニング（ACP）❶とよぶ。

□NOTE

❶アドバンスケアプランニング

　厚生労働省は 2018 年に「人生の最終段階における医療・ケアの決定プロセスにおけるガイドライン」を発表し，アドバンスケアプランニングを推奨している。

✎ work　復習と課題

❶ 消化器疾患に関する医療の動向について述べなさい。
❷ 消化器疾患の予防について，考えられることを話し合ってみよう。
❸ 消化器疾患患者の特徴についてまとめてみよう。
❹ 消化器疾患患者の看護について，特徴と役割を話し合ってみよう。

第 2 章

消化器の構造と機能

> | 本章の目標 | □ 消化器系を構成する器官の種類・位置・構造および機能について学習を深め，日常生活を営むうえで消化器が果たす役割を理解する。 |
> |---|---|
> | | □ 疾患を理解するために必要となる，消化器の構造と機能に関する知識を統合的に理解する。 |

　消化器は食物を摂取し，それから栄養分を吸収する器官系で，大別すると消化管と肝臓・胆嚢・膵臓などからなる（●図2-1-a）。消化管は口から肛門までの管であるが，口腔・咽頭・食道・胃・小腸・大腸に分かれ，それぞれの部位によって形態・構造・生理的機能などが異なっている。

A　食道の構造と機能

　口腔は頭部にあり，咽頭を介して食道とつながっている。食道は，頸部と

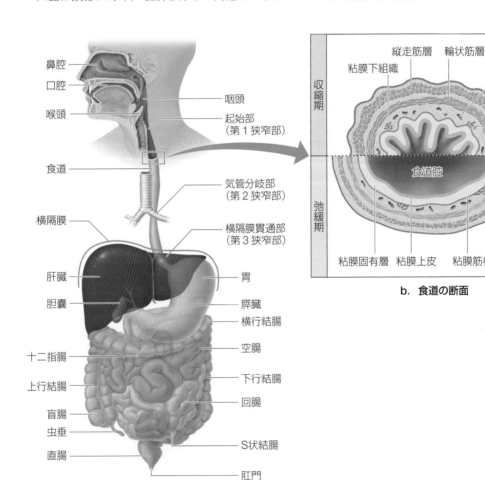

a. 消化器の全体像

b. 食道の断面

●図2-1　消化器の全体像と食道の断面

胸部を縦貫する管である。食道下端・胃・小腸・大腸は，腹腔内にある。

1 食道の構造

　食道は咽頭と胃を連絡する管で，後縦隔に位置する（◎図2-1-a）。その全長は約 25 cm であり，歯列から食道各部位までの距離は，食道入口部までが約 15 cm，食道下端までが約 40 cm である。

　食道は平常では前後に押しつぶされた扁平な管で，粘膜は内腔に向かって縦のヒダをつくっている（◎図2-1-b）。この食道ヒダはゆったりした粘膜下組織と協調して，大きな食塊を嚥下する場合には十分に拡張する。

　食道は全長にわたって同じ太さではなく，起始部・気管分岐部・横隔膜貫通部の3か所に**生理的狭窄部**がある（◎図2-1-a）。これらの狭窄部は異物の停滞しやすいところである。

▍食道壁

　食道壁は，管腔側から外側に向かって**粘膜・筋層・外膜**の3層からなっており，漿膜を欠く（◎図2-1-b）。そのため食道がんは，早期に壁外に浸潤しやすい。

　食道粘膜は重層扁平上皮でおおわれ，粘膜下には食道腺という粘液腺が散在している。食道・胃移行部で扁平上皮が円柱上皮にかわるが，移行部の上方に円柱上皮がみられることがある（バレット Barrett 上皮）。食道腺は消化酵素を含まず，粘滑剤としての粘液を分泌するだけである。

　食道上部 1/3 の筋層は横紋筋で随意に収縮し，残りの 2/3 は平滑筋である。食道においては，ほかの消化管と同様に，神経細胞が神経網を形成し，個々の平滑筋線維の収縮と弛緩を協調させて全体としての緊張を保ち，かつ蠕動を生じるはたらきをしている。

▍食道の血管系

　食道の血管系のうち，食道静脈の下方は胃冠状静脈❶と連絡して門脈に入り，上方は大循環系❷の奇静脈・半奇静脈に注いでいる。そのため，門脈圧亢進時にはここに側副血行路が形成されて食道静脈瘤が生じる。

2 食道の機能

　食道は両端に括約筋を有する，蠕動性の管である。食物の通路をなし，ここでは消化・吸収は行われないが，口腔・咽頭から食道，そして食道から胃に向かって，順行性に食物を送り込む嚥下運動を行うための精巧な機構が存在している。

　経口摂取された食塊は，食道の蠕動運動によって胃内に送り込まれる。食道の上下両端は安静時には圧が高く，閉鎖しているが，食物を嚥下するときには圧が下がり（弛緩）し，食物を通過させる（◎69ページ，図4-2）。食道の上端には上部食道括約筋が，下端には下部食道括約筋がある。嚥下運動は，次の3段階を経て行われる（◎40ページ，図3-1）。

□ NOTE

❶胃冠状静脈
　胃の小彎に沿って走行する，左胃静脈・右胃静脈・幽門前静脈の総称。

❷大循環系
　大循環という用語は生理学では体循環と同義として用いられており，循環系のうち肺循環を除いたものすべてを含む。しかし，消化器領域では，体循環から門脈を除いた循環系を大循環と呼称することが多い。

▍嚥下運動

□1　**嚥下運動第1期(口腔期)**　食物・水分はまず口腔から咽頭部に送られるが，これは随意運動である。この際に主役を演じるのは舌の運動である。

□2　**嚥下運動第2期(咽頭期)**　食物は咽頭腔から食道に送られるが，嚥下運動に伴って，咽頭腔と鼻腔の間や，咽頭腔と喉頭腔の間の連絡が一時的に遮断される。咽頭部の圧は，大気圧と同じであるから，食道内圧と比べて高い圧である。ここから食物と水分は，圧勾配にしたがって胸腔内圧(胸膜腔内圧)と等しい低い圧となっている食道へと入っていく。

　上部食道括約筋は，安静時には一定の筋緊張を保って持続的に収縮し，空気の食道への流入と，食道から咽頭への食塊の逆流を防止している。食物と水分の通過時だけ反射的に弛緩し，食道入口部を開大させる。

□3　**嚥下運動第3期(食道期)**　食物が食道入口部から，胃の噴門へ送られる。安静時の食道の圧は胸腔内圧を反映しており，呼息時の2mmHgから吸息時の−10mmHgの間を変動し，腹腔内圧より低い。食物が圧勾配に逆らって食道から胃へと移行するためには，食道の収縮による蠕動運動と，胃酸の逆流を防止する下部食道括約筋部の存在が必要となる。

　食道の蠕動運動は，第1～第3次に分けられる。第1次蠕動波は，嚥下に伴って咽頭の蠕動が波及するものである。第2次蠕動波は，嚥下とは関係なく，食塊による食道の局所的な拡張によって引きおこされる。どちらの蠕動運動も，統合された筋運動で，連続した蠕動波となって食物を下方に運ぶ。第3次蠕動波は，不規則な食道下部の収縮運動であり，食物の推進力とはならない。この蠕動運動は，食道壁にある神経節と神経線維の反射によって調節されている。下部食道括約筋は，括約筋としての形態ではなく，横隔膜・靱帯・筋肉などの複数の組織の協調による機能的な構成体である。

　下部食道括約筋は，最大で35mmHgという高い圧をつくっているが，上部食道からの蠕動波が波及すると反応して圧が低下し，食物は胃内に送り込まれる。食道裂孔ヘルニア(●133ページ)などが生じると，安静時における下部食道括約筋圧が低下し，胃酸が食道に逆流して胸焼けを感じたり，胃食道逆流症(●133ページ)が発症する。

B　胃・十二指腸の構造と機能

1　胃・十二指腸の構造

▍胃の区分

　胃は食道に続いて上腹部を占めている囊状の器官で，消化管のなかで最も拡張した部分である。食道との境界部には噴門が，十二指腸との境界部には幽門が位置する(●図2-2)。噴門より上部の胃の区分を胃底部(穹隆部)，噴門から胃角までを胃体部，胃角より下部を前庭部(幽門部)という。

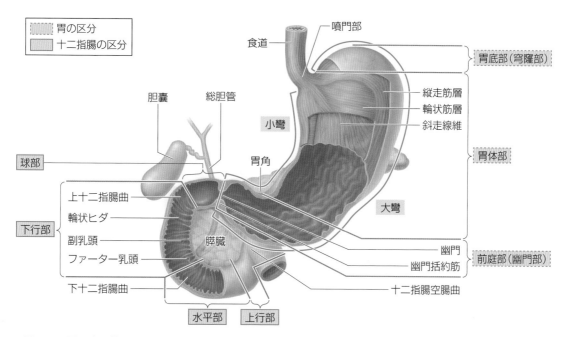

胃の区分
十二指腸の区分

噴門部
食道
胃底部（穹窿部）
縦走筋層
輪状筋層
斜走線維
胃体部
小彎
胆嚢
総胆管
胃角
大彎
球部
上十二指腸曲
輪状ヒダ
副乳頭
ファーター乳頭
膵臓
下十二指腸曲
幽門
幽門括約筋
前庭部（幽門部）
十二指腸空腸曲
下行部
水平部
上行部

●**図 2-2　胃・十二指腸の構造と区分**

　胃底部から胃体部の粘膜は，幽門部の粘膜より厚く，縦走する粘膜ヒダに富んでいる。胃の上縁および下縁をそれぞれ小 彎，大彎といい，ともに右方向に向かって凹字型に彎曲している。小彎側は食物の通り道となっている。

■ 十二指腸の区分

　十二指腸は，胃に続く長さ約 25 cm の鉤 状 に彎曲した管状部である。十二指腸は球部・下行部・水平部・上行部の 4 部に区別される。3 つの屈曲部を，それぞれ上十二指腸曲・下十二指腸曲・十二指腸空腸曲という。

　十二指腸は，その全長にわたって腹腔後壁に固定されており，空腸や回腸のような腸間膜をもたない。十二指腸の内腔には空腸と同様に規則正しい輪状 ヒダがみられ，下行部には膵管と総胆管が開口しているファーター Vater乳頭（大十二指腸乳頭）が存在している。

■ 胃壁の構造

　胃壁は，粘膜層・粘膜下層・筋層・漿膜の 4 つの層からなっている（●図2-3-a）。

　1 粘膜層　胃粘膜の表面から，胃粘膜表面にある無数の陥凹である胃 小窩にわたって，表層粘液細胞がおおっている（●図2-3-b）。表層粘液細胞は単層円柱上皮であり，粘液を分泌し，胃粘膜が胃酸によって消化されるのを保護している。

　①噴門腺・胃腺・幽門腺　胃小窩に開いている腺は，胃の部位によって異なり，噴門腺・胃腺・幽門腺の 3 種類に分けられる。

　噴門腺は噴門周囲に存在し，主として粘液を分泌する。胃液の大部分を分泌する胃腺（胃底腺）は，胃底部と胃体部に存在する。

　胃腺はほとんど分岐しない単一の長い管状腺で，その腺細胞は主細胞・壁

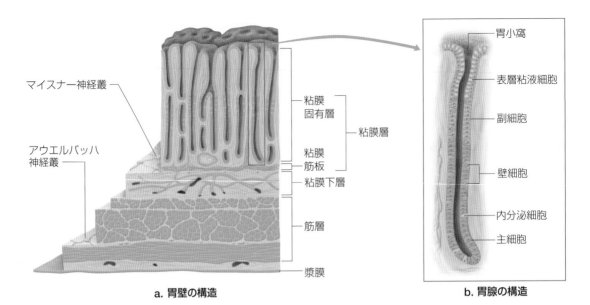

マイスナー神経叢

アウエルバッハ
神経叢

粘膜
固有層

粘膜
筋板

粘膜層

粘膜下層

筋層

漿膜

a. 胃壁の構造

胃小窩

表層粘液細胞

副細胞

壁細胞

内分泌細胞

主細胞

b. 胃腺の構造

◉図2-3　胃壁の構造と胃腺の構造

細胞・副細胞の3種類からなっている。主細胞は胃腺の底部に多く存在し，ペプシンの前駆体であるペプシノゲン（ペプシノーゲン）を分泌する。壁細胞は胃腺の体部（胃腺の底部の上部）に多く分布しており，細胞内に分泌細管を有し，迷走神経刺激やガストリン・ヒスタミンの刺激によって塩酸（胃酸）を分泌する。副細胞は胃腺の頸部（胃腺の体部の上部）に分布し，粘液を分泌している。

　幽門腺は幽門部に存在し，迂曲・分岐した腺構造を示し，大多数は副細胞に似た粘液細胞からなっている。なお，壁細胞はほとんどなく，主細胞はまったく存在しない。

　②**内分泌細胞**　消化管には，少なくとも15種類の内分泌細胞が存在するといわれている。胃における内分泌細胞の主たるものは，G細胞とD細胞である。G細胞は，胃酸分泌を促進する消化管ホルモンであるガストリンを分泌する細胞で，主として幽門腺に存在するが，胃腺・十二指腸・小腸などにもみとめられる。D細胞は，ソマトスタチンを分泌する細胞で，全消化管にみとめられる。胃では幽門部においてはG細胞近傍に，胃体部では壁細胞近傍にみとめられる。ソマトスタチンは，ガストリン・コレシストキニン（CCK）・グルカゴンなどの多くの消化管ホルモンの分泌を抑制する。

　②**粘膜下層**　粘膜筋板と筋層との間に存在する疎性結合組織からなる層で，血管・リンパ管に富みマイスナー Meissner 神経叢（粘膜下神経叢）が存在する。

　③**筋層**　胃の筋層は，内層の輪状筋と，外層の縦走筋の2層のほかに，斜走線維からなる最内層からなる。筋層は，幽門で肥厚して輪状の幽門括約筋となる。輪状筋層と縦走筋層の間に，アウエルバッハ Auerbach 神経叢（筋間神経叢）が存在している。

④**漿膜**　最も外側の層で，腹膜の続きである。胃の前後壁両面をおおっている臓側腹膜は，小彎と大彎で合わさって漿膜の二重層をつくり，前者は小網，後者は大網となる❶。

十二指腸壁の構造

後述する小腸壁の構造と同一であるが，十二指腸壁の粘膜には十二指腸腺（ブルンネル Brunner 腺）が分布している。十二指腸腺は複合管状腺で，幽門腺に似ており，粘液を分泌する。

胃の血管系

胃の主要な栄養血管は，左胃動脈・右胃動脈・短胃動脈・左胃大網動脈・右胃大網動脈の5つであり，腹腔動脈から分岐している。このうち左胃動脈と右胃動脈とは小彎側で合流しており，同様に左胃大網動脈と右胃大網動脈は大彎側で合流している。

左胃動脈は最も血流が多く，胃体部小彎を栄養している。右胃動脈は前庭部小彎を栄養し，大網動脈は大彎側を栄養している。脾動脈から分岐した短胃動脈は，胃底部の左側に分布している。

2　胃・十二指腸の機能

食道から入った食物は一時的に胃に貯蔵され，胃壁の運動による機械的作用と胃液の化学的作用を受けてかゆ状に変化し，周期的に少量ずつ十二指腸に送られる。

胃液の分泌

胃液は無色透明・無臭・強酸性で，1日に約1〜2L分泌される。その主成分はペプシン・胃酸・粘液である。そのほかにも，さまざまな電解質や内因子を含んでいる。

胃腺の主細胞から分泌されたペプシノゲンは，壁細胞から分泌された胃酸によって活性化されて，**ペプシン**になる。ペプシンはタンパク質を分解して，ペプトンに変化させる。胃酸は，胃内に入った細菌を殺す防御作用を担っている。ペプシノゲンには，主として胃腺の主細胞に存在するペプシノゲンⅠと，胃粘膜全体および十二指腸に存在する粘液細胞にみとめられるペプシノゲンⅡとがある。粘液は，胃の内部をおおって，粘膜を保護している。

胃液の分泌は，神経とホルモンによって調節されている。空腹時においても基礎分泌として少量の胃液が分泌されているが，食物を摂取する際の刺激で分泌が亢進する。その際の胃液分泌は，分泌刺激機転によって脳相・胃相・腸相の3相に分けられる（◯図2-4）。

①**脳相**　食物を連想したり，見たり，においをかいだり，味を感じたりする刺激によって，反射的におきた迷走神経刺激が胃腺細胞を刺激し，主細胞からペプシノゲンを分泌させるとともに，壁細胞からの胃酸分泌を促進する（◯図2-4-①）。さらに迷走神経刺激は，幽門腺に主として存在するG細胞を刺激してガストリンを分泌させることによって，壁細胞からの胃酸分泌を促進させる。

NOTE

❶小網・大網はともに，胃をおおう腹膜が合わさった間膜である。

小網は小彎側から肝臓へと続き，壁側腹膜との間に網嚢という空間を形成する。網嚢下縁裏側には網嚢孔（ウィンスロー孔）が存在し，手術の際のドレーンの挿入に適している。

大網は大彎からエプロン状に垂れ下がっており，裏面は横行結腸に癒着したのち，横行結腸間膜に癒合し後腹壁に達する。

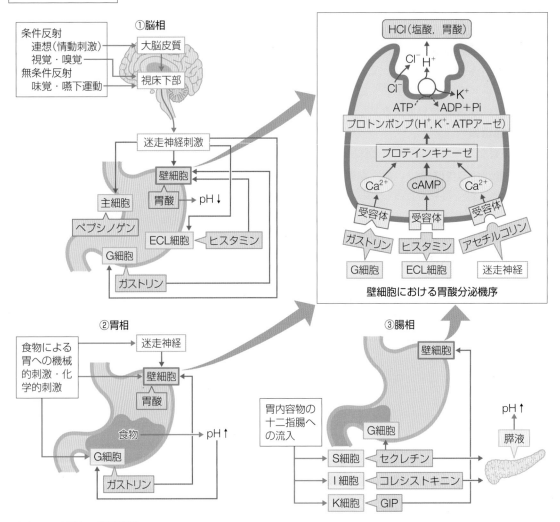

→：促進　⇒：抑制

●図2-4　胃液の分泌機構

2 胃相　食物が胃内に入ると，胃壁が伸展することによる機械的刺激によって胃酸が分泌される（●図2-4-②）。この機械的刺激による反射には，迷走神経を介する中枢性のものと，胃壁内だけの反応による局所的なものとがある。その効果は，直接に壁細胞を刺激する経路と，G細胞の刺激によってガストリンが血中に分泌されて壁細胞からの胃酸分泌を促進させる経路とがある。

　機械的刺激以外にも，アルコール・カフェインなどといった食物内容による化学的刺激によっても胃酸は分泌される。また，タンパク質の消化産物も，G細胞を刺激してガストリンを分泌させる。

　ガストリンの分泌は，胃内のpHによるフィードバック機構によって調節されている。食物が胃内に入る前には，胃酸の基礎分泌によって胃内のpHは3以下になっており，ガストリンの分泌は抑制されている。食物が胃に入ると，その緩衝作用によって胃内のpHは上昇し，ガストリンの分泌抑制作

用が解除されてガストリンが分泌される。

　③ **腸相**　胃で消化された食物が十二指腸に達すると，十二指腸の S 細胞からセクレチンが放出されて膵液の分泌が促進され，酸性の胃内容物を中和するとともに，胃粘膜の G 細胞からのガストリンの分泌を抑制し，壁細胞からの胃酸分泌を抑制する（◯図 2-4-③）。十二指腸および空腸の I 細胞から分泌されるコレシストキニンも，膵液の分泌を促進する。小腸の K 細胞から分泌され，インスリン分泌を促進するグルコース依存性インスリン分泌刺激ポリペプチド❶glucose-dependent insulinotropic polypeptide（GIP）は，胃酸分泌を抑制する。

NOTE
❶胃抑制ポリペプチド gastric inhibitory polypeptide（GIP）ともよばれる。

▌壁細胞からの胃酸分泌

　壁細胞に作用して胃酸を分泌させる生理的活性物質として，ヒスタミン・ガストリン・アセチルコリンの 3 種類が知られている。壁細胞にはヒスタミンが結合するヒスタミン H_2 受容体，ガストリンが結合するガストリン受容体，およびアセチルコリンが結合するムスカリン M_3 受容体が存在している（◯図 2-4）。

　壁細胞の管腔側❷には，細胞内に向かって広がる細管である細胞内分泌小管があり，壁細胞がヒスタミンなどによって分泌刺激を受けると網目状に広がり，分泌される酸の通路となる。壁細胞の細胞質には，小管小胞とよばれる小胞が多数分布しており，この小胞の膜には水素イオン（H^+）を分泌するポンプであるプロトンポンプ（H^+, K^+-ATP アーゼ）が存在している。

NOTE
❷この場合，胃の内部側をさす。

▌十二指腸粘膜からの分泌

　胃から送られた食物が十二指腸に入ると，十二指腸粘膜からセクレチンとコレシストキニンの 2 種類の消化管ホルモンが血中に分泌される。

　セクレチンは膵臓を刺激し，炭酸水素イオン（HCO_3^-）や水分の分泌を促し，胃から入ってくる酸性の内容物を中和する。コレシストキニンは，膵臓からトリプシノゲン・アミラーゼ・リパーゼなどの消化酵素を分泌させるとともに，胆囊を収縮させて胆汁を十二指腸内に放出させる。

▌胃の運動

　食道から胃に移行した食物は，まず胃底部に貯蔵される。大量の食物をたくわえるために，胃底部は弛緩・拡張する。食物は徐々に幽門側へ送られ，胃体部からおこる伝播性の蠕動運動によって，胃液と十分に混和・粉砕されて小食塊となる。そして，その一部が前庭部の収縮により，幽門を通過して十二指腸に移行するが，大部分は幽門括約筋が収縮するために胃体側に押し返され，さらに混和・粉砕される。

C　小腸・大腸の構造と機能

1　小腸の構造

小腸の区分

　小腸はトライツ Treitz 靱帯❶より肛門側にあり，長さは約6mで腹腔内を著しく蛇行し，右下腹部の盲腸に続いている（◯図2-5-a）。小腸の上部2/5は空腸とよび腹腔の左上部を占め，小腸の下部3/5は回腸とよび腹腔の右下部を占めている。この両者の間には解剖学的に明確な境界は存在しないが，空腸のほうがやや太く，厚い壁をもつ。

　小腸の内腔には，多数の輪状ヒダ（ケルクリング Kerckring ヒダ）がある（◯図2-5-b，c）。このヒダは空腸では背が高く規則的に走っているが，回腸では数が減り，高さも低くなる。空腸・回腸は腸間膜によって後腹壁につり下げられたようになっているが，十二指腸とは異なり可動性がある。

小腸壁の構造

　小腸粘膜の組織学的特徴は，腸絨毛（じゅうもう）である（◯図2-5-d）。腸絨毛はおよそ0.5〜1.5mmの高さで1mm²に40個ほど分布し，粘膜の表面積を著しく増大させており，栄養素の吸収効率を高めている。絨毛間には，管状に陥凹した腸腺が開口している。絨毛表面も腸腺の表面も，吸収上皮である円柱上皮とムチン❷を含む杯（さかずき）細胞でおおわれている。吸収上皮の表面には微絨毛が発達しており，刷毛（はけ）のように見えることから刷子縁（さっしえん）とよばれる（◯図2-5-e）。

　腸腺の底部には，好酸性で大型の顆粒を有するパネート Paneth 細胞がみられる。この顆粒には，細菌の細胞壁を分解するはたらきをもつリゾチームが含まれている。

　小腸粘膜には多数のリンパ濾胞（ろほう）があり，空腸では孤立リンパ小節として存在し，回腸ではリンパ濾胞が数十個集合してパイエル Peyer 板を形成している。パイエル板の表面をおおう細胞には杯細胞は少なく，その一方でM細胞とよばれる抗原を取り込む能力をもつ細胞がみとめられる。

　胃と同様に，小腸粘膜下層にはマイスナー神経叢が，また内層の輪状筋と外層の縦走筋の2層の固有筋層の間にはアウエルバッハ神経叢（筋間神経叢）が分布している。

小腸の脈管

　小腸を支配する動脈は主として上腸間膜動脈であり，腸間膜を通って腸壁に達し，粘膜下層で細動脈網をつくり，ここから絨毛の中に入って毛細血管の係蹄（けいてい）（ループ）をつくったのち，細静脈に移行し，粘膜下層の細静脈網に戻る。

　静脈は，腸間膜を動脈に沿って逆行して門脈に注ぐ。リンパ管は絨毛の内側にある中心乳び腔に始まり腸壁を貫き，腸間膜リンパ節を経由して乳び槽（そう）に注ぎ，胸管を経由して血液循環に入る。

NOTE
❶トライツ靱帯
　十二指腸空腸曲を後腹壁に固定する靱帯。

NOTE
❷ムチン
　粘膜上皮で産生される粘液の主成分である糖タンパク質。

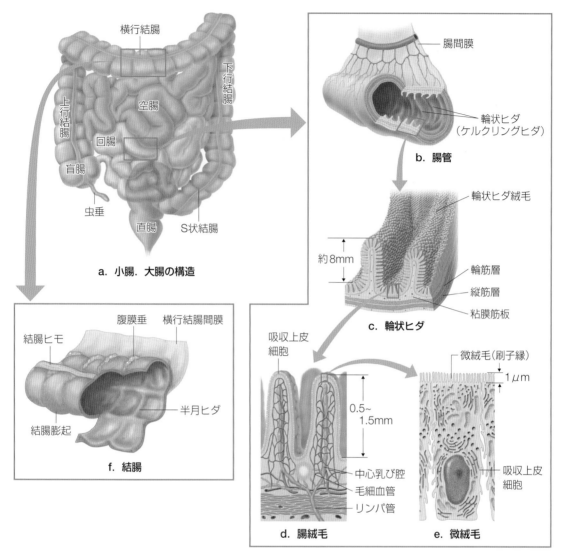

◎図 2-5　小腸・大腸の構造と区分け

　栄養素のうち脂質は，リンパ管に吸収される。タンパク質・糖質は絨毛の毛細血管に吸収され，門脈を通って肝臓を通過したのちに大循環に戻る。

2　大腸の構造

▌大腸の区分
　大腸は消化管の最終部で小腸より太く，かつ短い全長約 1.6 m の管である。大腸は盲腸・結腸・直腸からなる（◎図 2-5-a）。結腸はさらに上行結腸・横行結腸・下行結腸・S 状結腸からなる。
　上行結腸から横行結腸への移行部は，肝臓右葉下面で鋭角に屈曲しており，肝彎曲あるいは右結腸曲という。横行結腸と下行結腸との移行部も脾臓近傍で屈曲しており，脾彎曲あるいは左結腸曲とよばれる。

　盲腸からは、虫垂が突出している。直腸は第2仙椎下縁の高さでS状結腸から移行し、長さは約20cmである。仙骨に沿って下行しながらやや拡張して直腸膨大部を形成し、尾骨下端で後方に屈曲して肛門として外に開いている。

　大腸のなかで盲腸・上行結腸・下行結腸は、後腹膜に固定されている。これに対して横行結腸とS状結腸は腸間膜を有し、可動性がある。盲腸と上行結腸の境に、回腸が開口している。直腸の上部は腸間膜を有し腹膜でおおわれているが、下部では最外層は外膜として骨盤の結合組織に移行している。

　回腸末端は大腸の中にわずかに突出し、回盲弁を形成している。回盲弁は小腸から大腸への腸内容物の移動を制御し、また逆流を防止している。

大腸壁の構造

　大腸粘膜には絨毛がない。粘膜面に密生している腸腺は小腸より長く、また杯細胞に富み、パネート細胞がない。上皮は単層円柱上皮であるが、直腸下端では重層扁平上皮となる。

　筋層のうち内輪層は肛門部で肥厚し、輪状の平滑筋からなる内肛門括約筋となっている。その外側には骨格筋からなる外肛門括約筋がある。

　肉眼的に大腸を特徴づける構造に、結腸ヒモと結腸隆起がある（◎25ページ、図2-5-f）。結腸ヒモは、結腸壁に縦に走る3条のひも状隆起で、縦走筋の発達したものである。そのため結腸壁は縦に縮められ、内腔に向かって半月ヒダをつくり、外部に向かっては各半月ヒダの間に突出して、結腸隆起をつくっている。

3　小腸・大腸の機能

　消化管のうち消化・吸収の行われる主要な場所は、小腸である。食物は、長い小腸を通過する間に、膵液や腸液中に含まれる各種消化酵素や、胆汁中の胆汁酸などの作用によって消化され、水分とともに腸管壁から吸収される。その残渣物が大腸に送られると、さらに水分が吸収されて固形便となり、肛門から排泄される。

1　消化・吸収

糖質の消化・吸収

　食物に含まれる糖質の大部分は、多糖類のデンプンやグリコーゲンであるが、これは唾液中の**アミラーゼ**（プチアリン）と膵液中のアミラーゼによって加水分解され、マルトース（麦芽糖）などの二糖類とデキストリンなどのオリゴ糖類となる。

　これらの二糖類とオリゴ糖類は、それぞれ特異的な酵素によって分解されて単糖類のグルコース（ブドウ糖）となり、小腸粘膜から吸収される。二糖類のスクロース（ショ糖）は、**スクラーゼ**によってグルコースとフルクトース（果糖）に分解され、ラクトース（乳糖）は、**ラクターゼ**によってグルコースとガラクトースに分解されて吸収される。

　スクラーゼ・ラクターゼなどの分解酵素は，腸上皮細胞の微絨毛（刷子縁）にある。二糖類とオリゴ糖類は，この酵素と接触すると分解され，ただちに能動輸送によって細胞内に取り込まれ，絨毛の毛細血管を経て門脈に運ばれる。

▌タンパク質の消化・吸収

　タンパク質は，活性化されたタンパク質分解酵素によって消化される。膵液中のトリプシノゲン（トリプシノーゲン）は，十二指腸から分泌されるエンテロキナーゼによって活性化され**トリプシン**となる。

　膵液中のキモトリプシノゲン・プロカルボキシペプチダーゼは，トリプシンによって活性化され，キモトリプシン・カルボキシペプチダーゼになる。

　なお，膵臓からトリプシンインヒビターがトリプシノゲンとともに分泌され，トリプシンの膵組織内での活性化を阻害して，自己消化を防いでいる。さらに，導管系細胞から分泌される炭酸水素イオンはアルカリ性であり，胃から入ってくる酸性の消化液を中和するとともに，膵酵素を活性化するために至適 pH を保っている。

　タンパク質は，胃液中のペプシンと膵液中のトリプシン・キモトリプシン・カルボキシペプチダーゼによって分解され，少数のアミノ酸で構成されるオリゴペプチドになる。オリゴペプチドは糖質と同じように，小腸上皮の微絨毛にあるオリゴペプチダーゼによって分解されてアミノ酸となり，ただちに吸収され，門脈へ運ばれる。

▌脂質の消化・吸収

　食物に含まれる脂質の多くは，トリグリセリド❶である。トリグリセリドは膵臓から分泌される**リパーゼ**によって加水分解され，脂肪酸とモノグリセリドとなる。脂肪酸とモノグリセリドは水に不溶であるため，このままでは吸収されない。これらは，胆汁中に含まれる胆汁酸と複合ミセルを形成し可溶化される。

　複合ミセルは，小腸上皮細胞膜に到達すると，モノグリセリドと遊離脂肪酸だけが細胞膜を通過し，細胞内に取り込まれ，トリグリセリドに再合成される。トリグリセリドは，リン脂質・リポタンパク質・コレステロールなどとともにカイロミクロン（キロミクロン）となり，リンパ管へ運ばれる。

▌ビタミンの吸収

　ビタミン A・D・E・K などの脂溶性ビタミンは，脂質とほぼ同じ経路で吸収される。水溶性ビタミンのビタミン B_1・B_6 は，拡散によって小腸から吸収される。ビタミン B_{12} は胃の壁細胞から分泌された内因子と結合し，能動輸送によって回腸遠位部から吸収される。

2　小腸・大腸の運動

　消化・吸収を順調に行うためには，食物を順次肛門側へ移行させて消化酵素と混和する必要がある。この作用を調節するのが腸管運動である。基本的に推進運動（蠕動運動）・混和運動（分節運動）・振り子運動の 3 種類の運動がおこる。分節運動と振り子運動は，食物を混和・撹拌（かくはん）させて吸収をたすける。

□NOTE
❶トリグリセリド
　人体に最も多い脂質であり，中性脂肪，トリアシルグリセロールともよばれる。

■ 推進運動

推進運動には，次の調節機構がはたらいている。

□1 **局所の反射性蠕動運動**　腸管の局所に内容物があると，それよりも口側部分が収縮して肛門側は弛緩するので，内容物は肛門側に進む。この運動は食道・胃・十二指腸・小腸・大腸のすべてにみられ，内在性のアウエルバッハ神経叢などの腸管神経系によって調節されている。

□2 **伝播性運動群**　空腹時には，消化管の平滑筋の運動と電気活動のパターンが変化し，胃から回腸遠位部まで運動活動波が伝播する。この運動波は，伝播性運動群 migrating motor complex（MMC）とよばれる。伝播性運動群は，静止期（Ⅰ相）に始まり，ついで不規則な電気活動と運動の相（Ⅱ相）に続き，規則的な群発性活動（Ⅲ相）で終わる。伝播性運動群は，胃・小腸の内容物や細菌を次の食事までに除去する役割を果たす。食物を摂取するとすぐに伝播性運動群は停止する。

□3 **基本的電気的リズム**　食道と胃上部を除く消化管の平滑筋は，自発性の周期リズムをもっている。基本的電気的リズムは消化管運動のペースメーカーであり，輪状筋層に存在するカハール Cajal 細胞で発生する。基本的電気的リズム自体では筋はほとんど収縮しないが，局所の反射性蠕動運動などの消化管運動と協調して作用を発揮する。

D　直腸・肛門の構造と機能

1　直腸・肛門管の構造

■ 直腸・肛門管の区分と構造

□1 **直腸の区分**　直腸は，解剖学的には第２仙椎下縁の高さから直腸肛門輪にいたるまでの 12〜14 cm の腸管と区分されており，解剖学的直腸とよばれる。これに対して，外科領域ではさらに近位の岬角❶から第２仙椎下縁までの腸管を直腸に含めて取り扱うことが多く，これを外科的直腸という。

「大腸癌取扱い規約」では，岬角の高さから第２仙椎下縁までを直腸Ｓ状部（RS），第２仙椎下縁から腹膜反転部（翻転部）までを上部直腸（Ra），腹膜反転部から恥骨直腸筋付着部上縁までを下部直腸（Rb）と区分している（◐図2-6）。国際的には，直腸Ｓ状部を結腸と直腸のいずれに含めるかは不統一であるが，わが国では直腸として取り扱われている。

□2 **肛門の区分**　肛門管は，外科的な定義と解剖学的な定義があり，外科的には，恥骨直腸筋付着部上縁から肛門縁までの 3〜4 cm の部分をさし，外科的肛門管という（◐図2-6）。一方，解剖学的には，歯状線から肛門縁までを肛門管と定義し，解剖学的肛門管とよばれる。

□3 **直腸の構造**　直腸は結腸と比べて，結腸隆起・腹膜垂・結腸ヒモを欠く。腹膜反転部以下では，漿膜をもたない。また，第５仙椎下縁より肛門側

NOTE
❶岬角
仙骨底の前縁中央部。

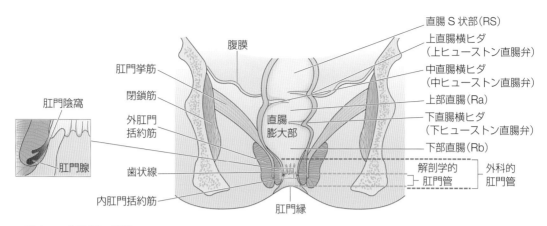

腹膜

肛門挙筋

閉鎖筋

肛門陰窩

外肛門
括約筋

肛門腺

歯状線

内肛門括約筋

直腸
膨大部

肛門縁

直腸 S 状部(RS)

上直腸横ヒダ
（上ヒューストン直腸弁）

中直腸横ヒダ
（中ヒューストン直腸弁）

上部直腸(Ra)

下直腸横ヒダ
（下ヒューストン直腸弁）

下部直腸(Rb)

解剖学的
肛門管

外科的
肛門管

◎図 2-6　肛門管の構造

では，直腸膨大部といわれる拡張した部分がある。粘膜は結腸と同様に杯細胞に富んだ円柱上皮からなりたっている。

　④肛門の構造　肛門管では重層立方上皮となり，歯状線から下では扁平上皮となる。筋層のうち，内輪筋は肥厚して輪状の平滑筋からなる内肛門括約筋を形成する。その外側には，骨格筋である外肛門括約筋がある。外肛門括約筋は，皮下部，浅部，深部に分かれている。歯状線から上方は自律神経に支配され，下方は体性神経に支配されている。したがって，歯状線より上方の肛門管には感覚がない。歯状線には肛門陰窩があり，粘液を分泌する肛門腺が開口している。

　骨盤底には肛門挙筋とよばれる随意筋があり，その一部は肛門管を馬蹄状に取り囲み，排便に重要な役割を果たしている。

▌直腸・肛門管の血管系

　直腸と肛門管は，下腸間膜動脈の枝である上直腸動脈，内腸骨動脈から分岐する内陰動脈の枝である中直腸動脈および下直腸動脈によって栄養されている。静脈系では，下直腸静脈が門脈系を経由せずに大循環系に流入するのに対し，上直腸静脈は門脈系に流入している。

▌直腸・肛門管の神経系

　直腸の左右の周囲には，交感神経と副交感神経が合流した骨盤神経叢（下下腹神経叢）があり，性機能や排便，排尿に重要な役割を担っている。また，肛門挙筋・外肛門括約筋・肛門管上皮，および肛門周囲皮膚は体性神経の支配を受ける。

2　直腸・肛門の機能

　直腸および肛門は，排便に重要な役割を果たしている。腸管内容物や便が直腸に到達すると，直腸内に貯留する。貯留した便が増加して圧が増すと，意識的に体外に排泄する（◎図2-7）。これらの作用は，さまざまな反射と意志（大脳による随意要素）によって制御されている。

前頭断面（前から見た図）

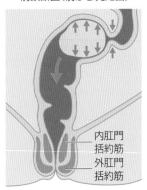

　内肛門
　括約筋
　外肛門
　括約筋

①下行結腸やS状結腸の糞便による伸展で蠕動運動が誘発され，糞便やガスが直腸へと流入する。

前頭断面

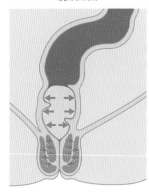

②直腸が糞便やガスによって伸展されると，反射的に内肛門括約筋は弛緩するが，ほぼ同時におこる外肛門括約筋の収縮により，漏便や漏ガスは防止される。

腹側　　　　　　　　　　背側

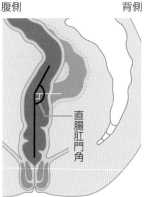

直腸肛門角

③しゃがむことにより，直腸肛門角は拡大する。努責（いきみ）により骨盤底筋群が弛緩して下降し，直腸肛門角はさらに拡大して直線化する。

前頭断面

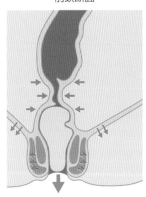

④さらに腹圧や直腸収縮により直腸内圧が高まると，反射的に括約筋が弛緩して糞便・ガスが排出される。

前頭断面

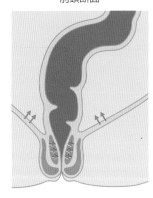

⑤排便が終了すると，骨盤底筋群はもとに戻り，内肛門括約筋が再び収縮して肛門管は閉鎖する。

◎図2-7　排便のしくみ

1 便の貯留

　通常は，排便直前まで直腸内には便はほとんど存在しない。結腸・直腸の屈曲や，直腸の弁および直腸壁の伸展性が，便の貯留に重要な役割を果たしている。

2 排便のしくみ

▌括約筋の機能

　内肛門括約筋は，交感神経の作用によって収縮的にはたらき，副交感神経の作用によって弛緩的にはたらく。通常は交感神経が優位であり，肛門は閉鎖している。しかし，ある程度の直腸内圧をこえると反射的に弛緩する。外肛門括約筋は随意筋であるが，一定の緊張を保っていることが特徴である。

便意と排便

　排便は，次の過程で行われる（●図2-7）。まず，便が直腸内に流入して一定以上に圧が高まると内肛門括約筋が弛緩する。また，直腸が伸展することによって反射で便意を自覚する。直腸が伸展すると，反射によって外肛門括約筋が収縮する。これは，排便せずに便を保持することに寄与している。

　排便の動作を行って腹圧などが上昇すると直腸内圧は上昇する。また，排便しようとしてしゃがむことによって，通常は90度である直腸と肛門管との角度（直腸肛門角）が拡大し，腹圧によって骨盤底筋群が弛緩して下降する。これらの作用によって，直腸・肛門管が直線化して，便が通過しやすくなる。直腸内圧が一定以上に上昇すると，反射的に外肛門括約筋が弛緩して排便がおこる。排便が終了すると，骨盤底筋群は上昇し，内肛門括約筋が収縮して肛門管が閉鎖する。

E　肝臓の構造と機能

1　肝臓の構造

　肝臓は，腹腔の右上部で，横隔膜の直下に位置する人体中最大の実質臓器❶である。通常の大きさでは，右の肋骨弓下に触知することはないが，肝炎などで腫大すると触れるようになるので，触診上重要である。とくに肝硬変では，右葉が萎縮して左葉が腫大するので正中で辺縁鈍の肝臓を触れる。通常の重量は，成人男性では約1,200 g，女性では約1,000 gである。

　肝臓は，前面では肝鎌状間膜によって，また下面から後面では胎生期の臍静脈の遺残である肝円索と，胎生期の静脈管の遺残である静脈管索によって，大きく右葉と左葉に分かれている（●図2-8）。

肝小葉

　肝臓の実質は，**小葉**とよばれる機能的単位からなりたっている（●図2-9）。

─ NOTE
❶実質臓器
　肝臓，腎臓，膵臓，脾臓など，中身が空洞ではない臓器をさす。

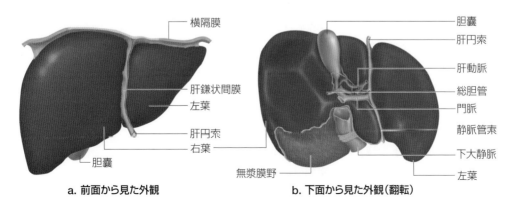

a. 前面から見た外観　　　b. 下面から見た外観（翻転）

（ラベル：横隔膜，肝鎌状間膜，左葉，肝円索，右葉，胆囊，胆囊，肝円索，肝動脈，総胆管，門脈，静脈管索，下大静脈，左葉，無漿膜野）

●図2-8　肝臓の外観

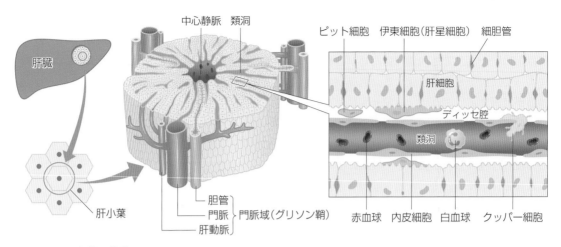

図 2-9　肝小葉の構造

中心静脈を中心として，肝細胞の索が辺縁に向かって放射状に配列し，隣り合う小葉との間に**グリソン** Glisson **鞘**（しょう）が存在する。

　グリソン鞘には門脈・動脈・胆管などの管が通り，この部分を**門脈域**とよぶことが多い。血液は門脈域から，類洞，洞様毛細血管などの肝細胞索のすきまを通って中心静脈に流れ込む。したがって，中心静脈は血液の流れからすると中心ではなく，終末の肝静脈のことをさす。

　正常な肝細胞はきれいに配列していて，細胞間には**細胆管**が開いている。肝細胞でつくられた胆汁はこの細胆管に運ばれ，管は合流しながらしだいに太くなり，胆管となって十二指腸へ開口する。肝細胞と類洞の間には**ディッセ** Disse **腔**というすきまが存在し，血漿成分は自由に行き来して，肝細胞は血液から栄養分などを効率よく取り込むことができる（○図2-9）。

　類洞とディッセ腔には，クッパー Kupffer 細胞❶やピット pit 細胞❷，伊東細胞❸（肝星細胞 stellate cell）などの類洞壁細胞が存在し，異物の除去や，線維化などに重要な役割を果たしている。

▌血管

　肝血流の最大の特徴は，流入血管が2本，流出血管が1本であることである。すなわち，腹腔動脈から分岐した肝臓の動脈血血管としての**肝動脈**に加え，胃・腸・膵臓・脾臓から栄養分の多い静脈血（門脈血）が**門脈**から流入する（○図2-10-a）。門脈と肝動脈は，ほとんど併走してグリソン鞘を流れる（○図2-9）。おおよそ門脈血流7に対し，肝動脈血量3の割合である。

　グリソン鞘から類洞に出た血液は，ディッセ腔で肝細胞と栄養分・酸素・二酸化炭素などをやりとりし，その後，中心静脈（つまり終末の肝静脈）から合流しながらしだいに太い静脈に集まり，小葉下静脈から集合静脈，さらに肝静脈となって，横隔膜下で下大静脈に注ぐ。肝臓の内部は門脈の枝領域に従い，S_1 から S_8 まで分けることができ，病変の位置をこの区域（クイノー Couinaud の分類）にしたがってよぶことが多い（○236ページ，図5-72）。

NOTE
❶**クッパー細胞**
　肝臓内に常在するマクロファージと考えられており，異物を貪食したり，抗原提示細胞として機能している。
❷**ピット細胞**
　肝臓内のナチュラルキラー細胞と考えられ，腫瘍細胞や細菌・ウイルスなどの除去にかかわる。
❸**伊東細胞**
　ビタミン A の貯蔵や肝臓の線維化に重要な役割を果たす。

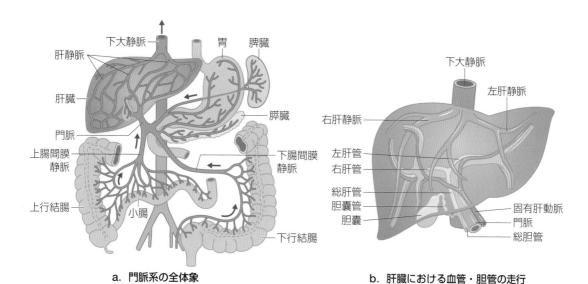

a. 門脈系の全体象　　　　　　　　b. 肝臓における血管・胆管の走行

○**図2-10　門脈系**

▌胆管

　一方，門脈域にある胆管はしだいに太い胆管にいたり肝管となり，左右の肝管は合流して総肝管となったあと，胆嚢から注ぐ胆嚢管と合流して総胆管となり，十二指腸に胆汁を送り込む（○図2-10-b）。

　十二指腸の出口は，原則，膵管の出口と一緒で，オッディ括約筋で絞まる機構になっており，胆汁や膵液が出るときだけ開く。膵・胆管合流異常は，胆管炎や胆石形成，総胆管囊腫，閉塞性黄疸，膵炎のみならず，胆道がんや膵がんの原因となる。

2　肝臓の機能

　肝臓は腎臓や肺とは異なり2つとない臓器で，栄養物や一部の不要物を取り込んで以下の機能を果たしている。肝臓にはその2/3を切除しても，もとの大きさに再生する性質がある❶。

　肝臓の機能は，次のようにまとめることができる。

- 栄養分の貯蔵，全身へのエネルギー供給
- 胆汁の生成とビリルビン代謝
- 血漿タンパク質と尿素の合成
- 脂質代謝
- 糖代謝
- ビタミン代謝
- ホルモンの破壊
- 有害物質の解毒，薬物の代謝

▭**NOTE**
❶この再生の機構を解明して，肝不全を治療しようとする研究が行われている。

3 胆汁の組成とビリルビン代謝

▌胆汁

　肝臓でつくられた胆汁は，消化液として脂質の吸収に役だつほか，肝臓が生成した老廃物を肝外に排泄するという重要な機能を果たしている。胆汁は胆汁酸とビリルビンという色素からつくられる。

● **胆汁酸**　胆汁酸は，コレステロールを原料として，肝細胞においてコール酸やケノデオキシコール酸としてつくられる。その後，腸内細菌などにより多様な胆汁酸に代謝されるが，約95%が回腸末端で再吸収され，肝臓で再利用される（●図2-11）。この循環を，**腸肝循環**とよんでいる。残り約5%は結腸でデオキシコール酸とリトコール酸などに代謝され，再利用される。なお，胆汁成分のうち，胆汁酸はほとんど再利用されるが，ビリルビンはごく一部しか再利用されない。胆汁が排泄されないとビリルビン色素が血液中にあふれ，眼球や皮膚が黄染する。この状態が黄疸である（●54ページ）。

▌ビリルビン

　ビリルビンの約80〜85%は，老化赤血球が脾臓で破壊されて出てきたヘモグロビンに由来する。ヘモグロビンは非水溶性のビリルビンとなり，アルブミンによって肝細胞に運ばれ，肝細胞内に取り込まれる（●図2-12）。肝細胞内に入ったビリルビンは，グルクロン酸転移酵素によって**グルクロン酸抱合**され，水溶性に変化し，肝細胞から排泄される。この抱合以前のビリルビンを**間接ビリルビン（非抱合型ビリルビン）**といい，抱合されたものを**直接ビリルビン（抱合型ビリルビン）**という。

　腸管に出たビリルビンは腸内細菌によって還元され，ウロビリノゲンやウロビリンというウロビリン体になって，ほとんどが便中に排泄される。便の褐色色素はこれに由来する。一部は再吸収されて腸肝循環に入り，尿中ウロビリノゲンとなるため，尿中ウロビリノゲンは健康状態で弱陽性となる。

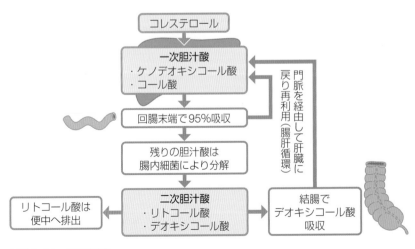

●図2-11　腸肝循環

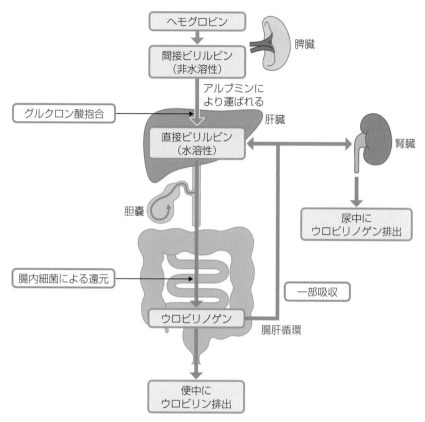

F　胆道系の構造と機能

1　胆道の構造と機能

　肝臓でつくられた胆汁は，肝内で細胆管からしだいに太い胆管に合流し，左肝管・右肝管となる。これらが肝門部で合流し，総肝管となったあと，胆嚢からくる胆嚢管と合流して総胆管となる（◦図 2-13-a）。総胆管は膵頭部内で主膵管と合流して十二指腸の下行脚，ファーター乳頭に開口する。この開口部にはオッディ括約筋があり，その開閉を調節している。

2　胆嚢の構造と機能

　胆嚢は，肝右葉の下面に接着しているナス状の嚢（袋）で，30〜40 mL の容積をもつ（◦図 2-13-b）。総肝管を流れる胆汁はいったん胆嚢にたくわえられ，約 10 倍に濃縮される。胃から十二指腸に食物が入ると，コレシストキニン（◦20 ページ）によって胆嚢が収縮し，さらにオッディ括約筋が開いて，十二指腸に胆汁が排泄される[1]。

NOTE
[1] 胆道ジスキネジア
　胆嚢の収縮，括約筋の開口などの一連の運動が連動しないことにより，痛みなどが生じるものをいう。

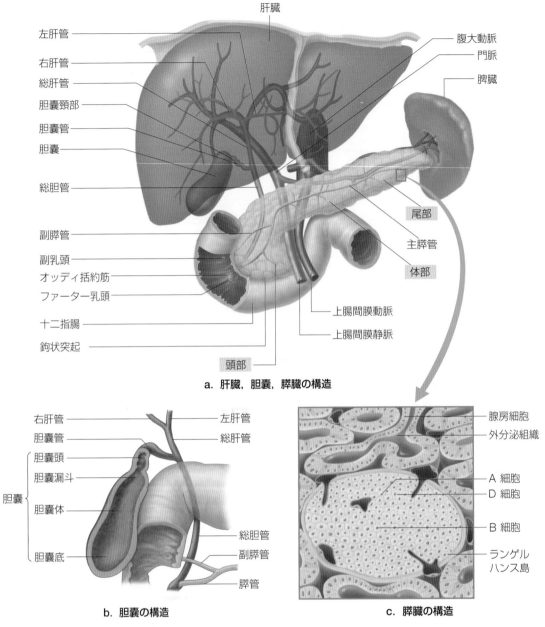

a. 肝臓，胆囊，膵臓の構造

b. 胆囊の構造

c. 膵臓の構造

▶図 2-13　胆道系および膵管との関係

G 膵臓の構造と機能

1 膵臓の構造

　膵臓は，消化管につながる臓器のなかでは，肝臓につぐ大きさをもつ腺組織で，消化酵素を分泌する外分泌部と，糖代謝に重要な役割を果たすインスリン・グルカゴンなどのホルモンを分泌する内分泌部からなりたっている。

その外観は淡紅白色で，ほぼ三角柱状を呈する細長い実質臓器である。

　膵臓は胃の後方に位置し，第1〜2腰椎の前方を横に走り，後腹膜に接着している。長さは約12〜25 cm，幅は約3〜9 cm，厚さは約1.5〜3 cmで，重さは約65〜150 gである。

　① **頭部・体部・尾部**　膵臓は頭部・体部・尾部に分けられる（●図2-13-a）。頭部は右側の膨大した部分で第1〜3腰椎の右側にあり，十二指腸に囲まれている。頭部のうち後下方に向かって突出する部分を鉤 状 突起(鉤部)という。体部は頭部の左側にあり，第1腰椎の前を横切っている。頭部と体部の間には膵切痕があり，上腸間膜動・静脈がここを通って膵臓の後方に走っている。体部に引きつづいてしだいに細くなる部分が尾部で，左上方に走って脾門付近で終わっている。

　② **主膵管・副膵管**　膵臓の導管には，主膵管と副膵管の2種類がある。主たる導管は主膵管で，膵臓の尾部から膵臓の中央部を右に向かって走り，最後に総胆管と合流して，十二指腸下行部のファーター乳頭に開口する（●19ページ）。副膵管は，膵頭部の上部に始まり主膵管に連結しているが，副膵管の対側の断端はファーター乳頭の2〜3 cm上方の副乳頭(小十二指腸乳頭)に開口している。

　③ **外分泌部**　外分泌部は膵臓の約90％を占め，腺房細胞からなる腺房組織と，腺房中心細胞および膵管上皮細胞からなる導管系細胞から構成されている（●図2-13-c）。腺房細胞はおもに消化酵素を分泌し，導管系細胞は水と炭酸水素イオンを分泌し，両分泌液が導管内で混合して膵液となる。膵液は，膵管を通って十二指腸内に分泌される。

　④ **内分泌部**　内分泌部は外分泌組織のなかに散在する球形または卵形の細胞塊で，この細胞塊をランゲルハンス Langerhans 島(膵島)という（●図2-13-c）。ここに存在する A 細胞(α細胞)からはグルカゴンが，B 細胞(β細胞)からはインスリンが分泌されており，血糖調節に関与している。ランゲルハンス島は直径約100〜300 μmで，その数は100万個といわれ，尾部に多く存在する。

② 膵臓の機能

　膵臓は，強力な消化酵素を含む膵液を消化管に分泌する外分泌臓器であるとともに，糖代謝に重要なホルモンを血中に分泌する内分泌臓器でもある。

▌膵外分泌

　前述したように，膵液に含まれる消化酵素には，糖質分解酵素・タンパク質分解酵素・脂肪分解酵素がある（●27ページ）。糖質分解酵素であるアミラーゼや，脂肪分解酵素であるリパーゼはそのままのかたちで酵素作用を有する。しかし，タンパク質分解酵素はそのままでは酵素作用をもたない前酵素(トリプシノゲン，キモトリプシノゲン)として分泌される。

　膵液の分泌は，神経性および体液性の調節を受けている（●23ページ）。副交感神経刺激で放出されるアセチルコリンや，十二指腸粘膜から分泌される

セクレチン・コレシストキニンは膵液の分泌を促進させる。

▎膵内分泌

　ランゲルハンス島から分泌されるホルモンは，インスリン・グルカゴン・ソマトスタチンなどである。

　B細胞で合成されるインスリンには血糖降下作用があり，血糖値が上昇するとインスリンの分泌が促進される。さらにインスリンは，筋細胞でのグルコースからグリコーゲンへの生合成の促進や，脂肪組織での脂肪分解の抑制，筋細胞や肝細胞でのアミノ酸の取り込みとタンパク質の合成を促進させる。

　A細胞で合成されるグルカゴンは，インスリンと対立する作用があり，血糖値を上昇させる。血糖値が低下するとグルカゴンの分泌が亢進し，肝臓でのグリコーゲンの分解や，糖新生・脂肪分解などが促進される。

　D細胞（δ細胞）からは**ソマトスタチン**が分泌され，膵外分泌やインスリン・グルカゴン・ガストリンなどの分泌を抑制する。

📝 work　復習と課題

❶ 消化器系を構成する各器官の相互の構造と，機能上の関係について述べなさい。

❷ 食道の3つの生理的狭窄部位と筋層の構造について述べなさい。

❸ 胃の運動と，胃液の成分について述べなさい。

❹ 腸の運動について述べなさい。

❺ 肝臓の機能をあげなさい。

❻ 膵臓から分泌される消化酵素のはたらきについて述べなさい。

第 3 章

症状とその病態生理

| **本章の目標** | □ 消化器疾患における症状・徴候の特徴と，その病態生理について学ぶ。 |
| | □ 各症状・徴候と他臓器の疾患との関連について理解する。 |

　疾患を正確に診断するためには，問診で症状を詳しく把握し，それを的確な症候として表現しなければならない。症候の有無は検査・治療を行うべき疾患を鑑別するために重要であり，医療従事者でない人が使う病状表現とは明確に区別されなければならない。

　例として，吐血という症候は上部消化管からの顕性出血を口外に出す症候であり，治療の対象となるが，唾液に少量の血がまざったものが口外に出るのは吐血ではなく，そのために内視鏡検査を行う必要はない。

A　嚥下困難

　嚥下とは，口腔に入った食物や水分が咽頭から食道を経て胃に送られる際の一連の協調運動のことである。嚥下運動は第1期(口腔期)・第2期(咽頭期)，第3期(食道期)に分けられる(◯図3-1)。この運動の障害を，**嚥下困難** dysphagia または嚥下障害という。嚥下困難は，「のどに異物がある」といった咽頭の違和感の訴えとは明確に区別されなければならない。こういった症状は，嚥下運動の異常ではなく，知覚過敏が原因になっていることがある。

　嚥下困難と関連しておこる症候として，嚥下時痛・胸焼け・嗄声❶などがあり，これらの症候がどのような経過で進展していくかによって，嚥下困難の原因疾患や発症機序を推定することができる。

■ 嚥下困難の分類

　嚥下困難を患者の訴えから分類すると，①ものを飲み込もうとする動作が

<aside>
NOTE

❶嗄声
　声の不調，おもに声のかれ・かすれをさす。
</aside>

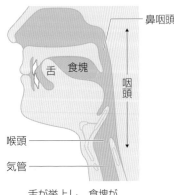
舌が挙上し，食塊が
咽頭に送り込まれる。
a. 第1期(口腔期)

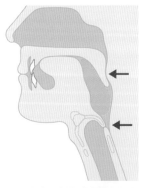
鼻咽頭腔・喉頭が閉鎖される
(←)ことによって誤嚥を防ぐ。
b. 第2期(咽頭期)

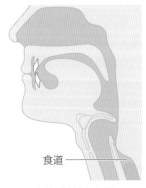
食塊が食道に入る。
c. 第3期(食道期)

◯**図3-1　嚥下のメカニズム**

スムーズにいかない，②飲み込んだものがつかえる，に大別できる。前者が嚥下運動第1期(口腔期)・第2期(咽頭期)，後者が第3期(食道期)の障害である。

また，嚥下される飲食物の内容によって，嚥下困難の発現に違いがみられることがある。水分は問題なく飲み下せるが，パンや肉のように厚くてねばっこい固形物が飲み込みにくい場合や，水分の飲み込みがうまくいかない場合，両者が飲み込めない場合もある。

嚥下困難の原因

嚥下困難の原因となる疾患は，次の4疾患群に分けられる。

1 嚥下運動の口腔期，咽頭期を障害する疾患　さらに，口腔・舌・咽頭の疾患と神経筋疾患に大別される。

(1) 口腔・舌・咽頭の疾患：舌炎，口内炎，急性腺(陰)窩性扁桃炎，口腔底膿瘍，口腔の先天異常，舌の先天異常

(2) 神経筋疾患：脳血管障害，筋萎縮性側索硬化症，パーキンソン病，多発性硬化症，重症筋無力症，筋ジストロフィー

2 外側から食道を圧迫する疾患　縦隔腫瘍・大動脈瘤があげられる。

3 内側から食道を閉塞する疾患　食道がん・食道潰瘍・腐食性食道炎(水酸化ナトリウムなどの強アルカリや強酸の誤飲)・食道ウェブ esophageal web があげられる。

4 食道のスムーズな通過を障害する神経筋性の障害　食道アカラシア・糖尿病性神経障害・強皮症があげられる。

B　おくび・胸焼け

1　おくび(噯気)

胃内または食道内のガスが逆流し，口腔から吐き出されることを，**おくび** eructation(**噯気**(あいき))という。俗に，「げっぷ」とよばれる現象である。

私たちは食事をすると，食物と一緒に空気を少し飲み込んでいるが，飲み込んだ空気は食道から気づかれないうちに排出されている。健常人でも，過食や早食いの際にはおくびがみられる。

2　胸焼け

胸焼け heartburn とは，心窩部から胸骨後面にかけて感じられる「焼ける」ような感じをいう。欧米人では，10人に1人は月に1回は胸焼けを感じるという。わが国でも，食習慣の変化や，ヘリコバクター-ピロリの感染率の低下，除菌治療の普及による胃酸分泌の増加により，胸焼けを訴える人は増加している。胸焼けは，胃酸の逆流による胃食道逆流症(GERD，▶133ページ)の典型的な症状である[1]。

胸焼けを引きおこす胃酸の逆流は，下部食道括約筋の機能不全や，一過性

NOTE

❶逆流がおこっても，必ずしも食道炎が発生するとは限らず，胸焼けを感じない人もいる。

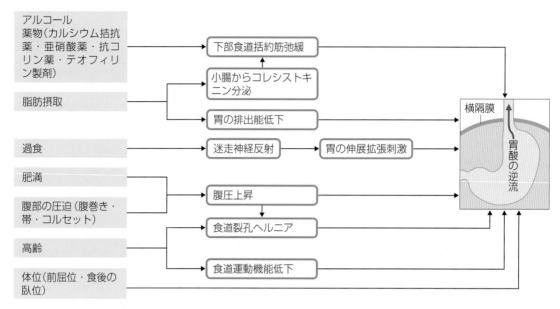

● **図 3-2　胃酸逆流の原因とメカニズム**

の弛緩がおもな原因である（● 図3-2）。アルコールの接取や，下部食道括約筋圧を低下させる薬剤の服用，高脂肪食の摂取，肥満，過食，円背による腹圧の上昇，体位，高齢などが原因とされている。食道裂孔ヘルニアが原因となっていることもある❶。

◻ NOTE
❶食道裂孔ヘルニアを伴わないにもかかわらず胸焼けを訴える患者もいる。

C　吐きけ・嘔吐

　吐きけ❷nausea は，通常は嘔吐に先だって感じられるが，頭蓋内圧亢進では吐きけを伴わず突然嘔吐することもある。**嘔吐** vomiting は，胃・十二指腸あるいは小腸内容物が食道を通って逆流し，口腔外に出る現象であり，複雑な反応が高度に統合された一連の反射である。

　嘔吐は，消化器疾患ばかりではなく，直接または間接に延髄の嘔吐中枢を刺激する疾患にもみられる。たとえば，回転性のめまいは，強い吐きけと嘔吐をおこす。乗り物酔い（動揺病）による吐きけは，頭部・頸部・眼筋の動揺による骨半規管❸の刺激によるものである。また，ジギタリス中毒・急性肝炎・妊娠では，初期症状として吐きけがみられる。早朝にみとめられる吐きけは，アルコール依存の可能性がある。また，少量のアルコール飲料の摂取で吐きけが消失する場合は，アルコール依存が強く疑われる。

▌ 嘔吐中枢と刺激の経路

　嘔吐中枢は嘔吐運動のさまざまな要素を調節している。吐きけ・嘔吐は，唾液分泌亢進・冷汗・顔面蒼白といった血管運動神経などの自律神経の反応を伴う。これは，嘔吐中枢が，嘔吐にかかわる唾液中枢・呼吸中枢・血管運動中枢の近傍にあるためである。

◻ NOTE
❷吐きけ
　嘔気・悪心という場合もある。

◻ NOTE
❸半規管
　内耳の後方にある3つの半規管はそれぞれ約90度ずつ傾いており，縦・横・前後の回転を感じとる。半規管は骨（骨半規管）と膜（膜半規管）の二重構造になっている。

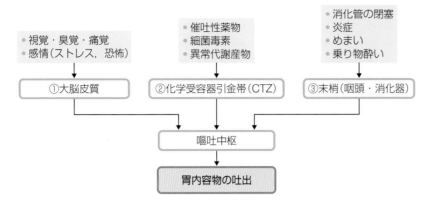

◎**図3-3　吐きけ・嘔吐の反射経路**

　嘔吐中枢を刺激する経路には，①大脳皮質からの経路，②化学受容器引金帯 chemoreceptor trigger zone（CTZ）からの経路，③末梢（咽頭または消化管）からの経路の3つがある（◎図3-3）。

　①**大脳皮質からの経路**　嘔吐中枢は，吐きけをもよおすような光景・におい・味の刺激を大脳皮質から受ける。不快なできごとの予感も，吐きけ・嘔吐を誘発する。たとえば，抗がん薬治療の際に強い嘔吐の副作用を体験していると，次回の治療の始まる前に以前の記憶を思い出して吐きけを感じることがある。

　②**CTZからの経路**　ジギタリス製剤，麻薬性鎮痛薬（モルヒネ塩酸塩，コデインリン酸塩），およびある種の抗がん薬などの薬剤は，CTZを介して嘔吐中枢を刺激する。CTZは，血中と脳脊髄液中から刺激を受容する。感染などの急性熱性疾患は，CTZを刺激して吐きけ・嘔吐の原因となる。また，腎不全や糖尿病性ケトアシドーシスのときに異常代謝産物が蓄積すると，同様な機序で吐きけ・嘔吐を合併する。

　③**末梢からの経路**　胃の幽門や十二指腸，あるいは小腸が，潰瘍・腫瘍・癒着などによって閉塞されると，分泌された胃液や腸液が貯留し，嘔吐をきたす。

　嘔吐物の内容を観察することは，閉塞の部位を推測するうえで重要である。胃からの逆流であれば吐物は酸性であり，数時間あるいは数日前に摂取した食物が吐物に残る。また，水分と塩酸を失って，脱水とアルカローシスを合併する。十二指腸の遠位部や小腸上部の閉塞であれば，胆汁成分が含まれるので黄色や緑色を呈する。長期間，小腸や大腸内で停滞していた腸の内容物が吐物に含まれると，糞臭がする。

　消化管の閉塞以外にも，急性胃炎・膵炎・胆囊炎・腹膜炎でも，反射的に嘔吐を生じる。

D 腹痛

腹痛 abdominal pain は, 消化器疾患にみられる最も一般的な症状で, 診断の手がかりとなることが多い。しかし, 消化器以外の腹部臓器, すなわち泌尿器・骨盤内臓器・腹部血管の病変でも出現し, 狭心症や心筋梗塞の患者が腹痛を主訴に受診することもある。

腹痛の種類

一般に腹痛は発生メカニズムから, ①内臓が感じる**内臓痛**, ②内臓痛と関連する**関連痛**, ③体表への刺激により引きおこされる**体性痛**に分類される(◐表3-1)。過敏性腸症候群や急性胃炎では, 内臓痛が生じる。急性腹症をおこす各疾患では一般に内臓痛で発症し, 時間経過にしたがって関連痛を伴うようになる。さらに進行すると, 体性痛を生じて病変の局在が判明して診断がつき, 外科的手術が必要となる。

関連痛では, 内臓痛を生じた部位と同一レベルの脊髄後根における体性感覚神経の刺激によって, その神経支配の皮膚に過敏な領域があらわれる。なお, 腹部領域以外に感じられる関連痛を**放散痛**という。

腹痛の原因は, 腹痛の部位・強さ・持続時間, 放散痛, 誘因を把握することによって推定できる。

腹痛の生じる部位

腹部所見を記載するためには, 腹部をいくつかの分画に分けて表現する。最も単純なものは, 臍を中心とする水平線と垂直線で4つの分画に分けるもので, それぞれ左上腹部・右上腹部・左下腹部・右下腹部と表現する(◐図3-4-a)。さらに詳しく表現するには, 腹部を9つに区分する(◐図3-4-b)。

体性痛では, その生じる部位にある臓器に炎症の原因があるので, 腹部の各分画にある臓器を理解しておく必要がある。おおまかにいうと, ①心窩部

◐表3-1 腹痛の分類

	内臓痛	関連痛(放散痛)	体性痛(壁側痛)
発生機序	管腔臓器の伸展・攣縮, 虚血, 化学的刺激	体性感覚神経への刺激	壁側腹膜・腸間膜・横隔膜の炎症
発生時期	病初期	内臓痛の増悪期	進行期
部位	腹部正中, 局在は不定	刺激を受けた体性感覚神経の支配領域の皮膚・筋肉	炎症臓器の近傍, 局在は明瞭
性状	鈍痛, 間欠性	鋭い痛み	強い痛み, 持続性
求心性線維	自律神経		脳脊髄神経
受容体	平滑筋受容体・化学受容体		漿膜受容体
有効薬物	鎮痙薬, 酸分泌抑制薬		鎮痛薬(非ステロイド系・非オピオイド系)

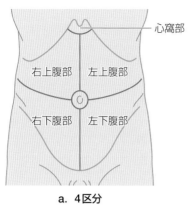
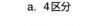
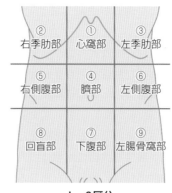

①胃・横行結腸
②胆囊・肝下縁・十二指腸・右腎・結腸の肝彎曲
③膵尾部・左腎・脾下縁・結腸の脾彎曲
④小腸・膵頭部
⑤上行結腸
⑥下行結腸
⑦膀胱・子宮
⑧盲腸・虫垂・右卵巣・右卵管
⑨S状結腸・左卵巣・左卵管

a. 4区分　　　　　b. 9区分

◉図3-4　腹部の区分

には胃・膵体部・横行結腸，②右季肋部には胆囊・肝下縁・十二指腸・右腎および結腸の肝彎曲，③左季肋部には膵尾部，左腎，脾臓の下縁，結腸の脾彎曲，④臍部には小腸・膵頭部，⑤右側腹部には上行結腸，⑥左側腹部には下行結腸，⑦下腹部には膀胱・子宮，⑧回盲部には盲腸・虫垂・右卵巣・右卵管，⑨左腸骨窩部にはS状結腸・左卵巣・左卵管，などがある（◉図3-4-b）。

▍腹痛の強さ

　患者自身の症状の表現の仕方は，しばしばそれが誇張されたものであっても診断に役だつことが多い。心因性の痛みでは，夜間就眠中は痛みを感じない。反対に夜間覚醒して救急外来を受診せざるをえないような痛みは，強い腹痛と考えてよい。このような急性発症の強い痛みは，急性腹症（◉254ページ）を疑わせる。

　内臓痛は鈍痛であり，がまんできるので，自宅で静養しているか，仕事を続けていることが多い。

　体性痛になると，救急外来を受診せざるをえないような，耐えがたい痛みとなる。最も激烈な痛みでは，患者は「痛い」という表現をするほどの余裕がなく横たわっているので，この場合は視診が重要となる。胃潰瘍穿孔に伴う腹膜炎では，患者は仰臥位になり，みずから側臥位や座位に体位変換することが困難であり，また深呼吸をすることさえ困難である。急性膵炎では患者は側臥位または座位をとり，仰臥位にはなれない。高齢者や糖尿病患者では腹膜炎が進行してもあまり疼痛を訴えず，重症度が見逃されることもある。

▍腹痛の持続時間

　小腸または大腸の炎症，あるいは閉塞のためにおこる痛みは，数分あるいは数十分ごとに強い痛みが波のようにおそってくる，間欠性のものである。この型の疼痛は，過敏性腸症候群でもしばしばみられる。間欠的ではあるが冷や汗を流し，ときにはショックに陥る痙攣性の激痛を生じる場合は，疝（仙）痛とよばれる。

　疝痛の典型的なものは，急性胃炎・腸閉塞・胆道結石・尿管結石などでみ

られ，胃・腸・胆道・尿管などの平滑筋が攣縮するために生じる。

▌ 放散痛

食道の痛みは，左鎖骨上窩や左腋窩に放散する。右季肋部痛で右上腕や右肩甲骨に放散するものは，胆嚢および胆管疾患を疑わせる。右季肋部痛で右肩峰に放散するものは横隔膜の異常，たとえば横隔膜下膿瘍の存在を疑わせる。

後腹膜腔の疾患である膵炎，また腹部大動脈瘤の疼痛は，しばしば下部腰椎や上部仙椎に強くあらわれる。腸腰筋膿瘍の疼痛は，外陰部や大腿部に放散する。直腸病変では仙骨部や肛門付近に放散痛を感じる。

▌ 腹痛の誘因

腹痛を軽快させたり増悪させたりする要素を知ることは，診断の手がかりとなる。食事中あるいは食事直後に腹痛が出現する場合は，摂食による生理的な腸蠕動運動が疼痛を引きおこすものであり，過敏性腸症候群や，腸管の狭窄・炎症の場合にみとめられる。

摂食後数時間して疼痛が出現する場合は，胆嚢の収縮や膵液の分泌と関連しており，胆嚢炎や慢性膵炎が疑われる。反対に消化性潰瘍の疼痛は摂食によって軽快する。

消化管の閉塞では，嘔吐によって腹痛は軽快する。排便や放屁は，下部腸管の閉塞性疾患による腹痛を緩和させる。胆嚢炎・膵炎・腹膜炎では腹痛で発症し，炎症が進行すると嘔吐を生じるが，腹痛は緩和されず悪化する。

E　吐血・下血

消化管からの出血は，吐血または下血のかたちをとって体外に排出される。吐血 hematemesis とは，嘔吐運動によって血液が消化管から口腔を通して吐き出される場合をいう。下血 melena とは，血液が肛門から排泄される場合をいう。下血は，便通に伴う場合と伴わない場合がある。

吐血・下血は，肉眼で確認できる明らかな出血（顕性出血）を意味する。なお，少量の血餅がまじる吐物や，潜血反応で確認できる程度の微量の出血は，吐血・下血とはいわない。

▌ 出血部位による性状の違い

出血が吐血か下血かを知り，排泄された血液の性状を知ることは，消化管の出血部位を推定するうえで重要である（◯図3-5, 3-6）。

一般に，吐血量よりも下血量のほうが多い。十二指腸からの出血は，幽門で胃への逆流を妨げられるため吐血をみとめず，下血だけをきたす例が多い。トライツ靱帯から肛門側の小腸・大腸などからの出血では，吐血はみられず下血だけがみとめられる。

●**胃・食道**　血液は胃酸にふれると，ヘモグロビンが酸化され黒色となる。そのため，食道下部・胃からの出血が胃酸にふれると，黒色のコーヒー残渣様の吐血となる。ただし，大量の出血が急速におきている場合は，暗赤色や

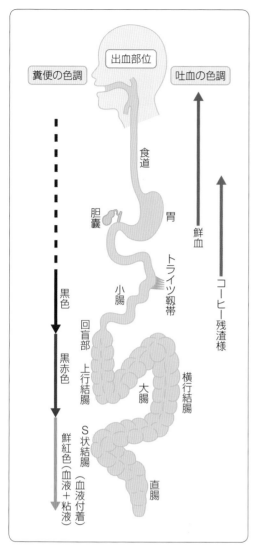

● 図3-5　出血部位と吐血・下血の色調
下血は，消化管のどの部位からの出血でもみとめられる。トライツ靱帯から口側の上部消化管（食道・胃・十二指腸）からの出血は吐血をきたすが，血液の一部は肛門側にも移行し，下血となる。すなわち吐血と下血が一緒にみとめられる場合は，上部消化管からの出血を疑う。

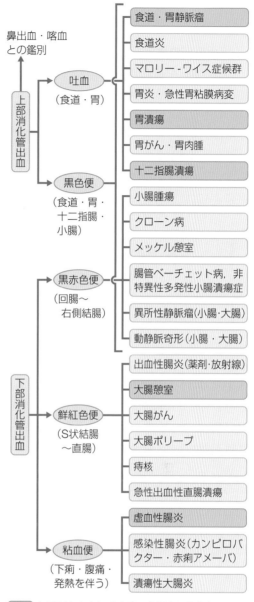

　　　大量出血をきたす疾患で高頻度にみられるもの

● 図3-6　消化管出血と鑑別診断

鮮紅色の吐血を示す。

● 回盲部より口側　回盲部より口側の部位からの出血による下血は，一般に黒色となる。すなわち食道・胃・十二指腸・小腸からの出血は，大腸内の腸内細菌によるヘモグロビンの酸化によって変色し，悪臭のあるコールタール❶様の光沢のある黒色便となり，**タール便**ともよばれる。急速に大量の出血がある場合は，上部消化管からの下血でも赤色となる。

● 結腸・肛門　回盲部から肛門側，すなわち結腸・肛門からの出血は，赤色いわゆる血便となる。とくに直腸・肛門からの出血は鮮紅色を呈す。粘液

NOTE
❶コールタール
　コールタールとは，石炭を乾留して得られる黒色で粘稠な油状液体。以前は工事現場などでよく使われていた。

と血液がまざったイチゴゼリー状の粘血便は，潰瘍性大腸炎・アメーバ赤痢が疑われる。

▌出血原因の推定

　出血の機転や基礎疾患，既往歴を問診で聞くことによって，吐血・下血の原因となった疾患を推定することが重要である。肝硬変患者が吐血した場合は，胃・食道静脈瘤からの出血が疑われる。また，嘔吐を繰り返したのちの吐血は，マロリー–ワイス Mallory-Weiss 症候群❶の可能性が大きい。

　消化性潰瘍からの出血は，吐血の原因として最も頻度が高い。吐血の前に心窩部痛を訴えていたり，潰瘍の既往歴，ストレス，消炎鎮痛薬の服用歴などによって，潰瘍からの出血と推定するのは容易である。

□ NOTE
❶マロリー–ワイス症候群
　アルコールの多飲などによる嘔吐に伴う腹圧上昇により，下部食道，胃食道接合部，胃噴門部粘膜に裂傷が生じて出血をおこす病態。

F　下痢

　1日の食事に含まれる水分量を2Lとし，これに口腔内に分泌される唾液，消化管から分泌される胃液・膵液・胆汁，さらに小腸液を加えると，約9Lの水分が消化管に入る。この水分はおもに小腸で吸収され，回腸末端では約1Lの容量となって大腸に移行する。さらに大腸で900mLが吸収される。糞便重量は平均約150gであり，その約70〜80%が水分である。糞便には水分以外に，食物残渣・脂質・電解質・窒素・細菌などが含まれている。

　下痢 diarrhea とは，糞便の水分量が増加してその硬度を減じ，液状または半流動性の糞便が排泄されることである。一般に下痢の際には排便の回数が増加するが，1日に数回の排便があってもその性状が固形であれば下痢とはいわない。下痢は，小腸・大腸からの水分分泌過多や，吸収能の低下，蠕動運動の亢進などによって生じるが，これらの機序は明白に区別できるとは限らず，通常は互いに重複して下痢を生じる。

　下痢の際に，頻繁にまたは持続的に便意・残便感を訴え，直腸・肛門部に痙攣性疼痛を感じることを**テネスムス** tenesmus（しぶり腹，裏急後重）という。排便量が少ないにもかかわらず，排便後すぐに便意をもよおす。テネスムスは，大腸下部の炎症，とくにアメーバ赤痢や直腸がん，また直腸周囲の骨盤内臓器の炎症・腫瘍などでみとめられる。

▌下痢の分類

　下痢は，**水様性下痢・脂肪性下痢・大腸刺激性下痢**に分類される。

　1 水様性下痢　腸液分泌過多による**分泌性下痢**と，小腸腔内の水分の浸透圧が亢進することによる**浸透圧性下痢**とに分けられる。分泌性下痢はコレラなどで，浸透圧性下痢はマグネシウム❷の投与や胃切除後症候群などでみられる。

　2 脂肪性下痢　慢性膵炎などによる膵外分泌障害のために，脂肪の吸収不全をきたすものである。糞便の脂質量が増加して水に浮くような軽い便塊がまじり，悪臭のある大量の水分を排出するが，わが国では頻度は少ない。

　3 大腸刺激性下痢　感染性腸炎や炎症性腸疾患により，大腸の水分吸収

□ NOTE
❷マグネシウムは腸管で吸収されにくい。

量が相対的に低下して生じるものである。

▌ 急性下痢と慢性下痢

急性下痢では，水分と電解質が喪失するのでその補充が必要である。2〜3週間以上にわたって下痢が持続する場合は，慢性下痢という。炎症性腸疾患や，腸管アミロイドーシスなどによる吸収不良症候群，タンパク漏出性胃腸症などが疑われる。また，過敏性腸症候群でも慢性の下痢を訴えるが，栄養不良や脱水は生じない。

G　便秘

2023年に発表された『便通異常症診療ガイドライン2023 慢性便秘症』では，医学的に便秘とは「本来排泄すべき糞便が大腸内に滞ることによる兎糞状便・硬便，排便回数の減少や，糞便を快適に排泄できないことによる過度な怒責，残便感，直腸肛門の閉塞感，排便困難感を認める状態」[1]と定義された。なお，便が貯留していないにもかかわらず，知覚過敏により排便困難や残便感を訴えている場合は便秘ではない。

▌ 患者が訴える便秘症状

患者の訴える便秘症状も一様ではなく，ときには便が下痢状にもかかわらず，患者は便秘と訴える場合もある。すなわち，患者の訴える便秘とは，①排便回数が少ない（週に3回未満），②便がかたい（硬便），③排便量が少ない，④便意がない，⑤直腸からの便排泄が困難な感覚（排便困難感），⑥便の排泄が不完全だという感覚（残便感），などのさまざまな訴えを含んでいる。

▌ 排便の過程

小腸から移行した消化物は，上行結腸から横行結腸を8〜15時間かけてゆっくり移動する間に水分が吸収され，半液体状から半固形状になる。食事摂取などにより横行結腸から下行結腸・S状結腸にかけて大きく強い蠕動運動が促されると（胃-結腸反射），便塊が直腸に向かって押し出される。この大きな蠕動運動は1日に1〜3回しかおこらず，多くの人で朝食後1時間以内におこり，約15分間続く。

直腸に移行した便塊によって直腸壁が伸展すると，直腸壁の骨盤内臓神経（副交感神経性）末端が刺激され，求心性の信号が仙髄部に伝わり，反射的にS状結腸と直腸を収縮させて蠕動波を増強するとともに，内肛門括約筋を弛緩させる（●図3-7）。求心性の信号は大脳皮質にも伝わり，便意を感じると，肛門から便がもれないように随意筋である外肛門括約筋を収縮させて，排泄の準備をすることになる。排便時，トイレでいきむ姿勢をとり，深い呼吸をして横隔膜を下方へ動かし，腹筋を収縮させて腹圧を高めると，S状結腸と直腸が直線化し，直腸が短縮する（●30ページ，図2-7）。そして外肛門括約筋を弛緩させることにより排便が始まる。

1）日本消化器病学会編：便通異常症診療ガイドライン2023——慢性便秘症．p.2，南江堂，2023.

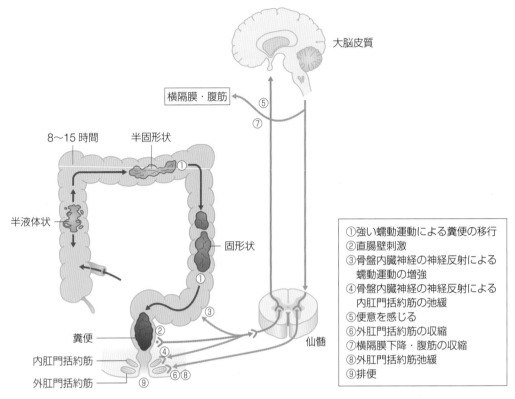

①強い蠕動運動による糞便の移行
②直腸壁刺激
③骨盤内臓神経の神経反射による
　蠕動運動の増強
④骨盤内臓神経の神経反射による
　内肛門括約筋の弛緩
⑤便意を感じる
⑥外肛門括約筋の収縮
⑦横隔膜下降・腹筋の収縮
⑧外肛門括約筋弛緩
⑨排便

◎**図3-7　糞便の形成と排便反射**

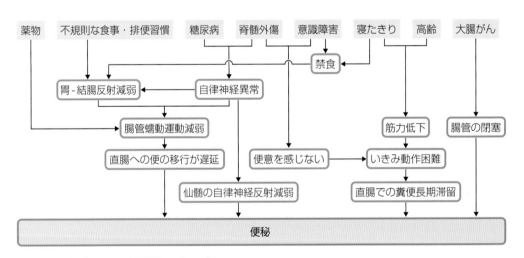

◎**図3-8　便秘をおこす原因とメカニズム**

▊ 便秘の原因

　便秘の原因の1つとして，薬剤があげられる（◎図3-8）。抗コリン薬や，アルミニウムあるいはカルシウムを含有する制酸剤，また鎮痛・鎮咳目的で使用されるコデインリン酸塩は腸蠕動運動を抑制し，糞便の大腸通過時間が遅延して便秘の原因となる。また，糖尿病に合併する自律神経障害は，腸管運動の抑制を引きおこし，便秘となる。

糞便のもととなる食事摂取が少ないと，大腸通過速度が正常でも，排便回数や排便量が減少し，硬便となる。食物繊維を多く含む食材や，十分な水分の摂取は，便秘を防ぐのに有効である。一方，食物繊維の少ない，かたよった食事❶は，便秘の原因となる。

高齢者や寝たきり患者では，腹圧が低下し，いきみという随意運動ができず，直腸内で便が長期に貯留して水分を失い，かたくなり，宿便となる。これは排便困難型の便秘で，過度の怒責が必要となったり，残便感を訴える。こうした患者には，摘便❷を行うこともある。また，痔核の痛みによっていきみができずに便秘となる患者もあり，この場合は下剤の投与よりも痔核の処置のほうが便秘に有効である。

外傷や腫瘍による脊髄傷害や意識障害の患者では，便意が感じられず便秘あるいは失禁し，神経因性の膀胱直腸障害となる。

H　腹部膨満

腹部膨満感と腹部膨満は，明確に区別されなければならない。**腹部膨満感** abdominal bloating は，腹部に関する患者の訴えとして高頻度にみられる。患者が「腹部がはっている」と訴えても，客観的に腹部の膨隆がみとめられないことも多い。

一方，**腹部膨満** abdominal distension は，明らかに客観的に腹部の膨隆がみとめられる場合であり，腸内ガス・腹水の貯留，腫瘤・肥満・妊娠，膀胱の拡張などを疑う。糖尿病患者に下腹部の膨満をみとめた場合は，神経因性膀胱による膀胱の拡張であることがしばしばある。また，高齢者における膀胱頸部の閉塞でも，同様の状況がみられることが多い。

1　腸内ガスによる腹部膨満

腸管内に存在するガス量は，一般に想像されているより少なく，正常では約 200〜300 mL 程度である。腸内ガスの大部分は，嚥下された空気によるもので窒素が 50% 以上を占めている。ついで多いのが，胃液中の胃酸(塩酸)と膵液中の炭酸水素イオン(重炭酸イオン)の相互作用によって生じる二酸化炭素であり，そのほかに酸素・水素・メタンが少量含まれる。これらのうち二酸化炭素・酸素・メタンの大部分は，腸内を通過する際に腸壁から吸収され，肺を通って体外に排出される。吸収されない成分は，放屁として排出される。

手術後の腸管の癒着や捻転❸のために通過障害をきたすと，腸管内にガスと腸液が多量に貯留し，腸管が拡張して鼓腸❹となり，腹部の腸蠕動音が亢進する。患者は腹痛を訴えるが，排便によって軽快することが多い。短時間しか持続しない下腹部膨満は，大腸がんなどの下部腸管の部分的閉塞が原因となっている可能性もある。開腹手術直後の腸管麻痺や汎発性腹膜炎に伴う麻痺性イレウスでは鼓腸を生じ，腸蠕動音は低下する。

NOTE
❶ハンバーガー・フライドポテト・アイスクリームなどが例としてあげられる。
❷摘便　直腸内に手指を入れて便を排出させること。
NOTE
❸捻転　ねじれて向きがかわること。
❹鼓腸　腸管内に大量のガスが貯留して腹部が膨隆している状態。

2　腹水による腹部膨満

　体重増加を伴って，緩徐に増大するびまん性の腹部膨満は，後述する腹水に起因していることが多い。腹水は，肝硬変症，がん性腹膜炎や，結核性腹膜炎にみられる。

3　腫瘤による腹部膨満

　腹部に腫瘤のあるときは，患者自身がその存在に気づいて来院することもあるが，多くの場合は腹部の触診によって発見される。触知できる腫瘤は，一般に漿膜外に浸潤した進行性の大きなもので，周囲の大網を巻き込んだものである。卵巣囊腫・子宮筋腫では，著明な下腹部膨満があるにもかかわらず本人がそれに気づいていないことがある。

　①右季肋部　右季肋部に腫瘤を触れるときには，まずそれが肝臓自体の腫瘤であるか，それとも肝外腫瘤であるかを鑑別する必要がある。胆囊が腫大すると，肝臓の直下に球形または卵形のやわらかい腫瘤として触れる。胆囊は肝臓同様に呼吸性移動があるが，その直上に肝下縁があることによって肝臓と区別される。黄疸とともに腫大した無痛性の胆囊を触れる場合をクールボアジエ Courvoisier 徴候といい，膵頭部または総胆管のがんによる閉塞性黄疸が疑われる。

　胆囊炎の場合は，腫大した胆囊に圧痛をみとめる。横行結腸右半部の腫瘍も，右季肋部にかたい腫瘤として触れるが，これは肝臓と分かれて存在し，周囲との癒着がひどくなければ移動性を有する。

　②心窩部　心窩部で触知する腫瘤として，胃・横行結腸由来の腫瘤がある。可動性の腫瘤であるが，周囲と癒着すると動かなくなる。膵頭部の腫瘤は臍部から正中線上に触れ，固定性である。また患者のなかには自分で腹部を触診し，胸骨剣状突起を腫瘤と勘違いをして受診することもある。

　③左季肋部　左季肋部で触知する腫瘤として，膵尾部，脾彎曲付近の大腸腫瘍があり，これは腫大した脾臓との鑑別が必要である。

　④下腹部　下腹部で触知する腫瘤として，回盲部の腫瘍，炎症性腫瘤，S状結腸の腫瘍などがある。がんこな便秘のある患者では，左下腹部にかたい便塊を触れることがあり，S状結腸腫瘍と見誤らないことが必要である。女性では下腹部に妊娠子宮や子宮筋腫・卵巣腫瘍などを触れるので，婦人科の診察が必要となることもある。

I　食欲不振と体重減少

1　食欲不振

　食欲不振 anorexia は消化器疾患ばかりでなく，心不全や慢性腎不全の患者も食欲不振を訴えるなど，そのほかの多くの系統の疾患でもみられる一般的

な症状である。食欲不振は，病巣から放出されるサイトカインや，代謝異常・電解質異常が原因となって引きおこされると考えられている。

　食欲不振は，心不全に対するジギタリス製剤や気管支喘息に対するテオフィリン製剤の過量投与，抗がん薬などによっても生じる。通院中の患者でも，薬剤性の食欲不振はまれではなく，この場合は薬剤の服用を中止すれば食欲は回復する。

　また，食欲に対する精神的要因の影響は大きく，不安・緊張などで食欲不振に陥ることもある。患者の多くは食欲が十分ではないため，食欲不振自体にはそれほど大きな診断的価値はない。しかし，体重減少を伴う食欲不振は，悪性疾患を示唆する重要な徴候である。

2 体重減少

　体重減少 weight loss は，エネルギーの摂取量の低下やエネルギーの喪失，または代謝亢進による異化作用などの要因が，単独あるいは複数複合して生じる（●図 3-9）。

　思春期の女性に好発する**神経性食思不振症**は，著明な体重減少を伴うのが特徴である。貧困や孤立（ひとり暮らしの高齢者など）のような社会的問題を背景としておこる食事摂取量の低下も忘れてはならない。

　発熱に伴ってあらわれる食欲不振は，膿瘍などの慢性炎症性の疾患を疑わせる。その結果，おこってくる体重減少は，摂取エネルギーの低下と代謝亢進によっておこるものである。

　甲状腺機能亢進症による体重減少も，代謝亢進が原因である。また，糖尿病で尿糖が増えれば，体重は減少する。炎症性腸疾患では，腸管の慢性炎症により栄養の吸収が低下し，さらに水分やタンパク質が便中に喪失するとともに，発熱や禁食も影響して体重が減少する。悪性腫瘍にみられる顕著な体重減少は，体重減少にかかわるすべての要因が連鎖している。

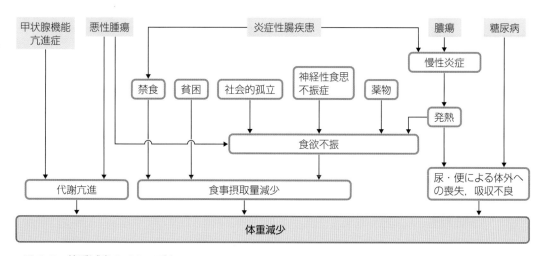

●図 3-9　体重減少のメカニズム

J　腹水

　腹腔内には生理的に 20〜100 mL の滲出液が存在するが，病的状態により腹腔内に大量の液体が貯留した状態を**腹水** ascites という。この大量の液体は，白血球や血漿成分を多く含む滲出液，あるいは非炎症性の漏出液(ろうしゅつ)である。病的な腹水貯留の多くの原因は，肝硬変などの肝臓の異常に基づく門脈圧亢進(◯225ページ)である。

　身体的診察では診断が困難な少量の腹水も，腹部超音波検査(◯82ページ)によって検出できる。大量の腹水が貯留すると，横隔膜や腹壁を圧迫して腹部膨満感や呼吸困難がおこる。腹水がある程度貯留し，かつ経皮的に穿刺可能であれば，診断のため試験穿刺(せんし)を行うことがある。

▎試験穿刺

(1)禁忌：①出血傾向の強い場合，②腸閉塞のある場合，③頻繁な腹部手術，あるいは最近の腹部手術の既往がある場合(相対的禁忌)，④妊娠
(2)体位：仰臥位(膀胱は空にしておく)
(3)穿刺部位：臍左腸骨棘線(リヒター-モンロー Richter-Monro 線)，あるいは臍右腸骨棘線の外側 1/3 の点❶(穿刺前に血管や腸管がないか確かめる，超音波ガイド下の穿刺が望ましい)
(4)量：通常 10〜20 mL
(5)観察項目：①肉眼的混濁(細菌感染による)，乳び(リンパ液の貯留)，血性(腫瘍や炎症)の有無，②顕微鏡所見，③タンパク質濃度，④アミラーゼ値や腫瘍マーカーの上昇など

▎腹水の原因

　1 漏出性腹水　基本的には，肝臓を中心とした血液循環不全によって門脈圧が高くなる門脈圧亢進が第一の原因である。
　2 滲出性腹水　腹腔内に腫瘍や感染による炎症巣ができた場合に生じる。
　3 血性腹水　腹部外傷などによる臓器破損，腫瘍の破裂，炎症の強い場合などに生じる。
　4 乳び腹水　腫瘍などで腹腔内のリンパ管系に損傷がおこった場合に生じる。

　肝硬変では，①肝臓の循環障害❷，②アルブミン❸の喪失，タンパク質摂取障害，血漿タンパク質合成障害などによる血漿膠質浸透圧の低下，③抗利尿ホルモンの増加による水の再吸収亢進，④腎血流量の低下，⑤血管透過性亢進，などの多要因が複雑に作用して腹水が貯留すると考えられる。最大の要因は門脈圧亢進による漏出性腹水である(◯図3-10)。

K　黄疸

　黄疸(おうだん) jaundice とは，血液中のビリルビン濃度が高くなった状態をいう。血

> ▢ NOTE
> ❶通常，仰臥位では腹水が腹腔内の両側にたまり，頂上が平坦となる「カエル腹」となって波動を触知できる。外国では，穿刺には腹直筋の間の正中部付近が選ばれる。

> ▢ NOTE
> ❷**肝臓の循環障害**
> 　肝硬変のように組織内に線維の壁ができ，肝臓内の血液循環が円滑に行われなくなると，門脈や肝静脈の圧が上昇し，腹水が貯留しやすくなる。
> ❸**アルブミン**
> 　血漿膠質浸透圧はおもにアルブミンによって維持されているので，アルブミン量が 2.7 g/dL 以下になると腹水が貯留しやすくなる。

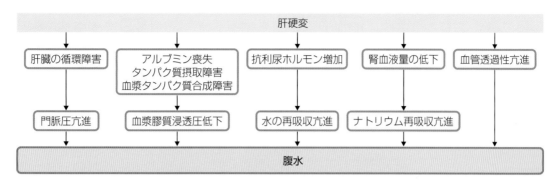

○**図3-10　肝硬変による腹水のメカニズム**

清総ビリルビン値が2mg/dL以上になると皮膚や眼球結膜が黄染し，この状態を**顕性黄疸**とよぶ。血清総ビリルビン値が2mg/dL以下ではあるが，基準値より高い状態を**潜在性黄疸**とよぶこともある。日本人の多くは黄色人種なので，皮膚の黄染は見分けにくいため，白色である眼球結膜が黄疸の診断には欠かせない診察部位となる。

　直接ビリルビン（抱合型ビリルビン）の上昇による黄疸では，血液中に逆流した胆汁酸の刺激で皮膚の瘙痒感（かゆみ）を訴え，尿中には直接ビリルビンが排泄され，褐色尿となる。また，脂質異常症や絶食時に，胆汁がうっ滞し黄疸となることがある。

　黄疸以外で皮膚が黄色になるのは，柑皮症とよばれる状態で，血中カロテン❶が増加した場合である。これはニンジン・カボチャ・ミカンなどカロテンの多い食物の過食による。おもに手掌や足裏（足蹠）が明るい黄色調をきたすが，眼球結膜は黄色くならないので鑑別される。また，下垂体機能不全・アジソン病では全身が黄色調となるが，これも黄疸とは区別される。

黄疸の原因と分類

　黄疸の原因はさまざまである。ビリルビンの生成から胆汁への排泄の，どの過程に障害が出ても黄疸となりうる（○図3-11）。したがって，黄疸は次のように分類するとわかりやすい。

　①肝前性黄疸　老化赤血球から間接ビリルビン（非抱合型ビリルビン）ができ，アルブミンと結合して肝臓に取り込まれるまでの過程でおこる黄疸である。**溶血性黄疸**がその代表である。溶血によって大量のビリルビンが血液中に出るが，肝細胞で処理しきれない間接ビリルビンが血液中に残る。しかし，間接ビリルビンは水にとけないので尿中には排泄されず，尿中のビリルビンは陰性となる。

　②肝細胞性黄疸　肝細胞が障害されておこる黄疸である。これには，①肝細胞におけるビリルビンの取り込みが障害されている場合（間接ビリルビンの上昇），②肝細胞内でのビリルビンの輸送が障害されている場合，③間接ビリルビンを直接ビリルビンに変換するグルクロン酸転移酵素の障害でおこる場合（間接ビリルビンの上昇），④肝細胞からの直接ビリルビンの排泄が障害されている場合（直接ビリルビンの上昇，輸送障害），などがある。

□ NOTE
❶**カロテン**
　ビタミンAの前駆体であるカロテノイドの一種。

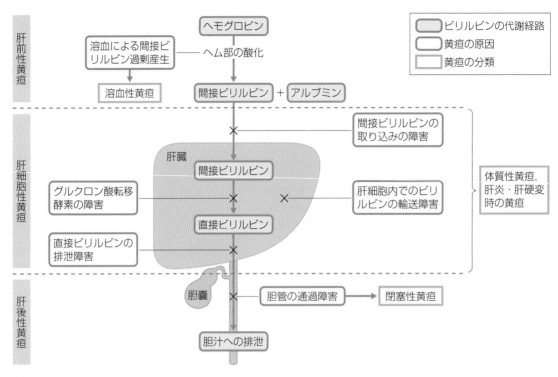

◎**図 3-11　黄疸のメカニズム**

代表的なものに体質性黄疸，肝炎・肝硬変時の黄疸などがある。

③**肝後性黄疸**　閉塞性黄疸ともいう。毛細胆管・細胆管・小葉間胆管・肝外胆管の通過障害によって生じるため，これらの原因には薬物性・ウイルス性のほか，原発性胆汁性胆管炎（PBC），原発性硬化性胆管炎（PSC）などの原因不明の難病や，胆石，総胆管結石，悪性腫瘍（胆管がん・胆嚢がん・膵がん）などが含まれる。

L 肝性脳症

肝疾患による意識障害は，**肝性脳症** hepatic encephalopathy という特有のよび方をする。急性・慢性肝不全では多くの場合，なんらかの精神神経症状をきたし，深い意識障害となると**肝性昏睡** hepatic coma ともよばれる。

肝性脳症の昏睡の程度は，5段階に分けられる（◎表3-2）。ジーベ Zieve によれば，症状は重症になるにつれて，◎表3-3の上から順に発現する。前駆期には診断がつかないことが多い。

▮ 肝性脳症の主要症状

軽いうちは気分の変動やだらしない態度が観察されるが，やがて傾眠傾向となる。記銘力が低下して失見当識❶となり，異常行動が観察される。このころから後述する**羽ばたき振戦** flapping tremor がみられる。さらに進行すると昏睡状態となる。潜在性（症状のはっきりしない段階，不顕性）の診断が試

▭NOTE
❶**失見当識**
自分がおかれている状況・時間・場所などが認識できない状態。

○表 3-2　肝性脳症の重篤度

段階	特徴	羽ばたき振戦	脳波異常
前駆期 （第Ⅰ期）	多幸性，ときに抑うつ，軽度の錯乱状態，精神反応の緩徐化，話しぶりの緩徐化・不明瞭化，睡眠リズムの逆転	通常存在しない。	−
切迫昏睡 （第Ⅱ期）	見当識低下，睡眠量増加，異常行動（お金をまく，化粧品をごみ箱に捨てるなど）	存在する（容易に誘発できる）。	+
昏迷 （第Ⅲ期）	嗜眠状態であるが覚醒させうる。しばしば興奮状態またはせん妄状態を伴う。	存在する。	+
昏睡 （第Ⅳ期）	意識消失，痛覚刺激に反応することもある。	欠如	+
深昏睡 （第Ⅴ期）	痛み，刺激にもまったく反応しない。	欠如	+

（犬山シンポジウム記録刊行会：A 型肝炎・劇症肝炎〔第 12 回犬山シンポジウム〕．中外医学社，1982 をもとに作成）

○表 3-3　肝性脳症の症状

精神症状	神経筋症状
・意識不清明 ・軽度の錯乱状態 ・情動不穏 ・易怒性 ・異常なふるまい（抑うつ・偏執性・反社会性） ・あくび ・興奮 ・失見当識 ・せん妄 ・傾眠 ・脱力状態 ・無欲状態 ・昏迷 ・昏睡	・共同運動障害 ・振戦 ・間欠的筋強直 ・構語障害 ・把握運動 ・吃逆（しゃっくり） ・緩慢な動作 ・歯車様筋強直 ・仮面様顔貌 ・筋攣縮 ・下肢の屈曲 ・腱反射亢進 ・眼振 ・眼筋麻痺 ・失禁

みられている。診断にはストループテストなどが用いられる。

　1 **精神症状**　次のような症状がみられる。

（1）意識障害：睡眠リズムの逆転で始まる。

（2）性格異常：易怒性が出現するなど，前頭葉障害に似ている。

（3）知覚・感覚異常：失見当識が多い。

　2 **神経症状**　次のような症状がみられる。

　①**羽ばたき振戦**　姿勢保持が困難になることにより，掌骨指骨関節および手関節に，不随意で急速な屈伸運動が数秒以内の不規則な間隔でおこるものをいう（○図 3-12）。指の側方偏位もみとめられる。患者の上肢を伸展して手関節を背屈させ，指先を開かせるとよく出現する。著しい場合には肘関節，

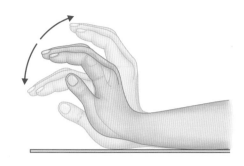

▶図3-12　羽ばたき振戦

肩甲関節にも屈伸運動が出現する。また，仰臥位で下肢を挙上し，足を背屈させると下肢にも生じる場合がある。羽ばたき振戦は，尿毒症・重症心不全・呼吸不全・多血症・低カリウム血症などでも生じ，肝性脳症に特有のものではない。昏睡が深くなると消失する（▶57ページ，表3-2）。

②**腱反射異常**　腱反射亢進あるいは減弱・間代（クローヌス）のほか，バビンスキー反射などの病的反射が生じることもある。昏睡が深くなると消失する。

③**筋緊張亢進**　筋強直や痙攣などがみられることもある。

③**その他**　肝臓自体の機能の喪失によって，黄疸，腹水の増加，出血傾向，肝性口臭❶などがみられる。

肝性脳症の原因

急性あるいは慢性肝不全では，肝細胞の脱落と再生・線維化が生じ，門脈と大循環系（多くは肝静脈や大静脈）の間に短絡（バイパス，つまり側副血行路）ができていることが多い（▶227ページ，図5-64）。通常，門脈から入った有害物質は肝臓で処理され無毒化されるが，肝不全では処理能力が極端に低下しているほか，側副血行路の形成によって，門脈血中の有害物質が代謝されないまま直接脳に達することになる。このように肝性脳症では，脳になんらかの有害物質が作用するものと考えられる。

急性肝不全では脳浮腫が生じ，しばしば脳幹部を含めた障害により死の転帰をとるが，代謝障害による肝性脳症と脳浮腫による神経症状の区別は困難である。血液検査値に加えて，脳波検査・頭部CTが鑑別に重要となる。ここでは，肝性脳症による神経症状を生じる代表的な原因を紹介する（▶図3-13）。

①**血中アンモニア濃度の上昇**　肝不全では栄養が不足しており，異化反応が亢進している。しかし肝臓は，アミノ酸の異化によってできたアンモニアを，尿素サイクル❷によって処理しきれないため，血中アンモニア濃度が上昇する。アンモニアは血液脳関門を容易に通過し，直接脳に作用することになる。動物実験ではアンモニア単独では脳症は発現しないが，臨床的には脳症の患者の血中アンモニア濃度が重症度のよい指標となる。

②**γ-アミノ酪酸γ-aminobutyric acid（GABA）の蓄積**　GABAは消化管でつくられ，肝臓で代謝される神経伝達物質の類似物質である。これは脳内での神経の伝達を抑制する方向にはたらくので，脳の活動を抑制する。肝不全

NOTE
❶肝性口臭
　血中のタンパク質の代謝産物により，腐った卵や糞便のような口臭が生じる。

NOTE
❷尿素サイクル
　おもに肝臓において，生体内のアンモニアを無毒な尿素にかえる経路。

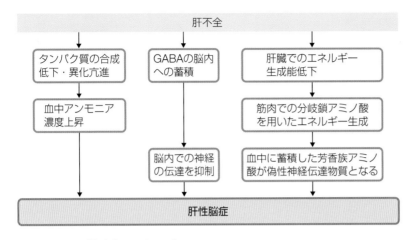

◎図 3-13　肝性脳症のメカニズム

では脳に GABA が蓄積するため，脳症がおこるとする説もある。しかし，現状では GABA の過剰蓄積が直接証明されているわけではない。

　③ **血中の芳香族アミノ酸濃度の上昇**　肝不全では，エネルギー源を生成する肝臓のはたらきが低下する。そのかわりに筋肉などで，アミノ酸を原料にしてエネルギーを産生しようとする。筋肉で使われるアミノ酸の多くは分岐鎖アミノ酸❶であるため，筋肉でのエネルギー産生に分岐鎖アミノ酸が消費される一方，使われにくい芳香族アミノ酸❷が蓄積される。

　芳香族アミノ酸は，脳内でオクトパミンやフェニルエタノールアミンなど，偽性の神経伝達物質に代謝されるが，これはドパミンやノルアドレナリンなどの神経伝達物質と競合するため，正常な神経伝達を阻害し，脳症を引きおこすことになる。

　慢性肝不全に伴う肝性脳症患者に分岐鎖アミノ酸を投与すると，分岐鎖アミノ酸と芳香族アミノ酸の血中濃度比（フィッシャー Fischer 比）が上昇して症状が軽快する。急性肝不全には投与しない。

▌肝性脳症の治療
　肝性脳症に対しては，次のような治療が行われている。

　① **浣腸と腸内の出血対策**　便の停滞により，アンモニアなどの有害物質の産生量が増えるので，浣腸などによって便通を改善する。慢性肝不全では，肝性脳症の発症のきっかけが便秘であることが多い。また，消化管出血などによる腸管内の血液はアンモニア値の上昇をきたすので，出血対策はとくに重要である。

　② **アンモニア対策**　アンモニアの産生源を減らす意味で，食事中のタンパク質を短期間制限するほか，アンモニアを産生する腸内細菌を抑制するため，抗菌薬（リファキシミン）を経口的に投与したり，ラクツロースやラクチトール水和物といった合成二糖類を内服させる❸。

　③ **分岐鎖アミノ酸製剤の投与**　分岐鎖アミノ酸製剤の経口的・経静脈的投与によって血中のフィッシャー比を上げる。なお，急性肝不全では慢性肝不全と違い，総窒素量を増加させることで肝臓に負担をかけるので使用しな

▤NOTE

❶分岐鎖アミノ酸
　バリン・ロイシン・イソロイシンの 3 つをさす。

❷芳香族アミノ酸
　チロシン・フェニルアラニン・トリプトファンなど，環状構造を有するアミノ酸をさす。

▤NOTE

❸腸内細菌の多くはアルカリ性の環境下でよく育成し，酸性下では活動が低下する。ラクツロースやラクチトール水和物は大腸内で細菌によって乳酸や酪酸に分解され，周囲の pH を酸性に傾けるため，乳酸菌の発育をたすけ，大腸菌などを減らす作用がある。

い。

　④**フルマゼニルの投与**　フルマゼニルは中枢性の呼吸促進薬として知られているが，肝性脳症の覚醒によいといわれ一部で使用されている。しかし，問題があるとする報告もあり，その使用に関して合意は得られていない。

📝**work**　**復習と課題**

❶ 消化器疾患特有の症状のなかで，これまでに経験した症状を出し合い，そのときの状態について話し合ってみよう。

❷ 食欲不振の原因をあげ，それぞれの特徴を述べなさい。

❸ 便秘・下痢の原因と症状について述べなさい。

❹ 吐血・下血の原因，吐血・喀血の違いについて述べなさい。

❺ 腹水と浮腫のおもな原因について説明しなさい。

❻ 黄疸の発生機序と分類について述べなさい。

❼ 肝性脳症の発生機序，および精神症状・神経症状について述べなさい。

第 4 章

検査と治療

<table>
<tr><td>本章の目標</td><td>□ 消化器疾患の診察と診断の方法について理解する。
□ 各種の検査の意義・目的・実施方法・適応疾患について理解を深める。
□ 治療・処置の基本的な考え方をふまえ，各種治療法の概要と適応疾患について学ぶ。</td></tr>
</table>

A 診察と診断の流れ

　問診に引きつづき，身体診察を行う。身体診察は，視診→聴診→打診→触診の順に行う。問診により病歴を，身体診察により身体所見（理学的所見）を正確に把握することは，患者の病気を診断するうえで最も重要なことである。これらの結果から病名・病状を推定し，その確認のために必要な検査の計画をたてる。

1 視診

1 全身状態の把握

　はじめに視診によって，全身状態を把握することが最も重要である。まず，生命徴候に異常がないかを確認する。意識障害があれば，出血性ショック❶や肝性脳症の可能性がある。発熱は急性腹症が進行している可能性を示唆する。

　次に，栄養状態を把握する。るい痩を呈し，栄養状態が不良な場合は，摂食不良や，消化管の悪性腫瘍による消耗，腸疾患による吸収不良などの存在が疑われる。一方，肥満があれば，脂肪肝の存在が示唆される。

　患者の体位も重要である。消化管穿孔の患者は苦悶様の顔貌を呈し，仰臥位をとり体位変換が困難である。膵炎の患者は，仰臥位を保つのが困難なため，胸膝位・側臥位となっている。

2 腹部以外の皮膚・結膜の所見

　顔面や眼瞼結膜が蒼白であれば，慢性出血による貧血と，急性出血によるショックを疑う。また，浮腫があれば心不全や肝硬変による低タンパク質血症の可能性を疑う。皮膚が乾燥していれば，悪性腫瘍による水分摂取量の低下や腸閉塞，下痢による消化液の喪失による脱水が疑われる。

　肝硬変では，顔面の暗褐色調の色素沈着や，手掌紅斑，クモ状血管腫などの末梢血管の拡張徴候，上腕の紙幣状皮膚❷所見，胸腹壁の静脈怒張（メドゥーサの頭）がみとめられる（●228ページ）。また，原発性胆汁性肝硬変では，顔面に黄色腫がみとめられる。なお，肝硬変・肝がん・胆道閉塞によって血清ビリルビン値が2mg/dL以上になると，眼球結膜の黄染がみとめら

NOTE

❶出血性ショック
　出血に伴う循環血液量の急激な低下により，全身の臓器障害が引きおこされる状態。

NOTE

❷紙幣状皮膚
　毛細血管の拡張により，不規則な糸くず状の模様が皮膚に散在している状態。

れる。

3 腹部の視診

　腹部の視診は通常，仰臥位で行うが，鼠径部ヘルニア・腹壁ヘルニアでは立位をとらせることで突出が明らかになることがある。

　①膨隆の有無　腹部を十分に露出して行う。下腹部の露出が不十分であると，卵巣腫瘍・子宮筋腫による膨隆を見落とすことがある。羞恥心への配慮が必要である。腹部の膨隆は，腫瘍・腹水・鼓腸・皮下脂肪・妊娠・ヘルニアなどによって生じる。肝硬変による漏出性の腹水では，腹壁の緊張を伴わないため腹部は側方に膨隆し，いわゆる「カエル腹」を呈する。立位にすると下腹部の膨隆が顕著になる。腹膜炎による滲出性腹水は，腹壁の緊張を伴うので腹部は前方に膨隆し，尖腹の状態となる。

　②皮膚線条　妊娠・肥満・腹水・腫瘍などで腹壁の皮膚が過度に伸展され，その後弛緩した場合には，真皮の裂傷に沿って多数の白色の線条が下腹部に長軸に走る。妊婦および妊娠を経験した女性にみられる皮膚線条は，妊娠線とよばれる。なお，クッシング症候群や，副腎皮質ステロイド薬の長期服用では，赤色の皮膚線条が見られる。

　③手術瘢痕　腹部に手術瘢痕が確認されたら，瘢痕の部位と大きさを記載し，どのような疾患に対する手術であったかを確認する。腸閉塞の患者で手術瘢痕をみとめた場合，原因として手術後の癒着を疑う。

　④腹壁静脈怒張　腹壁の表在性静脈の怒張は，門脈あるいは上・下大静脈に閉塞があることを示す重要な所見である（◗228ページ，図5-65）。

　⑤蠕動不穏　健常人では，腹壁の観察で消化管の蠕動運動が見えることはほとんどない。消化管に通過障害がおこったときには，亢進した蠕動運動が見えるようになり，これを蠕動不穏という。腹壁を指で軽くたたいて刺激を与えると，蠕動運動が亢進する。

② 聴診

　打診・触診による刺激で腸管運動が亢進することがあるので，打診・触診を行う前に聴診を行う。まず腹壁の1か所に30秒〜1分間，聴診器を軽くあてるか腹壁において聴取する。

1 腸蠕動音

　腸蠕動音は，**腸雑音**あるいは**グル音**ともよばれる。腸蠕動音は，腸蠕動により，空気と腸管内容物が移動する際に，腸管内腔で共鳴することによって生じる。聴診器を用いずともゴロゴロという自発音が聞こえることがあり，これを**腹鳴**という。なお，健常人でも腹鳴が聞かれることがある。

　下痢で腸蠕動が亢進しているときには腸蠕動音が増強し，聞かれる間隔が短くなる。腸管が狭窄したり閉塞したりすると，その部位よりも口側の腸蠕動が亢進して腸蠕動音が増強し，有響性の金属音のように聞こえる。とくに

疼痛の間隔と一致して腸蠕動音が聴取される場合は，腸管の狭窄・閉塞を疑う。腹膜炎が進行し麻痺性イレウスとなると腸蠕動運動が低下し，腸蠕動音が消失する。

2 胃の振水音

幽門狭窄などで胃内容物の排出が障害されると，拡張した胃内に貯留した胃液と空気によって，ピチャピチャという振水音(振盪音)が聴取される。振水音は，聴診器を使わなくとも聞こえることがある。

3 血管雑音

腹部大動脈瘤や動脈の狭窄，動静脈シャントがあると，心拍の頻度と同調した血管雑音が聞かれる。高血圧症患者の診察では，腎血管性高血圧の可能性を考え，左右腎動脈の聴診を行う。

3 打診

腹部の打診は，肝臓と脾臓の大きさ，消化管内のガスの分布と量，腹水貯留の有無の診断に有用である。

1 肝臓・脾臓の打診

● **肝臓の打診** 肝臓の大きさは，肺肝境界と肝下縁の距離から推定する。肺肝境界は右鎖骨中線上の第5〜6肋間にある(○図4-1)。肝硬変や急性肝不全で肝臓が萎縮したときには，肝臓の濁音界❶が縮小または消失する。肝臓の高度の腫大は，アルコール性肝炎・肝細胞がん・うっ血肝などにみとめられる。

肝硬変では，触知可能になるほどの脾腫をきたすことはまれであり，打診によって大きさを推定する。患者を右側臥位とし，濁音界を求める。正常では中腋窩線上第8〜9肋間に濁音界上縁が存在する。第6肋骨，左肋骨下縁，前腋窩線で囲まれた範囲を**トラウベ** Traube **の三角**という(○図4-1)。通常，トラウベの三角を打診すると濁音界がない(鼓音❷である)が，脾腫をみとめると濁音界が出現する。

NOTE
❶濁音界
ガスを含まない肝臓や脾臓といった実質臓器の直上で打診を行うと濁音が聴取され，ガスを多く含む肺や腸管といった臓器の直上で打診を行うと鼓音が聴取される。この濁音と鼓音の変わり目(境界)が濁音界である。
❷鼓音
太鼓をたたいたときのような音。

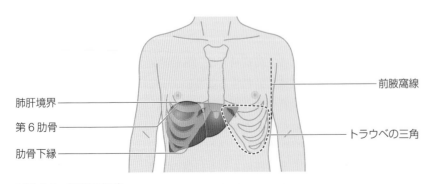

肺肝境界
第6肋骨
肋骨下縁
前腋窩線
トラウベの三角

○**図4-1 腹部の打診**

● **脾臓の打診**　脾臓が高度に腫大していると，触知可能になる。特発性門脈圧亢進症・慢性骨髄性白血病などにみられる。

2 消化管内ガス

　ガスの存在している部位を打診すると鼓音を呈する。心窩部や左季肋部は，胃や結腸の脾彎曲（わんきょく）に正常でもガスが存在するため，鼓音を呈する。正常では小腸にはガスの貯留は少ない。

　小腸が狭窄・閉塞すると上腹部の鼓音が増強し，鼓音の範囲も広がる。結腸に閉塞がおこると鼓音は著明となる。麻痺性イレウスでは，しばしば高度の腹部膨満を示し，腹部全体に鼓音がみとめられる。

3 腹水・腫瘤

　腹部が膨隆しているときには，消化管内ガスの貯留と，腹水や腫瘤（しゅりゅう）との鑑別が必要となる。ガスの貯留による鼓腸では打診によって鼓音を呈するが，腹水・腫瘤では濁音を示す。さらに腹水が大量に貯留すると，側臥位・座位で腹水が移動するので，鼓音と濁音の境界が移動する。巨大な卵巣腫瘍や後腹膜腫瘍では，腹部が膨隆して濁音を示す。

　腹水が大量に貯留する場合には，仰臥位で腹水が側腹部に移動して腸管を中央に圧排するので，側腹部に濁音を呈する。卵巣腫瘍では中央部に濁音界があり，側腹部で圧排された腸管による鼓音がみとめられる。

4　触診

　腹部の診察のなかでは，触診が最も重要な役割を果たす。腹部を十分に露出し，仰臥位で腹壁の筋肉の緊張を取り除くようにして触診する。半座位・側臥位などの体位を適宜とらせて触診を行う。あたたかい手で，やさしく軽く触れることから始める。冷たい手で腹壁に触ると，腹壁が緊張し，正確な所見をとることができなくなる。患者と適当な会話を交わすことでリラックスさせて，腹壁の緊張をとくことが大切である。

　まず腹部に手掌を軽くあて，力を入れずに腹壁全体を浅く触れて，腹部全体の緊張や，限局性の抵抗，腫大した臓器や腫瘤の有無を調べる。視線は，腹部に向けるのではなく，患者の表情を見ながら触診する。局所的な圧痛は，痛いという患者の訴えより，痛みで顔をしかめたりすることを的確にとらえるほうが，診断の精度が高い。患者が慣れてきたら徐々に力を加えて深い触診に移り，圧痛の局在を確かめる。

　ついで，指全体で肝臓・脾臓・腎臓などの腹部諸臓器の性状，腫大の有無，波動の有無などを把握する。

1 圧痛

　自覚痛に対して，圧迫を加えてはじめて感じる他覚痛を圧痛という。圧痛の局在は重要な所見であり，圧痛の存在部位に相当する臓器に炎症性あるい

は腫瘍性の病変がある可能性が高い。虫垂炎における圧痛点のように診断のポイントとなる（●180ページ，図5-31）。

　患者が疼痛を訴える部位，あるいは圧痛があると推測される部位の触診は最後に行う。最初に圧痛のある部位で深い触診を行うと，痛みが波及して腹壁全体が疼痛を感じて緊張し，ほかの部位の圧痛の程度との比較が困難となり，診断のポイントである圧痛の局在が不明瞭となる。

　腹痛には**内臓痛，関連痛，体性痛**がある（●44ページ，表3-1）。内臓痛は上腹部あるいは臍周囲の鈍い痛みを自覚するが，圧痛の局在は不明である。体性痛は鋭い痛みで，限局する圧痛点の下に炎症臓器があると診断できる。急性虫垂炎は内臓痛で発症し，約6〜24時間後には痛みの限局する体性痛に発展して診断が下される。

2 筋性防御

　腹腔内の臓器の炎症が腹壁の腹膜まで波及すると，罹患部位に対応した腹壁の筋肉が反射的に緊張する。これを触診すると，かたい抵抗として触れる。これは一種の防御反応で，一般に**筋性防御**（デファンス defense）とよばれ，圧痛を伴う。胃・十二指腸潰瘍が穿孔すると腹膜全体に炎症が波及して腹壁全体が緊張し，板のようにかたくなるので**板状硬**と表現される。

　筋性防御の有無を診断するには，手掌を腹壁に軽くあてるか，指先を用いてできるだけ弱い力で腹壁を圧するように触診する。患者が痛みを訴えている部位から離れたところより診察を開始し，順次痛みの部位に向かって触診を進める。そして，左右の相対する部位を比較しながら触診する。

　高齢者では，腹膜炎が進行していても筋性防御がみとめられないこともある。一方，若年で腹筋が発達した男性や腹部を触れただけでくすぐったがるような患者では，腹部全体がかたく触れ，筋性防御が陽性かどうかの判定はむずかしくなる。また腎臓・膵臓・十二指腸などの後腹膜腔に存在する臓器や卵巣・子宮などの骨盤内臓器では，炎症が腹側の腹膜に波及しない限り筋性防御は出現せず，圧痛の局在も不明である。

3 反跳痛

　手指で腹壁をゆっくり，深く圧迫し，急にその手を離して圧力を除くと，圧痛よりも強い痛みを訴えることがあり，これを**反跳痛**という。

　反跳痛は，腹膜に炎症が波及していることを示す腹膜刺激徴候で，**ブルンベルグ** Blumberg **徴候**として腹膜炎の診断に重要である。反跳痛は，圧迫していた手指を離した瞬間の腹壁の緊張によって腹壁腹膜が牽引され，それが刺激となって疼痛を生じるものである。

　炎症が広範囲に及んでいると，病変部から離れた部位でも反跳痛をみとめる。一方，病変の広がりが小さいときには，病変局所だけにみとめられる。急性虫垂炎では**マックバーニー** McBurney **圧痛点**で反跳痛をみとめるが，この所見は診断的価値が高い（●180ページ，図5-31）。

4 腫瘤の触知

　腹部に腫瘤を触知したときには，腫瘤の存在する部位や可動性，大きさ，形，表面の性状，硬度，圧痛の有無，移動について記載する。

　一般的に良性腫瘍では，球状でやわらかくて表面が平滑な腫瘤として触知される。悪性腫瘍では，表面が結節状で凹凸^{おうとつ}があり，かたい腫瘤である。膿^{のう}瘍^{よう}では，自発痛・圧痛をみとめる。

　患者のなかには自分で腹部を触診し，臍の左側の腹部大動脈を腫瘤と勘違いして受診することもある。腹部大動脈瘤では，膨張性に拍動する紡錘状もしくは嚢状の腫瘤として触れる。腫瘤が腹部大動脈の上に存在する場合も拍動を感じるが，腫瘤全体が膨張性に拍動することはない。

　腫瘤が吸息とともに下方へ移動するか，一方向あるいは全方向に自由に移動するかによって，腫瘤の位置や発生臓器を推測する。胃・横行結腸・肝臓・脾臓・腎臓の腫瘤は，吸息で移動する。吸息で下方へ移動しない腫瘤は，後腹膜・膵臓・腸間膜由来のものである。腹膜由来の腫瘤は，すべての方向に移動する。

5 波動

　腹水が大量に貯留している場合は，波動の有無を調べることで確認できる。患者を仰臥位にして，一方の手掌を一側の側腹部下方にあて，他方の手の中指あるいは中指と示指の指先で，他側の側腹部を瞬間的に鋭く軽くはじくように衝撃を与える。腹水が貯留していると，衝撃によって発生した振動が一側においた手掌に感じられる。これを波動という。

5 直腸診

　直腸診は，宿便・痔核・直腸がんなどの診断に関する重要な情報が得られるため，消化器疾患に対する系統的な身体診察の一環として必ず実施すべきである。しかし，肛門・直腸の診察には，診察する側にも患者にも抵抗感や羞恥心があり，省略されがちである。

　患者は，肛門・直腸の診察に対し，恐怖感・羞恥心をいだいていることを認識し，診察する場所と時を選び，診察前に十分に説明することが必要である。診察中も声をかけ，すべての操作を愛護的に行い，指の挿入・引き抜きはできるだけ緩徐に行う。

1 患者の体位と準備

　患者にシムス位をとってもらう。すなわち検者に背を向けた左側臥位とし，上半身はやや前かがみにする。左下肢を軽く曲げ，右下肢は膝を深く曲げて，かかえ込むようにする。あるいは，仰臥位で両膝を両手でかかえるようにする截石位^{せっせきい}(砕石位^{さいせきい})で診察することもある。

　ディスポーザブルの手袋，リドカイン(キシロカイン® ゼリー)またはオリ

ブ油，ペンライト，肛門鏡，ガーゼ，汚物を入れるビニール袋，ティッシュペーパーなどをベッドサイドに用意する。リドカインを用いる前にはリドカインアレルギーの有無を確認する。

2 視診と触診

　十分な照明を確保し，両手指で患者の肛門周囲の殿部を左右に軽く牽引して，肛門周囲がよく見えるようにする。外痔核・痔核嵌頓・裂肛・痔瘻・肛門周囲膿瘍の有無を見る。仰臥位での肛門を時計に見たて，3 時の位置，9 時の位置などとして，病変部位を表現する。肛門痛がある場合は，血栓性外痔核・痔核嵌頓・裂肛・肛門周囲膿瘍のいずれかの可能性が高く，多くは視診で診断がつく。血栓性外痔核・痔核嵌頓では，直腸診と肛門鏡診は疼痛を増加させるので無理をして行う必要はない。

　触診を行う場合は，左手で右殿部を牽引して肛門部を露出させる。患者に口を開けて深呼吸をするように話しかける。リドカインまたはオリブ油を右示指に塗布し，肛門部を触診する。肛門周囲を触診して肛門管がゆるんだところで指先をゆっくりと挿入する。

3 直腸指診

　まず，正常の構造を確認する。男性では，前立腺の大きさ（正常約 4 cm）・硬度・左右対称性を判断する。女性では，直腸粘膜を介して子宮頸部もしくは腟部を，直腸前方に充実性の可動性がある臓器として触れる。

　次に指を静かに回転させながら直腸膨大部の全周を触診し，腫瘤・ポリープの有無を確認する。さらに直腸子宮窩（ダグラス Douglas 窩，男性では直腸膀胱窩）の圧痛・腫瘤・波動の有無を判断する。腹部臓器のがんが直腸子宮（膀胱）窩に転移すると，硬い結節状の腫瘤として触知される。これは**シュニッツラー** Schnitzler **転移**として知られ，がんの遠隔転移を示す重要な所見である。虫垂炎の炎症が直腸子宮（膀胱）窩に波及すると，やわらかい波動のある膨隆を触れ，圧痛がある。

　また患者にいきむように指示し，肛門括約筋の筋緊張（トーヌス tonus）を把握する。最後に指を静かに引き抜き，血液・粘液・膿の付着の有無と便の色調を確認する。

B　検査

1　食道内圧測定検査

1 食道内圧測定検査の特徴

　食道内圧測定は，食道運動を評価する検査である。食後のつかえ感や胸の

痛みといった症状があり，食道アカラシアや食道痙攣といった，食道運動異常を呈する疾患が疑われる際に行われる。

　消化管において，管腔径が狭い部分は圧力（内圧）が高くなっており，広い部分は内圧が低くなっている。すなわち，内圧は管腔径を反映していると言える。

　食道内圧測定では，複数の圧力センサーを装備したカテーテルを胃の近位部まで挿入することで，咽頭～上部食道括約筋部～食道～下部食道括約筋部～近位胃の内圧，すなわち，これらの部分の管腔径の変化を同時かつ，経時的に記録することで食道運動の評価を行う。正常では水の嚥下により，上部食道括約筋部が弛緩したのち，食道が蠕動し，下部食道括約筋部が弛緩する。

　以前はカテーテル上のセンサー数は5～6個であったが，近年は1つのカテーテルに25個以上のセンサーを装備し，より精密に食道運動の評価が可能な高解像度食道内圧測定が行われるようになっている（○図4-2）。

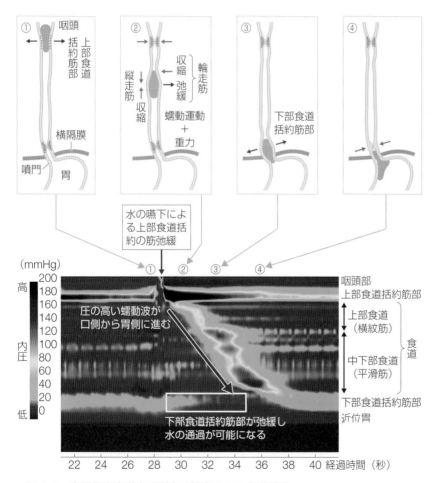

○図4-2　高解像度食道内圧測定で観察される食道運動
内圧の高低は，図左に示した青～紫の色によって表示されている。

2 検査法

　鼻腔に局所麻酔を行ったのち，検査用の直径4 mm程度のカテーテルを経鼻的に挿入する。カテーテルが胃に到達したことを確認したのちに，水の嚥下によって上部食道括約筋部の弛緩〜食道収縮〜下部食道括約筋部の弛緩という一連の蠕動運動を誘発し，食道内圧の変化，すなわち食道運動を記録する。最初に臥位で水の嚥下を繰り返して記録を行ったのち，座位もしくは立位で同様に水の嚥下を繰り返して記録を行う。記録が終了したのちに，カテーテルを抜去して検査が終了する。

3 注意点

　カテーテルが鼻腔から咽頭を通過して食道に挿入されることから，検査を施行するうえで発生しうる合併症として，鼻腔・咽頭の痛みや出血，さらにカテーテルの挿入・留置によって誘発される嘔吐反射による吐きけ・嘔吐などがあげられる。食道がんなどの器質的疾患による狭窄がある状態でカテーテルを挿入すると，出血や穿孔をきたすリスクが高くなるため，つかえ感の原因が器質的疾患でないかを，あらかじめ上部消化管内視鏡検査，もしくは食道造影で確認しておく必要がある。

2　糞便検査

　糞便はおもに，食物残渣や腸分泌液，胆汁，細菌，剥離した消化管上皮などからなる。糞便の内容を観察することによって，消化・吸収の機能状態を把握できるばかりでなく，炎症・出血・腫瘍や，その他の消化管疾患の診断および寄生虫・病原菌などの検出に役だつ。

1 採便とその観察

▌採便法

　採便法を患者に指導して，合成樹脂の容器に母指頭大ぐらいの糞便を採取してもらう。自力での排便が困難な場合は，浣腸後に便器にとって，そこから採取してもよい。下痢状の便を採取することは困難であるので，便器にとった便を直接観察し，記録する。

▌形状・硬度

　便の性状や色は著しく変化に富むものであり，その形状・硬度は毎日一定なものではない。ときに患者は，摂取したものがそのままの状態で出てくると訴えることがあるが，消化されにくい食物繊維はそのまま便にまじることがある。

　消化管における消化液の分泌亢進や吸収不全があれば，泥状便・軟便・水様便(●164ページ，図5-20)となるが，これらの便自体は一時的な蠕動亢進や便秘薬の内服でもおこりうるので，必ずしも病的なものとはいえない。

　慢性便秘症や便秘型過敏性腸症候群で便秘が続くと，便中の水分の吸収が

進み，便塊が兎糞状になるが，必ずしも大腸の病的狭窄を示す所見ではない。がんなどによって大腸が狭窄すると狭細した鉛筆状の便となる。

▌色調

正常便では，胆汁の分解産物であるウロビリン体によって黄褐色になる。総胆管結石や悪性腫瘍により，胆管閉塞がおきると，胆管から腸管へのウロビリン体の流入が阻止されるため，便が着色されずに白色便を生じる。

消化管出血による黒色便（タール便）は，光沢のある黒色を呈する。タール便は，鉄剤やビスマス製剤を服用した際にみられる青黒い便や黒灰色の便，またイカスミなどの食事摂取による黒っぽい便とは区別しなければならない。

▌臭気

便臭は腸管内で発生するガス成分のうち，インドールとスカトールによって生じるとされているが，実際のところはよくわかっていない。消化管出血の際には，悪臭を伴うタール便が生じる。これ以外の臭気は，患者が想像するほど消化状態を反映しているものではなく，臭気が強いというだけでは病的状態であるとはいえない。

▌粘液

腸管に炎症があると多量の粘液がまじるが，炎症のない過敏性腸症候群でも粘液の混入を訴える患者は多い。また，正常でも少量の粘液がまじるので，必ずしも病的なものではない。

2　病的産生物

▌膿

消化管上部からの膿汁は大腸内で消化され，糞便中にはみとめられないが，アメーバ赤痢・直腸がん・潰瘍性大腸炎などの大腸の潰瘍性病変などでは血液・粘液とともに糞便中にみられる。

膿汁が多量の場合は肉眼でも容易に判別できるが，少量では顕微鏡検査（鏡検）によって好中球を証明する必要がある。膿の鏡検と培養によって，腸炎の原因となった原虫や細菌の同定が可能であるので，膿が乾燥しないうちに採取して迅速に検査室に送ることが重要である。

▌血液

上部消化管からの出血では，光沢のあるタール便となる。下部消化管からの出血では赤色を呈す。

▌結石

胆嚢結石・胆管結石・膵石では，結石全体あるいは一部が消化管に落ちることがある。便を一見しただけでは結石を見つけることは困難で，便をふるいに入れて水を注いでこさなければ見つからない。

3　検査法

▌便潜血反応検査

便潜血反応検査は，肉眼では判定困難な少量の消化管内の出血を証明する反応で，消化管の潰瘍・がん・炎症などの診断や経過の判定に欠かせないも

のである。近年，食生活の欧米化とともに大腸がんの発生が急増しており，その早期発見のためのスクリーニング検査として，便潜血反応検査の重要性は増している。

　ヒトヘモグロビンに対する抗体を作製し，便中のヒトヘモグロビンとの抗原抗体反応を利用する方法を免疫法とよぶ。ヒトヘモグロビンだけに低濃度から反応し，微量の出血を検出できる。下部消化管出血の検出率は高く，大腸の進行がんの約90％，早期がんの約50％は陽性となり，大腸がんのスクリーニングとして重要な検査である。食事制限は不要である。

　一方，少量の上部消化管出血では，ヘモグロビンは胃酸や膵臓由来の消化酵素により変性し，ヘモグロビンとしての抗原性を失い，免疫法では陽性とはならないこともある。

▌寄生虫検査

　①虫体検査法　腸内寄生虫の診断は，糞便中に排出された虫体あるいは体節を肉眼的に観察するか，虫卵を鏡検によって証明することである。回虫・条虫の体節は肉眼で同定可能であり，診断や駆虫の判定に有用である。とくに条虫を駆除する際には頭節が腸管内に残ると再増殖するので，頭節が体外に排泄されたかを鏡検で確認する必要がある。鉤虫（こうちゅう）などの小さい虫体を確認するときは，糞便をふるいにかけて便こしを行う。

　②虫卵検査法　新鮮な糞便を用いて検査する。虫体が寄生していても必ずしも虫卵がみとめられないこともあるので，疑わしいときには反復して検査を行う。虫卵の検査法には，直接塗抹法❶と集卵法❷とがある。直接塗抹法は，産卵数の多い回虫などの寄生虫卵を検査するのに適している。集卵法は，産卵数の少ない寄生虫卵や，無色であったり小型で発見しにくい虫卵の場合に行われる。

　蟯虫（ぎょうちゅう）卵は糞便中に見いだされることはまれであり，蟯虫は肛門周囲に産卵するので，セロハンテープを肛門部に押しつけて虫卵を付着させ，鏡検によって確認する。

▌細菌・ウイルス・原虫検査

　熱帯地方への海外渡航歴や集団食中毒の発生のような，病原性大腸菌・サルモネラ属菌・ブドウ球菌・腸炎ビブリオなどの腸管感染が疑われる患者は，採便用の綿棒である直腸スワブによって便を採取し，これを培養して起因菌を同定する。

　ウイルス性腸炎では，培養で起因ウイルスを同定することは困難である。しかし，たとえばノロウイルスは，吐物や直腸スワブで得られた便検体を用いて，そのタンパク質をイムノクロマト法やELISA（酵素免疫測定）法で検出できる。ロタウイルス抗原もイムノクロマト法で検出できる。さらにPCR（ポリメラーゼ連鎖反応）法を用いることにより，ノロウイルス遺伝子を高感度・高精度に検出できる。赤痢アメーバ感染が疑われる場合は，新鮮便をすばやく検査する必要がある。アメーバの運動は短時間で失われるので，便が乾燥しないように，また保温に注意しながら，すばやく検体を運び鏡検する。

▭ NOTE

❶直接塗抹法
　スライドガラス上にて微量の生理食塩液と糞便を混和し，顕微鏡で観察する方法である。

❷集卵法
　虫卵を糞便と分離させて集める方法である。遠心力を利用して虫卵を沈殿させる遠心沈殿集卵法と，糞便と虫卵の比重の差を利用して液の表層に虫卵を浮上させる浮遊集卵法があげられる。

▌脂肪便検査

脂質の吸収不良が疑われる場合は,糞便中の脂肪を定性的または定量的に調べる。正常糞便中の脂肪は1日約2～6gであり,乾燥糞便量の約10～25％を占める。

脂肪の消化・吸収試験には,一定の食事を与えたのちに糞便総脂肪量を測定する出納試験が最も正確であるが,測定法は煩雑である。簡便なスクリーニング法には,新鮮糞便をスライドにとって脂肪染色を行い鏡検するズダンⅢ(Sudan Ⅲ)染色法がある。

▌タンパク質漏出検査

血清タンパク質の胃腸管内への異常漏出の有無をみる簡便な糞便鏡検法として,トリブレー法がある。タンパク質漏出を定量するには,3日間蓄便して,糞便中に排出された α_1-アンチトリプシン❶の1日平均量と血清中の α_1-アンチトリプシン濃度を定量して血中から便中への移行量(クリアランス)を算出する。

▌クロストリジオイデス-ディフィシル毒素検出法

抗菌薬の長期投与によって発症するクロストリジオイデス-ディフィシル *Clostridioides difficile* は,菌の培養による同定に時間がかかる。菌体の毒素を,ELISA法や酵素抗体イムノクロマト法を用いて検出する。正確な診断のためには,採取後2時間以内の新鮮便を用いることが重要で,これが不可能な場合は,4℃に保存し,2日以内に検査する。

◻NOTE
❶α_1-アンチトリプシン
　ヒトの血漿中に含まれる糖タンパク質の一種。

3 肝機能検査

肝臓は人体に1つしかない大きな臓器であり,また著しい再生能力をもっているため,軽微な変化が生じても症状を示さないのが特徴で,これが「沈黙の臓器」とよばれるゆえんである。慢性の肝(臓)疾患,とくにウイルス性慢性肝炎や脂肪性肝疾患などでは,多くの場合は自覚症状・他覚症状がないため,健康診断などで指摘されてからはじめて医療機関を訪れることが多い。したがって,肝疾患ほど血液検査の重要な病気はないといっても過言ではない。

1 肝機能検査法の選択

肝機能検査法とその選択については,時代とともに多くの進歩と変遷が重ねられてきた(○表4-1)。現在では,自動化測定が広く普及し,なるべく施設間の検査値に差異が生じないような努力がはらわれている。しかし,いまだに施設によって測定条件や単位の表示法などが異なることがあるので,それぞれの施設における基準範囲を正しく認識することが必要である(○column)。また,肝炎ウイルスマーカー(○205ページ)については,進歩と変遷が著しいのみならず,保険適用範囲内の検査と範囲外の検査があるので,それぞれの検査の意義を的確に判断して実施することが必要である。

肝機能の検査項目は多岐にわたるため,おもな検査と病態・疾患の関連を

表4-1　肝機能検査法の選択

	集団検診*	ドック*	肝細胞障害の診断	胆汁うっ滞の診断	重症度の判定	経過観察	
						急性	慢性
アスパラギン酸アミノトランスフェラーゼ〔AST(GOT)〕	◎	◎	◎	◎		◎	◎
アラニンアミノトランスフェラーゼ〔ALT(GPT)〕	◎	◎	◎	◎		◎	◎
γ-グルタミルトランスフェラーゼ(γ-GT)	◎	◎	◎	◎		○	◎
アルカリホスファターゼ(ALP)	○	◎	○	◎		○	
総ビリルビン(T-Bil)		◎	○	◎	◎	◎	○
直接ビリルビン(D-Bil)		○	○	◎	◎	◎	○
総タンパク質(TP)		○	○	○	○		○
アルブミン(Alb)		◎		○	◎	◎	◎
コリンエステラーゼ(ChE)		○		○	◎	◎	○
総コレステロール(TC)		◎	○	◎	◎	◎	○
プロトロンビン時間(PT)			○	○	◎	◎	◎
ICG試験					○		
血小板数		○			◎	○	◎

◎：必須，○：できるだけ行う
＊肝疾患発見のための集団検診，ドックとする。HBs抗原，HCV抗体の測定を同時に行うことが望ましい。
（日本消化器病学会肝機能研究班：研究会報告―肝機能検査法の選択基準〔7版〕．日本消化器病学会雑誌103：1413-1419，2006をもとに作成）

---

plus　**臨床検査の基準範囲**

　基準範囲とは，いわゆる健常者集団の測定値を統計的に処理して得られたもので，基準標本群の95%の個体を含むデータ範囲である。かつては「正常値」あるいは「正常範囲」とよばれ，この値を逸脱すると異常であると短絡的に判断されがちであったので，注意が必要である。つまり，健常者であっても個体差があるので，基準範囲に入らない人もいるということである。

　また，各検査施設で基準値を設定するのが通常であるため，検査施設間で基準値が多少異なることも認識しておく必要がある。

　例として，肝機能検査項目の一部について，3つの施設の設定している基準値の比較を◖表に示した。このような違いが各項目にあるため，施設間のデータを比較する場合には細心の注意を要する。

◖表　おもな肝機能検査項目の比較

検査項目	基準範囲		
	A病院	検査会社B	検査会社C
AST(GOT)	10〜35(IU/L)	10〜40(U/L)	10〜40(U/L)
ALT(GPT)	5〜40(IU/L)	5〜42(U/L)	5〜45(U/L)
ALP	100〜320(IU/L)	108〜320(U/L)	38〜113(U/L)
γ-GT	男：10〜90(IU/L)	男：10〜80(U/L)	79(U/L)以下
	女：5〜40(IU/L)	女：10〜40(U/L)	48(U/L)以下

IU：国際単位を意味する。酵素活性などを示す際に用いられる。

○表 4-2　おもな検査と病態・疾患の関連

	検査	値	肝病態・疾患
肝機能検査	AST(GOT) ALT(GPT)	上昇	肝細胞の変性・壊死
	血小板数 アルブミン ChE 総コレステロール PT(%)	低下	肝細胞の機能障害
	総ビリルビン 総胆汁酸 ICG 試験	上昇	胆汁うっ帯，肝細胞の機能障害，肝細胞の変性・壊死
	ALP γ-GT 総コレステロール	上昇	胆汁うっ帯
	γグロブリン IgG	上昇	間葉系の反応
	ヒアルロン酸 Ⅳ型コラーゲン P-Ⅲ-P γグロブリン	上昇	肝線維化
	AFP PIVKA-Ⅱ	上昇	肝細胞のがん化
必要に応じて行う検査	ANA(抗核抗体)	上昇	自己免疫性肝炎
	AMA(抗ミトコンドリア抗体)	上昇	原発性胆汁性肝硬変
	血清鉄	上昇	ヘモクロマトーシスなど
	セルロプラスミン	低下	ウィルソン病

理解しておくとよい（○表 4-2）。基本的にはいろいろな場面に応じて適切な検査を施行することが必要で，過度の検査によって患者に負担をかけるようなことがあってはならない。

2　血清ビリルビン

　黄疸は血液中のビリルビンが増加することによっておこるため，血清ビリルビンを定量することによって黄疸の状態を知ることができる。間接ビリルビン（非抱合型ビリルビン）は，水に不溶性であるため腎臓から排泄されないが，直接ビリルビン（抱合型ビリルビン）は，水溶性であるので腎臓から排泄され，尿中に出る。したがって，どちらの分画が有意に増加しているかを知ることは，黄疸の鑑別診断上有用である（○54 ページ）。

3　尿中ビリルビン

　尿中ビリルビンが陽性であることは，血中直接ビリルビンの増加を意味する。肝炎などでは，通常の診察ではわからない程度の黄疸でも，尿中ビリルビンが陽性化することで簡便に把握できる。

4 尿中ウロビリノゲン

　胆道系を経て腸管内に出たビリルビンは，腸内細菌によって還元されてウロビリノゲンとなる。一部は腸肝循環によって肝臓で再利用されるが，一部は血中に入って尿中に排泄される（▶34ページ）。したがって，正常でも尿中には一定のウロビリノゲンが存在するが，肝細胞障害があると肝臓で再利用ができないため，尿中ウロビリノゲンが増加する。

　胆道閉塞時や肝炎極期などでは，胆汁は腸管内に排泄されないので，尿中ウロビリノゲンは証明されない。逆にこれが増加する場合は，溶血・肝細胞障害・熱性疾患❶・感染症・心疾患・胃腸障害などがあげられる。

◻NOTE
❶**熱性疾患**
　はげしい発熱を伴う疾患。

5 色素排泄試験（インドシアニングリーン試験）

　シアニン系色素であるインドシアニングリーン indocyanine green（ICG）は，腎臓からは排泄されず，腸肝循環がなく，かつ抱合を受けずに胆道系に排泄される。この性質を用いて，肝臓の色素排泄能を調べる際に行う試験である。安全といわれるが，ときに過敏反応を示すことがあるので，施行しない施設が増えている。外科手術時の肝予備能評価に使用されることが多い。

　ICG 0.5 mg/kg を肘正中皮静脈に注入し，正確に 15 分後に反対側の上肢の静脈から採血して前後の濃度の比色定量を行うことで停滞率を算出する。基準値は 15 分値（ICG_{R15}）で 10% 以下である。すなわち，15 分間に 90% 以上の ICG が胆道系に排泄されるのが正常である。また，静注後，経時的に血中 ICG 濃度を測定し，消失率を算定することもある。

6 血清タンパク質およびその分画

　肝細胞では，血清タンパク質のうち，アルブミン❷，α グロブリンの 75〜95%，β グロブリンの 50%，第 V，Ⅶ，Ⅸ，Ⅹ 凝固因子，プロトロンビン（第 Ⅱ 凝固因子），フィブリノゲン（第 Ⅰ 凝固因子）などがつくられる。γ グロブリン❸は肝臓その他の間葉系細胞においてつくられる。そのため，肝臓に障害があるとこれらの値が変化する。

7 プロトロンビン時間

　凝固因子のほとんどは肝細胞で産生されるため，肝機能の低下によって急速に減少する。

　プロトロンビン時間は，血漿にトロンボプラスチン（第Ⅲ凝固因子）とカルシウム❹を加え，凝固するまでの時間を測定する検査である。これらの凝固因子を反映し，容易に測定できるので，スクリーニング検査として有用である。

　正常時の凝固時間と病態時の凝固時間との比率を，**プロトロンビン時間活性値（%）** とよぶ。60% 以下では重篤な肝障害を，40% 以下では急性肝不全・慢性肝不全を想定することができる。また，閉塞性黄疸時には，ビタミン K❺吸収障害がおこるので，プロトロンビン時間も延長する。

◻NOTE
❷**アルブミン**
　血清総タンパク質の約 50% は肝細胞で生成されるアルブミンで，血漿膠質浸透圧の維持，色素・薬物・金属類の運搬などの機能を果たしている。
❸**γ グロブリン**
　γ グロブリンはおもに免疫機能に関連するタンパク質で，形質細胞から産生され，生体にとっては抗体と同義語である。IgG，IgA，IgM，IgD，IgE などがあり，慢性炎症時に増加する。
❹血液凝固反応にはカルシウムイオン（Ca^{2+}）が必須であり，第Ⅳ凝固因子ともよばれる。
❺第Ⅱ，Ⅶ，Ⅸ，Ⅹ因子の合成にはビタミン K が必要である。

　プロトロンビン時間活性値は，施設間の差が大きいのが問題であり，標準化の方向性に従い，**プロトロンビン時間国際標準比** prothrombin time-international normalized ratio（**PT-INR**）で表示することが多くなった。PT-INR 正常値は 1.0 で，凝固時間の延長により増大する。なお，抗凝固薬であるワルファリンカリウム投与時には，INR 2～3 でコントロールすることが多い。

　プロトロンビン時間と同様に肝臓の予備能を推定するためには，肝臓で合成される**コレステロール**および**血清コリンエステラーゼ**❶cholinesterase（ChE）の値が参考になる。肝臓でつくられるコレステロールはエステル型で，通常，総コレステロールの 60～80％ を占める。胆汁うっ滞時にはコレステロール値が上昇する。

8　血清アミノトランスフェラーゼ

　血清アミノトランスフェラーゼ（トランスアミナーゼ）は，アミノ酸のアミノ基と α-ケト酸のケト基を置換して新しいアミノ酸とケト酸をつくる酵素である。肝細胞中に含まれるこれらの酵素は，さまざまな機序による肝細胞の破壊，肝細胞の細胞膜透過性の亢進により血中に逸脱する。

　臨床検査上では，肝細胞から逸脱するアミノトランスフェラーゼとして，アスパラギン酸アミノトランスフェラーゼ aspartate aminotransferase（**AST**❷），アラニンアミノトランスフェラーゼ alanine aminotransferase（**ALT**❸）の活性測定が，肝機能検査として広く用いられている。

　肝細胞の逸脱酵素としては，ALT のほうが特異性が高い❹。また，血中半減期は AST＜ALT なので，急激に肝細胞が大量に破壊される急性肝炎や循環不全に伴う肝細胞壊死では，AST＞ALT の上昇がみられ，その後，回復にしたがって AST 値の低下が先におこり，ついで ALT 値が低下してくる。

9　血清乳酸脱水素酵素（LD）

　血清乳酸脱水素酵素 lactate dehydrogenase（LD）は，血清アミノトランスフェラーゼ値と同様に，組織の細胞破壊によって血中に逸脱する酵素の 1 つである。腎臓＞心筋＞骨格筋＞膵臓＞脾臓＞肝臓＞肺の順に多く含まれているため，肝細胞障害時の特異性は低い。肝細胞の破壊によって上昇するが，血中半減期が AST より短いので，慢性的な破壊がなければ回復期に LD❺，AST，ALT の順に低下する。

　また，心筋梗塞・白血病・悪性腫瘍・肺梗塞・膵炎・筋疾患・伝染性単核球症・悪性貧血・慢性腎不全・関節リウマチなどでも上昇する。このように LD は臓器特異性が低いので，臨床症状や他の検査結果と総合しないと，どの組織に破壊がおこっているかをすぐに判定することはできない。

　臓器特異性をみるために，LD アイソザイム❻isozyme がある。肝細胞障害時には $LD_5＞LD_4$，LD_1，LD_2 であるが，心筋梗塞の場合は $LD_1＞LD_2$，LD_5 となる。血液疾患の場合は，LD_1 のみ高値となることが多い。

□NOTE

❶**血清コリンエステラーゼ**
　血清コリンエステラーゼはコリンエステルを加水分解する酵素で，肝臓で前駆物質がつくられ，血中で活性化する。

□NOTE

❷**AST**
　以前はグルタミン酸オキサロ酢酸トランスアミナーゼ glutamic oxaloacetic transaminase（GOT）とよばれていた。

❸**ALT**
　以前はグルタミン酸ピルビン酸トランスアミナーゼ glutamic pyruvic transaminase（GPT）とよばれていた。

❹組織 1 g 中の AST は，心筋＞肝臓＞骨格筋＞腎臓＞膵臓＞脾臓＞肺＞血清の順に多く，ALT は，肝臓＞腎臓＞心筋＞骨格筋＞膵臓＞脾臓＞肺＞血清の順に多い。

□NOTE

❺**LD**
　以前は LDH と略されていた。

❻**アイソザイム**
　同じ反応をおこす別の構造をもつ酵素をさし，同位酵素ともよぶ。LD には 5 種があり，LD_1～LD_5 と命名されている。

10 胆道系酵素

アルカリホスファターゼ(ALP)，ロイシンアミノペプチダーゼ(LAP)，
γ-グルタミルトランスフェラーゼ(γ-GT)の3つを，胆道系酵素とよんでい
る。いずれも胆汁の流れが障害されたり，閉塞があったり，胆道系に異常が
あると上昇してくる酵素である。

　1 **アルカリホスファターゼ** alkaline phosphatase(**ALP**)　至適 pH 9～10 で，
ホスホモノエステルを加水分解する胆道系酵素である。ほとんどすべての臓
器に含まれているが，とくに骨・小腸粘膜上皮・肝臓・胆管・腎尿細管主部
などに多く存在する。

　LD と同様に，ALP アイソザイム❶によって臓器特異性をある程度判別す
ることができる。肝臓は ALP_1 と ALP_2，骨芽細胞は ALP_3，胎盤は ALP_4，
小腸粘膜は ALP_5，線維芽細胞は ALP_5 となっている。

　血中の ALP は肝臓に取り込まれ，胆汁とともに排泄されるので，産生過
剰や胆汁うっ滞などがあると血中に貯留する。なお，溶血によっても高値と
なるので注意が必要である。また，乳幼児や妊娠後期には，正常上限の2倍
程度に上昇する。胆道系・肝臓・骨の疾患で上昇することが多い。

　2 **ロイシンアミノペプチダーゼ** leucine aminopeptidase(**LAP**)　腎臓・膵
臓・脾臓・十二指腸粘膜・肝臓などに含まれている胆道系酵素である。肝外
の胆道の閉塞の初期には，ALP よりも敏感に上昇することがある。また
ALP は骨疾患でも上昇するが，LAP は骨疾患では上昇しないので，胆道疾
患と骨疾患の鑑別に役だつ酵素である。

　3 **γ-グルタミルトランスフェラーゼ** γ-glutamyl transferase(**γ-GT**❷)　腎
臓・膵臓・肝臓・血清・血球に存在する胆道系酵素である。基準値は男性>
女性である。ALP および LAP と同様に，胆汁うっ滞時に上昇するが，アル
コール飲料の摂取によって酵素誘導がおこり，上昇することがよく知られて
いる。また，フェノバルビタールなどの薬物によっても同様に上昇するので，
評価には注意が必要である。

　慢性肝炎や肝硬変の患者で，その経過中に急激に γ-GT の上昇をみたら，
肝細胞がんの発生も考慮する必要がある。アルコールによる上昇では，禁酒
によって徐々に正常化するのが特徴である。

11 アンモニア

　アンモニアを尿素にする尿素回路は肝臓で営まれているので，肝細胞障害
が持続したり，大量の肝細胞が急速に壊死にいたると，尿素回路が機能しな
くなり，血中にアンモニアが流出する。さらに肝臓を迂回する血行動態でも
処理しきれなくなると，血中で増加することになる。

　非代償性肝硬変などの慢性肝不全や，重症急性肝障害で上昇することが多
く，肝性脳症(◐56ページ)の1つの原因をなすと考えられている。

NOTE
❶ALP アイソザイムは
ALP_1～ALP_6 の6つの活
性帯に分けられている。
ALP_6 は，潰瘍性大腸炎な
どで出現する免疫グロブリ
ンと結合したマクロ ALP
である。

NOTE
❷ γ-GT
　γ-GT は，以前は γ-
GTP と略されていた。

12　腫瘍マーカー

　肝臓の腫瘍マーカーとしては，以下のものがあげられる。

　1 αフェトプロテインα-fetoprotein（AFP）　AFP は胎児期に肝細胞がつくる血清タンパク質で，生後 1 年以内にほとんど産生されなくなる。しかし，肝細胞がんの一部では，再び AFP の産生が亢進し，血中の値が上昇するので，肝細胞がんの指標の 1 つとなる。すべての肝細胞がんで陽性となるわけではないので，AFP が正常範囲内であっても肝細胞がんを否定することはできない。また，活動性の高い慢性肝炎や肝硬変でも AFP 値は上昇するので，注意すべきである。

　2 ビタミン K 欠乏タンパク-Ⅱ protein induced by vitamin K absence or antagonist-Ⅱ（PIVKA-Ⅱ）　ビタミン K 不足や，ビタミン K 阻害薬（ワルファリンカリウム）使用中に出現する異常なプロトロンビンであるが，肝細胞がんの一部では，ビタミン K 不足がなくてもこの値が上昇する。これは，AFP が上昇しない肝細胞がんで上昇することもあるので，両者を補完的に診断に利用することができる。

　3 AFP レクチン分画（AFP-L3%）　がんから産生される AFP とがん以外の細胞から産生される AFP では，レクチン❶との親和性が異なる。アガロースにレクチンをつけてゲルをつくり，電気泳動して移動度の差によって分画を区別する。がんになると，AFP-L3% が陽性（15% 以上）になる。

13　肝線維化マーカー

　ヒアルロン酸・Ⅳ型コラーゲン・プロコラーゲンⅢペプチド（P-Ⅲ-P）は，肝線維化の程度と相関する血清中の検査マーカーとして使用される。近年，日本で開発され臨床応用されているのが，Mac-2 結合タンパク糖鎖修飾異性体（M2BPGi）である。

14　その他の検査

　自己免疫性肝炎・原発性胆汁性胆管炎などの診断には，抗核抗体（ANA）や抗ミトコンドリア抗体（AMA）・抗平滑筋抗体などの自己抗体の測定が必要である。代謝性肝疾患などでは，血清鉄や銅，特定の酵素を測定しなければならない。

15　栄養状態のアセスメント

　肝臓は食物から消化・吸収された成分をもとに，からだに必要な物質を産生している。そのため，肝機能が低下すると必要な物質が不足し，逆に過剰な栄養素を摂取すると栄養過多となり，メタボリックシンドロームを引きおこすため，栄養状態の把握を怠ってはならない。

　1 視診・触診　皮膚のはり・水分・色などは，栄養状態の把握に重要である。乾燥した肌，浮腫状の皮膚などをよく観察する。また，腹部の内臓脂肪および皮下脂肪は，CT によって正確に判断できるが，視診・触診・打診

NOTE
❶レクチン
　植物，動物，微生物などに存在する糖や糖鎖と可逆的に結合するタンパク質の総称。

◎表4-3　サルコペニアの分類

一次性サルコペニア	加齢性サルコペニア	加齢以外に明らかな原因がない。
二次性サルコペニア	活動に関連するサルコペニア	寝たきり，不活発なスタイル，(生活)失調や無重力状態が原因となりうる。
	疾患に関連するサルコペニア	重症臓器不全(心臓，肺，肝臓，腎臓，脳)，炎症性疾患，悪性腫瘍や内分泌疾患に付随する。
	栄養に関係するサルコペニア	吸収不良，消化管疾患，および食欲不振をおこす薬剤使用などに伴う，摂取エネルギーおよび/またはタンパク質の摂取量不足に起因する。

(厚生労働科学研究補助金〔長寿科学総合研究事業〕高齢者における加齢性筋肉減弱現象〔サルコペニア〕に関する予防対策確立のための包括的研究 研究班：サルコペニア：定義と診断に関する欧州関連学会のコンセンサス—高齢者のサルコペニアに関する欧州ワーキンググループの報告—の監訳．日本老年医学会雑誌49(6)，788-805，2012をもとに作成)

によってもある程度わかる。身長・体重測定によるBMIなどの肥満度の把握，腹囲測定も大切である。

　②**血液検査**　肝臓でつくられる成分をよくあらわす検査が，総タンパク質(TP)・アルブミン(Alb)・総コレステロール(TC)・コリンエステラーゼ(ChE)・プロトロンビン時間(PT)などである。糖代謝の指標である血糖は，過剰でも不足でも問題であり，栄養状態の把握に重要である。また，メタボリックシンドロームでは，トリグリセリド・HDLコレステロールなどの脂質の検査値が重要である。

　③**栄養状態と肝疾患**　栄養過多や運動不足などによって脂肪肝を生じるが，最近では健康診断の受診者の約30%に脂肪肝が見つかる。アルコール性あるいは非アルコール性肝炎となれば肝硬変へ進展する可能性もあり，栄養過多を是正することはきわめて重要なことである。逆に肝不全ではからだに必要な成分が不足するので，それを補給することが重要となる。肝疾患では，アミノ酸として分岐鎖アミノ酸の補給の必要がある。

　④**サルコペニア**　栄養状態の低下は筋肉量の低下を引きおこし，高齢者では**サルコペニア**として注意喚起されている。慢性肝疾患においては，肝臓の代謝能力の低下による栄養障害などで二次性サルコペニアを誘発しやすい(◎表4-3)。サルコペニアの判定には，握力の測定や筋肉量の測定が必要である。筋肉量の測定には，CTスキャンを使う方法と，特殊な機器を用いる方法(BIA法)がある。日本肝臓学会は，肝疾患におけるサルコペニアを診断する基準を設けている(◎図4-3)。

4　膵外分泌機能検査

1　血清膵酵素値

　膵炎による腺房細胞の破壊や，膵管狭窄による膵液のうっ滞などによって，膵酵素は組織から血中へ多量に移行する。膵酵素のうち血中のアミラーゼ・リパーゼ・エラスターゼ1などの血中濃度は上昇し，膵炎の診断に用いられる。

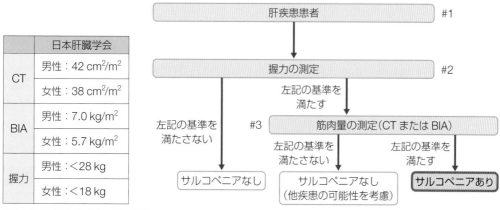

	日本肝臓学会
CT	男性：42 cm^2/m^2
	女性：38 cm^2/m^2
BIA	男性：7.0 kg/m^2
	女性：5.7 kg/m^2
握力	男性：<28 kg
	女性：<18 kg

BIA：生体電気インピーダンス法

#1　肝疾患関連のサルコペニアは，肝疾患患者において筋肉量の減少と筋力低下を来した状態と定義する。

#2　握力測定に関しては，スメドレー式握力計を用いた新体力テストに準ずる。

#3　CT 面積は第三腰椎(L3)レベルの筋肉量を原則として採用する。今回のデータは筋肉量計測ソフトを用いて導かれたデータを採用した。筋肉量計測ソフトを持たない施設においては簡易法として L3 レベルでの腸腰筋の長軸 X 短軸の左右合計(カットオフ値：男性 6.0 cm^2/m^2，女性 3.4 cm^2/m^2)や manual trace 法による Psoas muscle index(カットオフ値：男性 6.36 cm^2/m^2，女性 3.92 cm^2/m^2)を用いてもよい。これらのカットオフ値は今後の検討により変更がありうる。

◗ 図 4-3　日本肝臓学会が提唱するサルコペニアの判定基準(第 2 版)
(日本肝臓学会 編「肝疾患におけるサルコペニア判定基準(第 2 版)」2021 年.
https://www.jsh.or.jp/medical/guidelines/jsh_guidlines/sarcopenia.html〔2023 年 11 月参照〕)

　血中のアミラーゼは，急性膵炎や慢性膵炎発作時には約 12〜24 時間で最高値に達し，数日中に基準範囲に戻る。尿中のアミラーゼは血中のアミラーゼと同様の動きを示すが，血中のアミラーゼよりやや遅れて上昇し，より長時間持続する。なお，腎機能障害があると血清アミラーゼが増加するにもかかわらず，尿中では増加しない。アミラーゼは唾液腺からも分泌されるが，膵炎の際には膵型(P 型)アミラーゼが特異的に上昇する。

　血中のリパーゼ・エラスターゼ 1 は，血中のアミラーゼよりも長期に高値が続く。一方，慢性膵炎が進行すると膵実質の脱落や線維化が進み，血清膵酵素は低値を示す。

2 BT-PABA 試験(PFD 試験)

　膵臓から分泌されるタンパク質分解酵素のキモトリプシン分泌能を間接的に評価する方法であり，慢性膵炎の診断に有用である。PFD 試薬(BT-PABA●)を服用すると，腸管内でキモトリプシンによって BT と PABA に分解される。PABA は，小腸から吸収され，最終的に尿中に排泄される。BT-PABA 投与後 6 時間蓄尿し，PABA の尿中排泄量を測定することによって，膵臓のキモトリプシン分泌能を評価する。本検査で異常低値をみとめれば，膵外分泌機能障害と診断できる。

▤ NOTE

❶BT-PABA

　BT(ベンゾイルチロシン)と PABA(パラアミノ安息酸)からなる合成ペプチド。

5 超音波検査

　超音波検査はまったく無侵襲であることから，人間ドックで行われる腹部のスクリーニング検査(ふるい分け検査)や臨床におけるルーチン検査(日常検査)に広く用いられている。またベッドサイドでも容易に検査可能であることから，急性腹症に対しても頻繁に用いられるようになった。

1 超音波検査の概要

▍目的
　臨床の場では，腹痛，腹部腫瘤，体重減少や肝胆道系酵素値異常などの原因検索のためのスクリーニング検査として行われることが多い。内視鏡検査などで発見された胃がんや大腸がんの肝転移検索や，慢性肝障害症例での肝細胞がん検索，膵がんや胆嚢がんなどの症状が出にくい悪性腫瘍の検索・診断を目的として行われることも多い。また，急性胆嚢炎や肝膿瘍，急性虫垂炎などの急性疾患の診断や除外診断にも用いられる。

▍原理
　プローブ(探触子)を腹部にあて，検査を行う。プローブに配列された振動子からパルス状の超音波を毎秒数十回以上体内に向けて発信する。発信された超音波は体内のさまざまな境界面で反射し，こだま(エコー)のようにプローブに再び戻り，受信される。戻ってくるのにかかった時間から計算した反射面までの距離と，音波の発信された方向から位置を確定し，その位置の反射の強さをエコー輝度(明るさ)として断面像を表示する。
　血管内を流れている赤血球で音波が反射すると，音波はドプラ効果を受ける。したがって，送信した音波と受信した音波の周波数の変化から血流速度を計算することが可能である。この血流情報を断面像と同時に表示する方法を，**カラードプラ法**とよんでいる。造影剤などを使用しなくても，血流や血管の情報を画像化できる。

▍画像
　液体の内部では超音波は反射しないため，無エコーとして黒く描出される。一方，脂肪組織や肝臓の血管腫などといった反射面の多い組織は高エコーとして白く描出される。石灰化や結石，消化管ガスなどの密度や音波の伝わる速度が極端に異なるものがあると，その表面で音波はほとんど反射し，高エコーとして真っ白に描出される。そして，その後方は音波が到達しないことから黒く影のように描出され，**音響陰影**とよばれる(◐図4-4-a)。肝細胞がんや膵がんなどでは，正常実質内の腫瘍像として描出される(◐図4-4-b)。

2 検査の実際

　検査は原則として空腹時に行う。食後では，胆嚢が収縮して内腔の観察が困難になることや，胃内容物で胃の後方の膵臓が観察困難となること，また消化管全体のガスが増えるので描出できない範囲が広くなってしまうためで

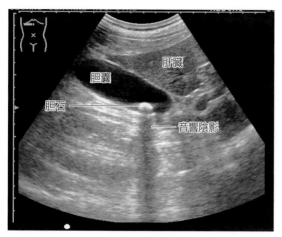

a. 胆石の超音波像

無エコーである胆嚢の内腔に 1.5 cm 大の強エコーがみられ，その後方に黒い帯状の音響陰影をみとめる。

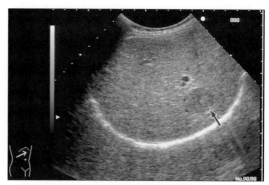

b. 肝細胞がんの超音波像

慢性 C 型肝炎に伴う肝細胞がんの症例。肝右葉に 2.5 cm 大のやや低エコーの腫瘤をみとめる（→）。

◉**図 4-4　超音波検査による画像**

ある。ゼリーを塗ってプローブと皮膚面の間の空気をなくし，音波の通過をよくして検査する。呼吸や体位変換による臓器の移動を利用して描出範囲を広げ，またプローブをあてる位置をかえて，さまざまな臓器を観察していく。

　なお，超音波検査と上部消化管の X 線検査や内視鏡検査が，同日に行われることがしばしばあるが，この場合は，必ず超音波検査を先に行う。胃や小腸内にバリウムやガスが入ると，十分に描出できないためである。

3　特殊な検査

　①造影超音波　泡を形成する薬物であるペルフルブタン（ソナゾイド®）を急速に静脈内注射をし，検査を行う。発信された音波で気泡の共振現象がおこり，これによって生じる音響成分を画像化する。腹部領域の保険適用は肝腫瘍の精査のみである。注入の手間がかかること，また通常の検査としては X 線 CT や MRI によって客観的な画像が得られるため，超音波ガイド下に

---

column　POCUS

　POCUS は point-of-care ultrasound の略であり，超音波検査を専門としない検者が，病態の把握や臨床症状・臨床所見から疑われる疾患の有無の判断のためなど，目的をしぼって限定的に行う超音波検査である。近年，臨床的な有用性が証明されてきている。プローブとスマートフォンを組み合わせたような超音波検査装置が安価に販売されるようになり，どこでも容易に利用することが可能な状況となった。

　POCUS は，まだ一部ではあるが排便や排尿，また褥瘡のケアなどにも使われるようになってきている。訪問看護での利用がまず試みられているが，いずれは病棟での利用などもありうるので，超音波検査についてはよく知っておく必要がある。

行う肝細胞がんの局所治療の前後で行うことが多い。

　②**術中エコー**　肝細胞がんや転移性肝がんの手術時に，腫瘍の位置や血管との関係を確認するために行われることが多い。開腹時に滅菌した術中用のプローブを肝表面に直接あてて検査する。

　③**超音波ガイド下穿刺**　経皮経肝胆道ドレナージ（PTCD）や肝腫瘍の経皮的ラジオ波 焼 灼 療法 radiofrequency ablation（RFA）（●235ページ），腫瘍生検などで，穿刺針の先端が進む様子を確認しながら穿刺することが可能である。穿刺する方向を決めるアタッチメント（装具）を装着して行う。

6　内視鏡検査

　内視鏡とは，臓器を直視下で観察し，診断および治療を行うことを目的とした医療機器の総称である。内視鏡には，腹腔鏡や膀胱鏡などの筒状の形状が保たれた**硬性内視鏡**と，消化器内視鏡や気管支鏡などの柔軟な**軟性内視鏡**とがある。消化器診療において「内視鏡」とは，消化器内視鏡のことをさす。

▌内視鏡の構造

　内視鏡先端には，対物レンズ，吸引口も兼ね生検鉗子などの処置具の出口ともなる鉗子口，ライト，送気・送水ノズルが装備されている（●図4-5-a）。レンズのつく位置によって，直視鏡，斜視鏡，側視鏡に分類される。対物レンズの奥にはCCD（小型カメラ）が内蔵されており，CCDがとらえた画像をモニターに映して観察する（●図4-5-b）。内視鏡の操作部には，内視鏡先端を上下に動かすアングルと左右に動かすアングルが重なって装備されており，その横に吸引ボタン，送気・送水ボタン，少し離れたところに処置具の挿入口が装備されている（●図4-5-c）。

▌留意すべき点

　苦痛を軽減するために鎮静薬を用いることがあるが，その際はパルスオキシメータや心電図モニターを装着して，バイタルサインの変化に留意しなけ

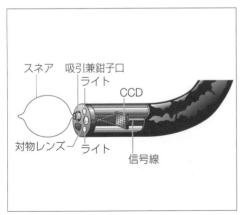

a．内視鏡先端の構造

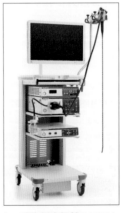

b．消化器内視鏡システム

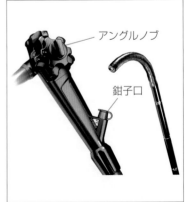

c．内視鏡操作部と先端部

●図4-5　消化管内視鏡
（写真提供：オリンパスマーケティング株式会社）

ればならない。

　また，観察中の消化管蠕動を抑制するために，抗コリン薬もしくはグルカゴンの投与を行うが，抗コリン薬は前立腺肥大・不整脈・閉塞隅角緑内障の患者では禁忌である。これらの患者にはグルカゴンを用いることが多いが，その場合も糖尿病合併の有無には留意しなければならない。

　消化管内腔において病変を見落とさないために，送気を行う。従来，送気には空気が用いられていたが，近年は空気のかわりに炭酸ガス（CO_2）を用いることが増えてきている。炭酸ガスは組織への吸収が早く，苦痛の軽減に有用である。

1 対象となる消化管による各検査

　消化器内視鏡検査では，検査対象となる消化管ごとに使用する内視鏡が異なっている。以下では，それぞれの検査方法について述べる。

◆ 上部消化管内視鏡検査（EGD）

　上部消化管内視鏡検査 esophagogastroduodenoscopy（EGD）では，基本的には経口的に直視の内視鏡を挿入し，上部消化管，すなわち食道・胃・十二指腸の観察を行う。病変をみとめる場合は，生検や切除，止血といった処置が可能である。

　しかしながら，経口的な挿入では咽頭反射❶を誘発し，往々にして患者に苦痛を与えてしまう。そこで近年，細径内視鏡が開発され，経鼻的挿入が可能になった。経鼻内視鏡では咽頭反射が少なく，患者の苦痛が軽減される。

　一方，細径内視鏡は，通常径の内視鏡より画質がやや劣ってしまうことや，使用可能な処置具が少ないというデメリットがあり，経鼻内視鏡検査はおもに人間ドックなどのスクリーニング検査に用いられている。検査を円滑に行うにあたっては，胃の中に食物残渣がないことが必要であり，検査前日の夕食以降は，水分摂取のみとする。

◆ 大腸内視鏡検査（CS）

　大腸内視鏡検査 colonoscopy（CS）は，経肛門的に直視の内視鏡を挿入し，直腸から盲腸までの全大腸と回腸末端の観察を行うものである。上部消化管内視鏡検査と同様，病変をみとめる場合は，生検や切除，止血といった処置が可能である。近年，大腸内視鏡で用いられる内視鏡は硬度をかえることが可能である。S状結腸，横行結腸は腹膜臓器であり，可動性を有する。この部分，とくにS状結腸を直線化して通過することが，検査を円滑に行ううえで重要である。

　大腸内に便が残存していると挿入が困難になり，観察の精度も低下する。そのため，検査当日にニフレック®などの腸管洗浄剤を服用するが，腸閉塞のある場合は禁忌である。検査前日の夕食以降は水分摂取のみとし，検査の4～5時間前に腸管洗浄剤を服用し，便が透明な水様便になったところで検査可能と判断する。

NOTE

❶咽頭反射
　咽頭筋の挙上・収縮により舌が後方に引き込まれる反射であり，刺激が強すぎると嘔吐を誘発する。

◆ 十二指腸内視鏡検査

　経口的に後方斜視鏡を挿入し，胆管と膵管が共通して開孔するファーター乳頭に処置具を挿入し，内視鏡的逆行性胆管膵管造影（ERCP，●95ページ）を行う。

◆ 小腸内視鏡検査

　前述のように，上部消化管内視鏡検査は十二指腸まで，大腸内視鏡検査は回腸末端までしか観察できず，この間に存在する小腸は長らく，内視鏡未達の消化管であった。

　近年，ダブルバルーン内視鏡とシングルバルーン内視鏡が開発され，バルーンによって固定点をつくることで，腹膜臓器であり可動性に富む小腸への挿入が可能になり，小腸での診断・治療が可能となった。小腸内視鏡検査は，1回の内視鏡検査で全小腸を観察するわけではなく，経口的挿入により近位小腸の，また経肛門的挿入で遠位小腸の検査を行う。

2　特殊な内視鏡検査

◆ カプセル内視鏡

　カプセル内視鏡検査では，カメラや電池が内蔵された3cm前後のカプセルを内服する（●図4-6）。消化管の蠕動とともに体内を進むカプセルから発信された画像データが，検査中，被験者が携帯する受信機に記録される。記録された画像データをコンピュータ解析することで診断を行う検査である。当初，小腸の検査目的で開発，実用化されたが，近年は大腸内視鏡挿入困難例に対する大腸カプセル内視鏡検査も行われるようになってきた。

　非侵襲的というメリットがある一方で，生検ができないことや，病変の撮影を意図的にはできないというデメリットもある。カプセル内視鏡は，最終的に肛門から排出されるが，消化管狭窄がある場合は，体内に滞留してしまう危険性がある。滞留のリスクを減らす目的で，検査前に体内で自然に崩壊するカプセル（パテンシーカプセル）を内服して，消化管の開通性を評価する。

◆ 超音波内視鏡検査（EUS）

　超音波内視鏡 endoscopic ultrasonography（EUS）は，は文字どおり，内視鏡の先端に内視鏡の先端に超音波探触子が装着された内視鏡である。悪性腫瘍の

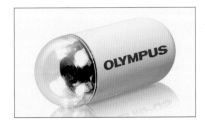

●**図4-6　カプセル内視鏡**
（写真提供：オリンパスマーケティング株式会社）

壁深達度診断や胆管，膵臓など消化管外の臓器，リンパ節の観察が可能である。超音波を発信する方向によりラジアル式とコンベックス式がある。ラジアル式では観察のみしかできないが，コンベックス式は鉗子口から処置具を出すことが可能であり，超音波内視鏡下穿刺吸引法（EUS-FNA）や EUS を用いた胆道ドレナージや急性膵炎後の内視鏡的壊死組織除去術（ネクロセクトミー）など，多くの処置に用いられるようになってきている。

3　病変評価のための観察方法

治療方針を決めるためには，病変の範囲と深達度を評価しなければならない。そのための観察方法として次のものがある。

◆ 色素内視鏡検査

通常光（白色光）での内視鏡検査時に，色素を散布して観察する方法である。ヨウ素を含むルゴール液散布を食道で行うと，ヨウ素と反応するグリコーゲンの少ない食道がんおよび前がん病変❶は染色されない（不染帯）ため，病変の範囲診断が可能となる。インジゴカルミンを胃で散布すると，粘膜の凸部には色素が付着せず，凹部には付着するため，粘膜の微細な凹凸が明瞭化され，早期胃がんの発見と範囲診断に有用である。インジゴカルミンと酢酸を併用すると病変がより明瞭になる。インジゴカルミンやクリスタルバイオレット（メチルロザニリン塩化物）を大腸で散布すると，腺管開口部の構造を観察することができ，腺腫や早期大腸がんの診断に有用である。

◆ 狭帯域光観察（NBI）

狭帯域光観察 narrow band imaging（NBI）とは，白色光のかわりに赤血球に吸収されやすい波長の光をあてることで，粘膜の微小血管構造が強調される観察方法である。がんが存在する部位では，血管新生が進むため，血管の存在が強調されることでがんが発見しやすくなる。また，NBI 観察はボタンひとつで白色光での観察からの切りかえが可能であり，早期がん，とくに食道がんのスクリーニングが行いやすくなっている。

◆ 拡大内視鏡観察

拡大機能が装備された内視鏡で色素散布時や NBI 観察時に拡大観察を行うことで，腺管開口部や微細血管構築のパターンがより明瞭となり，腫瘍の性質の診断が可能となる。

4　腹腔鏡検査

肝疾患の診断の一助として，肝臓や胆嚢の前面を直接観察する目的で，診断的腹腔鏡検査を施行することがある。腹腔鏡下では，同時に胃の漿膜面も観察することができる（◯図 4-7）。本検査を用いて，病変部を直視しながら肝生検をすることができるが，可視範囲外の肝病変の診断は，そのほかの検査との総合的判断によって行われる。

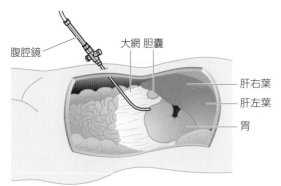

○図 4-7　腹腔鏡で観察される腹腔内臓器

腹腔鏡所見

生検病理所見

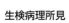線維化の程度

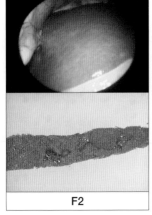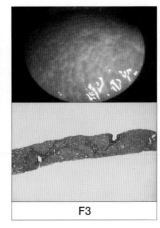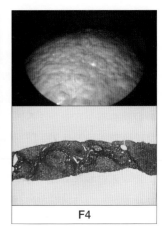

| F2 | F3 | F4 |

○図 4-8　腹腔鏡検査・肝生検の所見
線維化の程度は生検病理所見を新犬山分類にて評価したものである。

▍目的

　①肝生検を適切に行うとき，②腹水の原因を調べたいとき，③悪性腫瘍の腹膜転移などの診断，④可視範囲内の腹腔内腫瘤の診断，⑤骨盤腔内の診断，⑥胆囊および胆道系の診断，などに実施される。

▍観察事項

　①肝表面の状態，②肝表面の色，③赤色紋理・白色紋理・斑紋・結節の有無を観察する（○図 4-8）。

▍禁忌

　①血液凝固異常のある患者，②小腸閉塞患者，③腹壁に感染のある患者，④汎腹膜炎の既往のある患者，⑤手術不能患者，⑥高度の心肺疾患患者，⑦門脈圧亢進による高度腹水患者，⑧高度肥満患者，などでは禁忌である。

▍術式

　1 検査前の処置　出血時間・凝固時間・プロトロンビン時間の測定を行い，必要に応じてビタミンKや血小板などの補給を行う。

　2 前投薬　ペチジン塩酸塩またはそれに準じた鎮痛薬・鎮静薬を，手術前30分および10分前に投与する。最近では事故のないように，全身麻酔下で行う場合もある。

③**気腹および腹腔鏡の挿入**　通常，臍直下をプロカイン塩酸塩などで皮膚から腹膜にいたるまで十分に麻酔したあと，5〜10 mm の小切開を入れ，トロッカーを慎重に腹腔内に入れる。通常，二酸化炭素を 10 mmHg を目安に腹腔内へ送気し（気腹），ついで腹腔鏡を挿入する。また，気腹せずにつり上げ法で挿入する方法もある。

④**検査後の処置**　検査終了前に，すべての出血がないことを確認する。次に腹腔鏡を抜いて，腹壁の切開創部は 1〜2 針縫合し，5〜7 日で抜糸する。

■ **偶発症**

①腹壁の動脈の穿刺や腹腔内血管の損傷による出血，②気腹による気腫や腹圧上昇による呼吸不全・循環不全，③臓器穿刺，④腹腔内感染などの偶発症に注意する。

7　肝生検

肝疾患の病理診断は，各種の画像診断や生化学診断が発達した現在でもきわめて重要であり，適切な時期の肝生検によって的確な診断が可能となる（●図 4-8）。

■ **禁忌**

①非協力的な患者，②出血傾向のある患者，③皮膚・胸膜・腹膜の感染を伴う患者，④肝膿瘍や血管病変のある患者，⑤中度から高度の腹水貯留患者，⑥肝外胆管に著しい閉塞のある患者などでは禁忌である。

■ **術式**

針生検・腹腔鏡を用いない場合の術式として以下があげられる。

①**検査前の処置**　出血時間・凝固時間・プロトロンビン時間の測定を行い，必要に応じてビタミン K や血小板などの補給を行う。状態によっては血管を確保しながら生検を行い，ときに止血薬を混入することもある。

②**胆囊や大血管・胆管の位置の確認**　検査前あるいは検査中に超音波検査を行う。穿刺部位と方向を簡便に確認でき，超音波ガイド下に生検を行う。

③**患者の姿勢**　基本的には仰臥位とし，右腕で頭部をかかえるようにしてもらい肋間を開かせる。

④**穿刺部位**　右前または中腋窩線上で，右肋骨弓より 3〜4 横指上❶である。適切な穿刺部位を超音波検査で確認し，プロカイン塩酸塩などによって皮膚から肝表面にいたるまで十分に麻酔する。

⑤**穿刺**　軽い皮膚切開ののち，穿刺針をガイド下に，あるいは剣状突起の方向に向けて肝臓まで刺入する。

⑥**検査後の処置**　検査後は 4〜6 時間ほど圧迫止血をし，安静とする。その後は軽い食事から始め，翌日には通常の行動が可能となる。

■ **穿刺針**

穿刺針として，ツルー‐カット針あるいは自動生検針を用いることが多い。ツルー‐カット針を用いた方法では，内套針と外套針を重ねて穿刺し，肝臓に達したら内套針だけを押し入れる。次に内套針を固定した状態で外套針を

🗐 NOTE
❶第 7〜9 肋間に相当する。

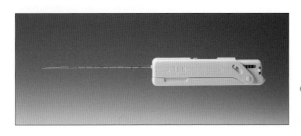

●図4-9　自動生検装置
（エースカット）
（写真提供：株式会社タスク）

押し込み，両者をすみやかに抜き取って組織を採取する。

　自動生検針とは，ツルー-カット針と同様の機構で，検体採取を瞬時の
うちに自動的に行うことのできるもので，バード™モノプティ™，エース
カット，プライムカットなどがある（●図4-9）。超音波ガイド下に生検をす
る場合には，マジマニードルなどの吸引生検針も使用されている。

▌偶発症その他の注意

　手術前には，不安の除去のために検査内容についてよく説明し，検査後は
全身状態の変化に十分注意する。また検査前は禁飲食とし，施行時には，血
管や胆管の損傷，気胸，血胸などの偶発症に注意する。

8　放射線検査

1　腹部単純 X 線撮影

　単純撮影とは，造影剤を投与せずに X 線撮影をすることをいう。骨や石
灰化のように X 線をよく吸収するものは白い陰影として，ガスのように X
線をほとんど吸収せず透過するものは黒い透亮像（とうりょう）として映る。筋肉・実質
臓器・水はやや白く，また脂肪はガスほどではないが水よりも透過性がよい
ためやや黒く映る。

▌目的

　結石や石灰化の有無，消化管ガスの分布，腹腔内遊離ガスの有無，臓器の
腫大，大きな腫瘤の有無，多量の腹水の有無などをみるための検査である。
急性腹症の際には，欠かせない検査である。

▌実施法

　通常は仰臥位で撮影する。腸閉塞症や消化管穿孔が疑われる場合には，立
位でも撮影する。

　腸閉塞症では，拡張した小腸内に貯留した腸液と腸管内ガスが液面（ニ
ボー像 niveau）を形成する（●図4-10）。

　消化管穿孔では，立位で撮影する胸部単純 X 線撮影で横隔膜下の腹腔内
遊離ガスを確認することが多い。立位の単純 X 線撮影で腹腔内遊離ガスが
はっきり確認できない場合には，CT 検査を行う。CT 検査は，腹腔内遊離
ガスの検出能が最も高いことが知られている。

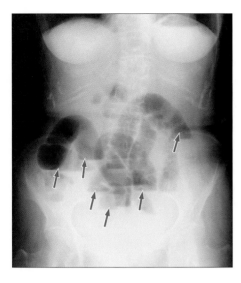

○図4-10　腸閉塞症の立位腹部単純X線写真

拡張した小腸内のガスと腸液が，段差のある液面（ニボー像）を形成している（→）。

2 消化管X線検査（消化管透視）

　フィルムなどに撮影せず，モニターなどで観察する場合を**透視**とよぶ。消化管のX線撮影の際には，適切な位置どりやタイミングで撮影しなくてはならないため，透視をしながら検査を行う。そのため，習慣的に消化管X線検査は消化管透視ともよばれる。

▌造影剤

　通常，消化管のX線検査では硫酸バリウムの懸濁液を用いる。バリウムはほとんど水にとけず，消化管からは吸収されない。バリウムは古くから使用されており，その安全性は確立されている。ただし，腸閉塞症や大腸がんなどによる大腸の通過障害がある場合には，使用してはならない。

　瘻孔を形成しているときや通過障害がある場合には，水溶性造影剤のアミドトリゾ酸ナトリウムメグルミン（ガストログラフイン®）を用いる。しかし，誤嚥のおそれが強いときやイレウス管が挿入されていない腸閉塞患者の場合は，同剤は禁忌である。高張液であるため誤嚥すると重度の肺炎をおこし，腸閉塞症患者では体内の水分を腸管内に移行させイレウス状態や腸閉塞に伴う腸液貯留が増悪することになるためである。

▌鎮痙薬

　多くの消化管の撮影は，形態学的な診断を目的とする。この場合は蠕動運動を低下させ，また腸管を伸展させやすくするため，鎮痙薬を用いる。通常は，ブチルスコポラミン臭化物（ブスコパン®）などの抗コリン薬が選択される。抗コリン薬は，緑内障・前立腺肥大・心疾患患者には禁忌である。これらの禁忌がある場合には，グルカゴンを用いる。グルカゴンのほうが作用としては弱い。

　褐色細胞腫患者では，急激な血圧上昇をきたすおそれがあるためグルカゴンは禁忌である。また，血糖コントロールの不良な糖尿病患者では，検査後に反応性に低血糖をおこすことがある。

なお，機能を評価する場合には，鎮痙薬は用いずに検査を行う。

◆ 食道の X 線検査

食道の X 線検査は，実際には胃の X 線検査の際に撮影されることが多いが，食道だけの検査を行う場合もある。X 線検査では進行がんは比較的容易に診断できるが，早期食道がんの診断はかなりむずかしく，内視鏡検査のほうが診断能が高いことが知られている。

▐ 目的
食道がんなどの形態学的診断と，蠕動運動の異常の有無などの機能的診断のために行われる。

▐ 実施法
機能的な診断の場合はバリウムの懸濁液を飲んでもらい，撮影するだけである。形態的な診断では，食道の二重造影を行うことが多い。鎮痙薬を筋肉内注射して発泡剤を飲んでもらい胃をガスでふくらませ，撮影時に食道がガスで拡張するようにして撮影する。通常は脊椎との重なりを避けるために，第1斜位（左斜め前向き）で撮影するが，精査のためには正面や第2斜位（右斜め前向き），必要ならば側面での撮影も行う。

◆ 胃・十二指腸の X 線検査

最近では，病気を疑って胃・十二指腸の検査をする場合には，内視鏡検査を最初から行うことが多くなった。検診や人間ドックなどでも，内視鏡検査が行われるようになってきたが，まだ X 線検査が上部消化管のスクリーニング検査として広く行われている。

▐ 目的
胃潰瘍・胃がん・十二指腸潰瘍などの胃・十二指腸の病変をとらえるために行われる。胃がんの症例では，浸潤範囲を評価して切除範囲を決めたり，壁深達度を評価して治療方針を決めるための精査として行われることもある。

▐ 実施法
午前中，できれば早朝の空腹時に行う。前日は午後8時までに食事をすませてもらい，その後は禁食・禁飲水とする。検診や人間ドックでは使用しないことも多いが，精査として行う場合は，検査開始前に鎮痙薬を注射する。次に発泡剤を少量の水で飲んでもらい，胃をガスでふくらませる。ついで180 w/v%[1]程度の高濃度のバリウム懸濁液を 150〜200 mL 飲んでもらい，食道・胃・十二指腸を撮影していく。

わが国では一般に，充満法・二重造影法・粘膜法を組み合わせた検査が行われている。胃・十二指腸のどの部分ももれなく撮影するため，通常は撮影する方法や順序が施設によって決められていることが多い（◐表4-4）。

二重造影法は，わが国で開発された撮影法であり，ガスでふくらませて伸展させた消化管の粘膜面にバリウムを薄く付着させて，X 線で撮影する方法である。広い範囲の粘膜面の描出が可能で，軽微な粘膜凹凸を描出するのにすぐれている。陥凹部はバリウムがたまるので白く，隆起部はバリウムをは

□ NOTE
[1] w/v%
　単位体積（1 mL）の溶液中に含まれる溶質の質量（g）を，パーセントであらわしたものを質量体積パーセント濃度といい，w/v%であらわす。180 w/v%は，100 mL 中に 180 g の硫酸バリウムが含まれることをさす。

○表 4-4　上部消化管 X 線撮影の順序（一例）

1. 胃前壁レリーフ像*
2. 食道二重造影像
3. 立位胃充満像
4. 腹臥位胃充満像
5. 仰臥位胃後壁二重造影像（正面）
6. 仰臥位胃後壁二重造影像（第 1 斜位）
7. 仰臥位胃後壁二重造影像（スポット撮影）
8. 半立位胃体上部小彎二重造影像
9. 立位胃体上部後壁二重造影像
10. 胃圧迫像（スポット撮影）

＊胃前壁に薄くバリウムを広げて粘膜ヒダを強調する像

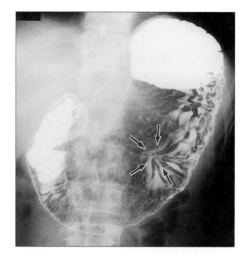

○図 4-11　早期胃がんの二重造影像

胃体部後壁に粘膜集中像がみられる（→）。Ⅱ c 型早期胃がんである。

じて黒く描出される。早期がんでは粘膜の凹凸の程度が軽度であり，二重造影法による描出が有力である（○図 4-11）。検査終了後は下剤を投与し，水を多く飲んでもらいバリウムの排泄を促す。

◆ 小腸の X 線検査

▮ 目的

小腸病変の検索のために行われる。胃・大腸の検査をしても貧血や腹痛の原因が見つからなかった場合に行うことが多い。クローン病・小腸結核・小腸腫瘍などが診断できる。小腸の二重造影像を撮影するためには，後述するゾンデ法が必要であるが，患者の苦痛が大きいので，クローン病などの精査を目的とする場合に行われることが多い。

▮ 実施法

1 経口法　80 w/v% 程度の薄めのバリウム懸濁液を 300 mL ほど飲んでもらい，右下側臥位で十二指腸から小腸へ排出させる。バリウムが小腸を進んでいく様子を見ながら，同時に圧迫法❶で小腸を観察し検査していく。バリウムを進めていくために右下側臥位か腹臥位とする。なお，ゾンデ（後述）を挿入しないため患者の苦痛は少ない。

検査は約 3 時間程度かかる。バリウムを進めるために途中でバリウムを追加して飲んでもらう方法や，D-ソルビトール液・アミドトリゾ酸ナトリウムメグルミン（ガストログラフイン®）を飲んでもらう方法などもある。

2 ゾンデ法　小腸検査用のゾンデ❷を経鼻的に挿入し，先端を空腸上部に留置する。その後，70〜80 w/v% のバリウム懸濁液約 300 mL を注入して造影する。必要に応じて空気を注入し，二重造影像を撮影する。鎮痙薬は，バリウムと空気が小腸に均等に分布してから注射する。なお，検査は約 1 時間半から 2 時間程度かかる。

▭NOTE

❶圧迫法
　X 線装置についている圧迫筒で，バリウムが内腔にある腸管を圧迫し，腸管の粘膜面の凹凸の様子などを描出する方法。

❷ゾンデ
　ここでは，体腔に挿入し診断・治療に用いるゴムやシリコン製の細い管状の器具をさす。瘻孔などの検査の場合は，どこまで連続するかを観察するために使われる先端が丸い形状のゴムや金属の細い棒状の器具をさし，消息子とよばれる。

◆ 大腸のX線検査

　大腸のX線検査としては，二重造影法を主体とする注腸法が用いられる。

　大腸内視鏡検査は小病変の発見率が高く，病変部の生検を行うことによって病理学的な診断まで一度にできる。最近では検査技術が向上したため，大腸内視鏡検査がスクリーニング検査として用いられることが多くなり，注腸検査は腸管の癒着などのため挿入時の苦痛が大きい症例や，技術的に内視鏡の深部まで挿入困難な症例などに限って行われることが多くなった。また，大腸内視鏡検査は，内腔からのみの観察であるため，病変の位置が明確にはできない。CTなどの検査でも病変の位置が特定されないときにも，注腸検査を行うことがある。

▌ 目的

　大腸がん・大腸ポリープ・炎症性腸疾患などの検査のために行う。大腸検査のきっかけとなることが多いのは，下腹部痛・下血・便潜血陽性・貧血精査などである。

▌ 実施法

　注腸法の前処置としては，低食物繊維食と下剤の投与（ブラウンBrown変法）が行われる（◐図4-12）。最近では注腸検査食がレトルト食品として販売

正確なよい診断が受けられるように，次のことを確実に行ってください。		
時間		指示の内容
検査前々日	午後9時	錠剤（下剤）をコップ1杯（300 mL）以上の水で飲んでください。
検査前日	朝食	朝食用検査食をお召しあがりください。
	午前10時	※コップ1杯（300 mL）以上の水またはお茶を飲んでください。
	昼食	昼食用検査食をお召しあがりください。
	午後	※水分やお茶もたくさんとってください。
	夕食（午後6時）	夕食用検査食をお召しあがりください。
	午後7時	※コップ1杯（300 mL）以上の水またはお茶を飲んでください。
	午後8時	粉薬（下剤）を水（150 mL）にとかして飲んでください。
	午後10時	液薬（下剤）をコップ1杯（300 mL）以上の水で飲んでください。
検査当日	検査1～2時間前	坐薬（下剤）を肛門内に入れ，15分間がまんしてから排便してください。朝・昼の食事は禁食です。

◎水分の摂取について
　＊検査前日は，指示票に関係なく水分をたくさん飲んでください。水分のとりかたが少ないと，腸内がきれいになりません。
　＊飲んではいけない水分：牛乳・粒の入っているジュース
◎検査食のかわりに，次の食事でもかまいません。
　朝食：白がゆ・具のないみそ汁・梅干しなど
　昼食：素うどん・せんべい・かすのないジュース・お茶・とうふなど
　夕食：クラッカー・ビスケット・プリン・コンソメスープなど

◐図4-12　大腸X線検査（注腸）の指示票（一例）

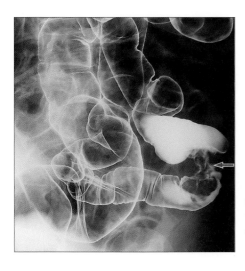

◖図 4-13　結腸がんの注腸写真
下行結腸 S 状結腸移行部に全周性の進行がん(タイプ 2)があり，リンゴ芯状に内腔が狭窄している(→)。

されており，これを利用している施設も多い。注腸法で最も重要なことは，どれだけ前処置が徹底され，便がなくなっているかということである。残便が多いと，進行がんでも見落とすことがあるからである。なお，少量であっても，ポリープか残便かの区別は困難となる。

　検査の 5 分前に鎮痙薬を筋肉内注射する。バルーン付きのチューブを直腸に挿入し，透視で観察しながら 70〜80 w/v% 程度のバリウム懸濁液を約 300〜350 mL 注入する。次に空気を注入し，体位変換と透視台の起倒を交じえながら，直腸・S 状結腸・下行結腸・横行結腸・上行結腸・盲腸へと連続して二重造影像として撮影していく(◖図 4-13)。

3　胆道および膵管の検査

　胆囊や胆管，膵管のスクリーニング検査としては，まず超音波検査が行われ，次に MRI による胆道・膵管の検査である**磁気共鳴胆管膵管像** magnetic resonance cholangiopancreatography(MRCP)が精査として行われることが多くなった。**内視鏡的逆行性胆管膵管造影** endoscopic retrograde cholangiopancreatography(ERCP)は，内視鏡下にファーター乳頭から細いカテーテルを挿入し，胆管や膵管に造影剤を注入して造影する方法であるが，造影検査としてよりも，さまざまな処置のために施行されることが多くなっている。

　その他の胆道の検査としては，肝臓から胆道へ排泄される造影剤を点滴して X 線撮影する**経静脈性胆道造影** drip infusion cholecystocholangiography(DIC)❶があるが，最近では造影後 CT を撮影する DIC-CT として施行されることが多い。CT で撮影するほうが，造影剤の流入した胆道を詳細に評価することができる。

　肝内の胆管を直接穿刺して造影剤を注入する**経皮経肝胆道造影** percutaneous transhepatic cholangiography(PTC)は，**経皮経肝胆道ドレナージ** percutaneous transhepatic cholangio drainage(PTCD)施行時に 1 つのステップとして実施され，検査としてはほとんど行われなくなった。

NOTE
❶DIC の検査直前は禁食とする。イオトロクス酸メグルミン(ビリスコピン®点滴静注 50)を 30 分かけて点滴注入する。注入速度が速すぎると造影剤が腎臓から排泄されてしまうため，注入時間をまもることが重要である。注入終了後，約 30 分してから撮影する。

9　X線コンピュータ断層像（X線CT）

X線コンピュータ断層像 x-ray computed tomography（X線CT）は，単にCT❶と称されることが多い。X線を利用して人体の内部（断面）を画像化する検査であり，空間分解能（▶column）にすぐれている。X線を多方向から照射してデータを集積し，X線を吸収しやすい物質と吸収しにくい物質がどのように分布しているかを，コンピュータで計算して人体の横断面上に表示している。

□NOTE
❶CT
　本来はMRIなども含む表現であるが，慣習としてX線CTがCTとよばれている。

1　放射線被曝量の低減

　最近の装置での検査では，撮影時間自体は体幹部全体でも15秒前後と短くなった。また，コンピュータの処理能力向上や，画像再構成法の洗練により，放射線被曝低減を行いつつ，ノイズの少ない良質な画像が得られるようになった。これにより被曝低減が進んではいるが，体幹部の1撮影あたり標準体型で約10mSvと，ほかの検査に比して高い。このような課題はあるものの，身体を切らずとも体内を詳細に観察ができる有用性の高さから，全身の悪性疾患の有無の評価や，病変が見つかった場合の質的評価，がんの進行度評価，救急疾患の評価など，現代医療に欠かせない検査となっている。

2　CT検査の原理

　CT検査は，ガントリーとよばれる筒状の構造物に入って受ける。ガントリーにはX線の照射装置と検出器が向かい合って設置されている。これが身体の周囲を1回転する間につぎつぎとX線を照射しては対側にある検出器で計測し，X線減衰のデータをもとに計算を行って生体の輪切り画像（横断像）を得る。これを再構成という。回転しているガントリーの中を検査台が移動しながらデータを収集しており，結果的にらせん状にデータを得ている。

　現在では検出器が多列化しており，1回転で得られる情報量が増えている。たとえば，320列CTとよばれる装置では，検出器が320列備わっており，

---

column　空間分解能とコントラスト分解能

　画像には大きく分けて，空間分解能とコントラスト分解能という2つの要素がある。空間分解能とは小さいものを識別する能力であり，空間分解能が高いということは細かなものまで見えることを意味する。コントラスト分解能とは，病変あるいは目的とする臓器・組織などを明瞭にする能力であり，これが高いと濃度差が明瞭となる。

　一般的に，CTは空間分解能にすぐれ，MRIはコントラスト分解能にすぐれている。

1回転の撮影で16cm幅の範囲の画像を得ることができる。

3 CT 画像の表示

　CT 画像は，X 線吸収値（CT 値）の分布を白黒画像として表示している。CT 値は水を 0，空気をマイナス 1,000 に設定した条件下で定める。CT 値の低いものは低吸収とよばれ黒く，高いものは高吸収とよばれ白く表示される。そのため，空気は真っ黒，脂肪は黒く，水はやや黒めの灰色，肝臓や筋肉などの臓器は灰色，骨や石灰化や金属などは白く表示されることになる。

　白黒の表示は単純 X 線写真と同様であるが，CT の場合は CT 値という数値データを有している。そのため，たとえば消化管穿孔が疑われる例では，腹腔内の空気と脂肪を区別しやすいような条件で表示したり，空間分解能の高い薄いスライスの画像を用いて詳細に観察したり，その画像から横断面以外の自由な断面での画像を作成することができ，多くの疾患の評価に有用である。

4 特殊な CT 検査

　① ダイナミック CT　造影剤を用いない単純 CT 検査でも十分に有用ではあるが，検査目的や対象疾患によっては，ヨウ素造影剤を使用した造影 CT を行わないと評価が困難なことがある。造影 CT のなかでも特殊な検査としては，造影剤を急速静注して行う**ダイナミック CT** がある。これは，目的臓器の血行動態を意識したタイミングで複数回撮影する方法である。おもに動脈をみるための**動脈相**と，血管内と細胞外液の造影剤濃度が平衡に達し異常所見の検出にすぐれた**平衡相**などで，複数回の撮影を行う（▶図 4-14）。ダイナミック CT は，全身の血管系の評価や，腫瘍の質的評価，活動性出血の評価などで行われるが，短時間で同一の部位を複数回撮影するため，被曝量が増加してしまうことに留意が必要である。

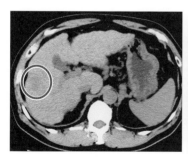
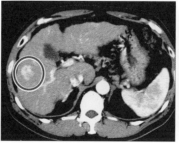
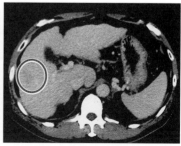

a. 単純 CT	**b. 動脈相**	**c. 平衡相**
肝右葉に淡い低吸収域をみとめ，何らかの病変の存在が示唆される。肝縁は鈍化しており，実質もあらく，肝硬変が疑われる。軽度の脾腫もみとめる。	約 2cm 大の腫瘤状陰影が，早期濃染像として白く明瞭に描出されている。	淡い低吸収域としてやや黒く描出されており，造影剤の洗い出しを示している。

▶図 4-14　**肝細胞がんの造影ダイナミック CT 像**
b→c の時間的な造影効果の変化から，肝細胞がんと診断される。動脈相の画像情報がなければ，肝細胞がんの質的診断は困難である。

　2 **CT コロノグラフィ（CTC）**　CT 検査は，消化器領域においてもスクリーニングから質的評価や進行度評価，急性期疾患の評価まで幅広く行われている。消化器特有の特殊検査としては CT コロノグラフィ（CTC）があり，前処置ののちに炭酸ガスで大腸をふくらませて CT 撮影を行い，専用の解析ソフトを用いることで仮想内視鏡画像や仮想注腸画像が得られる。

5　CT 検査に際しての注意事項

　CT 検査は放射線被曝が多い検査であることに留意し，検査で得られるメリットと被曝のデメリットを勘案して検査適応を判断する必要がある。とくに妊婦の検査では，胎児被曝も念頭におく必要がある。

　また，ヨウ素造影剤の使用においては，ヨウ素アレルギー（ヨードアレルギー）の既往や重篤な甲状腺疾患では禁忌となる。高度の腎機能障害があるが透析を行っていない場合や，気管支喘息で治療中の場合などは，診断上やむをえないと判断される場合を除き投与すべきではない。

10　磁気共鳴画像（MRI）

　磁気共鳴画像 magnetic resonance imaging（MRI）とは，非常に強い磁石と電磁波を利用し，人体を任意の断面（縦・横・斜め）で画像化できる技術である。

　利点としては，軟部組織のコントラスト分解能が高いため，造影剤を使わなくても診断に有用な画像が得られることが多い点および X 線を用いないために放射線被曝の心配がない点などがある。ただし，強い磁場を使用した検査のため，多くの制限や注意事項がある。

　検査時間は，検査目的や造影剤使用の有無などで変動するが，20～40 分程度である。

1　MRI 検査の原理

　CT よりも閉塞感のある狭いガントリーに入って検査を受ける。ガントリー内部は高磁場となっており，特定の周波数のラジオ波をかけて水素原子の核磁気共鳴 nuclear magnetic resonance（NMR）を生じさせ，次にそのラジオ波をとめることによって共鳴していた水素原子核がもとの状態に戻ろうとするときに発生する電波信号を画像化する。MRI で得られる信号強度（画像上の白さ，黒さ）は，撮像のしかたや撮像の条件によってさまざまに変化することが，CT との大きな違いである。

2　MRI 検査の画像表示

　基本的な画像は，水が低信号に（黒く）表示される T1 強調画像と，水が高信号に（白く）表示される T2 強調画像である。ガドリニウム造影剤による造影 MRI は T1 強調画像で撮像され，造影されると高信号（白）となる。

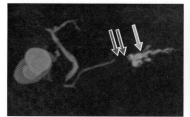

a. MRCP

膵体部に膵管の途絶(→)をみとめ，末梢膵管の拡張(→)を伴っており，膵がんが疑われる所見である。

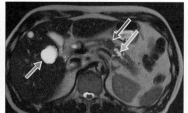

b. T2 強調画像

膵体部の膵管拡張途絶部(→)は，T2 強調画像で密な低信号(黒い)を示し，T1 強調画像では淡い低信号(淡い黒)を示しており，非特異的ではあるが膵がんが疑われる所見である。肝臓には，T2 強調画像で高信号(白い)，T1 強調画像で低信号(黒い)を示す境界明瞭な病変をみとめ，肝囊胞(→)の所見である。

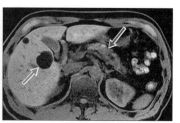

c. T1 強調画像

▶**図 4-15　浸潤性膵管がんの MRCP・MRI 像**

3 特殊な MRI 検査

　特殊な検査として，造影剤を用いずに血管を描出することが可能な MR アンギオグラフィ(MRA)，造影剤を用いずに胆囊・胆管・膵管を描出することが可能な MRCP，マクロ環ガドリニウムや EOB・プリモビスト® といった造影剤を用いた検査があげられる。

　消化器領域では，肝臓・胆道・膵臓の腫瘍性病変の質的評価やスクリーニングなどで，MRCP と組み合わされて行われることが多い。総胆管結石や閉塞性黄疸といった胆道系の精査や，膵がんや膵囊胞性病変といった膵疾患の評価では MRCP が用いられる(▶図 4-15)。直腸がんの深達度評価ではガドリニウム造影 MRI，膵がんや大腸がんなどの肝転移の精査では EOB・プリモビスト® MRI が行われる。

4 MRI 検査に際しての注意事項

　MRI 検査は強い磁場を使用した検査のため，多くの制限や注意事項がある。心臓ペースメーカーや心臓人工弁，脳動脈瘤クリップなどの体内デバイスは MRI 非対応のものであれば禁忌である。身近なものでも，入れ墨，義歯(入れ歯)，義眼，補聴器，ネックレス，湿布，カイロ，カラーコンタクトレンズなども，取り外せない場合には検査不可となる。また，細い筒状のガントリーにほぼ全身が入った状態での検査となるため，閉所恐怖症がある場合は検査困難である。患者への付き添い時にも，MRI 非対応のストレッチャーや酸素ボンベなどは，重大な吸着事故の原因となるため要注意であり，ポケットに差し込まれたハサミなども危険であり，磁気カード類なども使用不可能となるリスクがあるため注意を要する。

　造影剤使用の場合には，ガドリニウム造影剤アレルギーの既往，透析の有無にかかわらず高度腎機能障害❶では禁忌となる。また，気管支喘息で治療中の場合などは，診断上やむをえないと判断される場合を除き投与すべきではない。

☐ **NOTE**

❶腎機能低下例ではガドリニウム造影剤投与後に腎性全身性線維症(NSF)をきたす場合がある。四肢・体幹部の皮膚の腫脹・硬化・疼痛などが生じ，進行すると四肢関節の拘縮をきたし，肺・心筋・肝・腎などもおかす。いまだ治療法がなく，致死率 30% とされる重篤な疾患であるが，現在では腎機能低下例へのガドリニウム造影剤投与は絶対禁忌となったことにより新規患者は激減している。

11 シンチグラフィー

シンチグラフィー(核医学検査)は,放射性同位元素 radioisotope(ラジオアイソトープ,RI)で標識された薬剤を体内に投与後,放出される放射線を撮影し,画像化することによって薬剤の分布を調べる検査である。

以前は,肝臓や胆道の形態や機能を評価する目的で行われていたが,最近では超音波検査,X線CT検査,MRI検査におきかわり,肝切除前の残肝機能の評価や,胆道閉鎖症などの小児領域の一部などを除き,施行される頻度は少なくなった。

消化管領域では,消化管出血の有無を調べる消化管出血シンチグラフィー,唾液腺機能の低下するシェーグレン症候群に対する唾液腺シンチグラフィー,小児の下血の原因となるメッケル憩室の評価に対する異所性胃粘膜シンチグラフィーなどがある。

消化管出血シンチグラフィー

現在,消化管出血の画像診断は,ヨウ素造影剤を用いたX線CT検査と,胃や大腸の内視鏡検査が第一選択であり,血管造影(動脈造影)やカプセル内視鏡が施行されることもある。活動性出血の大部分はこれらの検査で診断が可能であるが,検査時に出血がとまっていたり,出血が微量であると診断が困難なことがある。

消化管出血シンチグラフィーでは,RI投与後6時間後,24時間後と追跡していくことが可能であるため,ほかの検査で診断が困難であり,とくに小腸などで微量ないしは間欠的な出血を疑う場合には有用である。

核種としては,テクネチウム(Tc)のうち ^{99m}Tc が用いられ, ^{99m}Tc-HSA-D❶, ^{99m}Tc 標識赤血球, ^{99m}Tc-コロイドがある。最近では,簡易であり,間欠的出血の評価も可能な ^{99m}Tc-HSA-D がおもに用いられる(●図 4-16)

^{99m}Tc-HSA-D における患者被曝量は,成人で約3 mSv であり,被曝量をおさえた低線量X線CT検査とほぼ同程度であるが,核種により被曝量は異なる。

^{99m}Tc-HSA-D 投与3時間後に,5分間の検温やおむつ交換などの介助行為を行った場合の介助者の被曝量の実測値は 0.0004 mSv 程度であり,微量

NOTE
❶HSA は,ヒト血清アルブミン human serum albumin の略でもある。

---

column 撮影と撮像

X線検査やCT検査では,X線ビームの影を検出器でとらえて画像化するため,撮「影」という表現が用いられている。一方,MRI検査では磁気共鳴信号をとらえて画像化しており,ビームをあてた影を使って画像化しているわけではないことから,撮「像」という表現が適切である。しかし,厳密には使い分けがなされていないのが現状である。

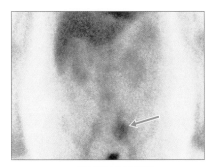

a. RI 投与 6 時間後

左下腹部に小腸出血による小腸内への RI 集積がみられる（→）。

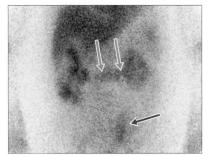

b. RI 投与 24 時間後

横行結腸に出血が移動している（→）。小腸出血部位にも少量の RI 集積がみられ，持続的な出血が示唆される所見である（→）。

◐**図 4-16**　⁹⁹ᵐTc-HSA-D による出血シンチグラフィー

であるため，介助者がたとえ妊娠していたとしても心配する被曝量ではないといわれている。

　患者の排泄物に関しては，尿は通常のトイレへの排泄で問題ないとされている。しかし，おむつに関しては，施設ごとに定められた基準に従った廃棄方法となっており，数日間別個に保管してから廃棄となることが多い。

12 陽電子放射断層撮影（PET）

　陽電子放射断層撮影 positron emission tomography（PET）は，陽電子を放出する放射性同位体を含む薬剤を投与し，その体内分布を画像化して診断を行う技術であり，核医学検査の一種である。

　PET 検査の特徴は，グルコース代謝などの機能面から異常の有無を評価する点である。これは CT などのほかの画像検査が，形態や性状から病気を診断していくこととは異なり，形態だけでは判断がむずかしい場合に有用である。また，一度に全身の病変を検索できるという利点もある。

　PET 検査での被曝線量は，1 回あたり約 2～5 mSv である。最近は PET に CT 検査を併用するものが一般的であり，その場合には CT による被曝線量約 2～10 mSv が加わるが，この線量で急性の放射線障害がおこる心配はない。

¹⁸F-FDG PET 検査

　現在 PET 検査で最も多く用いられているのは，フッ素（F）の同位体を用いたフッ素 18-FDG（¹⁸F-FDG）である。¹⁸F-FDG は，グルコースとよく似た構造のため，細胞に取り込まれる。がん細胞では細胞分裂が盛んなため，正常細胞に比して 3～8 倍のグルコースを取り込むとされており，¹⁸F-FDG の集積が増加することから悪性腫瘍の診断に有用である（◐図 4-17）。

　なお，炎症についても糖代謝が亢進するため評価が可能となるが，悪性腫瘍との鑑別が問題となることもある。また，血糖値が高いと検査精度が低下

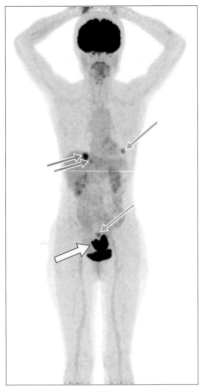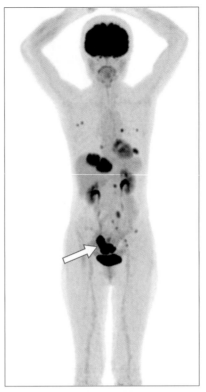

a. 診断時	b. その後の経過

S状結腸に強い集積亢進をみとめ、S状結腸がんの所見である（⇨）。所属リンパ節転移（→）、肝転移（→）、肺転移（→）もみとめる。

S状結腸の集積程度に大きな変化はみとめない（⇨）が、腹部リンパ節転移は増加し、肝転移は明らかに増大し、肺転移の増加増大もみとめる。

◉ **図4-17　^{18}F–FDG を用いた PET 検査**
脳では糖代謝が活発であることから、FDG では脳に強い集積をみとめる。FDG が尿路から排泄されることから、腎臓から膀胱にかけての集積は尿路が機能していることを示している。ほかにも、咽頭、心臓、肝臓、腸管などへの軽度の集積は、正常でもみられる生理的集積である。

することがある。

　消化器疾患に関しては、悪性腫瘍の転移評価の目的での利用が多いが、小さいがん、早期胃がん、高分化型肝細胞がん（◉234ページ）などでは集積のみられないこともあり、悪性腫瘍のすべてが検出できるわけではない[1]。

▌検査を受ける際の注意点

　筋肉を使うと糖代謝が活発になり、筋肉への集積が亢進してしまうため注意を要する。具体的には、検査前日と当日の運動を控え、薬剤注射後も安静にする必要がある。検査前の会話についても顔面や咽頭の筋肉を使ってしまうため最小限とする。

　また、検査前に過剰な糖負荷を加えるとがん細胞への FDG 集積が低下するため、検査の数時間前から食事や糖分を含んだ水分摂取は中止する必要がある。

　^{18}F の半減期は約110分であり、すみやかに減衰していくが、検査当日は、

▤ NOTE
[1]PET 検査の保険適用としては、病態ごとに算定要件が設定されているものの、2023（令和5）年現在においては、早期胃がんを除く悪性腫瘍全般（悪性リンパ腫含む）、大型血管炎、心疾患、てんかんにおいて認められている。

妊婦や乳児との濃厚接触をなるべく避けたほうがよい。

C　治療

1　薬物療法

　薬物療法の重要度は，疾患によって異なる。薬物療法を行う場合は，薬物の作用機序を理解し，おこりうる副作用を知り，配合禁忌薬物を避けて適量を適正期間に投与する。

　薬物療法には，ヘリコバクター-ピロリ感染に対する除菌療法のように，疾患そのものの治癒のために用いる場合と，疾患から派生する腹痛・下痢・便秘・嘔吐などの消化器症状を緩和させる対症療法のために用いる場合とがある。

1　消化管運動を抑制する薬物

　消化管運動を抑制する薬物は，腹痛・下痢を訴える患者に有用である。アウエルバッハ神経叢や平滑筋に作用して運動を抑制する薬物を用いる。抗コリン薬は，内臓痛に起因する間欠性の腹痛を生じる尿管結石や胆石発作にも有効である。

◆ 抗コリン薬

　抗コリン薬は，アセチルコリンが受容体に結合するのを阻害する薬剤をさす。副交感神経のはたらきが抑制される。

　以前は消化性潰瘍の治療にも使用されていたが，口内乾燥・羞明❶・排尿困難などの副作用があるため，消化性潰瘍の治療にはH_2受容体拮抗薬やプロトンポンプ阻害薬(PPI)が主として使用されるようになった。抗コリン薬として，次のような薬物が用いられる。

▭NOTE
❶羞明
　通常の明るさでもまぶしく感じること。

（1）四級アンモニウム塩合成抗コリン薬：ブチルスコポラミン臭化物(ブスコパン®)・チメピジウム臭化物水和物(セスデン®)・ブトロピウム臭化物(コリオパン®)・メペンゾラート臭化物(トランコロン®)。

（2）抗ムスカリン薬：チキジウム臭化物(チアトン®)。

◆ オピオイド受容体作動薬

　ロペラミド塩酸塩(ロペミン®)は，中枢作用のないオピオイド受容体作動薬である。ロペラミド塩酸塩は，消化管内容物の肛門側への移行を遅延させるとともに腸分泌を抑制する。抗コリン薬にみられる排尿障害をおこさないので，前立腺肥大の患者にも投与できる。

◆ 止瀉薬

　腸粘膜に対して保護作用を有する収斂薬❶であるタンニン酸アルブミン（タンナルビン®）・次硝酸ビスマス，殺菌薬であるベルベリン塩化物水和物＋ゲンノショウコエキス合剤（フェロベリン®），乳酸菌製剤のラクトミン（ビオフェルミン®）・ビフィズス菌（ラックビー®）などが用いられる。下痢に対しては，これらの薬物に抗コリン薬やオピオイド受容体作動薬を併用する。

　モルヒネ塩酸塩水和物や，コデインリン酸塩などの麻薬性鎮痛薬も，オピオイド受容体に強力に作用する強力な止瀉薬であるが，中枢作用があるので下痢に対して用いられることはまれである。鎮痛・鎮咳の目的でモルヒネ塩酸塩水和物やコデインリン酸塩が用いられた場合は，便秘・腹部膨満感などの消化管運動抑制による副作用が生じるので注意が必要である。

NOTE
❶収斂薬
　分泌液などのタンパク質と結合して腸管粘膜表面に不溶性の被膜を形成することで，腸粘膜を保護する。

2　消化管運動を促進する薬物

　アウエルバッハ神経叢にはたらき，アセチルコリンを遊離させたり，作用を増強させたりして消化管運動を促進させる。吐きけ・嘔吐を訴える患者や，腹部膨満感を訴える機能性ディスペプシア（●144ページ）などに用いられる。

◆ コリン作動薬

　コリンエステラーゼを阻害して，間接的にアセチルコリンの作用を持続・増強させる。コリンエステラーゼ阻害薬にはネオスチグミン（ワゴスチグミン®）などがある。平滑筋の緊張・収縮・蠕動運動，ならびに消化管の分泌を増大させ，排便を促す。

　これらは麻痺性イレウスに有用ではあるが，気管支喘息・甲状腺機能亢進症・冠動脈疾患を合併する患者には禁忌である。そのほか皮膚の充血・発汗・腸管痙攣・視覚調節困難・流涎などの副作用がある。

◆ ドパミン受容体拮抗薬

　コリン作動性運動神経の作用を阻害するドパミンを抑制することによって，アセチルコリンの遊離抑制を解除する。ドパミン D_2 受容体拮抗薬のメトクロプラミド（プリンペラン®）・イトプリド塩酸塩（ガナトン®）・ドンペリドン（ナウゼリン®）などが用いられる。メトクロプラミドはセロトニン❷受容体に作用し（5-HT_3 受容体拮抗作用と 5-HT_4 受容体作動作用），制吐薬・胃排出促進薬としても有効である。イトプリド塩酸塩は，アセチルコリンエステラーゼ阻害作用も有し，アセチルコリンの分解を防ぐことによって効果を発揮する。

　ドパミン D_2 受容体拮抗薬の副作用としては，ふるえや歩行異常などのパーキンソン症状の出現があり，とくに高齢者では注意を要する。女性では，生理不順や乳汁分泌が生じることがある。

NOTE
❷セロトニン
　5-ヒドロキシトリプタミン（5-HT）の一般名。

◆ 5-HT₄ 受容体作動薬

　モサプリドクエン酸塩水和物（ガスモチン®）は，アウエルバッハ神経叢の5-HT₄受容体に選択的に作用し，消化管運動を促進する。

◆ 制吐薬

　上記のドパミン受容体拮抗薬，5-HT₄受容体作動薬などの腸管の神経に作用する薬物に加えて，中枢作用のあるフェノチアジン系のプロクロルペラジン（ノバミン®）などが用いられる。抗がん薬投与時の制吐薬として5-HT₃受容体拮抗薬であるグラニセトロン塩酸塩（カイトリル®），オンダンセトロン塩酸塩水和物，ラモセトロン塩酸塩（ナゼア®），パロノセトロン塩酸塩（アロキシ®）が静注で投与されている。ニューロキニン1受容体拮抗薬である経口投与のアプレピタント（イメンド®）と静注投与のホスアプレピタントメグルミン（プロイメンド®），ホスネツピタント（アロカリス®）は，抗がん薬投与に伴う，遅発性の吐きけ・嘔吐に有効である。

◆ 便秘薬

　便秘薬については「慢性便秘症」の項を参照のこと（●165ページ）。

3　酸分泌を抑制する薬物

　酸分泌を抑制する薬物は，消化性潰瘍・急性胃粘膜病変・胃食道逆流症・機能性ディスペプシアなどで用いられる。胃腔内に分泌された胃酸を中和するものとして制酸剤があげられるが，制酸作用が弱く，作用時間も短い。制酸剤は，マグネシウム基剤のものは下痢を，アルミニウム基剤のものは便秘を引きおこすことがある。

　酸分泌抑制薬として，1970年代に胃酸を分泌する壁細胞の受容体を選択的に遮断するヒスタミンH_2受容体拮抗薬が開発され，細胞レベルで酸分泌を抑制できるようになり，潰瘍の治癒率・治癒速度が向上した。さらに1980年代には，壁細胞における胃酸産生の最終段階であるプロトンポンプ（H^+, K^+-ATPアーゼ）阻害薬が開発され，強力かつ長時間にわたって酸分泌を抑制できるようになった。代表的なヒスタミンH_2受容体拮抗薬，プロトンポンプ阻害薬として次のものがある。

　①ヒスタミンH_2受容体拮抗薬　ファモチジン（ガスター®）・ラフチジン（プロテカジン®）など。

　②プロトンポンプ阻害薬　オメプラゾール（オメプラール®・オメプラゾン®）・ランソプラゾール（タケプロン®）・ラベプラゾールナトリウム（パリエット®）・エソメプラゾールマグネシウム水和物（ネキシウム®）。

　最近では，さらに強力なプロトンポンプ阻害薬として，カリウムイオン競合型アシッドブロッカーのボノプラザンフマル酸塩（タケキャブ®）が加わった。消化性潰瘍の治療では，胃粘膜の防御因子増強薬（スクラルファート水和物，テプレノン，レバミピド，ゲファルナートなど）の併用も行われる。

2 栄養療法・食事療法

栄養療法・食事療法の目的は，疾患をもつ患者に必要な栄養素やエネルギーを，的確な摂取方法で補給することで栄養状態を改善し，疾病からの回復を促進させ，再発を予防し，さらに健康を維持することである。

しかし，栄養補給を重視するだけでは，患者が栄養療法・食事療法を継続して実施することは困難となる。食欲という基本的欲求を充足させるとともに，食事によるコミュニケーション，調理や盛り付けの工夫によって，おいしく楽しく食べる，満足感を得るといった目的も満たせるような工夫が必要となってくる。

消化器疾患を有する患者は，摂食・嚥下機能障害，消化吸収障害，代謝障害など，栄養を体内に取り込む際の障害があり，栄養状態の悪化をまねきやすい。さらに，疾患による食思不振や代謝亢進などからも栄養不良状態となりやすく，治癒の遅延や免疫能の低下，合併症の発生，病状の再燃を引きおこしやすい。そのため，栄養状態を良好に整えることは，治療においても重要である。

a 栄養療法・食事療法の概要

栄養療法・食事療法においては，患者個人の栄養アセスメントを実施し，①問題点の把握，②目標の設定，③栄養管理計画の作成を行う。栄養管理計画の作成の際には，患者の疾患の特性および患者の状態に適した食事量・栄養量や栄養補給法を決定し，具体的な食事内容，栄養素を提供・提示していく。退院時には必要に応じて栄養食事指導を行う。

1 栄養アセスメント

栄養アセスメントとは，身体計測，臨床検査・生化学検査，臨床診査，食事調査から，患者の栄養状態を包括的に評価することである（◯表4-5）。食事調査には栄養摂取量だけではなく，日常における食事の摂取時間や内容，

◯表4-5 栄養アセスメントの項目

アセスメント項目	具体例
身体計測	身長・体重(標準体重との比・減少率)・BMI・上腕三頭筋皮下脂肪厚・上腕や下肢の周囲長・腹囲など
臨床検査・生化学検査	血清アルブミン値，プレアルブミン，血清トランスフェリン，血清総コレステロール，トリグリセリド(中性脂肪)，リポタンパク質，赤血球数，ヘモグロビン，血糖値，HbA1c，総リンパ球数，白血球数，ChE，AST，ALT，血中尿素窒素，クレアチニンクリアランスなど
臨床診査	病歴(現病歴・既往歴)，臨床症状(身体的徴候，精神的・心理的徴候)など
食事調査	24時間食事摂取量(主食・副食の摂取量)

場所，食行動などが含まれる。これらは現在の栄養状態に影響を及ぼしている情報として重要である。さらに，退院後に患者および家族が食事療法に費やすことができる時間や労力，経済状況なども，栄養状態の目標を設定するために重要な情報となる。

2 栄養補給法

　体内に必要なエネルギーと栄養素を補給する方法を，栄養補給法という。栄養補給のための経路には経口栄養，経管・経腸栄養，経静脈栄養がある（◯図 4-18）。この投与経路は，消化管機能の状態や摂食嚥下機能の状態により決定される。経管・経腸栄養法には経鼻胃管・胃瘻・腸瘻などがあり，静脈栄養法には中心静脈栄養 total parenteral nutrition（TPN）や末梢静脈栄養 peripheral parenteral nutrition（PPN）がある。

◆ 経口栄養

　経口栄養とは，口腔から食物を咀嚼・嚥下し，栄養を摂取することである。医療機関で提供される食事は，一般的な食事とは異なり，医療保険制度に基づき，食事療法の一環として提供される。

　経口栄養法のうち，食事療法は，栄養状態の改善や疾病の再発防止，適切な栄養素やエネルギー補給を目的とし，さらに個々の患者に適した，献立や調理方法，提供方法で食事を提供することである。病院の食事は，入院時食事療養制度に基づき，一般食と特別食に分けて提供される。

▍一般食
一般食とは，特別食以外で患者に提供される食事で，栄養成分の制限や強化がない食事である。一般食は，食形態により，常食・軟食（おかゆ）・流動食

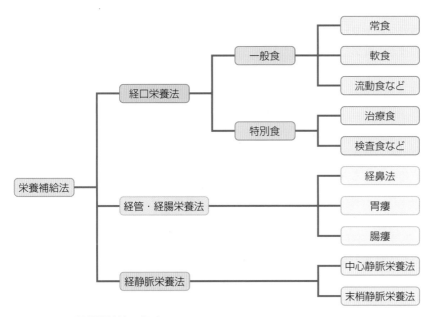

◯図 4-18　**栄養補給法の経路**

◉表4-6　消化器疾患の治療食

治療食の種類	適応疾患など
エネルギーコントロール食	肝炎・肝硬変など
塩分コントロール食	肝炎・肝硬変など
タンパク質コントロール食	肝硬変など
脂質コントロール食	膵臓疾患・閉塞性黄疸・胆囊炎・胆石など
易消化食	消化管術後・胃潰瘍・十二指腸潰瘍・下痢・便秘など
低残渣食	潰瘍性大腸炎・クローン病など
嚥下食	嚥下障害
濃厚流動食	嚥下障害・潰瘍性大腸炎・クローン病・術前栄養・消化管通過障害・吸収障害など

に区分される。さらに，軟食には，全がゆ食・七分がゆ食・三分がゆ食・一分がゆ食などがある。流動食は，汁物や重湯などの流動体の食事であり，残渣や不消化物，刺激物を含まない。

■ **特別食**

　患者の病状に応じて，特別食を必要とする患者に，医師が発行する食事箋に基づき提供する食事である。特別食には，治療食・濃厚流動食・無菌食のほか特別な場合の検査食が含まれる。

　① **治療食**　治療食は，医師が発行する食事箋により，疾病の治療の手段として適切な栄養量や内容に整えられたものである。疾病別に分類された治療食には，腎臓食・糖尿食・貧血食・脂質異常症食・痛風食・てんかん食・フェニルケトン尿症食などがある。消化器疾患に関連する治療食には，肝臓食・膵臓食・胃潰瘍食などの，摂食機能・消化吸収・代謝の障害に対して考慮されたものが含まれる。また，栄養主成分別に分類されたものでは，エネルギーコントロール食・塩分コントロール食・タンパク質コントロール食・脂質コントロール食などのほか，食形態を考慮した易消化・低残渣食・嚥下食などがある（◉表4-6）。

　② **検査食**　潜血食や，大腸内視鏡検査のための低残渣食などがある。

◆ **経管・経腸栄養**

　経管・経腸栄養は経口摂取が不可能な場合に選択され，カテーテルを用いて消化管に濃厚流動食を直接投与する方法である。経管・経腸栄養には経鼻胃管による**経鼻法**と，食道や胃，空腸の瘻孔から栄養剤を注入する**経瘻孔法**がある。通常，経鼻法は短期間の栄養管理で選択され，経瘻孔法は長期間にわたる場合に選択される。

　経管・経腸栄養で使用される経腸栄養剤は，原料別，病態別，剤の状態，保険適用などによって分類される。原料別では，天然濃厚流動食と人工濃厚流動食に分類される。天然濃厚流動食は，通常の消化吸収能を有する場合に適用され，重湯や卵，野菜，牛乳などの食品をすりつぶし，裏ごしをしたも

のである。人工濃厚流動食には，半消化態栄養剤・消化態栄養剤・成分栄養剤がある。

　半消化態栄養剤にはタンパク質が含まれ，消化管機能が正常あるいは軽度障害の場合に用いる。消化態栄養剤は，アミノ酸と低分子のペプチドで構成されており，食物繊維は含有していない。成分栄養剤は窒素源がアミノ酸のみで構成され，消化管からの吸収が容易であり，脂質・食物繊維を含まない。

　また，剤の状態別としては粉末と液状がある。粉末は溶解して使用する。液状には，半固形化した半固形化栄養剤があり，摂食・嚥下障害患者に多く使用されている。

◆ 経静脈栄養

　経静脈栄養とは，栄養剤を静脈から直接投与する方法である。中心静脈栄養は，中心静脈にカテーテルを用いて高カロリー輸液を投与する栄養補給法である。末梢静脈栄養は末梢静脈からの輸液であり，浸透圧の高い高カロリー輸液は使用できないため，栄養補給には不十分である。

　経静脈栄養は，消化管の機能低下により，経口による食事や経腸栄養では必要な栄養補給ができない場合に用いられる。しかし，経静脈栄養の長期使用は腸管機能低下や腸内細菌叢の変化をおこすため，経腸・経口栄養へ早期に移行する必要がある。

b　栄養食事指導の概要

　栄養食事指導は，治療のために特別食を必要とする，入院および外来通院している患者に，個人もしくは集団で管理栄養士によって行われる。患者個人への栄養食事指導は，おおむね初回が30分以上，2回目以降は20分以上を目安として行われる。その際は，疾患の状態・患者の栄養状態を評価し，患者自身の生活環境，セルフケア能力などを考慮し，食品構成や3日間程度の献立例を具体的に示すことで，食生活・食行動の変容を促す。

　看護師は，患者が受けた栄養指導の内容と理解の程度について確認し，理解が不十分な点に関して補足の説明を加える。

1　消化管手術を受ける患者への栄養食事指導

◆ 手術前

　消化管手術を受ける患者は，消化管機能の障害および食欲不振に伴い，低栄養をきたしている可能性も高い。その場合は術前から，経腸栄養剤や経静脈栄養を施行し，栄養状態を改善する必要がある。

◆ 手術後

▌ 手術直後

　手術直後の栄養補給法は経静脈栄養である。術後経過が安定していれば，食事が開始される。内容は施設によって違いがあるが，段階的に1日3〜5

回の流動食から開始し，易消化の三分がゆ食・五分がゆ食・全がゆ食と段階的に食形態を上げていき，常食へと進めていく。

■ ダンピング症候群

胃切除術後の合併症として，ダンピング症候群がある。

● **早期ダンピング症候群**　食後30分前後でおこる早期ダンピング症候群は，高張な食物の急速な腸内への流入により発生し，発汗・頻脈・腹痛・嘔吐の症状が出現する。症状への対策として，1回の食事量を減らし，食事回数を増やすことについて指導する。また，糖質や水分を一度にたくさん摂取せず，ゆっくりと食べることなどの注意点を十分に理解してもらう。

● **晩期ダンピング症候群**　晩期ダンピング症候群は，食後2～3時間に生じる，脱力感・めまい・発汗・動悸などの症状である。これは，胃の貯留能の低下により，急速に食物が十二指腸に送られたために高血糖が生じ，それを解消しようとするインスリンのはたらきによる低血糖症状として生じる。そのため，高タンパク質・高脂質・低糖質の食事療法を行う。また，食事は分食とし，食事内容は主食・主菜・副菜をそろえて，バランスを考えて調整するように指導する。

2　各疾患に対する栄養食事指導

◆ 炎症性腸疾患

炎症性腸疾患（IBD）にはクローン病と潰瘍性大腸炎が含まれる（●171ページ）。ここでは，クローン病の栄養療法・食事療法と栄養食事指導について説明する。

クローン病の食事療法は，栄養状態の改善だけではなく，腸管の治療効果も目的としている。栄養補給経路は患者の病状により選択されるため，患者個人の状態を十分考慮し，活動期（重症・軽症～中等症）と寛解期，それぞれの栄養食事指導を行う。活動期（重症）は絶食で中心静脈栄養を行い，腸管の安静をはかる。

■ 活動期（軽症～中等症）

活動期（軽症～中等症）の食事は，腸管の安静をはかりつつ，栄養状態の改善を目ざす必要がある。そのためには，脂肪含有量の少ない成分栄養剤を経鼻法により投与する。最初は低濃度のものを用いるが，エネルギー量が30～35 kcal/kg/日まで1週間かけて増量する。同量を2～4週間投与したあと，炎症反応がおさまり，症状が改善すれば寛解期の食事へと移行する。

■ 寛解期

寛解期では，高エネルギー・高ビタミン，低脂肪・低残渣の消化のよい食事とともに，必要エネルギー量の約半分量（900 kcal/日）程度を成分栄養剤あるいは消化態栄養剤のかたちで，経口または経鼻法で補給する。

腸管の炎症症状による発熱や，感染により消費エネルギーが増加する反面，下痢や腹痛に伴う食事摂取量が低下することもあるため，必要なエネルギー量を35～40 kcal/kg（理想体重）と高めに設定する。脂質は30 g/日をこえる

と再燃率が高くなるため，20〜30 g/日とする。糖質は消化・吸収にすぐれており，腸管への負担が少ないため，1日に必要とされるエネルギーの60%程度は糖質で摂取するようにする。食物繊維は10〜15 g/日とし，とくに腸管の狭窄がある場合には，非水溶性食物繊維を多く含む食品は避けるよう指導する。

◆ 肝疾患

　肝疾患には肝炎（急性・慢性・劇症）・肝硬変・肝がん・脂肪肝などが含まれる。肝臓が障害されると，代謝異常や栄養障害を生じるため，それに対応した食事療法が必要となる。

▍肝炎

　急性肝炎では基本的には経口摂取が可能であるが，食欲不振，吐きけ・嘔吐などの症状がある場合には，グルコースを中心とする末梢静脈栄養を行う。高度の黄疸を伴う場合は脂質を制限し，良質のタンパク質を補給する。

　急性期で肝細胞の機能が著しく低下している場合や，劇症肝炎における劇症化時は絶食とし，中心静脈栄養を行う。昏睡時にはグルコースと電解質を中心とした栄養で，脂質（脂肪乳剤）・タンパク質（アミノ酸製剤）は使用しない。肝細胞の機能の回復がみられたら，静脈栄養から肝不全用の経腸栄養剤を使用し，徐々に経腸栄養への移行を行う。

　急性肝炎の回復期や慢性肝炎での必要エネルギー量は，生活活動強度により25〜35 kcal/kg（標準体重）/日で算出する。栄養過多とならないように，体重増加などを考慮して，エネルギー量を決定し，バランスのとれた栄養摂取を指導する。アルコールは原則として禁止する。慢性C型肝炎では鉄過剰による活性酸素の産生が慢性肝炎の進展に関与するとされており，鉄の摂取は6〜7 mg/日を目安とする。

▍脂肪肝・非アルコール性脂肪肝炎

　脂肪肝・非アルコール性脂肪肝炎は，肝炎の回復期と同様の食事療法と栄養食事指導を行う。

▍肝硬変

　肝硬変では，病態が進行すると，すべての栄養素の代謝障害が顕著になり，低アルブミン血症，筋肉・脂肪量の低下など，タンパク質・エネルギー低栄養状態となる。適切な栄養量の摂取により，すみやかに栄養状態を改善することが患者のQOLや予後には重要である。

　必要エネルギーは一般的には25〜35 kcal/kg（標準体重）/日を摂取量とし，タンパク質は，代償期には，1.2〜1.3 g/kg/日，非代償期には血中アンモニア濃度に応じ，0.7〜1.0 g/kg/日を目安とする。また，血漿アミノ酸濃度の不均衡の是正や窒素平衡を維持するために，分岐鎖アミノ酸 branched chain amino acid（BCAA❶）の補給も検討する。脂質は制限せずにエネルギーの20〜25% を目安とする。一般的には塩分は6 g/日以下とするが，浮腫や腹水がある場合は，塩分を5 g/日以下とし，水分も調整する。また肝硬変では，グリコーゲン貯蔵量の低下による早朝空腹時の代謝異常を軽減するために，

―NOTE

❶BCAA

　必須アミノ酸のバリン，ロイシン，イソロイシンの総称である。肝臓のエネルギー源になりやすく，筋肉でアンモニアを代謝する際に必要な栄養素である。食品では，マグロの赤身，肉，卵に多く含まれる。BCAAを多く含むサプリメントやドリンクによる摂取が効果的である。

就寝前に 200 kcal 程度の軽食をとることを指導する。

◆ 胆囊疾患

　胆囊炎は，胆汁濃縮による化学的刺激や細菌感染などが原因で生じ，多くは胆石を有している。胆囊炎・胆管炎の急性期では絶飲食とし，経静脈的にグルコース・電解質などの点滴を実施する。回復期には脂質制限を行い，流動食からかゆ食と食形態を上げていく。

　脂質調整は 10 g から開始し，30 g を上限とする。胆石症での疝痛発作は，高脂肪食や暴飲暴食などが引きがねとなり生じる。無症状胆石症においても，高脂質食の摂取は胆囊の収縮を促進することから，脂質調整が必要であることを説明する。また，過食や刺激物を避けるように指導する。

◆ 膵臓疾患

▌急性膵炎

　急性膵炎の患者は，上腹部痛や背部の放散痛などにより，食欲低下などがみられる。急性膵炎の急性期では経静脈的に電解質を含む点滴を実施し，絶飲食とする。絶飲食により，膵外分泌を促すセクレチン・コレシストキニンの放出を抑制し，膵臓の安静を保つことが重要である。

　一方では，エネルギー代謝が亢進しているため，高エネルギーの補給を必要とする。経管栄養が可能な場合は早期より開始し，経腸栄養剤はアミノ酸を含み脂質含有量の少ない成分栄養剤の使用が推奨される。早期からの経腸栄養の導入は，感染性合併症の発生率の低下や，外科治療の必要性の低下，入院期間の短縮などのエビデンスがみとめられている。

　膵炎による症状などが改善したら，経口摂取を開始する。食事は水分から開始し，糖質主体の流動食，三分がゆ食，五分がゆ食，七分がゆ食，全がゆ食と，2～3 日ずつかけて慎重に食形態を上げていく。急性膵炎での経口摂取開始後には，膵炎が再燃する可能性もあるので，症状の観察を慎重に行う。食事での脂質は，10 g から開始し，30 g まで増量する。アルコールは禁止し，カフェイン・炭酸飲料・香辛料の摂取は控える。炭水化物を積極的に摂取することや，脂質の少ない食品を選択し，良質なタンパク質で魚類中心の食事をとるように指導する。疾患の再発予防のためには，規則正しい食生活が重要であることを理解してもらう。

▌慢性膵炎

　慢性膵炎の代償期には再燃の予防が重要である。急性増悪の場合には，経静脈・経腸栄養を急性膵炎に準じて実施する。経口摂取が可能な場合には，エネルギー摂取量は 30 kcal/標準体重/kg を目安とする。脂質は 30 g/日以下とするが，腹痛対策のために，脂質をさらに減量することもある。また，脂質の摂取は，1 回量を少なくすることが推奨される。脂質を制限すると，ビタミン A，ビタミン E，ビタミン D などの脂溶性ビタミンが欠乏することがあるため，経口的な補給を行う。

　非代償期では，腹痛が消失し，糖尿病と消化・吸収障害が顕著となる。血

糖調節のため，エネルギー量は標準体重 1 kg あたり 30〜33 kcal で算出し，インスリンを使用する。また，代償期とは異なり脂肪摂取量を制限する必要はなく，40〜60 g/日を目安としてよい。消化・吸収障害のため，脂肪便がみられることもある。

3 手術療法

　手術は観血的治療法ともよばれ，外科医が臓器や組織にメスを入れて疾患を治す治療法であり，つねに危険を伴う。手術の結果として生じる身体や心の傷は，時間の経過とともに軽減するが，それを完全に治癒させることはむずかしい。そのため，ほかの治療法を検討しても，手術以外の方法では救うことのできない場合に，手術を選択すべきである。固形がんの治療は多くの場合，手術療法が第一選択となるが，手術治療には限界があり，手術・放射線療法・化学療法などを適切に組み合わせた**集学的治療**の検討が重要である。

　疾患それぞれに適した術式があり，今日，行われている外科手術の原型の多くは 19 世紀後半に開発された。近年，手術術式や麻酔法の進歩に加え，手術前後の栄養管理法の改良，抗菌薬の開発などによって，手術の安全性は著しく向上している。また，手術を取り巻く周辺機器類が著しく進歩し，最近では，超音波切開凝固装置，三次元構築可能な CCD カメラ，手術支援ロボットなどが開発され，腹腔鏡や胸腔鏡を用いた内視鏡下手術も多くの疾患に対して行われている。手術支援ロボットとして，ダビンチサージカルシステムが導入されている施設が増えている（◉図 4-19）。

　患者の状態に合わせて，侵襲の少ない術式を選択するようになった結果，術後の回復も早くなっている。入院期間は短縮されており，一般的な消化器手術ではおよそ 1〜2 週間である。

1 外科的診断学

　外科的診断学とは，「手術適応の診断学」であり，疾患の診断を行うだけでなく，手術をすることがその患者の治療において最善か否かを判断するものである。手術の時機を逸したり，不適切な手術を施行したりしないよう，術前診断のための検査はとくに正確さ（精度）が求められる。近年は「診療ガイドライン」が各疾患で策定され，各施設においてばらつきのない治療法の決定に役だっている。

　手術前の診断を補足するため，手術中に術中迅速病理診断・超音波検査・内視鏡検査・内圧測定などを行うことがある。最近ではセンチネルリンパ節❶を見つけ出し，がん手術におけるリンパ節郭清の必要範囲を診断することも行われている。

2 進歩する手術手技

　多くの手術は，従来使用されてきたメス・はさみ・鉗子などの手術器具を使用して行われる。しかし，医療用機器・器具の進歩は目ざましく，手術法

◻NOTE
❶**センチネルリンパ節**
　がんの原発巣から，がん細胞が最初に直接流入するリンパ節をさす。このリンパ節に転移がなければ，それ以遠のリンパ節への転移の可能性はきわめて低いとみなされる。

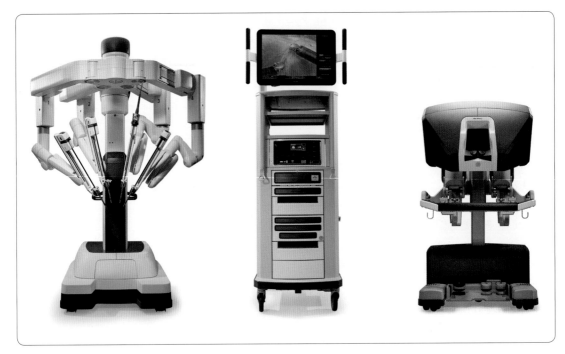

◖図4-19　ダビンチ Xi サージカルシステム
（©2023 Intuitive Surgical）

や手術の概念そのものも変貌<ruby>変貌<rt>へんぼう</rt></ruby>しつつある。

◆ 開胸・開腹手術

　消化器疾患の手術はおもに開腹手術によって行われる。開腹には虫垂炎で
よく選択される交叉切開法や傍腹直筋切開法のほか，腹部正中切開，季肋部
弓下切開などがあり，手術視野の確保しやすい方法を選択する。

　食道疾患の手術では，臓器が縦隔にあるため，開胸を伴うことが多い。開
胸手術では，肋骨を切除して創を広げるが，近年は胸腔鏡手術や小切開に
よって肋骨を切除しない術式も多くなった。

◆ 顕微鏡下手術

　手術用顕微鏡では約5～20倍の拡大した視野を得ることができ，肉眼では
困難な細かな切開や縫合が可能である。この手技を使用して微小血管の縫合
を行うことで，たとえば遊離腸管移植術などの手技が安全に行えるようにな
り，手術適応の範囲の拡大と手術後の患者の QOL が改善した。

◆ 内視鏡下手術

　内視鏡下手術 endoscopic surgery は，胸腔・腹腔などの体腔に5～15 mm 程
度の小さな穴（ポート）を数個空け，これらの穴から内視鏡と手術器具を挿入
し，内視鏡で病変部位を観察しながら手術を行うものである。全身麻酔下に
行われ，今日，消化器ではほとんどの臓器が対象となっている。さらに，

ポートの数を減らしたり，1つのポートだけで（単孔式）手術をしたりすることも行われている。

●**利点**　内視鏡下手術の利点は，体腔を大きく切開しないため手術後の疼痛が少なく，腸管の蠕動運動の回復が早く，美容的にもすぐれていることである。また，多くの場合，手術侵襲が少ないといわれ，早期に離床可能であり，従来の開腹手術に比べ，入院期間の短縮や早期の社会復帰が見込める。また，内視鏡を操作部位に近づけることで顕微鏡に近い拡大視が可能なため，細部までの観察ができ，共通の画像を術者間で共有でき，組織解剖の理解にも役だつ。

●**欠点**　内視鏡下手術の欠点として，臓器に直接触れられないため触覚がないこと，また通常の二次元画像では立体感や遠近感が少ないため微細な縫合や結紮がむずかしいことなどがあげられる。三次元画像の内視鏡の開発，ロボット支援手術の普及により，さらなる内視鏡下手術の発展が期待される。

▌対象疾患

対象となるおもな疾患として，逆流性食道炎，食道がん，胆石症，胃・十二指腸潰瘍穿孔，虫垂炎，鼠径ヘルニア，胃がん，大腸がん，肝臓・脾臓疾患などがある。悪性腫瘍については，がんの進行度やリンパ節郭清範囲などの点で，標準術式としてはまだ確立していないが，手術の適応を厳密に選択することによって，従来の根治手術に匹敵する成績が得られている。

術前精査で注意する点としては，開腹手術や開胸手術に比べて手術中に視診・触診できる範囲が限られるため，主病変のみでなく併存疾患の有無を広く確認しておくことである。また，胸腔鏡下手術では，開胸側の肺を虚脱させて良視野を得るときに備えて，分離肺換気❶が可能か否かを，呼吸機能検査などで検討する必要がある。

もともと手術創の小さな虫垂炎などの手術においては，開腹創が小さく視野が限られているため，むしろ内視鏡下手術のほうが，創から離れた部位の観察や腹腔内の洗浄にすぐれている。

◆ 切開・止血用の新しい機器

切開と止血を同時に行う手術器具として電気メスが広く用いられている（◉図4-20）。近年，超音波振動メスやマイクロ波凝固装置などが開発・改良され，臓器や術式に合った切開や止血が可能となっている。

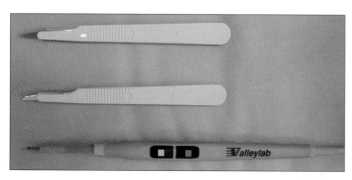

◉**図4-20　電気メス**
上の2つは通常のメスで，下が電気メスである。

NOTE
❶**分離肺換気**
　左右の肺を別々に分離して換気する方法。

　超音波振動メス（ハーモニック スカルペル®など）は，ブレードとよばれる先端部分を1秒間に約5万回振動させ，その際に生じる熱によって組織の切開と止血を行う。組織に直接電流が流れない点が電気メスと異なっており，内視鏡下手術をはじめ多くの手術に利用されている。

　マイクロ波凝固装置は，約2,500 MHz（メガヘルツ）の電磁波を組織内に照射することによって，内部誘電加熱という現象をおこし，その熱エネルギーを利用して止血・凝固・切開を行う。組織の凝固が進み，水分が減少すると熱の発生も抑えられるため，過剰凝固がおこりにくくなる特性がある。さまざまな形状の電極が作成できるので，肝切除や肝がんのマイクロ波凝固療法などに使用される。

3　術前・術後管理の実際

　消化器疾患は多種多様で，手術を必要とするものも多く，手術の成否が患者の予後に大きく影響を与える。手術は治療体系の1つの手段であり，ほかに治療法がある場合には，それらと組み合わせて患者の状態に合わせた集学的治療をつねに念頭におく必要がある。手術の適応について検討し，疾患の状態として手術の適応があっても，術前評価で手術に耐えられないと判断され，手術ができないこともある。また，①手術を予定する原疾患以外が原因で発熱がある場合，②心筋梗塞後6か月以内で緊急を要しない場合，③コントロールできていない心不全や重度の糖尿病，④肝機能が急性増悪にある場合，は手術を中止すべきである。

　近年は手術に合わせたクリニカルパスが作成され，周術期の医療の標準化や合併症の早期発見に役だっている。

◆ 手術を必要とする消化器疾患

　手術を必要とする病態には，腫瘍・穿孔・閉塞（狭窄）・出血・炎症などがあげられる。

　1 腫瘍　悪性腫瘍に対する手術は，**根治手術**と**姑息手術**に分けられる。根治手術は，病巣の完全切除と周囲のリンパ節郭清によって，がんの治癒が期待できるときに行われる。一方，姑息手術は完全な治療は期待できないが，がんによる症状に対処し，QOLを改善するために行われる。そのため，がん終末期状態でも適応となりうる。姑息手術の代表的なものとして，消化管の閉塞や狭窄に対して，経口摂取の回復を目的に行われる人工肛門造設術やバイパス手術がある。がんからの出血が続く場合も，貧血のコントロールを目的として主病巣のみ摘出することもある。

　2 穿孔　消化器の穿孔や破裂は，以前はほとんどが手術によって治療された。最近では，画像検査の進歩などで穿孔の部位や大きさを正確に診断できるようになり，保存的治療が有効でないか困難な場合にのみ手術がおこなわれるようになりつつある。

　3 閉塞・狭窄　閉塞や狭窄に対する手術適応は，原因となる疾患によって大きく異なる。絞扼性腸閉塞・嵌頓ヘルニア・上腸間膜動脈血栓症など，

循環障害を伴う病態に対しては緊急手術が必要となる。単純性腸閉塞の場合は，消化管内容の減圧による積極的な保存療法で軽快しない場合に手術が行われる。がんの再発による腹膜播種による腸閉塞では，複数のところで閉塞または狭窄していることがあり，手術による改善は容易ではなく，手術適応は慎重に検討する必要がある。

④ 出血　出血には食道静脈瘤や胃・十二指腸潰瘍などの消化管からの出血と，肝がんや脾損傷などの実質臓器からの出血とがある。前者は内視鏡的止血術で，後者は動脈的塞栓術などで止血できないときに手術が行われる。

◆ 術前評価

消化器の手術を受ける患者は，食欲不振・通過障害・嘔吐・出血などによる低栄養・貧血・脱水などをきたしていることも少なくない。がん患者は高齢者が多いことから，呼吸器や循環器の合併症をもっていることも多い。心疾患で抗凝固薬を内服している場合には，内服薬の調整も必要である。また，喫煙歴や飲酒歴の長い患者では，喀痰の増加や呼吸機能障害・肝機能障害があり，術後合併症の発生につながるので注意が必要である。

① 臓器機能の評価　各臓器の機能評価を行う検査として，次のものがある。
- 心機能：心電図検査・負荷心電図検査・心エコー・ホルター心電図検査など
- 肺機能：スパイログラム・血液ガス分析・肺血流シンチグラフィーなど
- 肝機能：血液生化学検査・インドシアニングリーン(ICG)試験・肝シンチグラフィーなど
- 腎機能：尿検査(尿タンパク質，血尿)，血中尿素窒素(BUN)・クレアチニン(Cr)など
- 代謝機能：経口ブドウ糖負荷試験(OGTT)，甲状腺機能検査など

② 栄養状態の評価　一次スクリーニングとして，主観的包括的栄養評価 subjective global assessment(SGA)がある。3か月で 7.5% 以上，6か月で 10% 以上の体重減少は術前に栄養管理が必要である。総合栄養評価である予後推定栄養指数 prognostic nutrition index(PNI)は，手術危険度を評価する目的で作成されており，手術適応の決定や術後管理の参考になる。

③ 静脈血栓塞栓症のリスク評価　40 歳以上のがんの大手術や既往のある患者では，静脈血栓塞栓症の危険リスクが高いとされ予防措置が必要である。

④ 口腔ケア　消化器がんの手術では，周術期の口腔ケアが術後の肺炎予防に効果が期待でき，術前から歯科と連携をとった口腔ケアが必要である。

◆ 術前管理

① 呼吸管理　手術が決まりしだい禁煙を徹底し，術前から呼吸訓練補助器具を利用した呼吸訓練や，階段昇降などの運動を開始する。ネブライザーによる気道の浄化や，鼻咽頭や喀痰の細菌検査を行っておくこともある。

② 栄養管理　十分に経口摂取ができない場合や，栄養状態不良な場合は，

栄養サポートチーム（NST）や栄養士と協力して術前から栄養管理を行う。栄養状態の改善は，術後合併症の予防と手術後の回復にきわめて重要である。消化器の機能を低下させないように経鼻法による経腸栄養を行うことが望ましい。なんらかの理由で経腸栄養ができないときには経静脈栄養法を行う。

　　③ **消化管内容物の除去**　　大腸の手術や大きな手術の場合には，術前に浣腸と下剤の内服，非吸収性の経口抗菌薬の内服で腸管前処置を行う。消化管の通過障害がない場合は，マグコロール®P，ニフレック®，モビプレップ®などの経口腸管洗浄剤の内服による洗腸を手術前日に行う。また，高度の大腸狭窄があると，経口腸管洗浄剤によって強い腹痛や穿孔をおこすことがあるため絶食とし，緩下薬で時間をかけて腸管内容物を除去する。最近では，狭窄部位に金属ステントを挿入して留置し，通過障害を解除し，術前の栄養状態の改善，さらには腸管洗浄も可能にして待機的に手術にのぞむ症例も増えている。高度の幽門狭窄がある場合は，1週間前から絶食とし，胃チューブを入れて胃内容物を排除し，胃の拡張や浮腫を減少させて手術にのぞむ。

　　④ **抗菌薬の投与**　　手術部位感染 surgical site infection（SSI）に対する予防的抗菌薬の投与は，執刀開始前60分以内に投与を開始し，執刀時には投与を完了させる。3時間をこえる手術では術中に2回目の投与を行う。

　　⑤ **剃毛処置**　　手術部の除毛が必要なときは手術用クリッパーを用いて手術直前に行い，かみそりは使用しない。

◆ 術後管理

　手術後の病態は，手術の術式や侵襲の程度，患者の年齢などによって異なり，また時間の経過とともに変化する。細心の注意をはらい，異常を早期に発見し迅速に対処することが重要である。術後管理は，大きく術後急性期・術後安定期・術後後期の3つに分けると理解しやすい。

▮ 術後急性期

　術後急性期とは，手術直後からだいたい3病日までをいう。この時期は循環血液量の低下によって尿量は減少し，循環不全がおこりやすい。循環血液量の維持を最優先にして，輸液量・輸液速度を調整する。また，麻酔からの覚醒遅延による呼吸抑制や舌根沈下に注意する一方で，疼痛対策も十分に行う必要がある。おもに持続硬膜外麻酔を使用し，さらに疼痛の訴えがあれば鎮痛・鎮静薬を追加投与する。いったん止血されていた剝離面や血管からの再出血がおこることもあり，保存的に止血できない場合には再手術となる。ドレーン類からの出血の状況や，血圧・心拍数の変化をより詳細に観察する。

▮ 術後安定期

　術後4〜10病日を術後安定期とよぶ。尿量が増えることから利尿期ともいわれる。血管内に間質液が戻ることによる水分過剰に注意し，尿量や胸部X線写真を参考にして輸液量は少なめにする。肺合併症・縫合不全・創部感染・創部離開など，おもな術後合併症はこの時期に発生する。

▮ 術後後期

　手術後11〜28病日の術後後期では，絶食によって，隠れていた合併症が

経口摂取の開始とともにはっきりすることがある。吻合部狭窄・癒着性腸閉塞・胃切除後ダンピング症候群（◯162ページ）・乳び胸などは，この時期に発症することが多い。また，歩行の開始や急激な体動が誘因となり肺塞栓症をおこすことがある。肺塞栓症は比較的まれであるが，ひとたび発症するとしばしば致命的となる。そのため，近年では発症のリスクを術前に考慮し，早期からの対策がすすめられている。しかし，ベッド上での安静がこの時期まで長引く場合には，肺塞栓症の予防が大切である。

◆ ドレーン類の管理

体内に貯留する液体や気体を体外に誘導することを**ドレナージ**といい，留置するシリコンやゴム製の管を**ドレーン**という。

手術時にドレーンを留置する目的は，術後出血の早期発見，手術操作による滲出液やリンパ液の除去，縫合不全の発見と治療，消化管内腔の減圧，肺の再膨張などさまざまで，抜去時期も異なる。同一のドレーンが複数の目的を兼ねることもあり，目的に応じたドレーン管理が必要である。

▊ドレナージの方法

ドレナージの方法は，開放式と閉鎖式とに大別される。

１開放式 開放式ドレナージは，古くから行われている方法で，排液をガーゼなどに吸収させる方法である。ドレーンの内腔が大気と直接交通するため，逆行性感染❶をおこすことがある。また，ガーゼなどに付着した排液や膿からの医療従事者への感染や医療従事者を介してほかの患者へと感染する可能性もあり，感染予防には十分に留意しなければならない。

２閉鎖式 閉鎖式ドレナージでは，排液が貯留びん（バッグ）に誘導されてためられるため，逆行性感染がおこる可能性は低い。医療従事者やほかの患者への感染予防にも有効と考えられる。欠点としては，ドレーンの側孔が周囲の組織片やフィブリンで詰まってしまうことと，チューブと貯留びんが患者に接続しているため身体の動きが制限されることである。これらの点に注意し，管理することを怠ってはならない。

患者移動や体動時にドレーンが引っぱられて抜けてしまう事例も多く，ドレーンの管理には十分注意が必要である。

▊ドレーンの観察

ドレーンの観察においては，挿入されている部位や目的に合わせて，その性状・量・においに留意する。一般的な術後ドレーンの排液の色は，術直後は手術操作に伴う出血を含むため血性だが，徐々に薄くなり，淡血性から漿液性となる（◯図4-21）。漿液性となって術後経過も問題なければ，抜去を検討する。消化器手術においては縫合不全に伴い，腸液・胆汁・便汁などが排液としてみとめられ，合併症の発見につながる（◯図4-22）。

食道がん術後の吻合部ドレーンでは，唾液の混入で泡沫状の性状を呈し，すっぱいにおいを呈することもある。膵臓の手術では，膵液瘻❷を念頭におき，ドレーン排液のアミラーゼ値を測定することもある。直腸がんなどの骨盤付近の手術の際，尿量が少なくなると同時にドレーン排液が多くなった場

◻NOTE
❶逆行性感染
　ドレーンを経由して腹腔内に逆行性に感染がおきること。

◻NOTE
❷膵液瘻
　吻合部から膵液のもれが生じること。

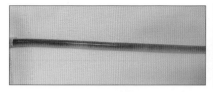
a. やや血性

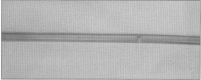
b. 漿液性

◉図4-21　術後ドレーンの排液の色

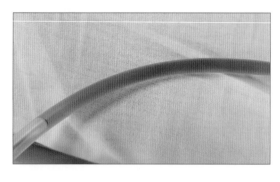

◉図4-22　縫合不全に伴う
胆汁の排液

合は，尿管損傷などによる尿の腹腔内への流出も考えて検査を行う。

◆ 術後合併症の原因と対処

▌術後発熱
　手術後に38℃ 以上の発熱がある場合は，その原因を特定する必要がある。発熱の原因はさまざまで，発熱すなわち感染とは限らない。とくに，手術後36時間以内の早期の発熱は，無気肺や輸血後の反応熱などによることが多い。術式の特徴や，術後の臨床経過を加味して検査を行う。

▌呼吸器合併症
　[1]**無気肺**　疼痛による体位変換の減少や，呼吸運動の抑制，過剰な鎮痛薬の投与による咳嗽反射の減弱などが誘因となり，気道分泌物が貯留して肺胞が十分に拡張せず無気肺となる。発熱とともに頻脈と呼吸数の増加を伴うことが多い。聴診上，呼吸音の減弱と水泡音などをみとめる。深呼吸・咳嗽・離床などの保存的治療で肺を再膨張させる。気管支鏡による喀痰吸引を要することもある。

　[2]**肺炎**　無気肺から進展して手術後3～5病日に発症することが多い。臨床的には高熱・頻脈・多呼吸などがあり，聴診では呼吸音の減弱・水泡音・気管支呼吸音が聴取される。喀痰を培養し，適切な抗菌薬を投与する。

▌手術創感染
　創部の痛みが強くなり，第3～4病日から微熱が出現したら創部感染を疑う。創部周囲に浮腫や発赤があらわれる。腸内細菌によるものは痛みのわりに発赤が少ない。手術中に細菌による創部汚染が著しかった場合や，局所的あるいは全身的に細菌抵抗性が減弱して細菌が増殖すると，創部感染が発症する。手術創部を大きく開放し有効なドレナージを行い，壊死物質や異物が

あればデブリドマン❶debridement を行う。抗菌薬の全身投与が必要なことも
ある。

腹腔内膿瘍

　直腸子宮(膀胱)窩・横隔膜下・モリソン窩❷などに膿が貯留した状態をい
う。直腸子宮(膀胱)窩は，立位でも仰臥位でも腹腔内で最も低い位置になる
ため，あらゆる滲出液がたまりやすく，膿瘍形成の好発部位である。消化管
穿孔による腹膜炎・縫合不全・子宮付属器炎などが原因となる。発熱や白血
球数の増加，C 反応性タンパク質(CRP)の上昇などの一般的な症状に加え，
残尿感・テネスムス(◐48 ページ)・粘液性下痢といった骨盤内臓器に炎症が
波及することによる特有の症状を伴うことがある。直腸診や腟内診を行い，
穿刺が可能であれば試験穿刺によって診断を確定する。

　横隔膜下膿瘍やモリソン窩膿瘍は，おもに胃・十二指腸潰瘍穿孔や，胃が
ん，肝胆道系の手術後などの上腹部疾患に合併しやすい。横隔膜下膿瘍では，
しばしば吃 逆 や胸水貯留がみられる。

　腹腔内膿瘍の診断には，超音波検査・CT が有用である。治療は抗菌薬の
投与とドレナージが主体となる。

縫合不全

　消化管は吻合したからといって必ず癒合するわけでなく，いろいろな原因
により消化管吻合部の一部または全周に癒合しない部分が生じ，ここから内
容物が消化管外にもれる状態を**縫合不全**という。無症状のこともあるが膿瘍
形成や腹膜炎，さらには敗血症にまで進展する場合がある。

　縫合不全の原因として，吻合部の血流障害や，吻合部の感染，吻合部にか
かる過剰な張力などがある。長期間の副腎皮質ステロイド薬の使用や血液凝
固第XIII因子欠乏などの全身的な要因もある。ドレーンからの排液を確認し，
必要に応じて造影検査や CT などを行い診断する。

　禁食・点滴により栄養状態を改善し，保存的に創傷治癒を待つか，一時的
に吻合部より口側の腸管に人工肛門などの腸瘻を造設して，縫合不全部分に
消化管内容が通過するのを減らし，自然治癒を待つ。

4　放射線療法

1　放射線療法の概略

　放射線療法は放射線を病変部に体外から，もしくは体内から照射して，臓
器・機能をそのままにがんを治癒させることができるものである。以前は手
術ができない局所進行がんに対して用いられていたが，近年は，放射線治療
の成績の向上により，手術が可能な症例にも，治療法の1つとして放射線療
法が選択される機会が増え，放射線治療を受けるがん患者は増加している。

　放射線療法の対象となる疾患の多くは悪性腫瘍である。放射線療法は，単
独で行われるよりも，手術療法や化学療法などと組み合わせた集学的治療の
1つとして用いられることがほとんどである。

NOTE

❶デブリドマン
　壊死組織や，それに伴う
異物の切除・掻爬を行い，
健常な創として治癒を促進
させること。

❷モリソン窩
　肝臓と右腎臓の間に存在
しており，液体が貯留しや
すい部位である。

放射線療法は，治療目的により根治的照射・予防的照射・姑息的照射に分けられ，それぞれ照射線量❶や照射範囲が異なる。手術が施行される場合には術前照射・術中照射・術後照射に大別される。

放射線療法は，正常な組織や臓器に傷害を与えず，がん病巣だけを制御することが理想であるが，正常組織をまったく傷害せずに治療することは不可能である。しかし，各組織の耐容線量内で治療するため，放射線口内炎・放射線皮膚炎・脱毛などの有害事象は，多くの場合，治療終了とともに自然に治癒する。

なお，放射線に関する単位として，ベクレル(Bq)，グレイ(Gy)，シーベルト(Sv)がある。Bq は放射性物質の含まれる量をあらわす単位である。Gy は放射線を受けた物質が吸収するエネルギー量(吸収線量)をあらわす単位であり，1 Gy は物質 1 kg あたり 1 J(ジュール)のエネルギーを放射線から受けたということを意味する。Sv は放射線の量を人体への影響の大きさであらわす単位である。

❏ NOTE
❶放射線は，分割・継続して照射したほうが副作用が少なく治療効果が高いため，通常は数回から数十回に分けて行われる。

◆ 放射線感受性

組織の放射線感受性は，一般に①細胞分裂の頻度の高いもの，②将来行う細胞分裂数の多いもの，③形態および機能において未分化なものほど高いとされる。正常組織ではリンパ組織・骨髄・腸上皮，腫瘍では悪性リンパ腫・未分化がんなどは放射線感受性が高い。一方，神経組織や筋組織，腺がんや悪性黒色腫などは低感受性である。

◆ 照射方法

おもな照射方法には，外部放射線治療(外部照射)，密封小線源治療(内部照射)，および非密封の放射性同位元素(ラジオアイソトープ，RI)治療がある。

● **外部照射** 放射線治療の多くは外部照射で行われている。外部照射は，X線やγ線を患者の体外から皮膚を通して病変部に照射する方法である。照射部位によっては正常組織を多く照射野に含んでしまうこともあり，十分な照射計画が必要である。最近では，サイバーナイフや強度変調放射線治療 intensity-modulated radiation therapy(IMRT)などによって，病変部に放射線を集中させる照射技術が開発されている。

● **内部照射** 内部照射は，微小な針や管状の金属内に放射性物質を封入・密封し，腫瘍表面や腫瘍内に留置して照射する方法である。距離による線量の変化が大きいため，腫瘍と線源との位置関係を正確に決める必要がある。

● **RI 治療** RI 治療は，病変に集まる性質のある寿命の短い RI を内服または注射し，腫瘍に到達させて治療する方法である。投与する RI の腫瘍への親和性によって治療効果が左右されるため，限られた疾患に対してだけ行われる。

◆ 放射線治療の有害事象

　放射線治療の照射中や，照射後早期におこる早期有害事象としては，皮膚炎・粘膜炎・照射部位の脱毛・血液毒性があるが，多くは自然治癒する。照射後数か月から数年たって生じる遅発性・晩期有害事象としては，皮膚や粘膜の潰瘍，白内障，肺の線維化，内分泌・外分泌臓器の機能低下，発がんなどがあり，これらは生じる頻度は低いが，治癒困難なことが多い。また，婦人科疾患や泌尿器科疾患の放射線治療後に放射線性直腸炎が生じて粘血便・下血をみることがあり，これも治療に難渋する。

2 消化器腫瘍の放射線療法

◆ 放射線療法の対象

　放射線治療は同じ標的に繰り返して放射線照射を行う必要性があるため，標的臓器が固定されているものが治療はしやすく，消化管の蠕動運動などによる位置の変動の少ない臓器がおもに対象となる。

　とくに消化器腫瘍の治療では局所の治癒率を高めるために，食道がん・膵臓がん・直腸がんなどに対して，手術の補助療法として放射線療法が行われる。食道扁平上皮がんに効果が高いことが知られており，根治的にも，進行がんの縮小や緩和治療にも適応がある（●図4-23）。また，直腸がんで腫瘍が大きい場合や，骨盤内リンパ節転移を有する場合，肛門に近い場合などには，術前照射を施行して手術の根治性を高めたり，肛門の温存をはかったりすることもある。消化器腫瘍の骨転移や神経浸潤などに伴うがん性疼痛にも効果があり，終末期のがん患者の症状緩和に有用である。

◆ 放射線療法の実際

　術後の合併症や創傷治癒遅延を考慮して，一般に術前照射では30〜40 Gy，根治照射や術後照射の場合は50〜60 Gy を照射する。治療は1日1回2 Gy 程度の照射を平日5日間治療するため，通常は4〜6週間の治療期間となる。同じ部位に照射するために，身体にマーキングがなされる（●図4-24）。

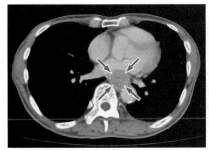 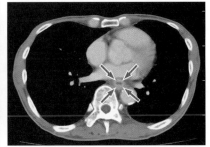

a. 治療前　　　　　　　　　　　　　　b. 治療後

●**図4-23　食道がん放射線治療前後**
治療前から治療後にかけて，腫瘍が明らかに縮小している。

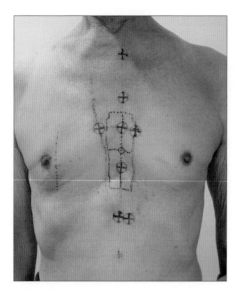

●図 4-24　マーキングの例

●表 4-7　消化器領域におけるおもな放射線カテーテル治療

血管系治療	非血管系治療
• 血管塞栓術（動脈塞栓術，門脈塞栓術，静脈閉塞術） • 血管形成術 • 留置術（リザーバー留置術，ステント留置術） • 動注術 • 血栓溶解療法	• ドレナージ術 • 腫瘍アブレーション • 生検

　治療に要する時間は最初の照射計画には多少の時間を要するが，一度計画をたて，マーキングがなされれば，脱衣，準備，治療を含めて毎日 10〜20 分程度である。化学療法を併用しない場合や，併用しても外来での化学療法が可能な場合には，通院で治療を行うことも可能である。

　放射線耐容性の低い臓器が周囲にある場合には，臓器への障害や副作用に注意し，障害を減少させる工夫が必要となるため，多くの場合，期間途中に照射角度や照射範囲を変更するように計画をたてている。

5　放射線カテーテル治療

　放射線カテーテル治療は，X線透視，CTや超音波などの画像診断装置を用いて，体表の小さな傷口からカテーテルや針を挿入して行う治療の総称である。

　日本では画像下治療 interventional radiology（IVR）と呼称されており，広く臨床の現場で用いられている❶。手術に比べて低侵襲であることが，大きな利点のひとつである。

　IVR は，血管系治療と非血管系治療とに大別され，全身幅広く治療対象となる。消化器領域ではおもに●表 4-7 のような手技があり，非常に多くの病態が適応となる。

NOTE
❶放射線カテーテル治療の国際的な略称は IR である。日本 IVR 学会専門医の呼称も「IVR 専門医」から「放射線カテーテル治療専門医」への変更が決まっており，今後は放射線カテーテル治療と称されていくと考えられる。詳しくは日本 IVR 学会の Web ページを参照されたい。

a 血管系治療

　血管内に器具を入れて治療するものである。塞栓物質を用いて目的の血管から血流を遮断することで治療効果や止血が得られる血管塞栓術や，ステントやバルーンカテーテルを用いて血管を温存あるいは拡張する血管形成術などがあげられる。おもな塞栓物質として金属コイルや血管塞栓用プラグなどがある（◯表4-8）。

1 肝悪性腫瘍に対する経動脈治療

　肝細胞がんでは，治療の選択肢が豊富なことが特徴である。手術治療，分子標的薬治療，放射線照射治療，緩和治療などのほかに，放射線カテーテル治療においても肝動脈化学塞栓療法 transarterial chemoembolization（TACE），後述の RFA/MWA，肝動注リザーバー留置術など実に多くの治療方法がある。治療法の選択にあたっては，ガイドラインや患者の意向などをふまえて適切に選択する。

　肝細胞がんに対する TACE は，リピオドール® とゼラチン粒を用いる cTACE（conventional TACE）が長らく行われてきており，現在でも主流である。これは，腫瘍に栄養を供給している血管にカテーテルを挿入し，リピオドール® に懸濁した抗がん薬を注入したのち，ゼラチン粒で塞栓を行って血流を遮断する治療法である。

　近年ではデバイスの進歩や使用可能な塞栓物質が増えたことにより，バルーン閉塞下 TACE（balloon-occluded TACE〔B-TACE〕），薬剤溶出性ビーズ TACE（drug-eluting bead TACE〔DEB-TACE〕），ビーズ単体での塞栓 transarterial embolization❶ なども行われる。

　また，大腸がんや多血性がんの転移性肝腫瘍においては，全身化学療法不応かつ肝転移が予後規定因子と判断される例では，TACE やリザーバー肝動注療法が行われることもある。

2 動脈性出血に対する塞栓術

　内因性，医原性，外傷性などさまざまな原因で，消化管や肝臓，脾臓などの臓器に動脈性の出血を生じることがあり，多くは緊急的な止血術を要する。

□NOTE
❶抗がん薬を用いない肝動脈塞栓術（bland-TAE）ともいう。

◯表4-8　**おもな塞栓物質**

- 金属コイル
- 血管塞栓用プラグ
- 粒状塞栓物質（セレスキュー®，ジェルパート® などのゼラチンスポンジ）
- 球状塞栓物質（エンボスフィア®，ディーシービーズ®，ヘパスフィア® などのビーズ・マイクロスフィア）
- 液体塞栓物質・硬化剤（リピオドール®，ヒストアクリル：n-butyl-2-cyanoacrylate〔NBCA〕，無水エタノール，ethanolamine oleate〔EO〕，ポリドカノール）

※一時的塞栓物質としてはゼラチンスポンジ，リピオドール® があり，ほかは永久塞栓物質となる。

医学的，解剖学的，あるいは技術的な状況に応じて，金属コイルやゼラチンスポンジ，N-ブチルシアノアクリレート n-butyl-2-cyanoacrylate（NBCA）などの塞栓物質が使い分けられる。

　出血には静脈瘤性出血もあるが，ここでは動脈性の消化管出血と外傷による出血を扱う。

● **消化管出血**　消化管出血の原因としては，消化性潰瘍，腫瘍出血，膵炎後仮性動脈瘤❶破裂，毛細血管形成異常，内視鏡処置や外科手術後の出血などがある。上部・下部消化管の出血は内視鏡治療が第一選択となるが，施設の状況や，内視鏡的に止血が困難な場合，あるいは内視鏡的に到達がむずかしい小腸出血では，放射線カテーテル治療として動脈塞栓術が選択される場合がある。血管造影にて，血管外漏出像，仮性動脈瘤，動脈途絶像などがあれば出血点と判断され，カテーテルを原因となっている血管まで選択的に進め，適切な塞栓物質を用いて止血を行う（◉図4-25）。

● **外傷性出血**　消化器領域では，肝臓，脾臓，腸間膜の損傷などが動脈塞栓術の適応となる。循環動態および損傷機序や程度などを考慮して，開腹手術や保存的治療を優先あるいは併用することもある。

3　内臓動脈瘤に対する塞栓術

　内臓動脈瘤は，破裂時の死亡率が高い。そのため真性動脈瘤では，一般的に2cm以上が治療対象となる。さらに，膵頭部周囲の真性動脈瘤においては，小さくても破裂しやすいのでサイズにかかわらず治療対象となる。基本的には瘤内塞栓 paking で治療されるが，遠位近位同時塞栓 isolation で治療されることもある❷。

　仮性動脈瘤は出血を意味するため，一般的には緊急的な治療対象となる。仮性動脈瘤の原因は多岐にわたり，膵炎や十二指腸潰瘍といった炎症によるもの，膵術後の膵液漏などといった術後合併症によるもの，カテーテル操作や経皮的穿刺手技などによる医原性の動脈損傷によるもの，外傷によるもの，中膜変性や線維筋形成，結節性多発動脈炎などの血管異常によるもの，感染によるものなどが原因となる。基本的には，遠位近位同時塞栓による治療が行われる。外傷性または医原性で条件を満たせば，カバードステントが用いられることもある。

4　門脈系手技

　門脈系手技や非血管系治療の手技名には「経皮経肝的」という表現が多い。これは，体表から肝臓を経由して行う手技という意味である。

　門脈圧亢進症の合併症である食道・胃・十二指腸静脈瘤に対する治療には，バルーン閉塞下逆行性経静脈的塞栓術 balloon-occluded retrograde transvenous obliteration（BRTO），経皮経肝的塞栓術 percutaneous transhepatic obliteration（PTO），経回結腸静脈的塞栓術 transileocolic obliteration（TIO），経皮経肝的硬化療法 percutaneous transhepatic sclerotherapy（PTS）などの硬化療法がある。そのほか，脾臓を縮小させることで間接的に門脈圧を下げる部分的脾動脈塞栓

<aside>

NOTE

❶仮性動脈瘤

　炎症や外傷などに起因する動脈瘤をさす。それに対して動脈硬化などによる動脈瘤を真性動脈瘤という。

NOTE

❷塞栓方法としては，動脈瘤内のみを塞栓する瘤内塞栓と，流入血管および流出血管を連続性に塞栓する遠位近位同時塞栓があり，おもに金属コイルが使用される。

</aside>

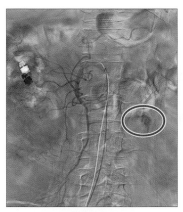

①上腸間膜動脈造影

小腸内への造影剤漏出が黒く描出されている（○）。

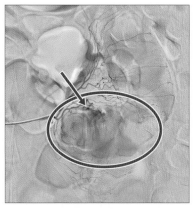

②カテーテルを第4空腸枝の辺縁動脈まで進めた血管撮影

出血点（→）をみとめ，小腸内に大量の造影剤の漏出がみられた（○）。

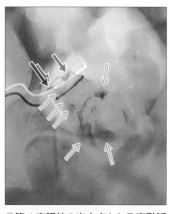

③第4空腸枝の出血点となる直動脈（終動脈）まで進めた血管撮影

出血点（→），小腸内への造影剤の漏出像（⇒），④にて金属コイルで塞栓した直動脈の範囲（→）。

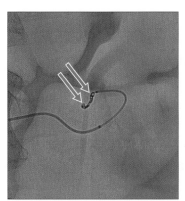

④さらに③の出血点まで到達

金属コイル（→）を2個使用して塞栓術を施行した。

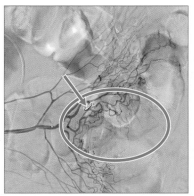

⑤塞栓術後の第4空腸枝辺縁動脈からの血管撮影

止血が得られて小腸内への造影剤漏出は消失している（○）。金属コイル（→）。

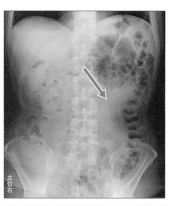

⑥1週間後に軽快退院時の腹部単純X線画像

金属コイル（→）が微小であることがよくわかる。

○ **図4-25　小腸出血に対する動脈塞栓術**
なお③では，呼吸静止不良による動きのため，カテーテルが2重に描出されている。

---

plus	その他の消化器関連の放射線カテーテル治療

本文で紹介した以外に，以下のような手技もあげられる。
- 腸間膜動脈閉塞に対する血栓吸引術・溶解術
- 脾機能亢進症に対する部分的脾動脈塞栓術 partial splenic embolization（PSE）
- 骨転移の疼痛緩和目的の RFA・TAE・経皮的椎体形成術 percutaneous vertebro-plasty（PVP）
- 膵がんなどのがん性疼痛に対する腹腔神経叢・内臓神経ブロック
- 難治性腹水に対する腹腔静脈シャント（デンバーシャント）
- 内視鏡下の胃瘻造設がむずかしい場合の経皮経食道胃管挿入術 percutaneous transesophageal gastro-tubing（PTEG）

術 partial splenic embolization（PSE），門脈と下大静脈に短絡を作成して門脈圧を下げる経頸静脈的肝内門脈大循環短絡術 transjugular intrahepatic portosystemic shunt（TIPS）などが行われる。

静脈瘤に対する治療以外にも，拡大肝切除前に切除葉の肝内門脈塞栓を行い非切除葉の代償性肥大を目的とした経皮経肝的門脈塞栓術 percutaneous transhepatic portal vein embolization（PTPE），肝外門脈閉塞に対する門脈ステント留置術などがある。

b 非血管系治療

1 ドレナージ術

ドレナージとは，閉鎖腔にたまった膿瘍・滲出液・血腫などを排出することを言う。全身のあらゆる部位の膿瘍がドレナージ術の対象となるが，消化器領域では，胆道系疾患や肝膿瘍のほか，虫垂炎，憩室炎，膵炎，術後性などに起因する腹腔内膿瘍のドレナージが多い。

なお，胆道系疾患のドレナージとしては，胆嚢炎に対する経皮経肝的胆嚢ドレナージ percutaneous transhepatic gallbladder drainage（PTGBD），胆管炎や閉塞性黄疸に対する経皮経肝的胆管ドレナージ percutaneous transhepatic biliary drainage（PTBD）が広く行われている。

2 腫瘍アブレーション

腫瘍アブレーションとは，画像ガイド下に専用の治療針を腫瘍へ穿刺し，その治療針より発するエネルギーにより腫瘍を焼灼する治療の総称である。

消化器領域では，肝細胞がんや転移性肝がんに対して，高周波電流により熱を発生させて凝固壊死させるラジオ波焼灼療法 radiofrequency ablation（RFA），電磁波により熱を発生させて凝固壊死させるマイクロ波焼灼療法 microwave ablation（MWA）が広く行われている。TACE を事前に行って標的をより見やすくし，かつ血流を遮断して治療効果を高めてから行われることもある。

📝 work 復習と課題

❶ 消化器疾患患者に行われる検査法をあげ，その目的を述べなさい。
❷ 肝機能検査のおもなものを4つあげなさい。
❸ 胆道造影法の特徴と，造影時の副作用・注意点を述べなさい。
❹ 胃内視鏡検査および腹腔鏡検査の目的について述べなさい。
❺ 腹部超音波検査が，X線検査やシンチグラフィーより有利な点を述べなさい。
❻ 消化器疾患に用いられる薬物の種類と使用法，および副作用を述べなさい。
❼ 胃・十二指腸疾患ならびに肝疾患の食事療法で留意すべき点を述べなさい。
❽ 内視鏡下手術の利点と欠点をあげなさい。
❾ 手術療法における術前評価・術前管理・術後管理の重要性とはなにか。
❿ 放射線療法が適応される場合はどのような場合か述べなさい。

第 **5** 章

疾患の理解

A　本章で学ぶ消化器疾患

　消化器は，消化管と消化液を分泌する消化腺（唾液腺，肝臓，膵臓）に大別される。消化器疾患の発生部位は多岐にわたるとともに，その症状もさまざまであるが，大きくは感染症・炎症・がん，その他（形態的な異常，機能的異常）に分けられる。

● **感染症**　感染症は，ウイルスや細菌，寄生虫などの病原体が体内に侵入することで引きおこされる。消化器は，体外からの物質を取り入れる器官であるため外部からの病原体の入り口ともなり，感染症が生じやすい。

● **炎症**　炎症は生体防御反応の1つであり，病原体などの生物学的因子や，外傷・熱などの物理的因子，薬物などの化学的因子などが原因としてあげられる。消化器は，病原体やそのほかの外部からの物質に加え，消化液の分泌異常がおこることもあり，細胞の傷害が生じやすいため，炎症が生じやすい。

● **がん**　腫瘍は良性・悪性❶に分けられ，がんは悪性腫瘍である。上述したような細胞の傷害を修復する過程で，がんが生じることがある。消化器系においては消化管・消化腺ともに発がんのリスクがある。

各部位の疾患の特徴

　本章は消化器を，①食道，②胃・十二指腸，③腸および腹膜，④肝臓・胆嚢，⑤膵臓に分類して，それぞれのおもな疾患を取り上げている（▶図5-1）。また，部位をまたがって生じる疾患として，⑥急性腹症と⑦腹部外傷を取り上げる。さらに，寄生虫の感染については，⑧寄生虫感染として述べる。

1　食道疾患

　食道は，経口摂取された食物の最初の通路であり，異常が生じると胸焼け・呑酸などの症状が引きおこされる。近年患者数が増加している疾患としては，胃内容物の食道内への逆流により引きおこされる胃食道逆流症があげられる。また，神経変性に伴う運動異常により食物の通過障害や食道の異常拡張がおこる食道アカラシアは，食道がんの危険因子ともなる。

2　胃・十二指腸疾患

　胃で消化された食物は，胆汁と膵液が分泌される十二指腸でさらに消化されながら小腸に運ばれる。そのため，胃や十二指腸に器質的な異常❷が生じると，胃もたれ・胸焼け，食欲不振がおこることが多い。ただし，機能性ディスペプシアでは，器質的な疾患をみとめなくとも胃もたれや心窩部痛などが引きおこされる。これに対して胃炎では，X線検査や内視鏡検査，生検などにより炎症がみとめられる。また，胃・十二指腸潰瘍では粘膜下層をこえて組織が欠損され，血管が露出すると吐血・下血につながることもある。いずれにおいてもヘリコバクター−ピロリ感染が密接に関係しており，この

NOTE

❶良性・悪性

　良性腫瘍は浸潤・転移をしないとともに成長が遅く，周辺組織を押しのけながら増える。対して，悪性腫瘍は急速に成長し，周辺臓器への浸潤をきたす。浸潤が血管やリンパ管に及ぶとその流れに乗って，発生した部位から離れた部位への転移をきたす。

NOTE

❷器質的な異常とは，臓器そのものに，炎症やがんなどの画像検査で検出可能な解剖学的異常をみとめる状態をさす。対して機能性の異常とは，臓器には器質的な異常をみとめないにもかかわらず自覚症状のみをみとめる状態をさす。

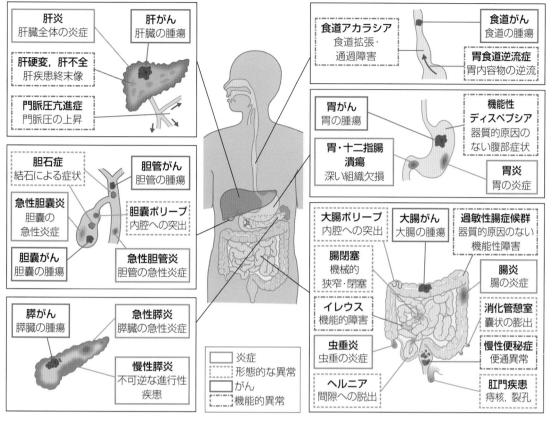

◖図 5-1　**本章で学ぶ消化器疾患**

感染は胃がんの危険因子ともなる。

3 腸および腹膜疾患

● **特徴的な症状**　小腸と大腸に異常が発生すると，腹痛や便通異常がみられることが多い。腹痛や便通異常がみられるにもかかわらず，器質的な異常や生化学的異常❶がない代表的な疾患としては，過敏性腸症候群がある。また，便通異常のなかでも，慢性便秘症は有病率が高い。

● **炎症**　腸および腹膜におきる炎症は，発生部位によって疾患名が異なる。小腸・大腸に出血・炎症を生じる病態は，総称して腸炎とよばれ，なかでも潰瘍性大腸炎やクローン病は，炎症性腸疾患とよばれる。腹膜から腹腔内に炎症が及んだ場合は腹膜炎，虫垂に炎症が生じた場合は虫垂炎と呼称する。

● **物理的な異常**　腸管などに物理的な異常がおきている場合は，その状態により以下のような疾患があげられる。まず，臓器・組織が，先天的・後天的に生じた間隙へと脱出・嵌入した状態を，ヘルニアとよび，なかでも鼠径部ヘルニアは頻度が高い。また，病変・癒着などにより腸管が機械的に狭窄・閉塞している状態を，腸閉塞とよぶ。腸閉塞に対して，機械的には閉塞がないものの，麻痺により腸管運動が機能的に障害されている状態を，イレウスとよぶ。なお，消化管の壁が一部嚢状に突出した状態は，消化管憩室とよばれ，大腸での頻度が高い。

NOTE
❶生化学的異常
　タンパク質・脂質や電解質などの数値異常をさし，血液や尿などの成分を検査することで把握する。

●**ポリープとがん**　大腸粘膜面から内腔に向かって隆起している病変を大腸ポリープとよび，ポリープが 100 個以上に及ぶ場合は，大腸ポリポーシスとよぶ。ポリープには良性と悪性のどちらもありうるが，多くは良性の腫瘍である腺腫である。しかし腺腫であっても，将来的ながん化の可能性がある。大腸がんの好発部位は S 状結腸や直腸であるが，発生部位によってその症状や広がり方は異なる。

●**肛門疾患**　腸管の出口である肛門には，静脈のうっ血による痔核や，直腸が脱出する直腸脱，肛門管の裂創である裂孔などがみられる。

4 肝臓・胆嚢疾患

●**肝臓**　肝臓は体内で最大の実質臓器であり，栄養の貯蔵や代謝などの多くの役割を担っている。ウイルスやアルコール，薬物などの原因により，肝臓全体に炎症が生じた状態を肝炎とよぶ。肝炎ウイルスは急性肝不全の原因の 1 つである。肝炎などの慢性進行性肝疾患が進展していくと，終末像として肝硬変症，肝不全にいたる。肝硬変の非代償期では門脈圧亢進症などの状態を呈する。これらの肝炎・肝硬変は，肝(臓)がんのうち，とくに肝細胞がんの病因となりうる。また，自己免疫性肝疾患では，自己免疫的機序を病因として肝臓・胆嚢疾患が引きおこされる。

●**胆嚢**　胆嚢は，肝臓で産生した胆汁を貯留・濃縮して十二指腸へと放出する器官であり，胆汁の通り道に形成される胆石に起因する疾患を胆石症という。胆石は急性胆嚢炎や胆管炎，胆嚢がんの誘因となりうる。胆嚢ポリープの多くは良性の腫瘍であるが，実は胆嚢がんである可能性もある。なお，がんが肝外胆管に発生した場合には，胆管がんと呼称する。

5 膵臓疾患

　膵臓が分泌する強力な消化酵素が，膵臓や周辺組織を自己消化して急性炎症が生じた場合を，急性膵炎とよぶ。また，持続的な炎症や腹痛を繰り返しながら，徐々に膵外分泌・内分泌機能が低下していく場合を，慢性膵炎とよぶ。慢性膵炎は，膵がんの危険因子ともなる。

6 急性腹症

　急激に発症する腹痛のうち，緊急治療を要するものを急性腹症という。前述の疾患のなかに急性腹症の原因となるものが多く含まれている。

7 腹部外傷

　ここまでで概観してきた消化器疾患のほかに，事故などによる腹部外傷もおこりうる。緊急性が高く，迅速な処置が求められる。

8 寄生虫感染

　寄生虫感染による腹部症状も，近年再燃傾向にある。

B　食道の疾患

1　胃食道逆流症（GERD）

　胃内容物の食道内への逆流により，胸焼け・呑酸（どんさん）などの症状や合併症が引きおこされる病態を**胃食道逆流症** gastroesophageal reflux disease（**GERD**）と総称する。

　内視鏡下で食道粘膜にびらん・潰瘍の所見をみとめるものを**逆流性食道炎**（**びらん性 GERD**）とよび，自覚症状はあるが内視鏡的に異常所見がみとめられないものを **NERD（非びらん性 GERD）**という。わが国での有病率は 10％ 程度とされる。

　なお，近年，胃食道逆流症が増加しているが，これは除菌によるヘリコバクター−ピロリ感染率の低下に伴う胃酸分泌の増加や，食事の欧米化による高脂肪食の増加，過食，肥満に伴う腹圧の上昇などによるものである。

◆ 原因

　胃食道逆流症の発症には，①逆流防止機構，②食道の運動機能や粘膜の抵抗性，③逆流物の粘膜に対する刺激性，などが関与する。

　① 逆流防止機構の異常　食道胃接合部には，下部食道括約筋部（LES）・横隔膜右脚・横隔食道靱帯・ウィリス胃斜走筋・ヒス角・ロゼット様粘膜シワなどが関与する逆流防止機構があり逆流を防いでいる。逆流は，①一過性の LES 弛緩（TLESR），②腹圧の上昇，③持続性の LES 圧の低下によりおこる。

　TLESR とは，嚥下運動に関係なく一過性に LES が弛緩する現象である。健常者でもしばしばみとめられるが，逆流性食道炎例では，逆流の原因の約 70％ が TLESR である。TLESR の発生機序はまだ十分に解明されていないが，胃底部の伸展刺激や，高脂肪食によって分泌が促進されるコレシストキニン A の関与などによって，LES や横隔膜が弛緩するためと考えられている。食道裂孔ヘルニア❶を合併すると LES 圧が低下し，胃食道逆流症の発生要因となりうる。

　② 食道自体の問題　健常者の食道には，逆流した胃内容物をすみやかに胃内に送り戻す酸排出能がある。食道の蠕動運動が低下すると，このはたらきが遅れ，食道粘膜が逆流物にさらされる時間が延長し，胃食道逆流症の発症につながる。

　③ 逆流物による食道粘膜の傷害　胃液中の酸とペプシンが食道粘膜傷害の中心的役割を果たしている。ペプシンは pH 4 以上では活性をあらわさないので，酸が最も重要な因子である。胃切除後の胃食道逆流症では，手術による幽門の消失と，ヒス角の変化などによる胆汁や膵液の腸液の逆流が関与している。

NOTE

❶食道裂孔ヘルニア
　横隔膜にある食道の通り道を食道裂孔とよび，胃の一部が食道裂孔を通じて胸腔内に脱出した状態を食道裂孔ヘルニアとよぶ。

◆ 症状

　定型的な症状として，胸焼け・おくび（曖気）・胸痛・つかえ感がある。また，非定型的症状として，慢性咳嗽・喘息様症状・咽頭炎・誤嚥性肺炎・咽頭喉頭異常感・嗄声・非心臓性胸痛などの食道外症状を呈することがある。なお，自覚症状の強さと内視鏡所見の程度は，必ずしも相関しない。

◆ 診断

　診断は内視鏡検査・24時間 pH 測定・X 線造影検査・内圧測定などによって行う。

　1 **内視鏡検査**　診断には必須の検査である。しかし，胃食道逆流症の症状を呈するもののうち，内視鏡所見を示すのは約10% 以下であり，感度が高い診断法ではない。

　2 **pH 測定検査**　24時間 pH 測定検査は，食道内に留置した pH センサーで胃酸の逆流を検出する検査法で感度が高い。反面，十二指腸液などといった酸以外の逆流を感知することはできない。

　3 **問診票**　初期診断には有用で，問診票を用いて，詳細な自覚症状から診断する方法が最も広く行われている。治療効果の判定にも用いられる。

　4 **PPI テスト**　胃食道逆流症の症状を有する患者にプロトンポンプ阻害薬（PPI）を投与し，症状消失の有無で治療的診断を行うものである。

◆ 分類

　臨床分類としてはロサンゼルス分類が有名で，食道粘膜の傷害の大きさと分布を組み合わせて重症度を評価する（◉図5-2）。わが国では，ロサンゼルス分類の Grade A と B の軽症例が多く，一般に有病率は男性に多い傾向にある。しかし，わが国の高齢女性には脊柱後彎❶が多いため，60歳以上の女性では頻度と重症度が増すのが特徴である。胃食道逆流症患者の多くに食道裂孔ヘルニアの合併がみられ，食道裂孔ヘルニアの患者にも胃食道逆流症の合併が多い。

◆ 治療

　治療のおもな目的は，症状のコントロールと QOL の改善，出血，狭窄，バレット食道❷や食道腺がんの発生などの合併症の予防である。具体的には，日常生活の指導，薬物療法，手術療法に大別される。胃食道逆流症の原因が胃内容物の逆流であることから，治療は薬物あるいは手術によって逆流防止機構を再建することである。

▌日常生活の指導

　喫煙，過食，チョコレートなどの高脂肪食や炭酸飲料を避け，就寝前の摂食を制限する。食後2～3時間は臥位にならないようにし，就寝時はベッドの頭側挙上を指導する。また腹圧を上げる運動や仕事は避け，肥満の場合には減量を指導する。

☐NOTE
❶脊柱後彎
　脊柱が，生理的な彎曲をこえて病的に後方に曲がった状態。

☐NOTE
❷バレット食道
　胃から連続性に食道にのびる円柱上皮をバレット粘膜とよび，バレット粘膜の存在する食道をバレット食道とよぶ。

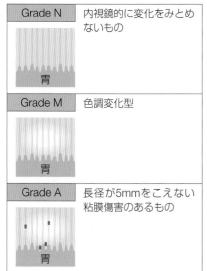
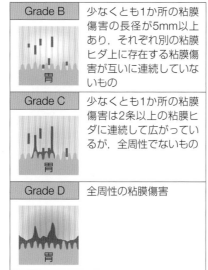

Grade N	内視鏡的に変化をみとめないもの	Grade B	少なくとも1か所の粘膜傷害の長径が5mm以上あり，それぞれ別の粘膜ヒダ上に存在する粘膜傷害が互いに連続していないもの
Grade M	色調変化型	Grade C	少なくとも1か所の粘膜傷害は2条以上の粘膜ヒダに連続して広がっているが，全周性でないもの
Grade A	長径が5mmをこえない粘膜傷害のあるもの	Grade D	全周性の粘膜傷害

付記項目：食道狭窄，食道潰瘍，バレット食道の有無

◎図5-2　改訂ロサンゼルス分類
（星原芳雄：GERDの診断. 臨牀消化器内科11(10)：1566，1996をもとに作成）

▋薬物療法

酸分泌の抑制や食道運動機能の改善などを目的に行われる。

1 酸分泌の抑制　H_2受容体拮抗薬（H_2ブロッカー）とプロトンポンプ阻害薬（PPI）が用いられる。わが国では軽症例が多く，8週間の投与でH_2受容体拮抗薬は40～70％，PPIは80～90％の治癒率が得られており，治療成績は良好である。しかし，胃食道逆流症は再発しやすいため，長期的な維持療法が必要な場合が多い。

2 食道運動機能の改善　食道と胃の蠕動運動を改善させ，かつLESの静止圧を上昇させることによって酸の逆流を抑え，逆流物の胃内への排出を促進させる目的で，モサプリドクエン酸塩水和物（ガスモチン®）などの消化管運動機能改善薬や，六君子湯などの漢方が用いられる。軽症例では症状改善に有効とされる。

3 食道粘膜の保護　粘膜保護薬（アルギン酸ナトリウム〔アルロイドG〕・ポラプレジンク〔プロマック®〕など）は，粘膜を直接おおうことによって逆流物による傷害を防ぐとともに治癒促進効果があるが，重症例では有用性が低いとされる。胃切除後のGERDは，主として十二指腸液の逆流によっておこるため，粘膜保護薬とタンパク質分解酵素阻害薬（カモスタットメシル酸塩など）が使用される。

▋手術療法

薬物療法がむずかしい場合や，再発を繰り返す場合には手術適応となる。狭窄例も手術適応であるが，狭窄が完成する前に手術を行ったほうが治療成績がよいとされている。

また，胃食道逆流症患者では，長期にわたる薬物の維持投与が必要となる

場合が多く，しっかりと服薬できるか，また個人的・社会的なコストの問題からも手術療法が考慮される。

　手術の基本は，食道胃接合部の逆流防止機構を再建し，逆流を抑えることである。具体的には食道裂孔の縫縮，腹部食道の確保，LES の静止圧の補強，ヒス角の鋭角化からなる。多くの手術術式が考案されているが，わが国で行われている代表的なものにニッセン Nissen 法，トゥーペイ Toupet 法がある。手術によって生じる嚥下障害や腹部膨満，食道の絞めすぎによっておくび（噯気）が出せない状態などの合併症の発生を少なくすることも重要である。

　ニッセン法およびその変法は最も行われている術式で，食道裂孔を縫縮し，胃底部を用いて腹部食道のまわり全体を巻き付ける方法である。全周を巻き付けるニッセン法に対し，食道後壁を中心に 270° 巻き付ける方法をトゥーペイ法とよぶ。手術の長期治療成績（有効率）は，いずれの術式も 80〜90％と良好である。最近では，ニッセン法やトゥーペイ法を腹腔鏡下に行うことが標準術式となりつつある。

2　食道アカラシア

　食道アカラシア esophageal achalasia は食物の通過障害や食道の異常拡張などがみられる機能的疾患であり，下部食道括約筋部（LES）の弛緩不全と食道体部の蠕動運動障害によって生じる。

　食道アカラシアの発生機序は十分に解明されていないが，病理学的に食道固有筋層内のアウエルバッハ神経叢の変性・消失が確認されており，延髄の食道運動中枢から迷走神経・壁在神経叢にいたるまでの自律神経系の異常によると考えられている。そのほかに，平滑筋の弛緩に関与する血管作動性腸管ポリペプチド vasoactive intestinal polypeptide（VIP）・一酸化窒素（NO）の減少も注目されている。

◆ 自覚症状

　ほとんどの患者がつかえ感を訴え，慢性進行性である。胸焼け・胸痛などもみとめるが，日によって症状の程度は変化する。食道内の食物残渣が睡眠時に逆流し，咳を誘発したり肺炎を繰り返したりすることもある。発症の初期に体重減少がみられるが，その後は安定することが多い。発生頻度は 10万人に 1 人程度で，性差はなく，好発年齢は 30〜50 歳代と比較的若年に多い。

◆ 診断

　X 線造影・内視鏡検査・内圧測定によって診断される。X 線造影では，食道下部の鳥のくちばし状のスムーズな狭窄，食道の拡張・蛇行，造影剤の停滞などの所見がある。

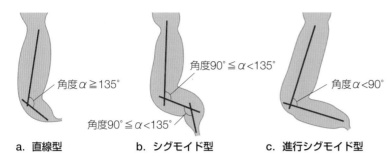

角度$\alpha \geqq 135°$

角度$90° \leqq \alpha < 135°$

角度$90° \leqq \alpha < 135°$

角度$\alpha < 90°$

a. 直線型　　　　　　b. シグモイド型　　　　c. 進行シグモイド型

◉図 5-3　食道アカラシアの X 線拡張型

　内視鏡検査では，食道内腔の拡張や食物残渣の貯留がみとめられる。運動障害が原因で食道壁がかたく狭窄しているわけではないため，通過障害の症状があるのに内視鏡が噴門部を通過しやすいことも，本症の特徴である。内視鏡検査では，悪性腫瘍などの器質的疾患が存在しないことを確認するのも重要である。

　内圧測定は，確定診断には必須の検査で，LES の嚥下性弛緩の消失，第一次蠕動波の消失，LES 静止圧の上昇，同期性収縮波の出現がみられる。典型例では胸部単純 X 線撮影でも縦隔陰影の拡大や，食道内での鏡面形成，胃泡の消失などが観察されることがある。

◆ 分類

　X 線像での，食道の形状や最大横径により，以下のように分類される。
- X 線拡張型：直線型（St 型），シグモイド型（Sg 型），進行シグモイド型（aSg 型）（◉図 5-3）
- X 線拡張度：Ⅰ度（食道の横径から 3.5 cm 未満），Ⅱ度（3.5 cm 以上 6 cm 未満），Ⅲ度（6 cm 以上）

◆ 治療

▌薬物療法

　LES の静止圧を低下させる目的で，カルシウム拮抗薬や硝酸化合物などの平滑筋弛緩作用のある薬物を食前に投与する。これらの薬物は効果が弱く，作用時間が短いなどの問題があり，ほかの治療までの補助的治療として使われる。

▌内視鏡下バルーン拡張術

　バルーンを用いて LES を機械的に拡張し，LES の筋線維を断裂させて LES 圧を低下させる。数回の拡張術によって良好な経過をたどるものが約 60% にみとめられることから，本症治療の第一選択である。しかし，無理な拡張による穿孔や，頻繁な施行によって瘢痕性狭窄を生じることがある。

▌手術療法

　拡張術を数回繰り返しても改善しない場合や，シグモイド型や拡張度Ⅲ度のものは，手術療法を選択する。手術の基本は，下部食道の筋層切開で食物

の物理的通過障害を解除することと，その結果として生じる胃から食道への逆流を防止（噴門形成）することである。最近では，従来の開胸手術や開腹手術にかわって，腹腔鏡下手術が普及している。

■ その他

　内視鏡を用いて LES にボツリヌストキシン❶を局所注入することにより LES を弛緩させる方法や，経口内視鏡的筋層切開術 per-oral endoscopic myotomy（POEM）も考案されている。

NOTE

❶**ボツリヌストキシン**
　ボツリヌス菌食中毒の原因物質であるが，筋弛緩作用を目的に医療用医薬品として用いられる。

3　食道がん esophageal carcinoma

　食道がんは根治手術がむずかしく，消化器がんのなかでは予後のわるいがんの1つとされる。これは，食道が縦隔にあり，心臓・大血管・気管・気管支などの重要な臓器と接しているためである。しかし，近年ではがんが早期の段階で発見されることが多く，さらに内視鏡治療・手術手技・化学放射線療法❷・術前術後管理の進歩によって治療成績は著しく向上している。

NOTE

❷**化学放射線療法**
　化学療法と放射線療法を併用する治療法をさす。

◆ 疫学

　わが国における食道がんの年齢調整罹患率は，男性で横ばい〜減少傾向にあり，女性では横ばい〜きわめてゆるやかな増加傾向にある。男女比は約5.4：1で圧倒的に男性に多い。

　部位別の発生頻度は，胸部中部食道が約50％と最も多く，ついで胸部下部食道が約25％，胸部上部食道が約10％となっている。発生原因ははっきりとわかっていないが，危険因子として喫煙や飲酒，熱いものの飲食，家族性因子などが知られる。とくに毎日30本以上の喫煙，日本酒換算で1.5合以上飲酒している人は，非喫煙・非飲酒者の40倍以上の発生率といわれ，喫煙量が増えるほどリスクは高くなる。

　食道がんの高リスク群は，①50歳以上の男性，②常習的高度飲酒・喫煙者，③アルデヒド脱水素酵素 aldehyde dehydrogenase（ALDH）2欠損者，④平均赤血球容積（MCV）高値，⑤ヨード不染帯が食道内に複数見られる患者，⑥咽喉頭・食道がんの既往のある患者である。とくに ALDH2欠損者は，飲酒時に顔が赤くなる，もしくは，以前は赤くなったが常習的飲酒の間に赤くならなくなる傾向があり，問診が大事である。

　食道アカラシア・腐食性食道狭窄❸・バレット食道などは，時間の経過とともに高率に食道がんを合併するので，長期にわたる内視鏡の経過観察が必要である。

NOTE

❸**腐食性食道狭窄**
　酸性・アルカリ性の腐食性化学物質の誤飲などによる食道粘膜障害後におこる食道狭窄。

◆ 病理

　食道に発生する悪性腫瘍の約90％は扁平上皮がんで，腺がんは2〜3％である。腺がんは，下部食道のバレット食道から発生するバレット食道がんがほとんどである。食道の上皮性悪性腫瘍には，このほかに腺扁平上皮がん・腺様嚢胞がん・未分化がんなどがある。また，非上皮性悪性腫瘍には，平滑

◖表5-1　食道がんの壁深達度(T)

・TX	原発巣の壁深達度が判定不可能
・T0	原発巣としてのがん腫を認めない
・T1	表在がん(原発巣が粘膜内もしくは粘膜下層にとどまる病変)
・T1a	原発巣が粘膜内にとどまる病変
・T1a-EP	がん腫が粘膜上皮内にとどまる病変(Tis)
・T1a-LPM	がん腫が粘膜固有層にとどまる病変
・T1a-MM	がん腫が粘膜筋板に達する病変
・T1b	原発巣が粘膜下層にとどまる病変(SM)
・T1b-SM1	粘膜下層を3等分し,上1/3にとどまる病変
・T1b-SM2	粘膜下層を3等分し,中1/3にとどまる病変
・T1b-SM3	粘膜下層を3等分し,下1/3に達する病変
・T2	原発巣が固有筋層にとどまる病変(MP)
・T3	原発巣が食道外膜に浸潤している病変(AD)
・T4	原発巣が食道周囲臓器に浸潤している病変(AI)

(日本食道学会編:臨床・病理 食道癌取扱い規約,第12版. pp.9-10,金原出版,2022より転載,一部改変)

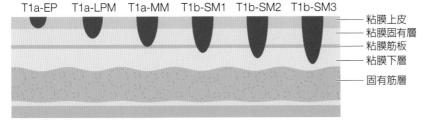

◖図5-4　食道表在がんの壁深達度亜分類
(日本食道学会編:臨床・病理 食道癌取扱い規約,第12版. p.10,金原出版,2022より転載)

筋肉腫・悪性リンパ腫・悪性黒色腫などがある。

◆ がんの進展様式と進行度

　食道がんでは主病巣から連続する直接浸潤(壁深達度〔T〕),リンパ節転移(N),他臓器への遠隔転移(M),の3つから病期(ステージ)を決定する。食道がんの壁深達度はT0からT4までに分類される(◖表5-1,図5-4)。リンパ節転移に関しては,がんの占拠部位に応じて領域リンパ節が設定されており,そのなかでのリンパ節転移個数によってN0からN3に分類される。領域リンパ節外の転移については,遠隔リンパ節転移としてM1aやM1bと表記される。がんの進行度はT,N,Mの各因子の組み合わせによって,病期0からⅣBに分類される(◖表5-2)。早期がんは壁深達度が粘膜内(T1a-MMまで)にとどまるもの,表在がんは粘膜下層(T1b-SM)までのものをいい,リンパ節転移の有無は問わないと定義されている。

◆ 病型分類

　食道がんの病型分類は,「食道癌取扱い規約」によって次のように分類されている。

●表5-2 食道がんの臨床的進行度分類

	N0	N1	N(2-3) M1a	M1b
T0, T1a	0	Ⅱ	ⅢA	ⅣB
T1b	Ⅰ	Ⅱ	ⅢA	ⅣB
T2	Ⅱ	ⅢA	ⅢA	ⅣB
T3r	Ⅱ	ⅢA	ⅢA	ⅣB
T3br	ⅢB	ⅢB	ⅢB	ⅣB
T4	ⅣA	ⅣA	ⅣA	ⅣB

（日本食道学会編：臨床・病理 食道癌取扱い規約，第12版．p.31，金原出版，2022より転載）

病型分類
　　0型　表在型
　　1型　隆起型
　　2型　潰瘍限局型
　　3型　潰瘍浸潤型
　　4型　びまん浸潤型
　　5型　分類不能型
　　　　　5a 未治療
　　　　　5b 治療後

表在型(0型)の亜分類
　　0-Ⅰ型　表在隆起型
　　　0-Ⅰp　有茎性
　　　0-Ⅰs　無茎性(広基性)
　　0-Ⅱ型　表面型
　　　0-Ⅱa　表面隆起型
　　　0-Ⅱb　表面平坦型
　　　0-Ⅱc　表面陥凹型
　　0-Ⅲ型　表在陥凹型

（日本食道学会編：臨床・病理 食道癌取扱い規約，第12版．p.8，金原出版，2022による）

　臨床的には，進行型(1〜4型)では2型および3型，表在型では0-Ⅱc型が多い。

◆ 症状

　食道表在がんの約60%が無症状である。しかし，進行がんではつかえ感・狭窄感(36%)，嚥下困難(22%)といった，がんによる狭窄症状を訴えるものが多い。さらに病気が進行すると，リンパ節転移によって反回神経麻痺をきたし嗄声（させい）があらわれたり，気管浸潤によって咳嗽や血痰がみとめられたりする。

◆ 診断

　食道病変が疑われたら内視鏡検査を行い，必要に応じて色素内視鏡検査や生検を行う。色素内視鏡検査は，がんがヨウ素（ヨード）に染色されない（不染）ことを利用し，通常の内視鏡検査では確認が困難な小さながん病変を発見することができる。最近では狭帯域光観察 narrow band imaging（NBI）などによる色調偏光可能な内視鏡や，通常の 100 倍ほどの拡大視が可能な内視鏡が開発され，ヨウ素による染色と合わせて検査をすることによって，がんの描出や術前の壁深達度の診断の精度が上昇している。なお，食道がんは，頭頸部がんや胃がんとの合併も多いため，多発がんや重複がんの存在にも注意する必要がある。

　進行がんでは，腫瘍の占拠部位・大きさ・壁在・隆起性などを診断する目的で X 線造影検査も有用である。気管・気管支浸潤が疑われる場合には，気管支鏡も行う。リンパ節転移の診断には，CT・超音波検査・超音波内視鏡検査などが行われる。リンパ節転移の有無は病気の予後に大きく影響するが，小さな転移巣の術前診断能は約 70% と不十分である。臓器転移は，CT・超音波検査・MRI・骨シンチグラフィー・PET 検査などで診断される。肺・肝臓・骨に転移することが多い。

◆ 治療

　食道がんの治療は，手術療法・化学療法・放射線療法を組み合わせた集学的治療が基本となる。がんの進行度や患者の状態に応じて，治療法を選択することが重要である。標準的な治療法を提示するものとして「食道癌診療ガイドライン」が作成され，治療方針の決定に重要な役割を果たしている。

▮ がんの進行度に応じた治療法

　進行度に応じて治療法が選択される。

　1 早期がん　壁深達度が T1a-EP・LPM の場合には，リンパ節転移が 5% 以下とほとんどないため，大きさにかかわらず，内視鏡的粘膜切除術（EMR）や内視鏡的粘膜下層剝離術（ESD）による治療が行われる（●160 ページ，図 5-16）。粘膜切除が 3/4 周以上に及ぶ場合は，治療後に瘢痕狭窄をきたすことが多く，注意が必要である。内視鏡治療が困難な場合や多発例に対しては，手術を考慮する。

　EMR・ESD の合併症としては，出血・食道穿孔・術後狭窄などがある。また，約 7% に切除後の局所再発がみられ，これは 1 回で全体を切除できず，数回に分けて切除した分割切除例に多い。分割切除が行われた場合は，長期的な経過観察が必要である。

　2 表在がん　がんが粘膜筋板から粘膜下層に達すると，リンパ節転移がみられるようになる。壁深達度が T1a-MM・T1b-SM1 では約 10〜15%，T1b-SM2・SM3 では約 20〜50% にリンパ節転移の可能性がある。そのため，T1a-MM・T1b-SM1 は内視鏡治療の相対的適応となるが，T1b-SM2・SM3 ではリンパ節郭清が必要となるため，手術が行われる。

③ 進行がん　治癒切除が可能と判定された場合は，手術が第一選択であり，これに化学療法や放射線療法を組み合わせた集学的治療が行われる。治癒切除の適応は，①遠隔臓器転移や播種性転移がないこと，②郭清不能または多数のリンパ節転移がないこと，③重要臓器への直接浸潤がないこと，などである。治癒切除が不能ながんに対しては，進行度や年齢，全身状態を慎重に考慮したうえで姑息手術・化学放射線療法・メタリックステント療法などが行われる。

頸部食道がんの手術

がんが限局している場合には頸部食道切除が，浸潤型や胸部食道にかかる場合には，非開胸食道抜去法による食道全摘が行われる。また，頸部食道がんは進行がんの頻度が高く，根治切除のために喉頭合併切除を要することが多い。喉頭合併切除による発声機能の喪失は，術後のQOLに大きく影響するため，根治性とQOLをよく考慮して術式を検討する。頸部食道切除が行われた場合の食道再建は，遊離空腸または遊離回盲部移植術が行われる。食道全摘の場合には，胃または有茎結腸が用いられる。

胸部食道がんの手術

右開胸開腹による食道切除(胸部食道全摘)，頸部・胸部・腹部の3領域リンパ節郭清が標準術式である。最近では，胸腔鏡下または腹腔鏡下での切除術も行われている。胸部下部食道がんで，肺の機能が低下している者や高齢者には，左開胸開腹による下部食道切除が行われる。食道がんの手術は侵襲が高度であるため，患者の状態などを考えて術式が決定される。再建臓器には，胃・結腸・小腸などが使用される。胃が第一選択であり，約80%が胃による再建である。胃を使用する利点としては，①挙上性がよいこと，②血流が良好であること，③吻合部が1か所と最も少ないこと，などがあげられる。再建臓器を通す経路には，胸壁前経路・胸骨後経路・後縦隔経路の3つがある(○表5-3)。

食道バイパス手術

食道バイパス手術は姑息手術であり，がん病変を切除せずに経口摂取の回復だけを目的とする。対象は，狭窄や食道気管瘻のために経口摂取ができない患者で，後述するメタリックステント療法の適応から外れるものである。必要条件は，食べることへの意欲があること，反回神経麻痺による誤嚥がないこと，さらに全身状態が比較的良好であること，である。再建臓器にはおもに胃が用いられる。

メタリックステント療法

ステントとは，狭窄・閉塞した部位にカテーテルを挿入し，内腔を拡張して治療する拡張器具であり，メタリックステントは網目状の構造を有する金属性のステントである。メタリックステント療法は，がん性狭窄や気管系との瘻孔形成のために経口摂取ができない患者で，かつ切除不能な場合が対象となる。自己拡張型メタリックステントは，狭窄部を徐々に拡張するため安全性が高い。頸部食道がんではステントによる違和感のために，また，下部胸部・腹部食道がんではステントが噴門をこえると胃食道逆流を誘発するた

○表 5-3　食道がんの再建経路

	胸壁前経路	胸骨後経路	後縦隔経路
再建経路			
経路の長さ	長い	やや長い	短い
走行	屈曲が多い	やや屈曲する	生理的に近い
縫合不全	多い	少ない	少ない
心臓の圧迫	ない	ある	ない
安全性	高い	中間的	やや低い
外観	わるい	よい	よい

め，適応から外れる場合がある。

化学療法・放射線療法を含めた集学的治療

　手術の根治性を高める場合や，根治手術が困難な場合などには化学療法や放射線療法が施行される。化学療法としては，フルオロウラシル（5-FU）とシスプラチン（CDDP）を併用する FP 療法が高い奏効率から広く行われてきたが，近年の研究報告から，ドセタキセル水和物，シスプラチン，5-FU 併用療法（DCF 療法）が中心となっている。化学療法には，細胞周期を放射線感受性のある周期に誘導するはたらきや，放射線の増感作用などがあり，抗腫瘍効果を高めるとされている。そのため，化学療法と放射線療法を同時に行う化学放射線療法が一般的である。

　また，切除可能なステージⅡ・Ⅲの胸部食道がんを対象とした臨床試験で，術前化学療法群の成績が有意に改善した。そこで，わが国では切除可能なステージⅡ・Ⅲ胸部食道がんに対しては，術前化学療法＋根治手術が標準治療として位置づけられている❶。化学放射線療法後に手術を行う場合もあるが，縫合不全などの術後合併症が多いため，注意が必要である（○表 5-4）。

　化学放射線療法の合併症には，骨髄抑制・消化器障害・腎障害などの全身的な副作用と，放射線肺炎・放射線皮膚炎などの局所的な障害がある。吐きけ・嘔吐や下痢などの消化器症状が強いときは，中心静脈栄養を行う。抗がん薬投与中は，氷片で口腔内を冷やし，口内炎を軽減させる。気道系へ直接浸潤する進行例では，治療により食道気管瘻❷が生じることもある。食道気管瘻が形成されると食道内容が気道に入り込むために肺炎は必ずおこり，絶飲食としたうえで，メタリックステント療法，あるいは食道バイパス手術などの迅速な対応が必要である。

NOTE
❶近年，免疫チェックポイント阻害薬の有効性も確認され，食道がんの化学療法はかわりつつある。

NOTE
❷**食道気管瘻**
　食道と気管が瘻孔によりつながること。

○**表 5-4　化学放射線療法後における術後合併症**

時期	合併症	症状とその対応
術後早期	肺炎	適宜喀痰の吸引を行い，起因菌に応じた抗菌薬投与を行う。痰の吸引に難渋する場合には，トラヘルパーやミニトラックなどの留置を考慮する。
	反回神経麻痺	多くは一過性で数か月から半年ほどで自然治癒する。
	縫合不全	適切なドレナージと栄養管理を行う。
	気管壊死	対応が遅れると致命的となるので，時機を逸することなく再手術を行う必要がある。
	挙上腸管壊死	
術後中期〜晩期	乳び胸	絶食によって治癒することもあるが，低栄養状態になる前に手術にふみきる必要がある。
	吻合部狭窄	大部分が数回の拡張術で軽快するが，縫合不全後の狭窄は拡張術が無効で再手術を要することもある。

◆ **予後**

食道切除術後の5年生存率は，40〜50% である。予後に大きく影響する因子として，リンパ節転移と壁深達度があげられる。リンパ節転移のないN0 症例の5年生存率は約 60% であるが，リンパ節転移をみとめる N1 症例では約 45% と明らかに低下する。

C 胃・十二指腸疾患

内視鏡検査を実施すると，高齢者の多くに慢性胃炎の所見がみられる。しかしこのなかで，上腹部の消化器症状を訴えるのはごくわずかである。一方，消化器症状を訴える若年者の胃内視鏡所見がまったく正常であることもまれではない。そのため，上腹部の「症状」から診断される機能性ディスペプシアと，内視鏡所見と組織学的所見でみとめられる「炎症」としての慢性胃炎とに分けて考えることが提唱されている。

1 機能性ディスペプシア

◆ **症状**

胃もたれや心窩部痛などの，上腹部を中心とする腹部症状が長期間にわたって繰り返し出現するが，この原因となる器質的・全身性・代謝性疾患をみとめない疾患を，機能性ディスペプシア functional dyspepsia という。わが国の人口の 10〜20% が罹患しているとされる。一般に，上腹部症状を示す器質的疾患より発症年齢が低く，女性の頻度が高いと報告されている。日常生活，社会生活になんらかの制限がみられる。

本症の原因には胃適応性弛緩❶不全・胃排出❷遅延などの胃運動異常，内

NOTE

❶**胃適応性弛緩**
食事の際に胃が拡張して食べ物を貯留すること。

❷**胃排出**
食物を胃から十二指腸へ送ること。

表5-5　RomeⅣ基準による機能性ディスペプシアの診断基準

1. 下記の1症状以上がある
   a. つらいと感じる食後の胃もたれ
   b. つらいと感じる早期飽満感
   c. つらいと感じる心窩部痛
   d. つらいと感じる心窩部灼熱感
2. 上部消化管内視鏡検査などで, 症状を説明できる器質的疾患をみとめない

食後愁訴症候群の診断基準
少なくとも週に3日, 次の1-2のいずれかまたは両方がある
1. つらいと感じる食後の胃もたれ
2. つらいと感じる早期飽満感
診断される6か月以上前から症状が始まり, かつ最近の3か月間は診断基準を満たす

心窩部痛症候群の診断基準
少なくとも週に1日, 次に1-2のいずれかまたは両方がある
1. つらいと感じる心窩部痛
2. つらいと感じる心窩部灼熱感
診断される6か月以上前から症状が始まり, かつ最近の3か月間は診断基準を満たす

(Stanghellini, V. et al.：Gastroduodenal Disorders. *Gastroenterology*, 150(6)：1380-1392, 2016 をもとに作成)

臓知覚過敏, ヘリコバクター-ピロリ感染, 胃酸過多などがあり, これに社会的・心理的因子, 遺伝的要因などといった多くの因子がかかわっていると考えられている。

◆ 診断

　機能性ディスペプシアの診断は, 疾患特異的な検査値の異常や画像所見ではなく, 患者の訴える自覚症状と, それに悩まされている期間によってなされる。

　診断基準には, 2016年に改訂されたRomeⅣ基準があり, 機能性ディスペプシアの症状として, 胃十二指腸に比較的特異的な, つらいと感じる, ①食後の胃もたれ, ②早期飽満感, ③心窩部痛, ④心窩部灼熱感の4つがあげられている(▶表5-5)。

　機能性ディスペプシアは上記の①と②のいずれか1つ以上をみとめる食後愁訴症候群と, ③と④いずれか1つ以上をみとめる心窩部痛症候群の2つのサブタイプに分類される。前者は食事と関連し, 後者は食事とは関連しない。2つのサブタイプが併存することもある。

　機能性ディスペプシアの症状は, 胃がん・膵(臓)がんなどの消化器がんや, 消化性潰瘍でもみとめられる。高齢者で消化器症状が初発した場合や, 発熱・体重減少・出血徴候・嚥下困難・再発性嘔吐・腹部腫瘤などのアラームサイン(危険徴候)があれば, がんや潰瘍などの器質的疾患を疑うべきである。これらの疾患を除外するには, 血液検査, 便潜血反応, 画像検査(上部消化管造影検査・内視鏡検査・超音波検査・CT検査)を行う。

◆ 治療

●**ライフスタイルの改善指導**　機能性ディスペプシアでは, 疾患特異的な病変や血液生化学検査値の異常をきたさないので, 患者が納得・満足しうる

症状の改善が治療の主要目標である。そのためには，患者と良好な信頼関係を築くことが肝要となる。病態の説明を十分に行い，患者の不安を取り除くことが重要である。機能性ディスペプシア患者では，不規則な食習慣，かたよった食事，不十分な睡眠時間などといったように，生活習慣が乱れていることが多い。食習慣も含めたライフスタイルの改善指導も必要である。

● **薬物療法**　食後愁訴症候群には消化管運動機能改善薬が，心窩部痛症候群には酸分泌抑制薬（制酸薬）が用いられることが多い。食後愁訴症候群の患者に対しては，消化管運動機能改善薬のアセチルコリンエステラーゼ阻害薬であるアコチアミド塩酸塩水和物（アコファイド®）の有効性が大規模臨床治験で証明され，機能性ディスペプシアの治療薬として保険収載された。また，ヘリコバクター–ピロリ感染患者では，除菌治療が一部の症例で有効である。漢方薬の六君子湯の効果も報告されている。

　さらに，ストレスの関与が大きい場合は，抗不安薬を投与する。抑うつ症状が疑われるときは抗うつ薬を投与するが，日常生活・社会生活に制限がみられたり，心理的なトラウマ歴を有する患者は重症であり，心療内科・精神科と連携した診療が必要である。

② 胃炎

胃炎 gastritis は，大きく急性胃炎と慢性胃炎に分けられる。

1 急性胃炎

◆ 原因

　急性胃炎 acute gastritis は，胃粘膜の充血・浮腫・好中球浸潤などの急性炎症が生じる疾患で，急性胃粘膜病変 acute gastric mucosal lesion（AGML）あるいは急性胃粘膜障害ともよばれる。明らかな誘因があり，これに引きつづいて症状が突発する。

　誘因となるものは非ステロイド性抗炎症薬（NSAIDs），高濃度のアルコール飲料の摂取，精神的・肉体的ストレスなどである。なお，辛みの強い食品や，アニサキス感染，ヘリコバクター–ピロリ感染なども誘因となる。これらの誘因によって胃粘膜の防御機構に破綻が生じ，胃酸が胃粘膜内に逆拡散して病変が生じると考えられている。

◆ 症状

　一般的に，誘因が与えられてから約6〜48時間の潜伏期ののちに，突然の心窩部痛・上腹部不快感・膨満感を訴える。吐きけ・嘔吐や胸焼け，食欲不振などの症状を示し，吐血・下血を呈することもある。腹部を触診すると，心窩部の胃に相当する部分に広範囲の圧痛をみとめる。

◆ 診断

内視鏡的に粘膜の発赤・滲出性出血・びらんがみとめられる。急性の浅い潰瘍が多発する。

◆ 治療

誘因を除去し，適切な薬物投与を行うと急速に回復する。薬物が原因である場合は，原因薬物の投与を中止する。精神的・肉体的ストレスが原因である場合は，入院により安静をはかる。タバコやアルコール飲料・香辛料の摂取は禁止する。出血例では禁食とし，補液を行う。軽症例では酸分泌抑制薬（制酸薬）を，中等症以上ではヒスタミン H_2 受容体拮抗薬・プロトンポンプ阻害薬（PPI）を 1〜2 週間投与する。

2　慢性胃炎

◆ 原因

慢性胃炎 chronic gastritis という病名は本来，病理組織学的診断名であり，リンパ球・形質細胞を中心とした炎症細胞浸潤と，胃腺（胃底腺・幽門腺）の減少・萎縮を特徴とする疾患である。慢性胃炎は，胃・十二指腸潰瘍と胃がんの発生母地となっている。わが国の慢性胃炎の原因の約 80% 以上は，ヘリコバクター-ピロリ感染によるものと考えられている。

ヘリコバクター-ピロリの多くは幼児期に胃粘膜に感染し，全身的・局所的に免疫反応を引きおこすが，それによって菌が排除されることはない。いったん感染すると，除菌療法によって除菌されない限りは生涯感染が持続する。ヘリコバクター-ピロリによる胃炎は胃の前庭部を中心としており，B 型胃炎ともよばれる。そのほかに，抗壁細胞抗体や抗内因子抗体などが血液中に出現し，胃体部優位に萎縮をみとめる自己免疫性胃炎（A 型胃炎）があり，進行すると悪性貧血が出現する。

◆ 診断

ヘリコバクター-ピロリ感染の診断あるいは血清ペプシノゲンの測定により，慢性胃炎を間接的に診断することは可能であるが，胃・十二指腸潰瘍や胃がんとの鑑別が必要である。自覚症状だけでは鑑別は困難であり，胃 X 線診断や内視鏡検査による観察と生検が必要である。

生検によるヘリコバクター-ピロリ感染の診断には，▶表 5-6 の方法のいずれかを用いる。ヘリコバクター-ピロリはまだら状に分布し，腸上皮化生❶に進展した粘膜にはみとめられない。そのため，生検法で適切な部位から組織を採取できなかった場合は，偽陰性が発生する危険がある。^{13}C 尿素呼気試験や便中ヘリコバクター-ピロリ抗原は非侵襲的であり，除菌後の治療判定としてよく用いられているが，プロトンポンプ阻害薬を服用中，あるいは中止直後にこれらの検査を行うと，偽陰性となることがある。

NOTE

❶腸上皮化生

本来の胃粘膜上皮が，慢性胃炎やびらんなどののちに，もとの細胞に分化せずに腸粘膜上皮に分化したもの。

▷表5-6　ヘリコバクター-ピロリ感染の診断法

内視鏡による組織生検	検査の種類	特徴
必要	迅速ウレアーゼ試験	簡便で迅速な診断
	培養法	菌の直接証明，菌株の同定と抗菌薬感受性検査が可能だが，結果判定まで時間がかかる
	鏡検法	胃炎の程度など病理診断も可能
不必要	¹³C 尿素呼気試験	定量的，感度・特異度とも高い
	抗ヘリコバクター-ピロリ抗体（血清，尿）	感染のスクリーニングに有用だが，除菌判定には不適当
	便中ヘリコバクター-ピロリ抗原	感度・特異度とも高い
	胃液ヘリコバクター-ピロリ PCR 検査	感度・特異度とも高い

◆ 治療

　ヘリコバクター-ピロリの除菌治療によって，慢性胃炎の内視鏡的・組織学的改善が期待できる。さらに胃・十二指腸潰瘍と胃がんの発生が抑制される。

　ヘリコバクター-ピロリに対する治療の原則は，薬物によって菌の根絶，すなわち除菌をはかることである。ヘリコバクター-ピロリの除菌によって，潰瘍の治癒が促進され，再発も防止できる。

　わが国で現在，一次除菌療法として保険適用となっているのは，プロトンポンプ阻害薬1剤と，抗菌薬としてアモキシシリン水和物とクラリスロマイシンの2剤，合計3剤を1週間投与する方法である。プロトンポンプ阻害薬として，ボノプラザンフマル酸塩（タケキャブ®）が新たに保険適用になった。導入前では70% 前後だった一次除菌率は，導入後に90% 前後に向上した。なお，除菌療法の副作用には，発疹・下痢・異味症などがある。

　最近では，クラリスロマイシン耐性株の増加により，初回の除菌治療が不成功になる症例も増加している。この場合の二次除菌には，クラリスロマイシンをメトロニダゾールに変更し，プロトンポンプ阻害薬とアモキシシリンとの3剤を合わせて1週間投与する。除菌療法は，内視鏡で確認された慢性胃炎，胃・十二指腸潰瘍以外に，低悪性度の胃 MALT リンパ腫，特発性血小板減少性紫斑病，早期胃がん内視鏡治療後でも保険適用になっている。

3 胃・十二指腸潰瘍

　胃・十二指腸潰瘍 gastric and duodenal ulcer は，消化性潰瘍 peptic ulcer ともよばれる。胃底腺粘膜から分泌される胃酸・ペプシンによる自己消化作用によって形成される消化管壁の組織欠損であり，病変は粘膜下層より深い。

◆ 発生機序

　ヘリコバクター-ピロリの感染と，非ステロイド性抗炎症薬（NSAIDs）の使用が二大病因である。NSAIDs が原因となる潰瘍患者を除けば，胃潰瘍の患者の約 80% 以上，十二指腸潰瘍の約 95% 以上にヘリコバクター-ピロリの感染が証明される。胃・十二指腸潰瘍の罹患率は減少傾向にあり，この一因としてヘリコバクター-ピロリ感染者の減少と除菌治療の普及が考えられる。

　一方，高齢化社会を迎え，整形外科などで NSAIDs を投与する例が多くなっている。また，狭心症や心筋梗塞，脳梗塞の再発予防などに，低用量アスピリン❶が投与される例が増えている。NSAIDs を長期間連用している患者の消化性潰瘍発生頻度は，非服用群の約 3〜10 倍高いとされる。長期連用患者に内視鏡検査を行うと，約 20〜30% に潰瘍がみとめられるという報告もある。なお，十二指腸潰瘍よりも胃潰瘍が多い。

　発生部位は，ヘリコバクター-ピロリ陽性の場合の潰瘍は，胃では胃角部から胃体部に多く，十二指腸では球部が多い。NSAIDs による潰瘍では胃幽門部が多い。また，NSAIDs による潰瘍では，浅い胃潰瘍が多発する傾向がある。

NOTE
❶NSAIDs の一種である。

◆ 症状

　胃・十二指腸潰瘍では，自覚症状を欠くものもあるが，多くは上腹部痛を訴える。胃・十二指腸潰瘍の患者の腹痛は食事との関連が強く，とくに十二指腸潰瘍では空腹時や夜間に心窩部痛や背部痛を訴えるが，食事摂取によって軽快する。そのほか，吐きけ・嘔吐やおくび，胸焼け，腹部膨満感などを訴えることがある。

◆ 合併症

　重要な合併症としては，出血・穿孔・幽門狭窄などがある。

▌出血

　潰瘍の露出血管からの動脈性出血があると，吐血・下血をきたす。初発症状は吐きけ・めまい・動悸・口渇とともに吐血するか，突然便意をもよおし下血する。出血量が多いと，排便中またはその直後に失神することがある。出血性ショックに陥ると脈拍は頻回・微弱となり，皮膚は冷たく青白くなる。急性の大量出血では新鮮血を吐血するが，それ以外ではコーヒー残渣様の吐血あるいは黒色便として発症する。

▌穿孔

　深い潰瘍が形成され，潰瘍が漿膜を破って腹腔に達する状態をいう。穿孔により，消化管の内容物が腹腔にもれ出すことで，急性汎発性腹膜炎（ 176 ページ）となる。これに対して，潰瘍が漿膜を貫いてもそれが腹膜や膵臓などの隣接臓器によっておおわれる場合には，**穿通**といって腹膜炎は限局的なものにとどまる。穿孔を生じるのは前壁の潰瘍が多く，後壁の潰瘍は穿通に

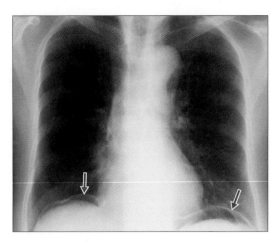

○**図 5-5　穿孔性胃潰瘍に
おける横隔膜下遊離ガス像**
立位で撮影した胸部 X 線正面
像。両側の横隔膜下に遊離ガ
ス像がみられる(→)。

とどまることが多い。

　潰瘍が穿孔すると，突然に心窩部に激痛を訴え，右肩に放散痛を感じるこ
ともある。しばしば吐きけ・嘔吐を伴い，腹部は筋性防御によって板状硬
ばんじょうこう
となる。肝濁音界(○64ページ)が消失し，蠕動音も低下する。胸部単純 X 線
撮影を立位で行うと横隔膜下に遊離ガス像がみられ，穿孔の診断が下される
(○図5-5)。CT 検査を行うと，少量の遊離ガス像も検出できる。

▌幽門狭窄

　潰瘍による浮腫あるいは潰瘍瘢痕によって，幽門あるいは十二指腸球部の
内腔が狭窄し，食物の通過障害をきたした場合を幽門狭窄という。初期には
食後に心窩部痛を生じ，狭窄がさらに進むと胃液が貯留して胃の膨満感を訴
え，頻繁に嘔吐するようになる。

◆ 診断

　病歴から本症を疑った場合には，X 線検査・内視鏡検査を行って確定診断
を得るとともに，潰瘍の存在する部位と病期(活動期・治癒期・瘢痕期)を知
る(○図5-6, 5-7)。さらに内視鏡下に生検を行い，がんやリンパ腫による悪
性潰瘍との鑑別を行う。

　活動性の胃潰瘍・十二指腸潰瘍例だけでなく，潰瘍の瘢痕を有する例，潰
瘍の既往がある例で除菌治療を予定する例は，ヘリコバクター-ピロリの感
染を検索する。さらに除菌薬の内服終了4週以降に，菌の有無を確認して除
菌治療が成功したか否かを確認する。

◆ 治療

▌一般療法

　胃・十二指腸潰瘍の発生，再発の危険因子(リスクファクター)を減らすこ
とが大切である。心身の安静をはかり，身体的・精神的ストレスを緩和する。
喫煙している場合は，禁煙するように指導する。

▌診療ガイドラインに準じた治療

　2020 年に更新された「消化性潰瘍診療ガイドライン」のフローチャート

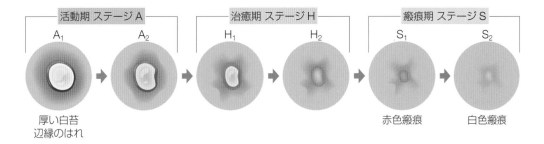

┌─ 活動期 ステージ A ─────────────┐ ┌─ 治癒期 ステージ H ─────────────┐ ┌─ 瘢痕期 ステージ S ─────────────┐

　A₁　　　　　　A₂　　　　　　H₁　　　　　　H₂　　　　　　S₁　　　　　　S₂

厚い白苔　　　　　　　　　　　　　　　　　　　　　　　　　　　　　　　赤色瘢痕　　　　白色瘢痕
辺縁のはれ

活動期 ステージ A
　A₁: 潰瘍底の白苔が厚く，辺縁に炎症性腫脹のある時期
　A₂: 潰瘍辺縁に白色の輪状縁および充血像が出現する時期

治癒期 ステージ H
　H₁: 潰瘍が縮小し，辺縁に紅暈があり，皺襞集中および潰瘍周囲におけるおだやかな皺襞の細まり
　H₂: 治癒がさらに進行し，底の盛り上がりとともに薄い白苔でおおわれる時期

瘢痕期 ステージ S
　S₁: 瘢痕の中心部に充血が残り，いわゆる赤色瘢痕といわれる時期
　S₂: 瘢痕部の充血がなくなり，周囲粘膜と同じ色調に戻り，いわゆる白色瘢痕といわれる時期

◗図 5-6　消化性潰瘍の内視鏡的ステージ分類（崎田・三輪分類）
（崎田隆夫ほか：悪性潰瘍の内視鏡診断――早期診断のために．日本消化器病学会雑誌 67：984-989，1970 をもとに作成）

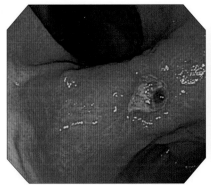

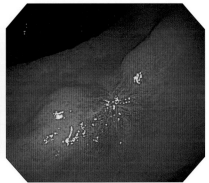

胃角部小彎に白苔と露出血管を有する活　　　同一部位の瘢痕期の像。赤色瘢痕となっ
動期の潰瘍がみられる。　　　　　　　　　　ている。

◗図 5-7　胃潰瘍の内視鏡像

に準じて治療を行う（◗図 5-8）。合併症がある場合は，まず合併症の治療を行う。出血性潰瘍に対しては後述するさまざまな内視鏡的止血法（◗154 ページ）を用いて，持続出血・再出血を防止し，緊急手術への移行を回避する。内視鏡的止血不成功例では血管造影・塞栓術などの画像ガイド下の手技（インターベンショナルラジオロジー〔IVR〕，◗124 ページ）を考慮する。IVR を行えない，あるいは IVR で止血不成功であった場合には，外科手術を選択する。

　止血に成功したら，通常の潰瘍治療を行う。潰瘍の成因によって治療法の選択が異なる。NSAIDs の服用歴を確認し，ヘリコバクター-ピロリ感染が陰性か陽性かを判定する。

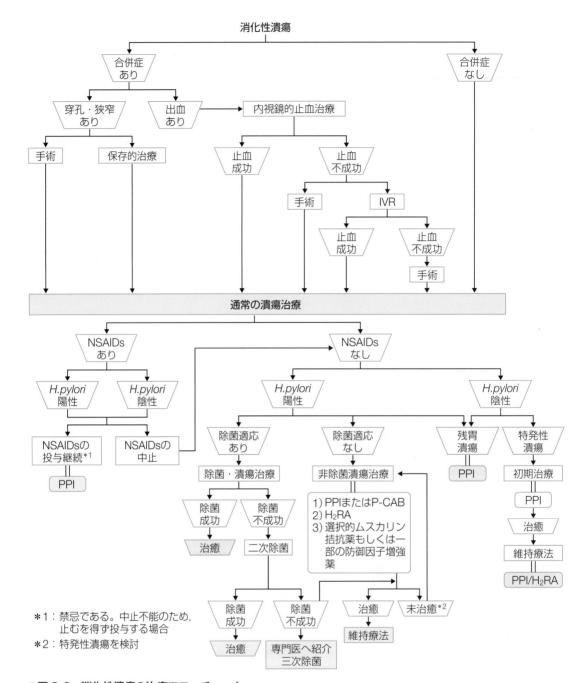

◎**図5-8　消化性潰瘍の治療フローチャート**
（「日本消化器病学会編：消化性潰瘍診療ガイドライン 2020, 改訂第3版. p.xvi, 2020, 南江堂」より許諾を得て転載）

① 除菌療法　わが国の胃潰瘍で最も多いのは，NSAIDs の服用歴のない
ヘリコバクター–ピロリ陽性の潰瘍であり，この場合は，除菌療法が最優先
される。除菌療法については慢性胃炎の項（◎146ページ）を参照されたい。

② 除菌によらない治療　ヘリコバクター–ピロリ陰性潰瘍患者やヘリコバ
クター–ピロリ陽性潰瘍患者の除菌不成功例，あるいは除菌治療薬に対する
アレルギーや重篤な合併症などのため除菌治療適応とならない場合は，除菌

によらない治療を行う。胃酸分泌，とくに夜間の胃酸分泌を抑制することが重要である。プロトンポンプ阻害薬，H_2受容体拮抗薬，防御因子増強薬を投与する。プロトンポンプ阻害薬は自覚症状をすみやかに改善し，潰瘍治癒も早いので第一選択薬となることが多い。大多数の潰瘍患者は，投薬開始後，胃潰瘍では8週間後，十二指腸潰瘍では6週間後に治癒して，潰瘍は瘢痕化する。治療開始後12週間以内には，約95%の潰瘍が治癒する。潰瘍が治癒したのちに薬剤を中止すると再発する可能性があるので，制酸薬による維持療法を行うことを考慮する。

③ NSAIDs による潰瘍の治療と予防　NSAIDs を服用している場合は，ヘリコバクター–ピロリ感染の有無にかかわらず，NSAIDs を中止するのが原則である。中止した場合には，フローチャートの手順に従って，ヘリコバクター–ピロリが陽性であれば除菌治療を，陰性であれば除菌によらない治療を行う（◎図5-8）。しかし，合併する血管病変などの危険が高いときには，NSAIDs を継続投与しつつ潰瘍の治療を行う必要があり，プロトンポンプ阻害薬を併用する。低用量アスピリンが潰瘍の原因である場合は可能な限り継続のうえ，プロトンポンプ阻害薬を併用する。

　NSAIDs は，プロスタグランジン合成酵素であるシクロオキシゲナーゼ cyclooxygenase（COX）を阻害することによって薬理作用を発揮する。COX には，常時発現していて胃粘膜等の恒常性を維持している構成型の COX-1 と，炎症などの刺激により発現が誘発される誘導型の COX-2 とがある。炎症による発熱や疼痛に対し，COX 非選択性の NSAIDs ではなく，COX-2 選択阻害薬セレコキシブ（セレコックス®）を選択することやプロトンポンプ阻害薬の併用は，潰瘍発生の予防に有用である。

　潰瘍既往歴のある患者や，高齢者，抗血小板・抗凝固療法中の患者，重篤な合併症がある場合は，NSAIDs を投与すると消化性潰瘍を合併するリスクが高いので注意を要する。

◆ 合併症の治療

出血，穿孔，幽門狭窄に対して治療が行われる。

▌出血の治療

明らかなタール便などのように急性の顕性出血を示す徴候があれば，入院の適応となる。内視鏡検査が施行できれば，さらに入院適応の決定は容易である。

露出血管がみとめられる潰瘍は再出血の可能性が高く，入院の絶対的適応であり，内視鏡的止血術を行うべきである。

① 輸血の適応　消化管出血の治療の根本は，出血性ショックの治療と予防である。まず全身状態の把握と管理を優先する。輸血をすべきか否かを考え，バイタルサインと問診から，①治療の対象となるような顕性出血が本当にあったか，②急性出血か慢性出血か，③ショックあるいはショックに近い状態であるか，④出血は続いているか，⑤再出血の可能性は高いか，などを検討し判断する。

◎表 5-7　内視鏡的止血法

止血法	具体例
局所注入法	純エタノール局所注入法 高張ナトリウム-アドレナリン局所注入法
血管凝固法	レーザー凝固止血法 マイクロ波凝固止血法 ヒートプローブ法 高周波電気止血法 アルゴンプラズマ法
血管結紮法	クリップ法
散布法	トロンビン散布法

　急性出血で出血が続き，ショックあるいはショックに近い状態にあれば，緊急の輸血を考慮すべきである。また問診で起立性低血圧による症状，たとえばふらついて倒れたり，失神の病歴があれば，ショックに近い状態と判断すべきである。輸血はヘモグロビン(Hb)7.0 g/dL 未満の場合に考慮し，輸血の必要性があれば交差適合試験を行い，輸血の準備を行う。

　②**経鼻胃管の挿入**　胃管の挿入により，①顕性出血の有無を知ること，②出血の持続の有無を知ること，③胃洗浄による内視鏡検査の前処置，などができる。胃管から，多量の新鮮血あるいはコーヒー残渣様の胃液が吸引されたら，食道，胃あるいは十二指腸からの顕性出血と判定されうる。

　胃管への少量の血液混入は，胃管の挿入による粘膜損傷部からの小出血である可能性があり，陽性所見とはいえない。意識のない患者での再出血の早期発見，薬物の投与経路としての利用以外に胃管を留置する意義は少なく，緊急内視鏡が行いやすい施設では，上部消化管出血が疑われる際に胃管留置を行うことは少なくなってきている。

　③**内視鏡的止血術**　出血性潰瘍例や，止血していても露出血管がある例は，内視鏡的止血治療の対象である。近年，薬物療法と内視鏡的止血術の組み合わせによる止血成功率が約 95％ 以上となり，手術例は著しく減っている。内視鏡的止血法には多くの種類がある(◎表5-7)。しかし，その効果にはほとんど差はみられない。ただし，初期止血や再出血予防において，クリップ法や凝固法は単独使用で有用であり，局所注入法はクリップ法や凝固法と併用したほうが効果的である。血行動態が不安定，2 cm 以上の大きな潰瘍，活動性出血といった，再出血の危険性の高い臨床所見を有する患者においては，内視鏡的止血治療の実施後の止血確認のための内視鏡検査が必要である。

■**穿孔の治療**
　胃の穿孔による急性汎発性腹膜炎は，緊急手術の適応である。最近では穿孔例でも胃切除をせず，腹腔鏡下に大網を穿孔部に被覆し，腹腔洗浄ドレナージを行う術式が推奨されている。潰瘍の治癒に対しては内科的にプロトンポンプ阻害薬，あるいは H_2 受容体拮抗薬の投与や，除菌治療を行う例が増えてきている。

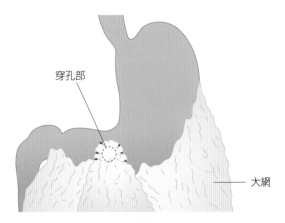

穿孔部

大網

●**図 5-9 穿孔部大網充填術**

▊ 幽門狭窄の治療

　幽門狭窄は，既往の瘢痕狭窄に活動性潰瘍の浮腫が加わって通過障害をおこすことによって生じる。幽門狭窄に対しては内視鏡下のバルーン拡張術を行う。最近では多くの例で，薬物療法によって潰瘍が治癒し，浮腫が消退すれば通過障害は改善するので，手術例は減っている。全身管理として，胃液の嘔吐に伴う代謝性アルカローシスをみとめる場合は補正を行う。

▊ 外科的治療

　潰瘍に対する手術療法には，胃酸分泌部を切除する方法や，潰瘍穿孔に対する手術がある。薬物療法が進歩したため，穿孔などの緊急時以外の手術はほとんど行われることはなくなっている。

　外科的治療の一例として，穿孔部大網充填術（グラハム手術）をあげる。これは，胃・十二指腸潰瘍穿孔に対する緊急手術で，穿孔部を大網で充填し，縫合閉鎖を行う術式である（●図 5-9）。本来は胃切除術に耐えられないような全身状態が不良の場合に行われていた術式であるが，胃・十二指腸潰瘍治療薬の進歩により胃の温存が可能になり，最近では積極的に採用されている。また，近年の腹腔鏡下手術の進歩によって，大きく開腹をすることなしに手

---

plus	ゾリンジャー–エリソン症候群

　ゾリンジャー–エリソン症候群 Zollinger-Ellison syndrome は，酸分泌を刺激するホルモンであるガストリンを過剰に産生する腫瘍によって，難治性・再発性の消化性潰瘍を生じる。ガストリン産生腫瘍は膵臓や十二指腸に発生することが多い。本症はガストリノーマ gastrinoma ともよばれ，空腹時の血中ガストリン値と胃酸分泌量は著明に増加する。

　ゾリンジャー–エリソン症候群では，十二指腸下行部などの通常の消化性潰瘍の好発部位とは異なる部位に潰瘍が発生する。セクレチン負荷試験を行うと，正常とは逆に血中ガストリンが著明に増加することから診断できる。ゾリンジャー–エリソン症候群の潰瘍に対しては，プロトンポンプ阻害薬を投与して胃酸の分泌を抑制することによる治療を行う。

術を完遂することができることから，広く行われるようになった。

4 胃がん

　人口動態統計であらわされる2019(令和元)年の日本人における臓器別罹患数では，胃がん gastric cancer は，大腸がん，肺がんについで第3位である。死亡者数についても，肺がん，大腸がんについで胃がんは第3位である。男女比は約2:1であり高齢者に多い。胃がんの発生部位は，胃中部・胃下部に多く，胃上部は比較的少ない。組織型はほとんどが腺がんである。

◆ 原因

　多量の塩分摂取や，喫煙，ヘリコバクター–ピロリ感染などが胃がんの発生と関連する。

◆ 分類

▊ 肉眼型分類

　1 基本分類　胃がんは，肉眼的所見で0〜5型に分類される(◉図5-10, 5-11)。0型(表在型)が最も予後良好であり，1型・2型は3型・4型に比べると予後はよい。4型はスキルス胃がんとよばれるものが多く，最も予後不良である。

0型　表在型：癌が粘膜下組織までにとどまる場合に多く見られる肉眼形態
1型　腫瘤型：明らかに隆起した形態を示し，周囲粘膜との境界が明瞭なもの
2型　潰瘍限局型：潰瘍を形成し，潰瘍をとりまく胃壁が肥厚し周囲粘膜との境界が比較的明瞭な周提を形成する
3型　潰瘍浸潤型：潰瘍を形成し，潰瘍をとりまく胃壁が肥厚し周囲粘膜との境界が不明瞭な周提を形成する

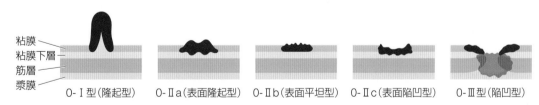

粘膜
粘膜下層
筋層
漿膜

0-Ⅰ型(隆起型)　0-Ⅱa(表面隆起型)　0-Ⅱb(表面平坦型)　0-Ⅱc(表面陥凹型)　0-Ⅲ型(陥凹型)

◉図5-10　0型(表在型)胃がんの亜分類

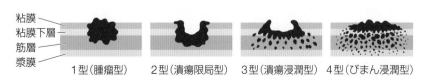

粘膜
粘膜下層
筋層
漿膜

1型(腫瘤型)　2型(潰瘍限局型)　3型(潰瘍浸潤型)　4型(びまん浸潤型)

◉図5-11　胃がんの肉眼的分類

4 型　びまん浸潤型：著明な潰瘍形成も周堤もなく，胃壁の肥厚・硬化を特徴とし，病巣と周囲粘膜との境界が不明瞭なもの

5 型　分類不能：上記 0〜4 型のいずれにも分類し難いもの

（日本胃癌学会編：胃癌取扱い規約，第 15 版．p.10，金原出版，2017 による）

② 0 型の亜分類　0 型（表在型）胃がんは，さらに次のように分類される。

0-Ⅰ型　隆起型：明らかな腫瘍状の隆起が認められるもの

0-Ⅱ型　表面型：隆起や陥凹が軽微なもの，あるいはほとんど認められないもの

0-Ⅱa　表面隆起型：表面型であるが，低い隆起が認められるもの

0-Ⅱb　表面平坦型：正常粘膜にみられる凹凸を超えるほどの隆起・陥凹が認められないもの

0-Ⅱc　表面陥凹型：わずかなびらん，または粘膜の浅い陥凹が認められるもの

0-Ⅲ型　陥凹型：明らかに深い陥凹が認められるもの

（日本胃癌学会編：胃癌取扱い規約，第 15 版．p.10，金原出版，2017 による）

進行度分類

　胃がんの進行度（ステージ）は，T 因子（壁深達度，○図 5-12），N 因子（リンパ節転移），M 因子（遠隔転移）の組み合わせで規定される（○表 5-8）。なお，リンパ節転移の有無にかかわらず，T1 腫瘍を「早期胃がん」と称する。

T 因子（壁深達度）

T0：癌がない

T1：癌の局在が粘膜（M）または粘膜下組織（SM）にとどまるもの

T1a：癌が粘膜にとどまるもの（M）

T1b：癌の浸潤が粘膜下組織にとどまるもの（SM）

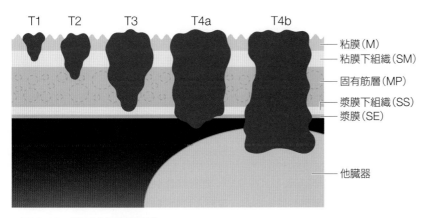

◦図 5-12　T 因子（壁深達度）

○表 5-8　胃がんの進行度分類（病理分類）

	N0	N1	N2	N3a	N3b	T/N にかかわらず M1
T1a(M), T1b(SM)	ⅠA	ⅠB	ⅡA	ⅡB	ⅢB	
T2(MP)	ⅠB	ⅡA	ⅡB	ⅢA	ⅢB	
T3(SS)	ⅡA	ⅡB	ⅢA	ⅢB	ⅢC	
T4a(SE)	ⅡB	ⅢA	ⅢA	ⅢB	ⅢC	Ⅳ
T4b(SI)	ⅢA	ⅢB	ⅢB	ⅢC	ⅢC	
T/N にかかわらず M1						

（日本胃癌学会編：胃癌取扱い規約，第 15 版．p.26，金原出版，2017 による）

> T2：癌の浸潤が粘膜下組織を越えているが，固有筋層にとどまるもの（MP）
> T3：癌の浸潤が固有筋層を越えているが，漿膜下組織にとどまるもの（SS）
> T4：癌の浸潤が漿膜表面に接しているかまたは露出，あるいは他臓器に及ぶもの
> 　T4a：癌の浸潤が漿膜表面に接しているか，またはこれを破って腹腔に露出しているもの（SE）
> 　T4b：癌の浸潤が直接他臓器まで及ぶもの（SI）
> （日本胃癌学会編：胃癌取扱い規約，第 15 版．p.17，金原出版，2017 による）
>
> **N 因子（リンパ節転移）**
> N0：領域リンパ節に転移を認めない
> N1：領域リンパ節に 1〜2 個の転移を認める
> N2：領域リンパ節に 3〜6 個の転移を認める
> N3：領域リンパ節に 7 個以上の転移を認める
> 　N3a：7〜15 個の転移を認める
> 　N3b：16 個以上の転移を認める
> （日本胃癌学会編：胃癌取扱い規約，第 15 版．p.20，金原出版，2017 による）
>
> **M 因子（遠隔転移）**
> M0：領域リンパ節以外の転移を認めない
> M1：領域リンパ節以外の転移を認める
> （日本胃癌学会編：胃癌取扱い規約，第 15 版．p.24，金原出版，2017 による）

　なお，領域外リンパ節以外の転移には，肝転移，腹膜転移，肺転移，骨転移などが含まれる。

◆ 症状

　1 自覚症状　早期がんでは，自覚症状が出ることは少ない。進行に伴い，腹痛や吐きけ，食欲不振，体重減少などが出現してくるが，胃がんに特有の症状ではない。病巣からの出血による黒色便や貧血に伴うめまい・息切れな

どの症状を訴えることもある。噴門部や幽門部はがんが大きくなると閉塞を
きたしやすく，噴門部では嚥下困難を，幽門部では頻回の嘔吐を訴える。

2 **他覚症状**　早期がんでは，ほとんどない。がんが進行すると，腹部の
腫瘤や左鎖骨下リンパ節転移(**ウィルヒョウ転移**)を触知することがある。高
度の肝転移や腫瘍による総胆管閉塞によって黄疸をみとめる場合もある。

◆ 診断

1 **胃X線検査(胃バリウム検査)**　バリウムを飲んで，胃の形状や粘膜の
状態を描出する検査である(●図5-13)。腫瘍による胃の変形や粘膜ひだの乱
れを検出する。腫瘍の位置を知るのに有用である。

2 **内視鏡検査**　胃内に内視鏡を挿入し，粘膜の状態を直接観察する検査
である(●図5-14)。病変があれば，検査時に少量の組織を採取(生検)し，組
織検査を行うことができる。超音波内視鏡を用いれば，壁深達度や胃の近傍
のリンパ節転移を診断することができる。

3 **CT検査**　胃がんの膵臓や十二指腸など周囲臓器への浸潤の有無，リン

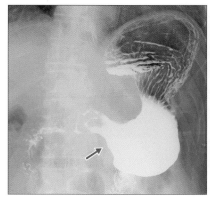
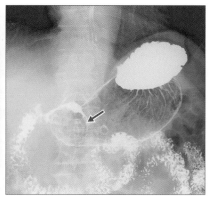

a. 立位
胃下部にがんによる変形をみとめる(→)。

b. 背臥位
胃下部にがんの輪郭をみとめる(→)。

●**図5-13　胃X線検査**

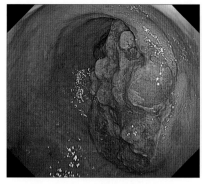

●**図5-14　胃の内視鏡検査**
胃下部の後壁に2型胃がんをみとめる。

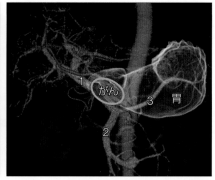

●**図5-15　造影CT検査の血管構築画像**
①門脈，②上腸間膜静脈，③脾静脈，赤い部
分は動脈である。

パ節・肝臓・肺などへの転移の有無，腹水の有無などを一度に診断できる。進行度の分類には必須の検査である。また，造影 CT を行えば，胃の動脈・静脈の3次元立体画像構築することができ，手術を行う際にきわめて有用である（◐159ページ，図5-15）。

◆ 治療

基本的な治療方針は切除である。高度に進行した胃がんで切除不能の場合には，化学療法が行われる。

▌内視鏡的切除

リンパ節転移の可能性がきわめて低く，腫瘍が一括切除できる大きさと部位にある場合に行う。切除方法には，**内視鏡的粘膜切除術** endoscopic mucosal resection（**EMR**）と**内視鏡的粘膜下層剝離術** endoscopic submucosal dissection（**ESD**）がある（◐図5-16）。ESD は高度な技術を必要とするが，EMR よりも大きい腫瘍も一括切除できる（◐図5-17）。2 cm 以下の粘膜内がん（T1a），分化型がん❶，潰瘍形成のないがんなどが適応となる。EMR もしくは ESD で腫瘍を一括切除できた場合であっても，切除標本の病理検査の結果，粘膜下層に浸潤している場合は，手術による追加切除が必要になる。

▌手術

内視鏡的切除が困難な病変に対しては，手術が行われる。手術では，胃と胃の周囲のリンパ節（所属リンパ節）を摘出する。所属リンパ節を摘出することを**リンパ節郭清**とよぶ。胃手術には多くの種類があるが，**胃全摘術**もしくは**幽門側胃切除術**が行われることが多い。胃の切除後には，（消化管）再建に

☐ NOTE
❶分化型がん
　組織学的に浸潤傾向の低いがんをさす。

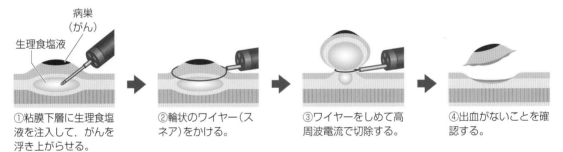

①粘膜下層に生理食塩液を注入して，がんを浮き上がらせる。

②輪状のワイヤー（スネア）をかける。

③ワイヤーをしめて高周波電流で切除する。

④出血がないことを確認する。

a. 内視鏡的粘膜切除術（EMR）

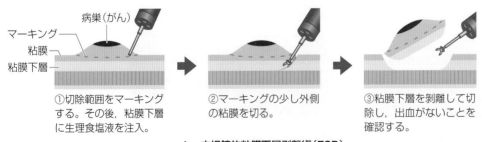

①切除範囲をマーキングする。その後，粘膜下層に生理食塩液を注入。

②マーキングの少し外側の粘膜を切る。

③粘膜下層を剝離して切除し，出血がないことを確認する。

b. 内視鏡的粘膜下層剝離術（ESD）

◐**図 5-16　内視鏡的粘膜切除術（EMR）と内視鏡的粘膜下層剝離術（ESD）**

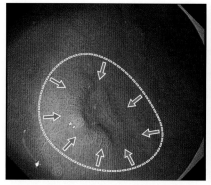
胃中部大彎に0-Ⅱc型胃がんをみとめる。

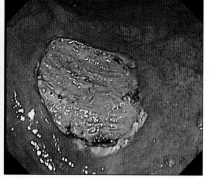
ESDによる切除後。

◉図5-17　早期胃がんの内視鏡的切除

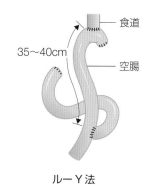
ルーY法

◉図5-18　胃全摘術後の再建法

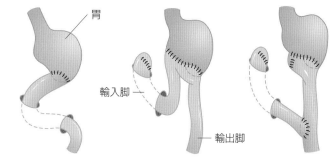
a. ビルロートⅠ法　　b. ビルロートⅡ法　　c. ルーY法

◉図5-19　幽門側胃切除術後の再建法

よって消化管をつなぎ，食物の通過が可能な状態にしなくてはならない。

　最近，胃がんに対しても腹腔鏡下手術が行われるようになってきた。腹腔鏡下手術は手術創が小さく，術後の回復が早いといわれているが，技術的難易度が高く，現時点では進行度Ⅰの胃がんがよい適応と考えられている。

　□1□ **胃全摘術**　胃上部や胃全体にひろがっているがんに対して行われる。胃を全て摘出して，食道と空腸を吻合する術式である。再建は，ルーY Roux-Y法が最も一般的である（◉図5-18）。

　□2□ **幽門側胃切除術**　胃中部から下部のがんに対して行われる。胃の幽門側2/3～3/4を切除し吻合する術式である。再建は，ビルロートⅠ法，ビルロートⅡ法，ルーY法が行われる（◉図5-19）。

▋化学療法

　化学療法には，胃がん切除後に再発予防を目的とする術後補助化学療法と，切除不能胃がんに対する化学療法がある。

　□1□ **再発予防の目的とする化学療法**　胃がんの根治切除後に行われる化学療法で，**術後補助化学療法**とよばれる。使用されるおもな薬剤およびレジメン❶は，S-1（テガフール・ギメラシル・オテラシルカリウム配合剤）療法，SOX療法（S-1＋オキサリプラチン），CapeOX療法（カペシタビン＋オキサリプラチン）である。進行度ⅡまたはⅢ胃がんの根治切除例が適応となる。

▭NOTE
❶レジメン
　がん薬物療法の治療計画を総括的に示したものであり，薬剤名・投与量・投与経路・投与時間・投与期間・治療間隔・休薬期間・投与回数（サイクル数）などの情報が含まれている。

② **切除不能胃がんに対する化学療法**　化学療法のみで治癒まで導くのは，むずかしいのが現状である。まず1次療法を行い，薬剤抵抗性となった場合は，2次療法，3次療法と行っていく。治療計画をたてるために，腫瘍のHER2❶検査とMSI❷検査を行う必要がある。これらの検査の結果を受け，「胃癌治療ガイドライン」で推奨されるレジメンにしたがって治療を行う。

◆ 術後におこりうる症状

▊ 術後合併症

① **術後出血**　消化管内や腹腔内に出血する場合がある。内視鏡検査やCT検査，血管造影検査などで出血源を確認する。消化管内出血の場合は，内視鏡下に焼灼（しょうしゃく）やクリップで止血を行う。腹腔内への出血の場合は，血管造影を行い，出血している血管に対して塞栓術（そくせん）を行い，止血を行う。これらの処置で止血が得られない場合は，手術にて止血する。

② **縫合不全**　消化管再建を行った吻合部から，胆汁，膵液などの消化管の内容が腹腔内にもれ出る場合がある。経口摂取を中止し，中心静脈栄養などで栄養管理を行う。同時に，もれ出た消化管の内容物を体外にチューブで誘導するドレナージを行う。

③ **吻合部通過障害**　吻合部の浮腫のため，術後に一過性の通過障害をみとめる場合がある。内視鏡下にバルーンで拡張を行う。

④ **腸管麻痺（イレウス）**　手術後の腹腔内の炎症による腸管麻痺（イレウス）を発症する場合がある。通常，炎症の消退とともに改善する。

⑤ **腸閉塞**　術後の腹腔内の癒着によって，腸閉塞を発症する場合がある。絶食で軽快することが多いが，改善しない場合は手術を考慮する。

⑥ **急性胆嚢炎**　胃切除に伴う迷走神経肝枝の切離によって，胆汁うっ滞が引きおこされ，急性胆嚢炎を発症することがある。絶食と抗菌薬投与を行い，改善しない場合は胆汁のドレナージを行う。胃切除の際に，予防的に胆嚢の摘出を行う場合もある。

⑦ **膵液漏**　リンパ節郭清の際に膵臓を損傷し，腹腔内に膵液がもれることがある。適切なドレナージと感染の予防を行う。

⑧ **呼吸器合併症**　高齢者に多い合併症で，肺炎が多い。早期離床の励行（れいこう）と術前・術後の呼吸リハビリテーションを行い，発生を予防する。

▊ 胃切除後症候群

胃を切除したことによる後遺症を，胃切除後症候群とよぶ。

① **ダンピング症候群**　食事のすぐあとにおこる早期ダンピング症候群と，2〜3時間後におこる晩期ダンピング症候群がある。

①**早期ダンピング症候群**　食後30分前後に発症する。めまい，頻脈，発汗，嘔吐，下痢，腹痛，全身倦怠感などを訴える。胃の貯留能が低下し，小腸内に急速に食物が流入することによっておきる。食事の1回量を減らし，回数を多くするなど，食事の摂取法によって軽快することが多い。

②**晩期ダンピング症候群**　食後の一過性の高血糖に続き，食後2〜3時間後に発症する低血糖症状である。めまい，発汗，心悸亢進（しんき），全身倦怠感など

▱ **NOTE**

❶HER2
　進行・再発胃がんの約15％において多く産生されているタンパク質である。HER2（ハーツー）のみとめられる胃がんをHER2陽性胃がんという。HER2はがんの増殖にかかわっており，HER2陽性胃がんに対しては，HER2に対する抗体であるトラスツズマブを用いた化学療法が行われる。

❷MSI
　MSIは，microsatellite instabilityの略で，ゲノム上のDNAの繰り返し配列（マイクロサテライト）に変化の生じている状態をさす。このようにゲノムの不安定性がみとめられる胃がんを，MSI陽性胃がんもしくはMSI-High胃がんとよぶ。進行・再発胃がんにおける頻度は約3〜5％である。MSI陽性胃がんに対しては，ペムブロリズマブなどの免疫チェックポイント阻害薬を用いた化学療法が行われる。

を訴える。小腸内への急速な食物の流入による一過性の高血糖に対して，インスリンが過剰に分泌され，低血糖となる。早期ダンピング症候群と同様に，食事の1回量を減らして回数を多くすることで予防する。低血糖症状を生じた際は，糖質を摂取する。

② **貧血**　鉄の吸収障害が原因で鉄欠乏性貧血となることがある。鉄剤の内服などで対処する。胃全摘後には，壁細胞から分泌される内因子が欠乏することにより，ビタミンB_{12}の吸収が不良となり，術後5〜10年で，ビタミンB_{12}が枯渇して巨赤芽球性貧血となることがある。

③ **骨代謝障害**　カルシウムとビタミンDの吸収障害が原因である。重症例では，腰椎圧迫骨折の可能性もあるので，カルシウム製剤・ビタミンD製剤の内服で対処する。

④ **逆流性食道炎**　酸性の胃液やアルカリ性の十二指腸液が食道内に逆流することによっておき，胸焼けなどを訴える。噴門側胃切除や胃全摘後に生じることが多い。

D　腸および腹膜疾患

1　過敏性腸症候群（IBS）

過敏性腸症候群 irritable bowel syndrome（IBS）は，慢性的に腹痛があり，便秘あるいは下痢などの便通異常を伴うが，その原因となる器質的疾患あるいは生化学的異常がみとめられない疾患である。原因として消化管の運動異常や知覚過敏などが考えられている。胃食道逆流症や機能性ディスペプシアと同様に，機能性消化管疾患の1つに分類される。過敏性腸症候群は，先進国では人口の10〜15%が罹患すると推定されるが，このなかで医療機関を受診するのは10%にすぎない。

過敏性腸症候群によって患者のQOLは低下し，社会的・経済的損失も大きい。わが国では，今後増加することが予想される疾患群である。

◆ 症状と診断

機能性ディスペプシアと同様に，症状から診断するRome IV基準が用いられる（●表5-9）。便のかたさは便の腸内での滞留時間を反映し，下痢では

◉**表5-9　Rome IV基準による過敏性腸症候群の診断基準**

最近の3か月間に，平均して，少なくとも1週間に1日以上の頻度で，繰り返しておこる腹痛の経過が，下記の2項目以上を満たす
1. 排便と関係している
2. 排便回数の変化を伴う
3. 便形状（外観）の変化を伴う
診断される6か月以上前から症状が始まり，かつ最近の3か月間は診断基準を満たす

タイプ1		かたくてコロコロの兎糞状の(排便困難な)便
タイプ2		ソーセージ状であるがかたい便
タイプ3		表面にひび割れのあるソーセージ状の便
タイプ4		表面がなめらかでやわらかいソーセージ状，あるいはヘビのようなとぐろを巻く便
タイプ5		はっきりとしたしわのあるやわらかい半分固形の(容易に排便できる)便
タイプ6		境界がほぐれて，ふにゃふにゃの不定形の小片便，泥状の便
タイプ7	まったくの水状態	水様で，固形物を含まない液体状の便

a. ブリストル便形状スケール

便秘型	硬便または兎糞状便が25%以上あり，軟便(泥状便)または水様便が25%未満のもの
下痢型	軟便(泥状便)または水様便が25%以上あり，硬便または兎糞状便が25%未満のもの
混合型	硬便または兎糞状便が25%以上あり，軟便(泥状便)または水様便も25%以上のもの
分類不能型	便性状異常の基準が便秘型，下痢型，混合型のいずれも満たさないもの

便形状の判定はブリストル便形状スケールを用いる。
止痢薬や下剤を使用していないこと。

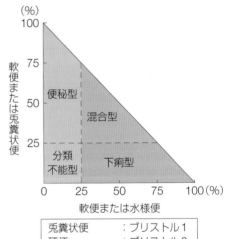

兎糞状便	：ブリストル1
硬便	：ブリストル2
軟便(泥状便)	：ブリストル6
水様状便	：ブリストル7

b. 過敏性腸症候群の病型分類

◎**図5-20　ブリストル便形状スケールと過敏性腸症候群の病型分類**

便が水様になり，便秘では便がかたくなることから，便をその性状で分類するブリストル Bristol 便形状スケールは便通の評価において有用である(◎図5-20-a)。過敏性腸症候群は，このブリストル便形状スケールをもとに下痢型，便秘型，混合型，分類不能型に分類される(◎図5-20-b)。過敏性腸症候群には，同様な症状を示す炎症性腸疾患や悪性腫瘍などの器質的疾患を除外する必要がある(◎表5-10)。

◆ 治療

患者は自分の症状に対して，がんなどの重大な病気が隠れているのではな

◑表 5-10　器質的疾患が疑われる病歴，所見

1. 警告症状がある
   1）発熱
   2）体重減少（6 か月間に 3 kg 以上の予期せぬ減少）
   3）血便
2. 危険因子がある
   1）50 歳以上での発症，50 歳以上の患者
   2）大腸がんの家族歴（一親等）
   3）大腸器質的疾患の既往
3. 症状
   夜間の腹痛（腹痛により覚醒）
4. 検査（検便，末梢血）
   便潜血陽性，貧血

いかと強い不安をいだいている。患者に対しては，なぜこのような症状が出るのかを十分に理解させ，診察・検査によって，症状が重大な疾患によるものではないことを，時間をかけて説明することが大切である。さらに患者の日常生活・食生活を見直し，症状の増悪因子があれば，これを是正するように指導する。

　以上の説明と指導によっても症状が続く例には，薬物療法が必要となる。過敏性腸症候群の薬物療法の基本は対症療法である。腹痛に対しては抗コリン薬の，下痢に対してはロペラミド塩酸塩などの止痢薬の投与を行う。便秘に対しては慢性便秘症の項で述べる便秘薬の投与を行う。

　オピオイド受容体作用薬であるトリメブチンマレイン酸は，消化管運動亢進状態では運動を抑制するが，運動低下状態では消化管運動を亢進させる二面性をもっており，便秘型では 300 mg/日，下痢型には 600 mg/日で使用される。

　ほかに病型を選ばない薬剤としてポリカルボフィルカルシウム，プロバイオティクス❶がある。5-HT$_3$ 受容体は消化管の運動亢進や管腔内への水分分泌亢進に関与し，感覚伝達の求心路を介在する。5-HT$_3$ 受容体拮抗薬のラモセトロン塩酸塩（イリボー®）は，下痢だけでなく，腹痛・腹部不快感を抑え，下痢型過敏性腸症候群患者に有効である。

　消化管に対する治療を行っても症状が続くときは，抗うつ薬や抗不安薬による中枢神経系に対する治療を行う。

NOTE

❶乳酸菌，ビフィズス菌，酪酸菌など生菌を含む整腸薬をさし，ビオフェルミン®，ラックビー® などがあげられる。

2　慢性便秘症

◆ 定義と診断基準

　2023 年 7 月に『便通異常症診療ガイドライン 2023——慢性便秘症』（以下，ガイドライン）が策定された。以下では，ガイドラインの記載に基づいて述べていく。

　便秘の定義は 3 章 G「便秘」の項にて記載したが，慢性便秘症は「慢性的に続く便秘のために日常生活に支障をきたしたり，身体にも様々な支障をき

たしうる病態」と定義された[1]。

慢性便秘症は生活の質(QOL)に影響し，心血管疾患の発症・死亡リスクの上昇，パーキンソン病や腎疾患の発症リスクの上昇に関与するため，長期予後に影響を与える可能性がある疾患である。慢性便秘症の有病率は10～15%と考えられており，性別(女性)，身体活動性の低下，腹部手術歴，特定の基礎疾患(精神疾患や神経疾患など)，加齢，および一部の薬剤が背景因子・発症リスクと考えられている。

水分を再吸収する臓器である大腸での，便塊の滞留時間が短ければ水分の多い水様便が，長ければ水分の少ない硬便が形成される。すなわち，便の形状は便塊の大腸通過時間を反映している。このことを応用し，便形状を7段階に分類したのが，前述したブリストル便形状スケール(◉164ページ)であり，タイプ1と2が便秘の際の硬便とされる。

6か月以上前からなんらかの便秘症状を有するとともに，直近3か月は持続して前述の「便秘」の診断基準を満たしている場合，「慢性便秘症」とされる。なお，「慢性」が示す期間については日常診療においては，実際に診断を行う医師の判断に基づくものとされている。

◆ 分類

慢性便秘症は，病因の観点から病因が明らかでない**一次性便秘症**と，なんらかの病因による**二次性便秘症**に分類され，症状の観点から**排便回数減少型**と**排便困難型**に分類される(◉図5-21)。さらに一次性便秘症は，機能性便秘症，便秘型過敏性腸症候群および非狭窄性器質性便秘症(小腸・結腸障害型と直腸・肛門障害型)に分類される。また，二次性便秘症として，薬剤性便秘症(オピオイド誘発性便秘症を含む)，症候性便秘症，および狭窄性器質性便秘症に分類される。

◆ 治療

慢性便秘症治療の目的(目標)は，適切な便性状で残便感などの排便周辺症状のない完全自発排便の状態へ導き，その状態を維持することと，QOLの改善である。二次性便秘症においては，その病因となる器質的疾患の治療，原疾患の治療，原因薬剤の中止を行い，それらが無効であれば生活習慣の改善や食事指導・食事療法を行う。これらが有効でなければ一次性便秘症として治療を行う。

排便困難型は，直腸・肛門の問題によって便が出せないことによる便秘であり，その検査・治療は専門的であるため，ここでは詳細については割愛する。日常臨床で多く遭遇する慢性便秘症は便が出ない排便回数減少型であり，ここでは，その治療について述べていく。治療の際はまず，生活習慣の改善や食事指導・食事療法を行い，これらが有効でなければ薬物療法を行う(◉図5-22)。

---

1) 日本消化管学会編：便通異常症診療ガイドライン2023——慢性便秘症．南江堂，p.2，2023.

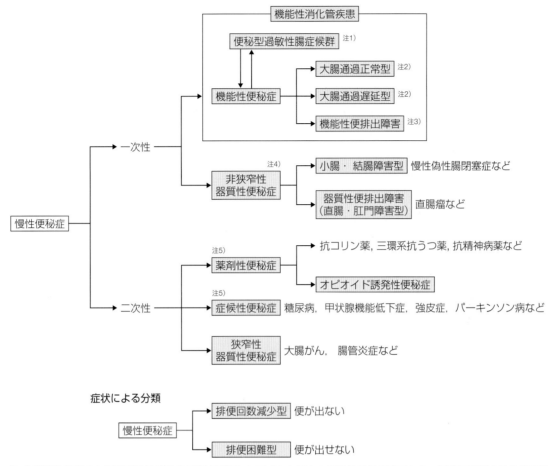

注 1）機能性便秘症と便秘型過敏性腸症候群は連続したスペクトラムと考えられる疾患であり，明確に鑑別するのが困難
　　　である。
注 2）現時点では大腸通過時間を正確に評価できる modality がないため，今後の検討課題である。
注 3）機能性便秘症および便秘型過敏性腸症候群に合併するひとつの病型である。骨盤底筋協調運動障害，会陰下降症候
　　　群も含む。
注 4）腸管の形態変化を伴うもの。正常から明らかに逸脱する消化管運動障害を伴う慢性便秘症が含まれる。
注 5）必ずしも，機能性便秘症および非狭窄性器質性便秘症と区別できるものではない。

◗ **図 5-21　慢性便秘症の分類**
（「日本消化管学会編：便通異常症診療ガイドライン 2023―慢性便秘症，p5，2023，南江堂」より許諾を得て転載）

▊ 慢性便秘症の薬物療法

　便秘薬は，腸内の水分を増やして便をやわらかくする**緩下薬**と，腸の動き
を活発にする**刺激性下剤**に大別される。わが国では，緩下薬として酸化マグ
ネシウムが，刺激性下剤としてセンノシドやピコスルファートナトリウム水
和物などが長年使用されている。

　しかしながら，刺激性下剤は有効であるものの，耐性や習慣性を避けるた
めに必要最小限の使用にとどめ，できるだけ頓用または短期間での投与，す
なわちオンデマンド投与に限るべきである。そのため，まずは浸透圧性下剤
の投与を行う。

● **浸透圧性下剤**　浸透圧性下剤としての代表的なものが酸化マグネシウム
であり，第 1 選択となる。しかし，酸化マグネシウムは，薬物間相互作用や，

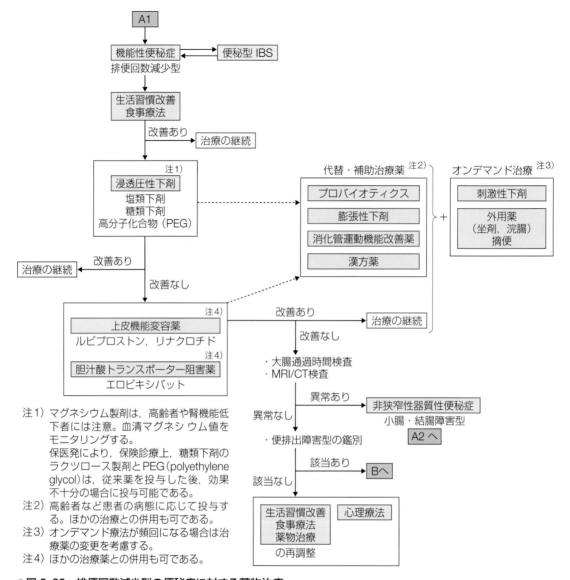

注1）マグネシウム製剤は，高齢者や腎機能低
　　下者には注意。血清マグネシウム値を
　　モニタリングする。
　　保医発により，保険診療上，糖類下剤の
　　ラクツロース製剤とPEG（polyethylene
　　glycol）は，従来薬を投与した後，効果
　　不十分の場合に投与可能である。
注2）高齢者など患者の病態に応じて投与す
　　る。ほかの治療との併用も可である。
注3）オンデマンド療法が頻回になる場合は治
　　療薬の変更を考慮する。
注4）ほかの治療薬との併用も可である。

🔵**図 5-22　排便回数減少型の便秘症に対する薬物治療**
（「日本消化管学会編：便通異常症診療ガイドライン 2023－慢性便秘症，p.xxiii，2023，南江堂」より許諾を得て転載）
A1，A2，B はガイドラインを参照すること。

高齢者または腎障害のある患者では高マグネシウム血症などの副作用を引き
おこす可能性があり，定期的なマグネシウム測定が推奨されている。酸化マ
グネシウムが継続できない，有効でなくなった際には，2012（平成 24）年以
降に保険適用となった新規の便秘薬を処方する。そのほかの浸透圧性下剤と
して，高分子化合物であるポリエチレングリコール（PEG）と糖類下剤である
ラクツロースがある。

　腸管上皮細胞に直接作用して腸管への水分分泌を促す上皮機能変容薬とし
てはルビプロストンとリナクロチドの 2 つがある。

　胆汁酸トランスポーター阻害薬であるエロビキシバットは回腸末端の胆汁
酸トランスポーターを阻害し，胆汁酸の再吸収を抑制する。それにより，大

腸管腔内に流入する胆汁酸の量を増加させ，胆汁酸の作用により，大腸内への水分分泌を促して便を軟化させ，大腸の運動を促進させる。

また，これらの代替・補助治療薬としてプロバイオティクスや膨張性下剤，消化管運動改善薬，漢方薬がある。

3　腸炎

腸炎 enterocolitis とは，小腸，大腸に出血や炎症を生じる病態の総称である。下痢，嘔吐，腹痛，発熱，血便などの症状を訴える。腸炎の原因によって，感染性腸炎，薬剤性腸炎，虚血性腸炎，炎症性腸疾患などに分類される。

1　感染性腸炎

ウイルスや細菌などの病原体が原因となって発症する。感染経路は，病原体が付着した手指，タオル，コップなどである。

◆ ウイルス性腸炎

● **原因**　ノロウイルス，ロタウイルス，アデノウイルスが原因となる。

● **症状**　腹痛・下痢で発症することが多く，ノロウイルスは数日間，ロタウイルスとアデノウイルスは１週間程度持続する。ロタウイルスでは，発熱を伴うことが多い。

● **診断**　症状と経過から診断される。便中のウイルスを検出することは可能であるが，ウイルスを同定しても治療方針に変更はないので，行わないことが多い。症状が１週間以上継続する場合は，他疾患の存在を考慮する必要がある。

● **治療**　ウイルスに対する効果的な薬剤はないため，水分補給や点滴など下痢による脱水に対する治療を行う。下痢症状は，病原体や毒素排泄のための生体防御の一種であるので，止痢薬は用いない。

◆ 細菌性腸炎

● **原因**　病原性大腸菌，サルモネラ属菌，カンピロバクター属菌，腸炎ビブリオなどが原因となる。生肉や生卵などといった食品からの感染で，食中毒であることが多い。

● **症状**　潜伏期間は数時間から３日程度である。腹痛・下痢で発症し，血便を伴う場合もある。下痢は数日間程度で軽快するが，１週間以上持続することもある。病原性大腸菌の一種である腸管出血性大腸菌 O-157 による腸炎では，潜伏期間は４〜８日と長いのが特徴であり，産生されるベロ毒素によって溶血性尿毒症症候群や脳症を発症することがある。サルモネラ属菌による腸炎の重症例では，小児や高齢者は高度の脱水および菌血症になることがある。

● **診断**　食事の内容や潜伏期間，症状の問診で細菌性腸炎と診断する。同時に便培養検査を行い，原因となる菌を同定する。

● **治療**　重症例を除いて，抗菌薬を用いることはない。水分補給や点滴などの下痢による脱水に対する治療を行う。上述のウイルス性腸炎同様，止痢剤は用いない。重症例では，ニューキノロン系やホスホマイシンナトリウムなどの抗菌薬を使用する。

2　薬剤性腸炎

　薬剤によって発症する腸炎のことを薬剤性腸炎という。原因薬剤としては，抗菌薬や，非ステロイド性抗炎症薬（NSAIDs）などがある。抗菌薬によって発症する腸炎には，**薬剤性急性出血性腸炎**と**偽膜性腸炎**がある。

◆　薬剤性急性出血性腸炎

● **原因**　抗菌薬によるアレルギーや腸の粘膜への障害が原因となる。
● **症状**　抗菌薬を服用してから2～3日後に，突然，発症する。下痢，血便，腹痛を訴える。
● **診断**　服用している薬剤の内容と時期について問診を行う。
● **治療**　原因薬剤の服用中止によって，7日程度で治癒することが多い。

◆　偽膜性腸炎

● **原因**　抗菌薬によって腸内細菌叢のバランスが乱れ，クロストリジオイデス-ディフィシル *Clostridioides difficile* が多くを占めるようになり，クロストリジオイデス-ディフィシルの産生する毒素によって腸の粘膜に炎症が生じる。クロストリジオイデス-ディフィシルの院内感染によって発症することもある。
● **症状**　抗菌薬を服用してから1～2週間後に，発症することが多い。水様便，腹痛，発熱を訴える。
● **診断**　便検査でクロストリジオイデス-ディフィシルの産生する毒素を検出する。
● **治療**　原因薬剤を中止し，治療薬としてバンコマイシン塩酸塩やメトロニダゾールを用いる。

3　虚血性腸炎

● **原因**　腸管の血流低下（虚血）によって発症する。下行結腸が好発部位である。高齢者や，高血圧，動脈硬化，糖尿病などの基礎疾患をもつ人に多く発生する。便秘や大腸内視鏡検査などによる，腸管の内圧上昇が誘因となっ

---

column　**保健所への届出が必要な腸炎**

　コレラ，細菌性赤痢，腸管出血性大腸菌感染症，腸チフス，パラチフスによる腸炎は，「感染症の予防及び感染症の患者に対する医療に関する法律」（感染症法）で三類感染症に分類され，ただちに保健所に届出を行わなくてはならない。

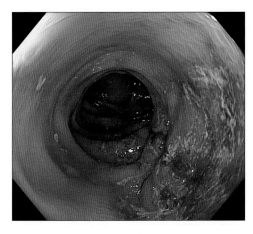

○図 5-23　**虚血性腸炎の内視鏡像**
大腸に縦走する潰瘍をみとめる。

て発症することもある。

●**症状**　急な腹痛と下痢で発症し，しだいに血便となる。

●**診断**　基礎疾患の有無や，誘因となる病歴の有無などを問診する。CT 検査では腸管浮腫による壁肥厚をみとめる。内視鏡検査では，縦走する潰瘍をみとめる（○図 5-23）。

●**治療**　絶食による保存的治療で軽快することが多い。腸管の虚血が強い場合は，腸管狭窄に陥る場合があるが，手術を要することはまれである。

4 炎症性腸疾患（IBD）

　炎症性腸疾患 inflammatory bowel disease（IBD）とは，慢性あるいは寛解・再燃を繰り返す腸管の炎症性疾患であり，代表的疾患は**潰瘍性大腸炎**と**クローン病**である。両疾患ともに比較的若年に発症し，10 代後半から 30 代前半に好発する。欧米に比べると発症頻度は低いが，増加している。遺伝的素因，食生活やストレスなどの環境因子による免疫の過剰反応が原因と考えられているが，詳細は明らかになっていない。潰瘍性大腸炎とクローン病は臨床所見が似ていることから，鑑別を要する疾患である（○表 5-11）。

◆ 潰瘍性大腸炎

　発症の男女比は，1：1 である。病変は直腸粘膜から連続性に広がり，全大腸に及ぶこともある。病変の広がりによって，直腸炎型，左側結腸型，全大腸炎型に分類される。腸炎は大腸に限局している。

●**症状**　持続性または反復性の粘血便・血便，腹痛，発熱が主たる症状である。症状の程度によって重症・中等症・軽症に分類される（○表 5-12）。発熱，頻脈，貧血，炎症反応などの全身状態のないものは軽症，全身症状を伴うものを重症とし，その中間を中等症としている。また，臨床経過から再燃寛解型，慢性持続型，急性劇症型，初回発作型に分類される（○表 5-13）。急性劇症型では，出血・穿孔・中毒性巨大結腸症・敗血症などの合併症を伴い致命的な状態になることもある。大腸以外に発生する**腸管外合併症**としては，口内炎，虹彩炎，関節炎，結節性紅斑，壊疽性膿皮症，静脈血栓，強直性

▶表5-11　潰瘍性大腸炎とクローン病の比較

		潰瘍性大腸炎	クローン病
臨床所見	年齢	若年	若年
	発症	急性	緩徐
	症状	粘血便	下痢
	経過	再燃と寛解	持続
	合併症	貧血，関節炎	貧血，低タンパク血症
肉眼所見	分布	直腸から連続	非連続，全消化管
	粘膜	易出血性，顆粒状	縦走潰瘍，敷石状変化，裂溝
	瘻孔	なし	ときにあり
	悪性変化	あり	まれ
	肛門部	急性裂肛など（10％）	痔瘻など（75％）
組織所見		粘膜下層まで	全層性，非乾酪性肉芽腫

▶表5-12　潰瘍性大腸炎の重症度による分類

	重症	中等症	軽症
（1）排便回数	6回以上		4回以下
（2）顕血便	（＋＋＋）		（＋）〜（−）
（3）発熱	37.5℃以上		（−）
（4）頻脈	90/分以上	重症と軽症の中間	（−）
（5）貧血	Hb 10 g/dL以下		（−）
（6）赤沈 または CRP	30 mm/時以上		正常
	3.0 mg/dL以上		正常

重症とは（1）および（2）のほかに全身症状である（3）または（4）のいずれかを満たし，かつ6項目のうち4項目以上を満たすものとする。軽症は6項目すべて満たすものとする。
（厚生労働科学研究費補助金難治性疾患政策研究事業「難治性炎症性腸管障害に関する調査研究」〔久松班〕：潰瘍性大腸炎・クローン病診断基準・治療指針，令和4年度改訂版．p.5，2023による，一部改変）

▶表5-13　潰瘍性大腸炎の臨床経過による分類

分類	臨床経過
再燃寛解型	再燃と関係を繰り返す。
慢性持続型	初回発作より6か月以上活動期にある。
急性劇症型	きわめて激烈な症状で発症し，中毒性巨大結腸症，穿孔，敗血症などの合併症を伴うことが多い。
初回発作型	発作が1回だけのもの。しかし将来再燃をきたし，再燃寛解型となる可能性もある。

（厚生労働科学研究費補助金難治性疾患政策研究事業「難治性炎症性腸管障害に関する調査研究」〔久松班〕：潰瘍性大腸炎・クローン病診断基準・治療指針，令和4年度改訂版．p.6，2023をもとに作成）

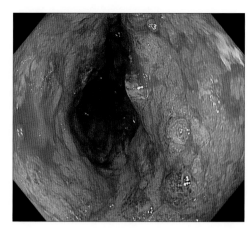

▶**図5-24　潰瘍性大腸炎の内視鏡像**
多発性のびらん，易出血性の粘膜をみとめる。

脊椎炎，原発性硬化性胆管炎などがある。左側大腸炎型，全大腸炎型では，発症10年ごろから大腸がんの発症頻度が高いことが知られている。

● **診断**　症状や経過から潰瘍性大腸炎を疑った場合は，大腸内視鏡検査を行う。内視鏡所見は，血管透見像の消失や，顆粒状粘膜，多発性のびらん，潰瘍などの所見を連続性にみとめる（▶図5-24）。粘膜に粘血膿性の分泌物が付着し，接触する程度で出血する易出血性である。生検では，粘膜全層にびまん性炎症性細胞の浸潤をみとめる。内視鏡検査と生検だけでは，炎症性腸疾患であるクローン病と鑑別がむずかしいことがあり，症状や経過から総合的に診断する必要がある。

● **治療**　まず内科的治療を行い，改善をみとめない場合や，大腸がんを合併した場合は，外科的治療を行う。

　□1 **内科的治療**　軽症〜中等症の場合は，脂肪分と食物繊維の少ない食事にする。5-アミノサリチル酸（5-ASA）の内服・注腸を行い，改善がない場合は，副腎皮質ステロイド薬の内服・注腸を行う。さらに，効果をみとめない場合は，免疫調整薬（アザチオプリン，メルカプトプリン水和物），抗TNF抗体（インフリキシマブ，アダリムマブなど），免疫抑制薬（タクロリムス水和物），血球成分除去療法などで寛解導入する。重症例に対しては絶食とし，水分・電解質・栄養の輸液療法を行う。大腸穿孔や大出血，中毒性巨大結腸症などの緊急手術を要する状態でないことを確認し，副腎皮質ステロイド薬の点滴静注を行う。改善しない場合は，外科的治療を考慮する。

　□2 **外科的治療**　大出血，大腸穿孔，中毒性巨大結腸症，内科的治療が無効な重症例では緊急手術を行う。緊急手術では，結腸全摘＋人工肛門が行われる。がんの合併では，大腸全摘＋回腸嚢肛門吻合（IAA）（▶図5-25）もしくは大腸全摘＋回腸嚢肛門管吻合（IACA）を行う❶。症状の長期化，薬剤の副作用，腸管外合併症などよって日常生活が障害され，手術によってQOLの向上が期待できる場合は，手術適応となることもある（▶表5-14）。

◆ **クローン病**

　発症の男女比は，2：1である。病変は口腔から肛門までの全消化管に非

NOTE

❶IAAは直腸粘膜を完全に切除し，肛門と回腸嚢を吻合する術式，IACAは直腸粘膜を数cm残し肛門管と回腸嚢を吻合する術式である。

　潰瘍性大腸炎の根治性を考えるとIAAは理想的な術式であるが，術後の肛門機能は低下する。IACAは直腸粘膜が数cm残存するので，肛門機能の低下は軽減するが，潰瘍性大腸炎の再燃，がんの発生の可能性が残る。基本手術式はIAAとしながらも，患者の希望やQOLなどを十分に考慮して術式が選択される。

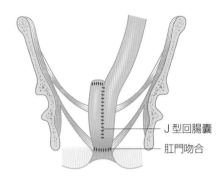

◗図 5-25　大腸全摘後の回腸嚢肛門吻合
　　　　　手術（IAA）

J 型回腸嚢
肛門吻合

◗表 5-14　潰瘍性大腸炎の手術適応

絶対的適応	緊急手術	大出血 大腸穿孔 中毒性巨大結腸症 内科的治療が無効な重症例
	待機的手術	がんの合併
相対的適応	待機的手術	手術によって QOL の向上が期待 できる場合

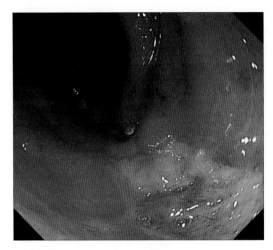

◗図 5-26　クローン病の内視鏡像
縦走潰瘍をみとめる。

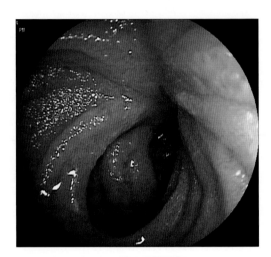

◗図 5-27　クローン病の内視鏡像
潰瘍による小腸狭窄をみとめる。

連続性に生じ，好発部位は小腸，大腸，肛門周囲である。病変部位によって
小腸型，大腸型，小腸大腸型に分類される。

● **症状**　持続性または反復性の，腹痛・下痢・血便が主たる症状である。
経過が長くなると，栄養障害や体重減少，貧血をみとめるようになる。肛門
周囲の病変による肛門痛が初発症状のこともある。小腸や大腸に形成された
潰瘍の穿孔による腹膜炎や，膿瘍，潰瘍周囲の腸管狭窄による腸閉塞を発症
する場合もある。疾患のパターンにより，モントリオール分類では非狭窄・
非穿通型，狭窄型，穿通型の 3 つに分類される。

　腸管外合併症は，潰瘍性大腸炎と同様に口内炎，虹彩炎，関節炎，結節性
紅斑，壊疽性膿皮症，静脈血栓，強直性脊椎炎，原発性硬化性胆管炎などが
ある。長期経過例では，小腸がんと大腸がんの発症リスクが一般人口よりも
高く，とくに直腸肛門部でその頻度が高い。

● **診断**　症状や経過からクローン病を疑った場合は，大腸内視鏡検査，小
腸内視鏡検査，消化管造影検査を行う。非連続性に 縦 走潰瘍（◗図 5-26），
敷石状変化，瘻孔形成，狭窄（◗図 5-27）などをみとめる。生検では，非乾酪

性類上皮細胞肉芽腫をみとめる。穿孔による腹膜炎や膿瘍形成，狭窄による腸閉塞の可能性があるときは，CT 検査を行う。肛門周囲の病変は，痔瘻や肛門周囲膿瘍であることが多い。とくに若年者の痔瘻の場合は，クローン病による病変の可能性があるので，消化管の検査を行うことが望ましい。

● **治療** 内科的治療が基本となる。穿孔による腹膜炎や膿瘍形成，狭窄による腸閉塞となった場合は外科的治療を行う。

$\boxed{1}$ **内科的治療** 炎症が軽度の場合は脂肪分と食物繊維の少ない食事や成分栄養剤とし，副腎皮質ステロイド薬や 5-ASA の内服を行う。効果をみとめない場合は，抗 TNF 抗体や免疫調節薬で寛解導入する。炎症が高度の場合は，絶食とし，水分・電解質・栄養の輸液療法を行う。穿孔や大出血，腸閉塞などの緊急手術を要する状態でないことを確認し，副腎皮質ステロイド薬の点滴静注，顆粒球単球除去療法❶を行う。効果をみとめない場合は，抗 TNF 抗体や免疫調節薬で寛解導入する。

$\boxed{2}$ **外科的治療** 穿孔による腹膜炎を発症した場合は緊急手術となり，穿孔部の切除と腹腔内の洗浄とドレナージを行う。狭窄による腸閉塞に対しては，狭窄部の切除もしくは狭窄解除を目的とした狭窄形成術を行う。肛門病変である痔瘻・肛門周囲膿瘍に対しては，排膿のためのドレナージ（シートン〔セトン〕法）を行う。また，複雑性痔瘻に対しては，ヒト脂肪組織由来の幹細胞懸濁液（ダルバドストロセル）の投与を行うことがある。

NOTE
❶顆粒球単球除去療法
　白血球のうち，とくに顆粒球・単球を選択的に除去することで炎症などを軽減する療法。

5 腸結核

● **原因** 腸結核 intestinal tuberculosis は，腸に結核菌が感染することによって発症する。感染してもすべての人が腸結核を発症するわけではなく，高齢者や心疾患・糖尿病などの基礎疾患を有する人に発症することが多い。回盲部（回腸と盲腸）が好発部位である。

● **症状** 腹痛，下痢，下血などが主症状である。腸結核による潰瘍で腸が狭窄しているときは，腸閉塞症となることもある。

● **診断** 肺結核の診断がすでについている場合は，前述の症状から腸結核と推定される。ツベルクリン反応検査やインターフェロンγ遊離試験（IGRA）が陽性となる。内視鏡検査では，帯状潰瘍や狭窄をみとめ，生検で結核菌が検出される。

● **治療** 肺結核の治療と同様に，抗結核薬の投与を行う。腸閉塞が改善しない場合は，手術を要することもある。

4 腹膜炎

　腹膜炎 peritonitis とは，腹腔内のさまざまな原因によって発症する炎症性の病態である。発症時期によって急性腹膜炎と慢性腹膜炎に分類される（◐表 5-15）。

◖表5-15　発症時期による腹膜炎の分類と原因

分類	原因		
急性腹膜炎	•外傷による腹腔内臓器損傷　　•胃・十二指腸潰瘍穿孔 •急性胆嚢炎　　•急性膵炎　　•大腸憩室炎 •急性虫垂炎　　•腸間膜血管閉塞症　　•子宮付属器炎 •消化管術後の縫合不全　　　　　　　　　　　　　　など		
慢性腹膜炎	•結核性腹膜炎　　•放線菌腹膜炎　　　　　　　　　　　など		

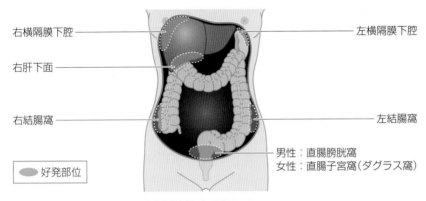

◖図5-28　膿瘍形成の好発部位

1 急性腹膜炎

◆ 原因

　原因は多岐にわたる。胃・十二指腸潰瘍などによる消化管穿孔や，急性胆嚢炎，急性膵炎，大腸憩室炎，急性虫垂炎，子宮付属器炎，絞扼性腸閉塞や腸間膜動脈閉塞症による腸管壊死などが原因になる。外傷による腹腔内臓器損傷，消化管内視鏡検査・治療による消化管穿孔，消化管術後の縫合不全も原因となる。起炎菌としては，胃・十二指腸穿孔の場合は，ブドウ球菌などのグラム陽性球菌や，大腸菌などのグラム陰性桿菌の混合感染が多く，大腸穿孔の場合は，さらにバクテロイデス属などの嫌気性菌が加わる。

　炎症が腹部全体に及んでいる場合は**汎発性腹膜炎**といい，炎症が局所に限局されている場合を**限局性腹膜炎**という。消化管穿孔は汎発性腹膜炎となることが多く，虫垂炎や卵管炎による膿瘍形成は限局性腹膜炎の形態をとることが多い。膿瘍形成は，原因臓器の近傍もしくは汚染した腹水が流れ込みやすい腹腔内の低い位置に生じることが多い(◖図5-28)。

◆ 病態

　腹膜に感染性の炎症が及ぶと，膿性腹水の貯留，腸管麻痺(イレウス)となる。腸管麻痺(イレウス)のため消化管内に腸液が貯留し，血管内を循環する血液量が減少する。そのため，血圧低下・頻脈となり，重症例では**循環血液**

量減少性ショックに陥る。また，腹腔内の感染巣から細菌の内毒素(エンドトキシン)が血管内に侵入すると**エンドトキシンショック**へと進行する。さらに病状が進行すると，呼吸不全，肝不全，腎不全，播種性血管内凝固症候群(DIC)となり，多臓器不全へ移行し，致命的な状態となる。

◆ 症状

腹膜炎の発症は，消化管穿孔のように急激なものから，局所の炎症の緩徐な波及までさまざまである。しかし，ひとたび発症すると強い腹痛を訴える。

1 腹痛 発症直後から強い腹痛を訴える。炎症部位に一致した圧痛と，筋性防御(デファンス)をみとめる。腹壁をゆっくり圧迫し，急に圧迫を解除すると強い痛みを訴えるブルンベルグ徴候をみとめる。

2 排便，排ガスの停止 腹膜炎では，腸管麻痺(イレウス)を発症する。そのため，腸管運動は停止し，排便や排ガスが停止し，同時に腹部膨満感や嘔気・嘔吐を訴える場合もある。

3 発熱 発症直後から，発熱をみとめる。さらに菌血症となると悪寒戦慄(おかんせんりつ)を伴う弛張熱を呈する。

4 ヒポクラテス顔貌 腹痛によって表情は苦悶(くもん)状になり，さらに脱水が進むと眼窩(がんか)はくぼみ，いわゆるヒポクラテス顔貌(がんぼう)様になる。

5 ショック症状 腹膜炎が進行すると，循環血液量減少性ショックやエンドトキシンショックを発症する。血圧低下，頻脈，尿量減少，呼吸は浅く速くなる。

◆ 診断

腹膜炎の原因疾患は多岐にわたることから，診察を行う前に既往歴，現病歴，薬剤内服歴を十分に聴取し，原因となりうる疾患の有無を確認しておくことが重要である。

1 身体所見 腹部に，自発痛および圧痛をみとめる。筋性防御およびブルンベルグ徴候は，腹膜に炎症が及んでいることを示す所見である。鎮痛薬が投与されていると，所見が明らかでなくなることがあるので，注意を要する。

2 血液検査 白血球数増加，核の左方移動❶，C反応性タンパク質(CRP)上昇をみとめる。菌血症へと進行すると，プロカルシトニンが上昇し，血液培養検査で細菌陽性となる。

> **NOTE**
> ❶成熟した好中球に対して幼若な好中球の比率が増大すること。

3 単純X線検査 消化管穿孔では，立位で胸部もしくは腹部単純X線検査を行うと横隔膜下に遊離ガス像をみとめることがある(▶図5-29)。

4 腹部CT検査 消化管穿孔による遊離ガス像の診断能は，単純X線検査よりはるかに高い。腹水と膿瘍および原因となる疾患の診断などにきわめて有用であり，第一に行うべき検査である(▶図5-30)。

◆ 治療

進行性の病態であるので，早期診断，早期治療が重要である。限局性腹膜

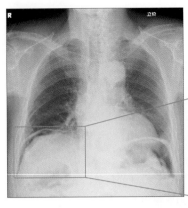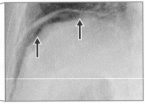

▶**図 5-29　消化管穿孔の立位単純 X 線検査**
右横隔膜下に遊離ガス(→)をみとめる。

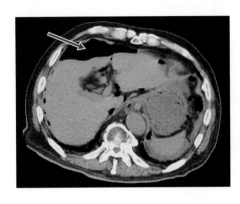

▶**図 5-30　消化管穿孔の腹部 CT 検査**
肝臓の表面に遊離ガス(→)をみとめる。

炎の場合，経皮的なドレナージによる排膿や抗菌薬で対応可能な場合もあるが，開腹手術を要する場合が多い。汎発性腹膜炎の場合は，緊急手術を要する。

　1 術前管理　循環血液量が減少しているので，輸液によって血圧の安定と尿量の確保を目標とし，手術に備える。感染症への対策として，早期に抗菌薬の投与を開始する。

　2 緊急手術　手術の目的は，原因疾患に対する処置と，汚染した腹腔に対する処置である。原因疾患に対する処置とは，虫垂炎ならば虫垂の切除，十二指腸穿孔ならば穿孔部の閉鎖などである。汚染した腹腔に対する処置とは，生理食塩水による腹腔内の十分な洗浄と，腹腔ドレナージなどである。

　3 術後管理　術前の全身管理を引き続き行う。術前にショックに陥っていた場合には，多臓器不全へと進行する可能性があるので，術後は集中治療室(ICU)での管理が望ましい。エンドトキシンショックに対しては，エンドトキシン吸着療法 polymyxin B-immobilized fiber column direct hemoperfusion (PMX-DHP)が有効な場合がある。

2 慢性腹膜炎

◆ 原因

　結核への感染により，発症するものがほとんどである。肺結核から血液お

よびリンパ液を介して腹膜全体に発生することが多い。

◆ 症状

　結核性の慢性腹膜炎の発症は緩徐で，微熱，軽度の腹痛が持続する。腹腔内の癒着や腹水の貯留によって，吐きけ，便通異常，腹部膨満感を訴える場合もある。

◆ 診断

　結核性の慢性腹膜炎の症状は特異的なものはなく，確定診断は困難である。結核の発症が腹膜炎であることはまれであるので，肺結核や結核性胸膜炎の既往について確認することが重要である。がん性腹膜炎との鑑別が必要になる場合があるが，がん性腹膜炎は症状が強く，進行が早いことが多い。

◆ 治療

　原疾患の治療が第一である。結核性慢性腹膜炎の場合は，結核に対する治療を行う。腹腔内膿瘍や腸閉塞を発症した場合，外科的な治療が必要になることもある。

5 虫垂炎

　虫垂は盲腸の後内側表面から突起状に付属する細長い管腔臓器である。虫垂炎 appendicitis は，虫垂の化膿性炎症で，小児から高齢者まで幅広い年齢層において発症する頻度の高い疾患の1つである。

◆ 原因

　さまざまな原因が考えられるが，多くは細菌やウイルスの感染である。また，糞石❶や異物によって虫垂内腔が閉塞することによって虫垂炎が発症する場合もある。誘因として，便秘，過労，ストレスなどが考えられている。病態の進行によって，炎症が虫垂粘膜のみにとどまっている**カタル性虫垂炎**，虫垂全層に炎症がおよんでいる**蜂窩織炎性虫垂炎**，虫垂壁の構造がこわれはじめている**壊疽性虫垂炎**，虫垂壁に穴が開いてしまう**穿孔性虫垂炎**に分類される。

■NOTE
❶糞石
　糞や粘液などが貯留して固まり，石灰塩の沈着をおこすことでできる，腸結石の一種である。

---

column 急性腹症

　腹膜炎と似た言葉に，急性腹症という用語がある。『急性腹症診療ガイドライン2015』において，「急性腹症とは，発症1週間以内の急性発症で，手術などの迅速な対応が必要な腹部(胸部等も含む)疾患である」と定義されている。
　急性腹症には，胆石症の発作や腸閉塞など腹膜に炎症が及んでいない疾患も含まれる。したがって，腹膜炎は，急性腹症に含まれる病態と考えてよい。

◆ 症状

初期症状は心窩部痛，吐きけ，食欲不振，発熱などである。腹痛は，発症時の心窩部痛が，12〜24時間程度で右下腹部に移行する。虫垂の炎症によって腸管麻痺となり，排便および排ガスが停止することが多い。虫垂炎が進行し，穿孔性虫垂炎になると，膿瘍形成や汎発性腹膜炎を合併することがある。

◆ 診断

1 身体所見　発症初期は，心窩部痛もしくは腹部全体の痛みを訴えることが多く，その後，腹痛は右下腹部に限局してくる。臍と右上前腸骨棘(ちょうこつきょく)を結ぶ線の外側1/3の**マックバーニー** McBurney **圧痛点**と，左右の上前腸骨棘を結ぶ線の右1/3の**ランツ** Lanz **圧痛点**は虫垂の位置を示しており，触診の指標となる(◐図5-31)。炎症が進むにつれ，腹膜刺激症状(筋性防御，ブルンベルグ徴候)を伴う腹痛となる。小児や高齢者では，腹部の所見が乏しく診断が遅れることがあるので，注意を要する。妊娠時の虫垂炎では，腫大した子宮によって虫垂は右上方に圧排されるため，圧痛点が移動する。

2 血液検査　白血球数増加，核の左方移動，CRP上昇をみとめる。

3 画像診断　腹部単純X線検査では，虫垂炎に伴う腸管麻痺のため腸管ガスを多くみとめる。腹部超音波検査やCT検査で腫大した虫垂がみられ，進行した状態では膿瘍をみとめることがある(◐図5-32)。右下腹部痛を訴える疾患には，盲腸・上行結腸の憩室炎，子宮付属器炎，メッケル憩室炎，尿管結石，卵巣嚢腫茎捻転(けいねんてん)などがある。これらの疾患との鑑別にCT検査はきわめて有用である。

◆ 治療

1 保存的治療　腹膜炎症状をみとめないような軽症の場合は，絶食，抗菌薬の投与で軽快する場合もある。

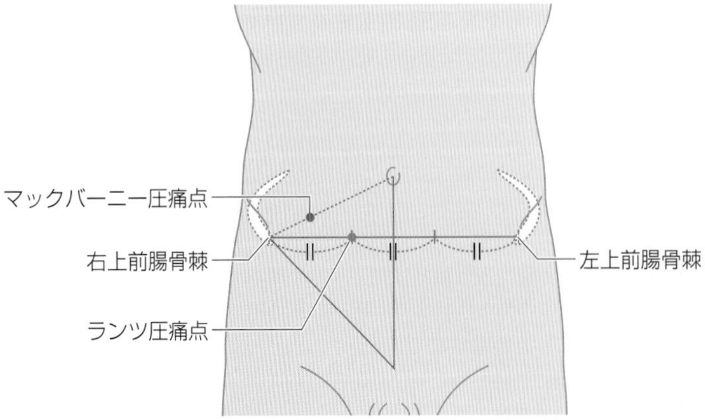

◐図5-31　急性虫垂炎の圧痛点

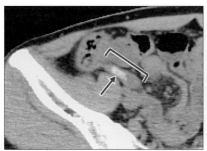

a. 腫大した虫垂
腫大した虫垂と内部に糞石と思われる石
灰化をみとめる（→）。

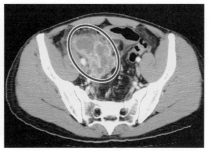

b. 膿瘍
虫垂周囲に膿瘍をみとめる。

◖図 5-32　腹部 CT 検査

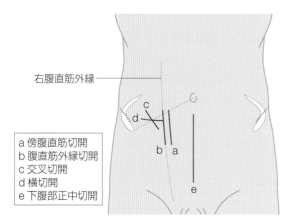

右腹直筋外縁

a 傍腹直筋切開
b 腹直筋外縁切開
c 交叉切開
d 横切開
e 下腹部正中切開

◖図 5-33　急性虫垂炎手術の皮膚切開

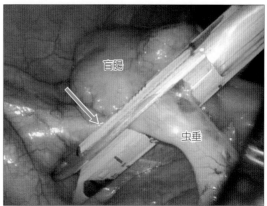

盲腸

虫垂

◖図 5-34　腹腔鏡下虫垂切除術
炎症のある虫垂を自動縫合器（→）で切除する。

　2 **外科的治療**　腹膜炎症状をみとめる場合は，緊急手術を行い，虫垂切
除を行う。開腹手術では◖図 5-33 のような皮膚切開で手術を行う。最近は，
腹腔内全体の観察が可能である腹腔鏡手術が行われることが多くなってきた
（◖図 5-34）。

　3 **待機的虫垂切除**　膿瘍を伴う虫垂炎では，抗菌薬投与によって膿瘍を
消退させたのちに手術を行う待機的虫垂切除を行うことがある。炎症の強
さ・範囲が軽度になった状態での手術であるので，術後合併症が少なくなる
利点がある。

6　ヘルニア

　ヘルニア hernia とは，臓器または組織が先天性あるいは後天性の欠損部も
しくは間隙から脱出した状態をいう。

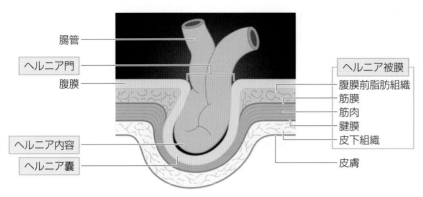

●**図 5-35　ヘルニアの構造**

◆ **構造**

　ヘルニアは，ヘルニア門，ヘルニア嚢，ヘルニア内容，ヘルニア被膜から構成される（●図5-35）。

　1 **ヘルニア門**　ヘルニアの出口にあたる間隙のことをいう。先天的もしくは後天的に欠損もしくは脆弱な部分がヘルニア門となる。

　2 **ヘルニア嚢**　ヘルニア門から外方に脱出した腹膜のことをいう。

　3 **ヘルニア内容**　ヘルニア門からヘルニア嚢内に脱出した腹腔内臓器のことをいう。小腸や大網がヘルニア内容になることが多い。

　4 **ヘルニア被膜**　ヘルニア嚢と皮膚の間にある組織のことをいう。皮下脂肪，筋膜，筋肉などである。

◆ **分類**

　ヘルニアは，外ヘルニアと内ヘルニアに分類される。

■ **外ヘルニア**

　腹腔内臓器がヘルニア嚢に包まれた状態で腹壁の間隙から皮下に脱出したものをいう。通常，ヘルニアとは外ヘルニアをさすことが多い。外ヘルニアには，鼠径部ヘルニア，臍ヘルニア，腹壁ヘルニアなどがある。

　鼠径部ヘルニアが最も頻度が高く，日本ヘルニア学会の「鼠径部ヘルニアの分類」では5つの型に分類される（●表5-16，図5-36）。

　1 **間接(外)鼠径ヘルニア(L型)**　鼠径部ヘルニアのなかで最も多く，下腹壁動・静脈の外側に発生する。先天性のものは，腹膜鞘状突起❶の開存が原因で乳幼児に発症し，男児でかつ右側に発生することが多い。成人における発生は，腹膜鞘状突起の開存に加え，腹壁の脆弱化が原因と考えられる。

　2 **直接(内)鼠径ヘルニア(M型)**　下腹壁動・静脈の内側に発生する。加齢に伴う腹壁の脆弱化が原因と考えられる。40歳以降の男性に多く，女性や小児にはまれである。

　3 **大腿ヘルニア(F型)**　大腿動・静脈が走行する大腿管を通って，鼠径靱帯の下から脱出する。中年以降の女性に多い。大腿管が短く，広がる余地が少ないため嵌頓をおこしやすい。

▭NOTE

❶腹膜鞘状突起

　胎生期に，腹膜が鼠径部に向かって突出することでできる袋状の突起。

◖**表 5-16　鼠径部ヘルニアの分類**

・L 型	間接(外)鼠径ヘルニア
・M 型	直接(内)鼠径ヘルニア
・F 型	大腿ヘルニア
・併存型	L, M, F 型のうち 2 つ以上のヘルニアが併存
・特殊型	上記の分類に属さない型

(日本ヘルニア学会編：2021 年版鼠径部ヘルニア分類〔新 JHS 分類〕，日本ヘルニア学会．〔https://jhs.mas-sys.com/pdf/New_JHS_hernia_classification.pdf〕をもとに作成)

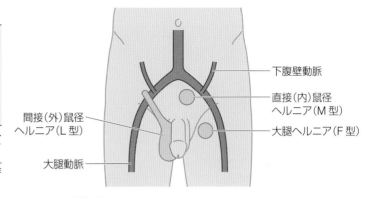

◖**図 5-36　鼠径部ヘルニア**

[4] **併存型**　L 型，M 型，F 型のうち 2 つ以上のヘルニアが併存している
ヘルニアである。

[5] **特殊型**　L 型，M 型，F 型に属さない鼠径部に発生する特殊なヘルニアである。

▌内ヘルニア

腹腔内臓器が，腹膜の陥凹部や腹腔内の間隙に嵌入したものをいう。傍十二指腸ヘルニア，傍盲腸ヘルニアなどがある。

◆ 症状

▌外ヘルニア

ヘルニアの脱出の状態によって，ほぼ無症状から緊急手術を要する激烈な痛みまでさまざまである。

[1] **還納性ヘルニア**　ヘルニア門の局所に膨隆をみとめる。局所の膨隆とそれに伴う不快感，牽引痛，鈍痛などを訴える場合もある。通常，立位で膨隆は大きくなり，臥位では縮小もしくは消失する。これは，立位での腹圧上昇に伴いヘルニア内容が脱出し，臥位になると腹圧が低下して腹腔内に環納❶されることを意味する。このようにヘルニア内容が脱出しても，還納される状態を還納性ヘルニアという。

[2] **非還納性ヘルニア**　ヘルニア内容が脱出したまま還納されない状態を非還納性ヘルニアという。膨隆以外にとくに症状はない。

[3] **嵌頓ヘルニア**　ヘルニア内容が完全にヘルニア囊内にはまりこんだ状態を嵌頓ヘルニアといい，膨隆に加え局所の疼痛を伴う。ヘルニア内容が腸管である場合は，腸閉塞を発症する(◖図 5-37)。

[4] **絞扼性ヘルニア**　血管が圧迫されてヘルニア内容の血流障害を伴っている状態を絞扼性ヘルニアという。ヘルニア内容が腸管である場合は腸閉塞を発症し，放置すると血流障害によって腸管壊死・穿孔へといたる危険な状態である。

▌内ヘルニア

嵌頓ヘルニアもしくは絞扼性ヘルニアを発症しない限り，ほぼ無症状であ

NOTE
❶もとの位置に戻ること。

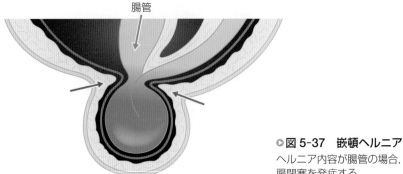

腸管

◉図5-37　嵌頓ヘルニア
ヘルニア内容が腸管の場合，
腸閉塞を発症する。

る。嵌頓ヘルニアもしくは絞扼性ヘルニアを発症すると，腸閉塞や腸管壊死
へといたる。

◆ 診断

▌外ヘルニア

　局所の膨隆を触知することができる。立位でより顕著となる場合が多い。
ヘルニア内容が腸管の場合は，聴診するとグル音を聴取することができる。
膨隆を触知する場合は，還納性か非還納性ヘルニアかを早期に診断すること
が大切である。還納困難で，疼痛を伴っている場合は嵌頓ヘルニアと診断さ
れ，血流障害を伴っていると絞扼性ヘルニアとなるので，注意を要する。ヘ
ルニア門の部位やヘルニア内容の確認にCT検査は有用である。

　1 間接(外)鼠径ヘルニア　鼠径靱帯の上方に膨隆を触知する。陰囊へ向
かってヘルニア内容が下降する。乳幼児では，ヘルニアが還納されていても
精索上を指でこするとヘルニア囊同士がこすれるシルクサインを感じること
ができる。

　2 直接(内)鼠径ヘルニア　鼠径靱帯の上方に膨隆を触知する。陰囊へと
下降することはなく，嵌頓することはまれである。ヘルニアの外側に下腹壁
動脈を触知することができる。

　3 大腿ヘルニア　鼠径靱帯の下方に膨隆を触知する。自覚症状がないこ
とが多く，嵌頓してはじめて気づくこともある。ヘルニアは皮下脂肪などで
触知困難な場合があるので，CT検査が有用である。

▌内ヘルニア

　体腔内でのヘルニアであるので，視診・触診での診断は困難である。嵌頓
ヘルニアを呈し，腸閉塞症状などで，発症することが多い。CT検査や消化
管造影検査が有用である。

◆ 治療

　ヘルニアの根治には，手術が必要である。還納性ヘルニアの場合は待機的
に手術を行い，ヘルニア門の閉鎖と腹壁を補強する。還納困難で嵌頓ヘルニ
アと診断された場合は，緊急的に手術を行い，ヘルニア内容を還納し，ヘル
ニア門の閉鎖と腹壁を補強する。絞扼性ヘルニアで腸管壊死を発症していた

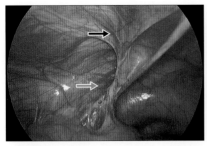 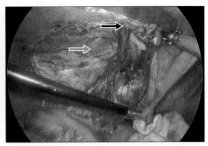

①腹腔側からみたヘルニア門(→)を下腹壁　　②腹膜切開とヘルニア門の確認(→)
　動静脈(→)の外側にみとめる

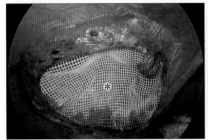 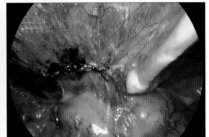

③メッシュ(＊)によるヘルニア門閉鎖と腹　　④腹膜の縫合閉鎖
　壁補強

◎図 5-38　左外鼠径ヘルニアに対する腹腔鏡下鼠径部ヘルニア根治術

場合には，腸管の切除を最優先に行う。

▌外ヘルニア

　1 **小児の鼠径部ヘルニア**　先天的な腹膜鞘状突起の開存が原因であるため，ヘルニア嚢の高位結紮で完治する。新生児に対する手術は嵌頓の危険性がある場合を除いては行わない。乳児に対しては，自然閉鎖の可能性も考慮して生後 9 か月以降に手術の可否を判断する。手術部位への到達法として，鼠径部切開法と腹腔鏡下手術がある。

　2 **成人の鼠径部ヘルニア**　後天的なヘルニアは腹壁の脆弱性に起因しているので，ヘルニア門の閉鎖に加えて腹壁の補強が必要になる。腹壁の補強は，ポリプロピレン製などのメッシュを用いて行うことが多い(◎図 5-38)。手術部位への到達法として，鼠径部切開法と腹腔鏡下手術がある。

▌内ヘルニア

　嵌頓ヘルニアになっている場合がほとんどで，手術によって嵌頓を解除する。絞扼性ヘルニアになっている場合は，放置すると腸管壊死へと進行するため緊急手術が必要である。

7　腸閉塞症，イレウス

　以前は，腸閉塞 intestinal obstruction とイレウス ileus は，腸管の通過障害のある状態の総称としてほぼ同義として用いられてきた。しかし，現在は，腸閉塞は機械的な閉塞のある状態を，イレウスは機械的な閉塞のない腸管麻

痺の状態をあらわす用語として区別して使われるようになっている。それに伴い，従来，腸閉塞を機械的腸閉塞と機能的腸閉塞に分類してきたが，本書では，機械的腸閉塞を腸閉塞，機能的腸閉塞をイレウスとして述べる。

◆ 腸閉塞とイレウス

▌腸閉塞

腸管内外の器質的病変や腸管自体の屈曲などよって，腸管内腔が狭窄もしくは閉塞している病態のことをいう。腸閉塞は，腸管の血流障害のない閉塞性（単純性）腸閉塞と血流障害のある絞扼性（複雑性）腸閉塞に分類される（◐表5-17）。

1 閉塞性（単純性）腸閉塞　原因として最も頻度が高いのは，開腹手術後の癒着による腸管閉塞である。その他，大腸がんなどの腫瘍，胆石，異物，クローン病などの潰瘍瘢痕などが原因となる。また，消化管以外の腫瘍などによって腸管の外側から圧迫を受けて腸閉塞となる場合もある。

2 絞扼性（複雑性）腸閉塞　腸管自体のねじれ（腸捻転）や，ヘルニア嵌頓，開腹術後の癒着によって形成された間隙にはまりこむなどして，腸管もしくは腸間膜が絞扼され，血流障害のある腸閉塞のことをいう（◐図5-39）。急激に発症し，腸管壊死を伴うショック状態へと移行するので，救命には緊急手術を要する。

▌イレウス

腸管運動が障害され，腸管内容物が停滞している病態のことをいう。開腹手術後が最も多いが，腹膜炎，腹腔内出血，麻薬や抗精神病薬の内服なども原因となる。

◐表 5-17　腸閉塞の分類

分類	原因
閉塞性（単純性）腸閉塞	腫瘍，潰瘍の瘢痕，癒着，異物（結石，寄生虫，誤飲した異物）など
絞扼性（複雑性）腸閉塞	腸捻転，嵌頓ヘルニア，癒着など

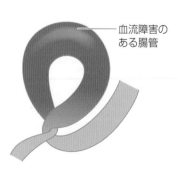

a．腸捻転による絞扼

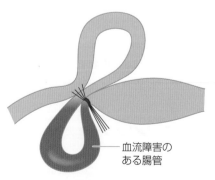

b．癒着などによる絞扼

◐図 5-39　絞扼性（複雑性）腸閉塞

◆ 腸閉塞の症状

　自覚症状は腹部膨満，吐きけ・嘔吐，腹痛，排便・排ガスの停止である。

　①**腹部膨満**　腸管内容の貯留によって，腸管が拡張して腹部膨満感が出現する。腸閉塞部位が肛門に近いほど，拡張する腸管の範囲が広くなるので症状が強くなる。

　②**吐きけ・嘔吐**　閉塞による腸管内容の逆流によって，吐きけ・嘔吐が出現する。閉塞部位が口側に近いほど，早期に嘔吐が出現し，肛門に近いほど嘔吐は出現しにくくなる。便臭のする嘔吐物であることが多く，胃内容物の嘔吐とは異なる。

　③**腹痛**　間欠的な痛みであり，持続的な痛みであることは少ない。また，腹痛の程度はそれほど激しくないことが多い。ただし，絞扼性腸閉塞では，腹痛は急激に発症し，持続的な激しい痛みとなる。絞扼性腸閉塞は放置すると，腸管壊死からショック状態へと進行し，致命的な病態となるので，見逃すことなく迅速な診断が必要である。

　④**排便・排ガスの停止**　腸閉塞では腸管内容物が停滞するために，排便・排ガスは停止する。不完全な閉塞の場合には，少量の排便をみとめることもある。

◆ 腸閉塞の診断

　診察の前に，開腹手術や消化器疾患などの既往歴，嘔吐，腹痛，排便・排ガスの状態について十分に聴取する。薬剤によってイレウスを発症している場合もあるので，服薬状態についての聴取も重要である。腸閉塞の場合，閉塞性と絞扼性の早期の鑑別が重要である（●表 5-18）。

▌身体所見

　閉塞性（単純性）腸閉塞では腹部膨満をみとめるが，筋性防御などの腹膜刺激症状をみとめることはない。腹部の聴診では，高音の腸雑音（金属性腸雑音）が聴取できる。症状が進行すると，徐々に腸雑音は聴取できなくなる。腸閉塞が進行すると，嘔吐や，腸管内への水分の貯留，腹水貯留により脱水状態になり，循環動態へ影響を及ぼし，頻脈や血圧低下などがみられる。

●**表 5-18　閉塞性（単純性）腸閉塞と絞扼性（複雑性）腸閉塞の鑑別**

	閉塞性（単純性）	絞扼性（複雑性）
腹痛	間欠的	強く持続的
腹膜刺激症状（デファンスなど）	まれ	多い
腸蠕動音	亢進	減弱〜消失
バイタルサインの異常 （発熱，頻脈，血圧低下）	少ない。経過とともに頻脈，血圧低下となる。	発症時から異常なことが多い。
血液検査	特徴的な所見なし	白血球上昇，CK 上昇
腹部単純 X 線	立位鏡面像（ニボー）	無ガス像が多い

　絞扼性腸閉塞では急激な腹痛が持続し，腸管壊死に陥ると腹膜刺激症状が明らかになる。腸雑音は消失していることが多い。脱水症状に加え，冷汗，発熱，呼吸数増加などのショック症状を呈し，放置すると多臓器不全へといたる。

▌腹部単純 X 線検査

　腸閉塞の診断に必須の検査である。立位で撮影を行うと，拡張した腸管に貯留した空気と液体の間に一線を画した**ニボー像（鏡面形成像）**をみとめる（◉図 5-40）。拡張した腸管にケルクリング皺襞（しゅうへき）をみとめれば小腸と診断できる。しかし，腹部単純 X 線検査のみで絞扼性腸閉塞と診断もしくは除外することは困難である。

▌腹部 CT 検査

　拡張した腸管の範囲，腸管閉塞部位，腸重積の有無，腸管への血流診断などといった多くの情報を得ることができる（◉図 5-41）。絞扼性腸閉塞の診断

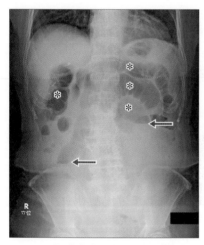

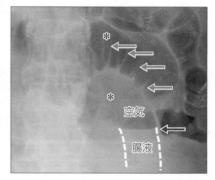

a. ニボー像（→）と拡張した小腸（＊）　　b. 拡張した小腸（＊）の拡大，ケルクリング皺襞（→），ニボー像（→）

◉図 5-40　閉塞性（単純性）腸閉塞の立位腹部単純 X 線検査

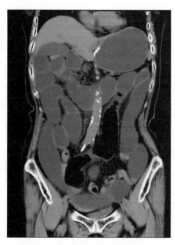

◉図 5-41　腸閉塞の腹部 CT 検査（冠状断画像）
拡張した小腸内に腸液の貯留をみとめる。

にも有用である。

血液検査

閉塞性腸閉塞は，ヘマトクリット値の上昇，尿素窒素の上昇など脱水を示唆する検査値をみとめることはあるが，そのほかは特異的な所見はない。絞扼性腸閉塞では，白血球の上昇や，CK 値の上昇などの炎症や組織壊死を示唆する所見をみとめる。

◆ 腸閉塞の治療

閉塞性腸閉塞では，腸管の減圧，脱水や電解質異常の補正，感染の予防を行う。内科的治療で腸閉塞が改善しない場合は，外科的治療の適応となる。絞扼性腸閉塞では診断された時点で，緊急手術の適応となる。

内科的治療

① 減圧　絶飲食とし，経鼻胃管を胃内に留置するか，経鼻的にイレウス管を小腸内に留置して拡張した消化管の減圧を行う（◉図 5-42）。十分な減圧が行えないと，嘔吐時に誤嚥し，肺炎を併発することもある。イレウス管留置 10 日ごろまでに腸閉塞が改善しない場合は，手術的な腸閉塞解除を考慮する。

② 輸液　水分と電解質の喪失があるので，輸液による補正を行い，循環動態を安定させる。脱水によって腎機能が低下している場合もあるので，輸液量・尿量・脈拍などをモニタリングして，適切な補正を行う。

③ 抗菌薬投与　絞扼性腸閉塞や腸管の減圧が十分に行われていない場合には，腸管内の細菌が血管内へ移動することがあるので❶，抗菌薬投与を行う。

外科的治療

内科的治療で腸閉塞が改善しない場合には，外科的治療の適応となる。手術は閉塞の原因の解除を行うことを原則とするが，解除が困難な場合もあり，さまざまな術式が考えられる。

NOTE
❶このように，腸内細菌が腸管上皮を通過して腸管以外の臓器に移行することを，バクテリアルトランスロケーションとよぶ。

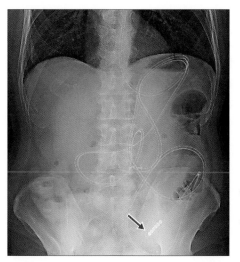

◉図 5-42　イレウス管による減圧
イレウス管が経鼻的に食道，胃，十二指腸を経由して小腸内挿入され，ニボーが消失している。イレウス管先端（→）。

　1 癒着剝離，索状物の切離　癒着剝離や癒着による索状物の切離のみで腸閉塞が解除される場合がある。

　2 腸管切除　腫瘍や潰瘍の瘢痕狭窄など，腸管自体に原因がある場合は腸管の切除を行う。絞扼性腸閉塞では，広範囲に小腸が壊死に陥っていることがあり，大量腸切除となる場合もある。

　3 バイパス手術　腸閉塞の原因となっている腫瘍などが切除不能である場合には，閉塞部の口側と肛門側を吻合するバイパス手術が行われる。

　4 人工肛門　全身状態や腸閉塞の状態などの要因で，腸管切除，バイパス手術のどちらも困難な場合には，閉塞部の口側腸管を体外へ誘導して，人工肛門を造設する。

8 消化管憩室

　消化管の壁の一部が囊状に突出したものを，憩室 diverticulum と総称している。一般に無症状のことが多いが，ときに炎症や出血などの原因となる。

　消化管の筋層が存在した状態で突出しているものを**真性憩室**，筋層が欠損した状態でしているものを**仮性憩室**という。

1 メッケル憩室

◆ 原因

　胎生初期に消化管と卵黄囊を連結している卵黄管は，通常は第 5 週以降になると閉鎖・消失するが，その一部が生後まで残存し，回腸の側壁から囊状に突出して真性憩室となったものをメッケル憩室 Meckel diverticulum という。腸間膜の対側に発生し，回盲弁から口側に約 50 cm の部位に発生する。

◆ 症状

　通常は無症状であり，検査や手術などの際に偶然に発見されることが多い。

◆ 合併症

　1 出血　胃粘膜が迷入していることがあり，胃酸によって形成された潰瘍から出血することがある。診断には，造影 CT 検査が有用である。

　2 炎症　憩室炎となり，虫垂炎と同様の症状となる。鑑別には CT 検査などの画像診断が必要になる。放置すると穿孔や炎症による癒着によって腸閉塞となる場合がある。

◆ 治療

　手術的にメッケル憩室を切除する。

2 大腸憩室

◆ 原因

　大腸憩室 diverticulum of the colon には，先天性のものと後天性のものがある。先天性のものは，真性憩室で盲腸部分に発生することが多いが，まれである。多くは後天性であり，便秘などによる大腸内の圧力上昇によって，筋層が欠損した状態で外方に突出する仮性憩室として発生する（●図5-43）。好発部位は，若年者では盲腸と上行結腸，高齢者ではS状結腸である。

◆ 症状

　大腸憩室がある状態のことを，大腸憩室症という。大腸憩室症であっても多くの場合は無症状であるが，出血，炎症，穿孔，狭窄，瘻孔などを合併すると有症状となる。

◆ 合併症

　1 出血　腹痛はなく，突然の血便として発症する。出血源の診断のために，造影CT検査や大腸内視鏡検査を行う。

　2 炎症　大腸憩室炎を発症すると，その部位の腹痛を訴える。憩室炎の位置によっては，背部痛を主訴とする場合もある。進行すると膿瘍や穿孔を伴うことがあるので，CT検査で炎症の位置と程度を確認する必要がある。

　3 穿孔　大腸憩室炎が進行し，穿孔をきたした場合は，腹膜炎となる。CT検査で憩室周囲の炎症に加え，腹水や腹腔内の遊離ガスをみとめる。

　4 狭窄　多発した大腸憩室では，腸管の狭窄をきたすことがある。完全な狭窄にいたることはまれであるが，便秘などの便通異常を訴える。

　5 瘻孔　大腸憩室炎が長期化すると隣接する臓器と癒着して瘻孔を形成することがある。S状結腸憩室と膀胱との間に瘻孔ができることが多い（S状結腸膀胱瘻）。排尿時に尿と同時に空気が排泄される気尿や膀胱炎症状を訴える。

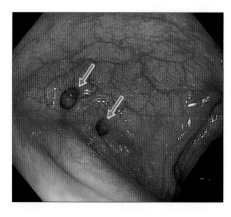

●**図5-43　大腸憩室**
大腸内視鏡検査により大腸憩室（→）が確認される。

◆ 治療

　1 出血　内視鏡で出血源を確認し，直接止血を行う。内視鏡での止血が困難な場合は，出血している血管までカテーテルを進めて塞栓物質を注入し，止血を行う。

　2 炎症　軽度の憩室炎の場合は，便通を整えるように内服薬の処方や食事指導を行う。炎症が強い場合は絶食とし，抗菌薬の投与などの保存的治療を行う。膿瘍を形成している場合は，ドレナージ治療を考慮する。

　3 穿孔　腹膜炎を発症しているので全身管理を行いつつ，緊急手術を行う。術式としては，穿孔部の大腸切除や人工肛門造設が選択される。

　4 狭窄　狭窄が軽度の場合は，緩下薬などの処方で症状は軽減するが，高度の場合は腸管切除を要する場合がある。

　5 瘻孔　保存的に治癒することはないので，瘻孔の離断と憩室のある腸管切除を考慮する。

9 大腸ポリープおよびポリポーシス

　発生原因や良性・悪性の区別は問わず，粘膜表面から発生した限局性の隆起性病変をポリープ polyp とよぶ。単発のものをポリープ，2個以上のものを多発性ポリープ，100個以上のポリポーシスという。ポリープの形状は，有茎性，亜有茎性，無茎性（広基性）がある（◖図5-44）。

1 大腸ポリープ

　大腸ポリープは，腺腫，鋸歯状ポリープ，炎症性ポリープ，過誤腫性ポリープなどに分類される。このうち，がん化の可能性があり，最も多いポリープは腺腫である。腺腫のがん化にかかわる因子は，大きさ，異型度，絨毛成分などである。10 mm 以上の腺腫では，20〜30 % の確率でがん化が始まっている。腺腫の一部ががん化すると腺腫内がんになり，次にすべてががん化し進行した大腸がんとなる。

◆ 症状

　ポリープが大きくなると血便や腸重積の原因となるが，多くの場合は無症状である。

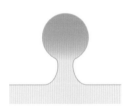
a. 有茎性

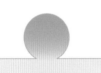
b. 亜有茎性

c. 無茎性（広基性）

◖**図5-44　ポリープの形態**
茎があるきのこ状の有茎性，茎はないがくびれのある亜有茎性，くびれがなく半球状の無茎性（広基性）に大別される。

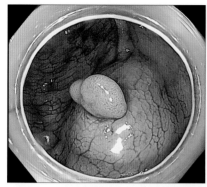
①大腸ポリープ

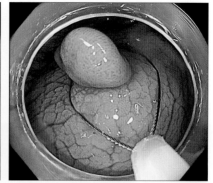
②ポリープ基部にスネアをかける

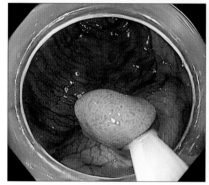
③スネアに通電して切除

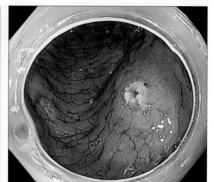
④切除後

○**図 5-45　大腸ポリープに対する内視鏡的粘膜切除術**

◆ **診断**

　大腸内視鏡検査を行い，ポリープをみとめた場合は，大きさ，形態，表面の構造などを観察し，がん化やがんの混在の可能性を診断する。

◆ **治療**

　がん化やがんの混在が疑われる場合は，内視鏡的ポリープ切除術（ポリペクトミー），内視鏡的粘膜切除術（EMR）を行う（○図 5-45）。切除標本内にがんをみとめない場合や，がんが粘膜内もしくは粘膜下層浅部にとどまり完全切除されている場合は，内視鏡治療で終了となる。がんが粘膜下層深部にまで浸潤している場合や，不完全切除の場合は，外科的切除が必要となる。

2　大腸ポリポーシス

　大腸ポリポーシス polyposis は遺伝性の有無，腫瘍性か否かによって分類される（○表 5-19）。

　1　家族性大腸腺腫症　常染色体顕性（優性）遺伝性疾患である。原因遺伝子の 1 つとして *APC* 遺伝子が同定されている。大腸に 100 個以上のポリープができる（○図 5-46）。放置すると 20 代半ばで 10％，40 歳で 50％，60 歳

◗表5-19　大腸ポリポーシスの分類

遺伝性	腫瘍性	家族性大腸腺腫症
	過誤腫性	ポイツ-ジェガース症候群
非遺伝性	非腫瘍性	クロンカイト-カナダ症候群

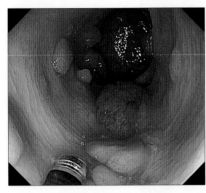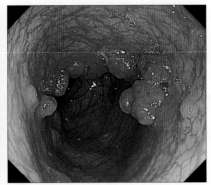

◗図5-46　大腸ポリポーシス
多数の大腸腺腫をみとめる。

で90％に大腸がんが発生する。症状は，腹部不快感と粘液便などであり，がんによる血便や腸閉塞が初発症状の場合もある。

　発見しだい手術を行うべきで，大腸の全摘出術が標準術式である。家族性大腸腺腫症であっても非密生型で直腸にポリープが少ない場合は，結腸全摘にとどめ直腸を温存することがあるが，術後は，定期的な内視鏡による直腸の観察が必須である。

　大腸がん以外にも，デスモイド腫瘍❶，胃がん，十二指腸がんなどを高頻度にみとめるため，定期的・全身的な精密検査が必要である。

　②**ポイツ-ジェガース症候群**　常染色体顕性（優性）遺伝性疾患である。原因遺伝子の1つとして*STK11*遺伝子が同定されている。食道を除く消化管のポリポーシスで，口唇・口腔粘膜・四肢末端部に黒色の色素沈着をみとめる。小腸ポリープによる腸重積を発症することがある。本症は，悪性腫瘍の高危険群であり，胃がん・小腸がん・大腸がん・膵がん・乳がん・卵巣がん・子宮頸がん，精巣がんなどの頻度が高い。腸重積の原因となるポリープの予防的切除と，悪性腫瘍の早期発見のための精密検査が必要である。

　③**クロンカイト-カナダ症候群** Cronkhite-Canada syndrome　色素沈着・脱毛・爪甲萎縮・消化管ポリポーシスを特徴とする非遺伝性疾患である。50〜70歳に発症することが多く，男女比は2：1と男性に多い。主訴としては，下痢・腹痛・体重減少などである。ポリープ部分から大量のタンパク質の漏出によって，高率に低タンパク質血症を発症する。治療は副腎皮質ステロイドの全身投与が行われる。

□NOTE
❶デスモイド腫瘍
　局所浸潤性は強いものの遠隔転移はおこさない，良性と悪性の中間型の腫瘍。

10　大腸がん

　人口動態統計における 2019（令和元）年の臓器別罹患数では，大腸がん col-orectal cancer は男女合わせた総数では 1 位であり，男性では前立腺がんについで 2 位，女性では乳がんについで 2 位であった。また，死亡者数については，2021（令和 3）年の人口動態統計においては男女計・男性で肺がんについで 2 位であり，女性では 1 位であった。男性にやや多く発症し，高齢者に多い。組織型はほとんどが腺がんである。

◆ 原因

　大腸がんの発生は，飲酒や喫煙，肥満などの生活習慣との関連が指摘されている。わが国における大腸がん罹患数の増加は，食事の欧米化が一因とされている。遺伝性大腸がん（◐plus）の代表的疾患である家族性大腸腺腫症（◐193 ページ）やリンチ症候群❶の家系では，近親者に大腸がんの発生が多くみられる。

◆ 分類

　①肉眼型分類　大腸がんの肉眼型分類は，「大腸癌取扱い規約」によって次のように分類されている。この分類は，胃がんの分類とほぼ同様である。

> 0 型：表在型
> 1 型：腫瘤型
> 2 型：潰瘍限局型
> 3 型：潰瘍浸潤型
> 4 型：びまん浸潤型
> 5 型：分類不能
> （大腸癌研究会編：大腸癌取扱い規約，第 9 版. p.9，金原出版，2018 による）

　②進行度分類　大腸がんの進行度（ステージ分類）は，壁深達度，リンパ

NOTE
❶リンチ症候群
　遺伝性非ポリポーシス大腸がんとよばれていたこともあったが，最近はリンチ症候群の名称を用いることが多い。

---

plus	遺伝性大腸がん

　遺伝性大腸がんは，全大腸がんの約 5% を占めると考えられている。原因遺伝子が同定されている代表的な遺伝性大腸がんは，家族性大腸腺腫症とリンチ症候群であり，両疾患とも常染色体顕性（優性）遺伝の形式をとる。
　リンチ症候群は，家族性大腸腺腫症と異なりポリープが多発することはないが，大腸がんが数か所に発生する。一般の大腸がんと比べて，若年発症および右側結腸（盲腸〜横行結腸）に多い。また，大腸がん以外にも，子宮内膜がん，卵巣がん，胃がん，小腸がん，腎盂・尿管がんなどが発生することがある。

壁深達度〔T〕

TX	壁深達度の評価ができない。
T0	がんをみとめない。
Tis	がんが粘膜内（M）にとどまり，粘膜下層（SM）に及んでいない。
T1	がんが粘膜下層（SM）までにとどまり，固有筋層（MP）に及んでいない。
T1a	がんが粘膜下層（SM）までにとどまり，浸潤距離が 1000 μm 未満である。
T1b	がんが粘膜下層（SM）までにとどまり，浸潤距離が 1000 μm 以上であるが固有筋層（MP）に及んでいない。
T2	がんが固有筋層（MP）まで浸潤し，これをこえていない。
T3	がんが固有筋層をこえて浸潤している。漿膜を有する部位では，がんが漿膜下層（SS）までにとどまる。漿膜を有しない部位では，がんが外膜（A）までにとどまる。
T4	がんが漿膜表面に接しているかまたは露出（SE），あるいは直接他臓器に浸潤している（SI/AI）。
T4a	がんが漿膜表面に露出している（SE）。
T4b	がんが直接他臓器に浸潤している（SI/AI）。

リンパ節転移〔N〕

NX	リンパ節転移の程度が不明である。
N0	リンパ節転移をみとめない。
N1	腸管傍リンパ節と中間リンパ節の転移総数が 3 個以下。
N1a	転移個数が 1 個。
N1b	転移個数が 2〜3 個。
N2	腸管傍リンパ節と中間リンパ節の転移総数が 4 個以上。
N2a	転移個数が 4〜6 個。
N2b	転移個数が 7 個以上。
N3	主リンパ節に転移をみとめる。下部直腸がんでは主リンパ節および/または側方リンパ節に転移をみとめる。

遠隔転移〔M〕

M0	遠隔転移をみとめない。
M1	遠隔転移をみとめる。
M1a	1 臓器に遠隔転移をみとめる。
M1b	2 臓器以上に遠隔転移をみとめる。
M1c	腹膜転移をみとめる。
M1c1	腹膜転移のみをみとめる。
M1c2	腹膜転移およびその他の遠隔転移をみとめる。

遠隔転移		M0				M1		
							M1a	M1b	M1c
リンパ節転移		N0	N1 (N1a/N1b)	N2a	N2b, N3	N に関係なく		
壁深達度	Tis	0						
	T1a, T1b	I	Ⅲa			Ⅳa	Ⅳb	Ⅳc
	T2			Ⅲb				
	T3	Ⅱa						
	T4a	Ⅱc	Ⅲc					
	T4b	Ⅱb						

◖図 5-47　大腸がんの進行度（ステージ分類）
（大腸癌研究会編：大腸癌取扱い規約，第 9 版．p.10，11，15，19，金原出版，2018 による，一部改変）

節転移，遠隔転移の程度によって，0〜Ⅳに分類される（◖図 5-47）。

◆ 症状

　発生初期は自覚症状のない場合が多い。腫瘍が大きくなると症状が出現してくるが，右側結腸（盲腸〜横行結腸）と左側結腸（下行結腸〜S 状結腸）・直腸では症状が異なる。

　右側結腸では，腸管内腔が広いことと便が水様であることから腸管狭窄をおこしにくく，がんからの出血による貧血，がんの腫瘍触知などの症状が多い。

　左側結腸と直腸では便が有形となっていることから腸管狭窄をおこしやす

い。また，下痢と便秘を繰り返す便通異常を発症し，放置する腸閉塞となる。さらに，肛門に近いため，がんからの出血による下血が主訴となる場合も多い。

◆ 診断

▌便潜血検査

大腸がん検診などで行われる検査である。便潜血検査が陽性となった場合は，大腸内視鏡検査などの精密検査を行う。

▌血液検査

大腸がんの腫瘍マーカーとして，**CEA**，**CA19-9** がある。CEA と CA19-9 は早期がんで高値を示すことはほとんどなく，がんがある程度進行した状態で高値になることが多い。したがって，がんの早期発見のために用いられることはなく，がん再発のスクリーニングや治療効果の指標として用いられることが多い。

▌大腸内視鏡検査

大腸がんを直接観察し，腫瘍の位置や大きさ，壁深達度などを診断できる（○図 5-48）。同時に生検を行い，組織学的に診断することも可能である。壁深達度が T1a までの大腸がんは，大腸内視鏡下に切除可能な場合が多い。大腸内視鏡検査は，前処置のために下剤の内服が必要である。腸閉塞症状のある大腸がんでは，多量の下剤の内服は禁忌であるので注意を要する。

▌CT 検査

大腸内視鏡検査などで大腸がんと診断された場合には，CT 検査を行う。肺転移と肝転移の有無の確認を行い，進行度の診断を行う（○図 5-49-a, b）。大腸に空気を入れた状態で CT 検査を行い，腫瘍の位置や腫瘍に向かう血管を同定することもできる（○図 5-49-c）。

▌MRI 検査

直腸がんの検査で実施する（○図 5-50）。周囲臓器への浸潤やリンパ節転移の有無の確認をすることにより，進行度の診断を行う。同時に肛門との位置関係を確認し，肛門を温存する手術の可否の判定を行う。

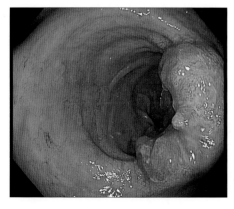

○図 5-48　大腸内視鏡検査画像
大腸内腔に突出した 2 型大腸がんをみとめる。

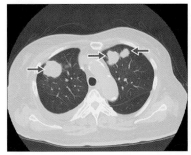

a. 胸部の水平断

肺転移をみとめる（→）。

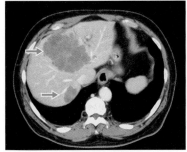

b. 上腹部の水平断

肝転移をみとめる（→）。

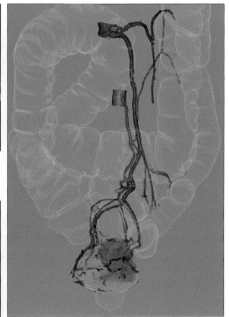

c. 大腸に空気を注入しての撮像

空気でふくらんだ大腸と腫瘍（緑色），動脈（赤色），静脈（青色）が同時に描出されている。

◖**図 5-49　大腸がんの CT 検査画像**

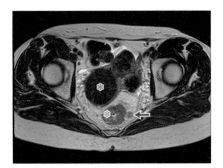

a. 水平断

直腸がん（＊），リンパ節転移（→），子宮（＊）

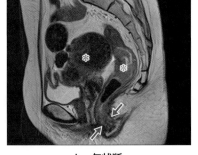

b. 矢状断

直腸がん（＊），肛門（→），子宮（＊）

◖**図 5-50　直腸がんの MRI 検査**

◆ 治療

▌内視鏡治療

　リンパ節転移の可能性がきわめて低く，腫瘍が一括して切除できる大きさと部位にある場合に行う。切除方法には，内視鏡的粘膜切除術（EMR）と内視鏡的粘膜下層剝離術（ESD）がある（◖160 ページ）。粘膜内がん（Tis）と，粘膜下層への軽度浸潤がん（T1a）が適応となる。

◎表 5-20　大腸がんの手術術式

がんの位置	術式
盲腸	回盲部切除術
上行結腸	結腸右半切除術
横行結腸	横行結腸切除術
下行結腸	結腸左半切除術
S状結腸	S状結腸切除術
直腸	前方切除術 腹会陰式直腸切断術

手術

　内視鏡切除の適応外である壁深達度が T1b より深い大腸がんは，手術で切除を行う。手術では大腸と原発巣周囲のリンパ節(所属リンパ節❶)を摘出する。所属リンパ節を摘出することを**リンパ節郭清**とよぶ。手術は腹腔鏡下手術で行われることが多いが，腫瘍が大きいなど高度に進行している場合は，開腹手術を行う場合もある。

　①**手術術式**　がんの位置によって，術式が選択される(◎表 5-20)。がんを含む腸管とリンパ節郭清し，腸管を吻合する。肛門からある程度の距離がある直腸がんでは，肛門を温存する前方切除が可能であるが，肛門に近い直腸がんでは，腹会陰式直腸切断術が選択され人工肛門造設術を要する(◎図 5-51)。人工肛門(ストーマ)とは，腸管を体外に引き出し腹壁に固定し，便を排出できるようしたものである。

　②**術後合併症**　吻合部にもれが生じる縫合不全，腹腔内の癒着による腸閉塞，リンパ節郭清に伴うリンパ漏などがある。

　③**術後後遺症**　直腸がんの術後には，直腸に近接している自律神経の障害によって，排尿障害と，男性では勃起や射精といった性機能の障害が生じ

NOTE

❶所属リンパ節
　原発巣と直接つながっているリンパ管上にあるリンパ節。

---

plus	**大腸カルチノイド**

　大腸カルチノイドは，消化管神経内分泌腫瘍(GI-NET)に分類される。発生部位は直腸に多い。粘膜の最も下層から発生するため，粘膜下腫瘍の形態をとりやすい(◎図)。

　腫瘍径が 1 cm 以下の場合は内視鏡治療の適応となるが，腫瘍径が 1 cm をこえるものはリンパ節転移の確率が高くなるので，大腸がんに準じたリンパ節郭清を伴う大腸切除を行う。

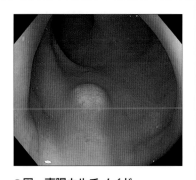

◎図　直腸カルチノイド

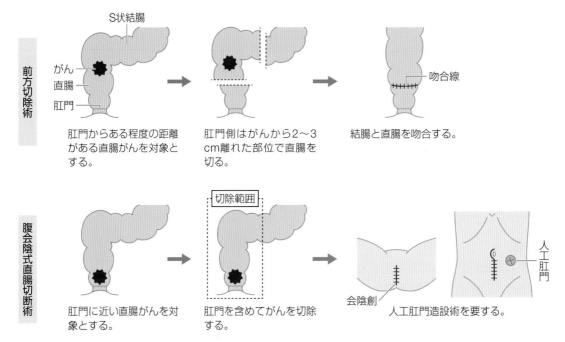

前方切除術

S状結腸

がん
直腸
肛門

肛門からある程度の距離がある直腸がんを対象とする。

肛門側はがんから2〜3cm離れた部位で直腸を切る。

吻合線

結腸と直腸を吻合する。

腹会陰式直腸切断術

切除範囲

肛門に近い直腸がんを対象とする。

肛門を含めてがんを切除する。

会陰創

人工肛門

人工肛門造設術を要する。

◉**図 5-51　直腸がんの手術術式**
（大腸癌研究会編：患者さんのための大腸癌治療ガイドライン 2022 年版，第 4 版．pp.29-30，金原出版，2022 をもとに作成）

ることがある。

▌化学療法

　化学療法には，大腸がん切除後に再発予防を目的とする術後補助化学療法と，切除不能大腸がん対する化学療法がある。

　1 術後補助化学療法　大腸がんの根治切除後に行われる化学療法である。使用されるおもなレジメン（◉161 ページ）は，CapeOX 療法（カペシタビン＋オキサリプラチン），FOLFOX 療法（フルオロウラシル〔5-FU〕＋ホリナートカルシウム〔ロイコボリン®〕＋オキサリプラチン）などである。進行度Ⅲ大腸がんの根治切除例が適応となる。

　2 切除不能大腸がんに対する化学療法　化学療法のみで治癒まで導くのはむずかしいのが現状である。まず 1 次療法を行い，薬剤抵抗性となった場合は治療レジメンを変更し，2 次療法，3 次療法と行っていく。FOLFOX 療法や FOLFIRI 療法（フルオロウラシル〔5-FU〕＋ホリナートカルシウム〔ロイコボリン®〕＋イリノテカン塩酸塩水和物）に抗 EGFR 抗体薬や血管新生阻害薬を組み合わせたものが 1 次療法や 2 次療法で選択されることが多い。治療計画をたてるために，腫瘍の RAS 検査，BRAF 検査，HER2 検査，MSI 検査を行う必要がある。

11　肛門疾患

1　鎖肛

　鎖肛 anal atresia は先天性疾患で，肛門が欠如し，胎便が排出されないことから診断される。腹部膨満などの腸閉塞症状をおこすが，鎖肛の型によっては膀胱・腟などに瘻孔を形成するため，腸閉塞症状をおこさない場合もある。手術的に肛門を形成して治療する。

2　痔核

◆ 原因

　痔核 hemorrhoids とは，肛門静脈叢の拡張や膨隆により，肛門部に出血・腫脹・脱出をきたす病変をさす。直腸・肛門の静脈叢には静脈弁がないため，うっ血をきたしやすく，うっ血が反復すると静脈壁は嚢状に拡張して痔核を生じる（◯図 5-52）。歯状線より上方の粘膜部分に発生したものを**内痔核**，下方の皮膚部分に発生したものを**外痔核**とよぶ。

　截石位（砕石位）にして肛門を直視し，前方を 12 時，後方を 6 時というように時計になぞらえると，3 時，7 時，11 時方向に好発する。これは，この部位に上直腸動脈の末梢枝が分布しているためである。

◆ 症状

　外痔核は皮膚の部分に発生するため，肛門痛として発症する。患者は，肛門が痛いので触れてみると，肛門縁付近に半球状のかたい腫瘤を自身で触知し，来院する場合が多い。外痔核が破綻すると出血する。激しい痛みが主症状であるが，通常は 1～2 週間で軽快し，腫瘤も縮小するのが特徴である。

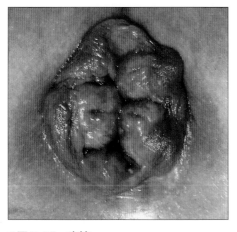

◯**図 5-52　痔核**
写真は 12 時方向が上となっている。

◯**表 5-21　ゴリガー分類**

段階	患者の自覚症状
grade Ⅰ	排便時に肛門管内で痔核は膨隆するが脱出はしない。
grade Ⅱ	排便時に肛門外に脱出するが排便が終わると自然に還納する。
grade Ⅲ	排便時に脱出し，用手的な還納が必要である。
grade Ⅳ	常に肛門外に脱出し，還納が不可能である。

内痔核の脱出還納程度を患者の自覚症状により 4 段階に分けた分類であり，世界的に汎用されている。

　内痔核は出血・疼痛・脱出が3大症状である。出血は，排便や努責による静脈損傷で出現し，排便後に紙につく程度のものから，便器に新鮮血が飛び散るほどの出血がおこる場合もある。痔核の出血により貧血が生じることもある。

　痔核が大きくなり，歯状線をこえて皮膚部分にまで及ぶと疼痛が出現する。また，痔核が肛門括約筋によって絞扼されると強い疼痛が出現する。脱出は排便，立ち仕事などによって出現して悪化するが，安静によって軽快する。痔核が進行すると肛門から脱出したままとなり，肛門内に還納できなくなるため**脱肛**とよばれる。

◆ 治療

　治療法を選択するうえでは，ゴリガー Gologher 分類が有用である（○201ページ，表5-21）。アルコール飲料や刺激物を避けて増悪を防ぐとともに，入浴・座浴を心がけ，軟膏を塗布させるようにする。便秘の患者では緩下薬を使用し，規則正しい排便を指導する。

　手術療法として現在は，痔核に流れる動脈を結紮して痔核を切除する結紮切除法が主流であり，ミリガン-モルガン Milligan-Morgan 法がよく行われている。そのほかに，痔核を特殊な輪ゴムで結紮する方法や，硫酸アルミニウムカリウム製剤を用いた ALTA 療法という一種の硬化療法も，症例を選べば効果的である。

3 裂肛

◆ 原因

　裂肛 anal fissure とは，便秘によるかたい糞便の通過や，強い努責によって，肛門管に有痛性の裂創を生じるものである（○図5-53）。若い女性に多く，全体の約90%は6時方向に発生する。ときに12時方向にも発生する場合がある。

◆ 症状

　排便時の強い肛門痛が主症状である。出血はないか，あっても紙につく程度のことが多い。慢性化したものでは潰瘍を形成し，肥厚した肛門乳頭と線維化した皮膚がいぼ状に肛門に出現する。これを**みはりいぼ**とよぶ。悪化すると，肛門狭窄をおこす場合がある。

◆ 治療

　まず便秘の改善に努め，必要に応じて緩下薬や軟膏を処方する。裂肛が軽度の場合には，手術療法として痙攣した内肛門括約筋の一部を切開する。慢性化して潰瘍を形成していたり，肛門狭窄をきたした症例では，裂肛切除術などの肛門形成術を行う。

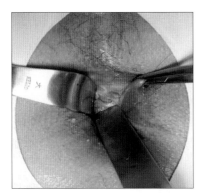

○図 5-53　裂肛
12 時方向が上となる。

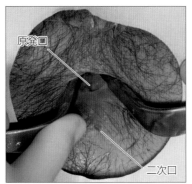

a. 原発口と二次口
12 時方向が上となる。痔瘻の原因となる穴を原発口，皮膚開口部を二次口とよぶ。

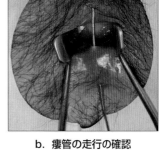

b. 瘻管の走行の確認
12 時方向が上となる。二次口からゾンデを挿入することで確認できる。

○図 5-54　痔瘻

4　痔瘻

◆ 原因

痔瘻 anal fistula とは，肛門周囲に発生する難治性瘻孔である（○図 5-54）。肛門陰窩から，化膿性炎症を引きおこす細菌が感染することによる場合が最も多い。30〜40 代に多いが，新生児や乳児にも発生する。肛門陰窩から侵入した細菌は，肛門周囲炎や肛門周囲膿瘍を形成し，これが自壊するか，切開排膿を行うことによって痔瘻が形成される。瘻管の走行によって分類がなされている。

◆ 症状

膿瘍を形成した状態では，疼痛と発熱が特徴である。深部膿瘍のときには疼痛が前面にあらわれず，不明熱として受診する場合もある。瘻孔を形成すると疼痛はあまり訴えなくなる。少量の膿の排出が主症状となり，ときに瘙痒感を伴う。

◆ 診断

瘻管の走行状態を把握することが重要である。肛門指診によって硬結や肛門括約筋との関係を調べる。膿瘍形成が疑われる場合には，CT・MRI や経肛門的超音波検査を行い，膿瘍の部位や広がりを精査する。

◆ 治療

痔瘻がいったん完成すると，保存療法は無効で手術が必要になる。瘻管の摘出術あるいは瘻管解放術を行う。瘻管を形成している壁を十分に搔爬して，創傷治癒の促進に努める。最近では，肛門括約筋を温存する術式も積極的に行われている。クローン病などを合併する複雑な難治性痔瘻の場合には，菌

の入り口である肛門陰窩と膿の排出口に対する, シートン(セトン)Seton 法によるドレナージも有効な治療法である。

5　直腸脱

　直腸脱 rectal prolapse とは, 肛門から直腸が翻転脱出する病態である(◉図5-55)。直腸壁全層が脱出するものを完全直腸脱とよび, 直腸粘膜だけが脱出するものを不完全直腸脱(直腸粘膜脱)とよぶ。完全直腸脱では, 脱出直腸が同心円状・輪状のみぞを呈し, 5〜6 cm 以上脱出する場合がある。女性に多くみられ, 女性では 50 代にピークがあるのに対し, 男性では 40 歳以上でまんべんなくみとめられる。最近では, 高齢者での発症も多い。

◆ 原因

　直腸脱の原因はまだ明らかではないが, 多くの要因がかかわっていると考えられている。一般的には, 骨盤底筋群が脆弱で, 深くなった直腸子宮(膀胱)窩が直腸前壁を圧迫してヘルニアのように脱出するという説と, 直腸が全周性に重積するという説が有力である。

◆ 症状

　初期では排便とともに直腸が脱出するだけであるが, 進行すると用手還納を必要とするようになり, 排便時以外でも腹圧が上昇すると脱出するようになる。さらに進行すると, 脱出した直腸粘膜にびらんや潰瘍が形成され, 粘液分泌や出血が出現する。また, 直腸がつねに脱出することによって肛門括約筋不全をきたし, 便失禁を引きおこす。

◆ 治療

　手術療法が主体となる。手術方法は数多く報告されているが, それだけに各手術の評価が一定していない。経肛門的に脱出腸管を縫縮したり切除する方法や肛門輪を縫縮する方法, 開腹して直腸を挙上して固定する方法などがある。開腹手術は侵襲が大きいためあまり選択されなかったが, 最近では腹腔鏡下に直腸を固定する方法が広く行われている。

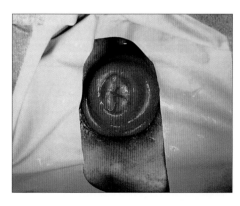

◉図 5-55　直腸脱
12 時方向が上となる。

E 肝臓・胆嚢の疾患

1 肝炎

a 肝炎の概略

◆ 肝炎の定義

　肝炎 hepatitis とは，肝臓に炎症が生じた状態，すなわちなんらかの原因で肝臓に好中球・リンパ球・形質細胞・マクロファージなどの炎症細胞が浸潤し，肝細胞が攻撃，破壊されることをいう。そのため，肝炎が生じると，AST や ALT といった肝逸脱酵素が上昇する。このように，肝炎とは，肝臓に浸潤した炎症細胞によって肝細胞が破壊されることをさすのであり，薬剤などの肝毒性のある物質で肝細胞が破壊された場合は肝炎に含まれない。

◆ 臨床経過による肝炎の分類

　肝炎は臨床経過により，急性肝炎と慢性肝炎に分けられる❶。急性肝炎は，おもに肝炎ウイルスの感染によりおこる急性の肝機能障害をさす。慢性肝炎は，肝臓内の炎症により 6 か月以上の肝機能異常が持続する病態をさす。

◆ 原因

　肝炎を引きおこす原因として，以下のものがあげられるが，まだ原因が解明されていない肝炎も多い。
（1）肝炎ウイルス（A 型，B 型，C 型，D 型，E 型）
（2）肝炎ウイルス以外のウイルス
（3）自己免疫性肝炎
（4）アルコール性肝炎
（5）非アルコール性脂肪肝炎
（6）薬剤性肝炎（肝炎像を呈さない薬剤性肝障害も存在する）
（7）その他・原因不明など
　2020 年ごろまで，わが国の慢性肝炎の原因の大半は C 型肝炎ウイルスと B 型肝炎ウイルスによるものだったが，C 型肝炎ウイルスに感染した患者の大半がウイルス駆除できるようになり，ほかの原因が増加してきている。

b 肝炎ウイルス

　肝炎の原因になるウイルスはさまざまだが，そのなかでも肝臓特異的，かつ感染すると高率に肝炎を引きおこすものを，肝炎ウイルス hepatitis virus という。肝炎ウイルスには，A 型～E 型までの 5 種類が存在する（○表 5-22）。一時期，新規の肝炎ウイルスとして F 型肝炎ウイルス❷や G 型肝炎ウイルス❸

NOTE

❶以前は，発症から 8 週間以内に高度の肝炎をおこし，昏睡にいたるものを劇症肝炎と称していたが，現在では急性肝不全昏睡型という用語に統一されている（○ 232 ページ）。

NOTE

❷**F 型肝炎ウイルス**
　1994 年に輸血後肝炎の患者の糞便から新種の肝炎ウイルスが発見されたと報告されたが，その後確認がとれないため現在は肝炎ウイルスから除外されている。

❸**G 型肝炎ウイルス**
　1995 年に 2 つのグループから肝炎患者の血漿から新規ウイルスが発見された。しかし，このウイルスが本当に肝炎の原因になっているかどうかなど，いまだ不明な点が多い。

○**表 5-22　肝炎ウイルスの種類**

型	発見	種類	大きさ	感染ルート	慢性化
A 型	1973 年	RNA ウイルス (ピコルナウイルス科)	27 nm	経口	なし
B 型	1964 年	DNA ウイルス (ヘパドナウイルス科)	42 nm	血液・体液	あり
C 型	1989 年	RNA ウイルス (フラビウイルス科)	55 nm	血液・体液	あり
D 型	1977 年	RNA ウイルス (デルタウイルス科)	36 nm	血液・体液	あり
E 型	1980 年	RNA ウイルス (ヘペウイルス科)	32 nm	経口	なし (まれにあり)

などが提唱されたが，その後の研究で確立されることはなかった。

　ウイルス性の肝炎は，感染成立直後の急性肝炎期と，持続感染している慢性肝炎期でその病態は異なる。ただし，A 型肝炎ウイルス・E 型肝炎ウイルスは初回感染後，感染者の免疫応答によって体内から排除されるため急性肝炎で終焉するが，ほかのウイルスは通常持続感染へと移行する。炎症が持続すると，慢性肝炎から肝硬変へと進展し，一部は肝細胞がんを発症する。

1　A 型肝炎ウイルス(HAV)

◆ 感染様式

　A 型肝炎ウイルス Hepatitis A virus(HAV)を含む糞便に汚染された，飲料水や食材(牡蠣などの貝類)を摂取することによって経口感染する。わが国では，飲料水から感染することはまれであるが，アジアなどの汚染地域では，生水や氷などから感染することもある。近年では，オーラルセックスや同性愛者による性交渉などの性感染症としての感染が増加してきている。

◆ 潜伏期

　潜伏期はウイルス感染後 2〜7 週間(平均 4 週間)である。

◆ 臨床症状

　HAV に感染すると，潜伏期を経て，発熱，全身倦怠感，食欲不振などの症状が出現し，AST・ALT 値の上昇をみとめる(○図 5-56)。続いて黄疸や肝脾腫などの症状を呈することが多い。その後，徐々に AST・ALT 値は低下し，自覚・他覚症状も改善していく。約 1 か月程度で治癒し，慢性肝炎に移行することはないが，まれに急性肝不全に移行することがある。小児では，症状のない不顕性感染や軽症のことが多い。

　わが国では，戦後まもなく HAV 感染が流行し，不顕性感染が多く発生したため，高齢者では抗体を保持していることが多く A 型肝炎に罹患しにくいが，この抗体の保持者の年齢は年々上昇している。

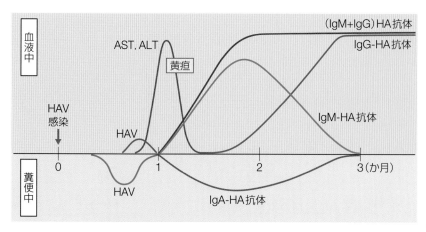

◎図 5-56　A 型急性肝炎の進展様式

◎表 5-23　A 型肝炎ウイルスマーカー（HAV マーカー）

項目	臨床的意義
IgM-HA 抗体	IgM 型の HA 抗原（HAV の表面に存在する抗原）に対する抗体で，感染初期に産生される。
HA 抗体	HA 抗原に対する抗体で，通常は IgG 型を測定している。この HA 抗体陽性は，過去の感染を意味する。

◆ 診断

　HAV に感染後，2〜4 週から IgM-HA 抗体が出現する（◎表 5-23）。その後 2 週でピークをみとめ，6 か月程度で徐々に低下していく（◎図 5-56）。この IgM-HA 抗体陽性をもって A 型急性肝炎と診断する。しかし，感染して間もない時期では陰性であることもある。一方で HA 抗体は IgM 抗体が陽性となってから 1〜4 週後に陽性化し，その後，長期間陽性を持続する。

◆ 治療

　対症療法のみとなる。しかし，急性肝不全に移行する可能性がある場合は，その前に免疫抑制療法も検討される（◎233 ページ）。

◆ 予防

　HA ワクチンが有用であるが，まだ保険適用ではない。蔓延地に旅行する場合などは接種が望まれる。わが国では HA ワクチンは任意接種となっており，2〜4 週の間隔で 2 回筋肉内または皮下に接種，さらに初回接種後 24 週後に追加接種（ブースター）を行う。

2　B 型肝炎ウイルス（HBV）

◆ 感染様式

　B 型肝炎ウイルス Hepatitis B virus（HBV）は一般に，血液や体液を介して感

染する。HBV 感染は以下の 2 つに大別される。

1 垂直感染　垂直感染とは，HBV に感染している母親が出産する際に，産道で感染することをさす。この出生時の垂直感染も含め，乳幼児では免疫機能が発達していないため，HBV を異物として認識することができず，肝炎を発症しない無症候性キャリアとしてしばらく経過する。しかし，わが国では 1985(昭和 60)年からはじまった「B 型肝炎母子感染防止対策」で，出生直後に HB ワクチンと抗 HBs ヒト免疫グロブリン(HBIG)を注射するとともに，生後 1 か月後および 6 か月後に HB ワクチンを接種するようになってから，垂直感染は減少している。

2 水平感染　水平感染とは，輸血や血液製剤の投与，汚染された針などによる刺傷❶，性行為などの血液，体液を介した垂直感染以外の感染をいう。HBV 感染者の血中に HBV が大量に存在しているときには，汗などの少量の体液が皮膚の傷などに付着しただけでも感染が成立する可能性があることは，留意しておかなければいけない。

◆ 潜伏期

潜伏期は，ウイルス感染後 30〜180 日(平均 90 日)である。

◆ 臨床症状

症状は，HBV 感染後の経過によって異なるため，急性肝炎と慢性肝炎に分けて解説する。

▌急性肝炎

HBV に感染すると，HAV 感染と同様に，潜伏期を経て，発熱，全身倦怠感，食欲不振などの感冒様症状が出現するとともに，AST・ALT 値の上昇をみとめる。続いて黄疸，肝脾腫などの症状を呈する。その後徐々にAST・ALT 値は低下し，約 3 か月で正常化していく。

以前は，この経過をもって B 型肝炎の治癒とされていたが，HBV は一度感染すると肝臓内に一生存在することがあきらかになっている。このような潜在性感染❷のため，のちに抗がん薬や免疫抑制薬を用いたときに肝臓内に潜伏していたウイルスが再活性化し，肝炎を引きおこすことがある(●plus)。幼児期の感染や，近年多いゲノタイプが A 型の HBV の感染では慢性肝炎に移行することがある。また，数％の割合で急性肝不全に移行するため，留意が必要である。

▌慢性肝炎

出産時や幼少期に HBV に感染すると，感染者の免疫系がウイルスを病原体と判断することができないため，症状のないまま持続感染に移行する(●図 5-57)。これを無症候性キャリア❸とよぶ。思春期を過ぎたころから感染者の免疫能が発達してくると，HBV を病原体と認識できるようになり，ウイルスに感染した肝細胞を破壊するため，肝炎が発症する。その肝炎が持続した状態が慢性肝炎である。

その後，感染者の免疫が HBV をコントロールできるようになると，HBV

　NOTE
❶汚染された針による刺傷の例として，以下があげられる。
・注射器が連続使用されていた，かつての予防接種
・入れ墨
・ピアスの穴あけ
・麻薬使用者による注射

　NOTE
❷**潜在性感染**
　感染は継続しているものの症状はなく，今後発病する可能性がある状態。

　NOTE
❸**キャリア**
　体内に病原体を保有している状態。

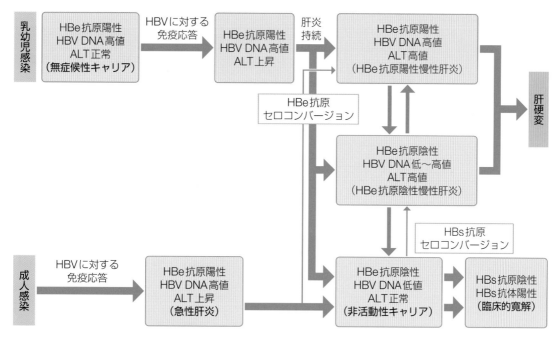

●図 5-57　HBV 持続感染者の自然経過
（日本肝臓学会 肝炎診療ガイドライン作成委員会 編「B 型肝炎治療ガイドライン（第 4 版）」2022 年 6 月．p.2
https://www.jsh.or.jp/medical/guidelines/jsh_guidlines/hepatitis_b.html〔2023 年 11 月参照〕）

が増殖力の強い状態（HBe 抗原陽性）から弱い状態（HBe 抗体陽性）に変化し，肝炎が沈静化していく。このように，HBV の変化により症状がおさまることを，HBe セロコンバージョンとよぶ。通常はこの状態で AST・ALT 値は基準内におさまっていく無症候性キャリアとなるが，なかには HBe 抗体陽性でも AST・ALT 値が高値の慢性肝炎が持続する場合もある。一部の症例ではさらに HBs 抗原も消失し，HBs 抗体陽性となり，感染者の免疫能で完全にコントロール可能となる。HBe 同様，これを HBs セロコンバージョンという。

　慢性肝炎期はとくに症状をみとめないことが多いが，肝炎が強い場合は，全身倦怠感，易疲労感などの症状を呈する場合がある。とくに急性増悪期には，急性肝炎に類似した症状を呈する。

plus	**HBV の再活性化**

　いままでは，HBV の水平感染後の HBs 抗体陽性の状態は，B 型肝炎の治癒と考えられていた。しかし，肝臓などに HBV がわずかではあるが残存することが知られており，潜在性 HBV 感染と言われている。この潜在性 HBV 感染の状態で抗がん薬や免疫抑制薬を使用すると，肝臓などに存在していた HBV が再増殖し，その後肝炎を発症することが報告されてきた。さらに，この再活性化による肝炎を放置すると，高率で急性肝不全に移行し，予後不良となることから，注意が必要である。

○表5-24　B型肝炎ウイルスマーカー（HBVマーカー）

項目	臨床的意義
HBs抗原	HBVの外殻surfaceを構成するタンパク質を検出している。HBs抗原陽性は，HBVに感染していることを意味する。
HBs抗体	HBs抗原に対する抗体である。過去に感染し，HBVに対する免疫能を保持していることを意味する。ワクチン接種による免疫能保持でも陽性となる。
HBe抗原	HBVが増殖する際につくられるタンパク質を検出している。HBVの増殖力が強いことを意味する。
HBe抗体	HBe抗原に対する抗体である。HBVの増殖力が弱いことを意味する。
HBc抗体	HBVの核coreに含まれるタンパク質であるHBc抗原に対する抗体である。潜在性感染も含めて，HBVに感染していることを意味する。一般にワクチン接種では陽性にならない。
HBc-IgM抗体	HBc抗体のなかでIgM型のものである。最近の感染，すなわちB型急性肝炎で陽性なる。ただし，慢性肝炎の急性増悪でも低力価陽性となる。
HBV-DNA	血液中のウイルス量を意味する。HBV-DNA陰性であってもHBVが体内に存在しないとは限らない。
HBVコア関連抗原	HBe抗原，HBc抗原，プレコアタンパク質の3種類を同時に測定する検査である。肝組織中のHBVのウイルス量を反映している。
HBVゲノタイプ	HBVの遺伝子型の分類をさす。

◆ 診断

　HBV感染にかかわる検査は複雑で多様である。B型肝炎ウイルスマーカーの一覧を○表5-24に示す。

▌急性肝炎

　HBV感染後潜伏期からHBs抗原が出現・発症して，数か月かけて漸減（ざんげん）し，多くの場合いずれ消失する（○図5-58）。症状の出現するころから，HBc抗体（IgM抗体とIgG抗体）が陽性になる。そのなかで，HBc-IgM抗体は早期に陽性となり，約2か月で陰性化する。一方で，HBc-IgG抗体は発症後1か月程度から陽性になり，生涯かけて低下していく。一部の慢性化した患者ではHBs抗原が持続し，HBs抗体は検出できない。

▌慢性肝炎

　慢性肝炎時はHBs抗原とHBc抗体が持続陽性で，一般にHBc-IgM抗体は陰性である。ただし，慢性肝炎で急性増悪した場合は，HBc-IgM抗体低力価陽性となる（○図5-59）。

◆ 治療

　B型急性肝炎は通常は自然に軽快していくために，対症療法のみである。重症例では抗ウイルス薬である核酸アナログ製剤を投与することもあるが，保険診療上適用はない。急性肝不全に移行する可能性がある場合は，HAV感染と同様に，免疫抑制療法も検討される。

　HBVはDNAウイルスであり，体内からの完全な排除は不可能のため，HBV持続感染者に対する治療目標は，HBV-DNAの複製抑制とALT値持

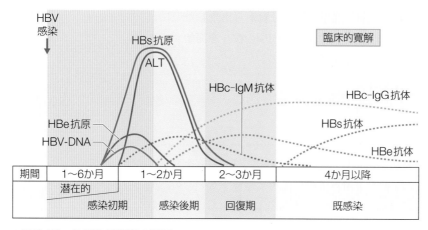

▶ **図 5-58　B 型急性肝炎の経過**
(飯野四郎：B 型肝炎ウイルスマーカー. 日本内科学会雑誌 83(2)：189, 1994 による，一部改変)

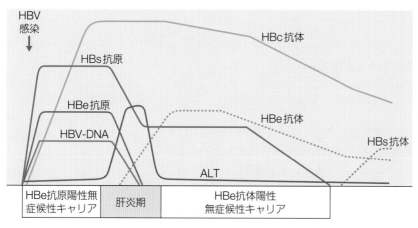

▶ **図 5-59　B 型慢性肝炎の経過**
(飯野四郎：B 型肝炎ウイルスマーカー. 日本内科学会雑誌 83(2)：190, 1994 による，一部改変)

続正常化によって，肝炎の沈静化さらには線維化抑制を目ざすことである。そのため，B 型慢性肝炎・肝硬変に対しては，HBV の複製を抑制する核酸アナログ製剤もしくは抗ウイルス作用と免疫賦活作用をあわせもつペグインターフェロンを用いる。核酸アナログ製剤のなかで当初使用されていたラミブジン(ゼフィックス®)，アデホビル(ヘプセラ®)は，投与継続中に耐性ウイルスが出現，その後急速な肝機能悪化が観察されたが，近年使用されているエンテカビル(バラクルード®)，テノホビル(テノゼット®)，テノホビルアラフェナミドフマル酸塩(ベムリディ®)では，耐性ウイルス出現はきわめて少なく，継続治療が可能である。

◆ **予防**

　水平感染の予防には HB ワクチンが有用である。わが国では 2016 年より，1 歳未満の小児に対して定期接種が開始された❶。4 週開けて 2 回，筋肉内または皮下に接種，さらに初回接種後 24 週後に追加接種(ブースター)を行

▭ NOTE
❶1 歳以上では任意接種となる。

う。一方，垂直感染に対しては，HBs 抗原陽性の母親から出生した児に対して，生後 12 時間以内を目安に HB ワクチンと HBIG の投与を開始することによって，ほぼ感染が予防できるようになっている。

3　C 型肝炎ウイルス（HCV）

◆ 感染様式

　HBV と同様に，C 型肝炎ウイルス Hepatitis C virus（HCV）も血液を介して感染する。しかし，HBV に比較して血液中のウイルス量は少ないため，その感染力も強くない。感染の多くは輸血や血液の付着した注射針の使いまわしなどで，性交渉による感染はまれである。1989 年に HCV が発見されるまでは，非 A 非 B 肝炎として扱われていた輸血後肝炎の多くが，この HCV によるものだったと考えられている。そのため，近年新規の感染患者はわが国では劇的に減少している。

◆ 潜伏期

　潜伏期は，ウイルス感染後 15〜180 日である。

◆ 臨床症状

　HCV に感染すると，潜伏期を経て，発熱，全身倦怠感，食欲不振などの感冒様症状や黄疸が出現するが，症状の出ない不顕性感染も多い。そのため，AST・ALT 値の上昇で発見されることも多い。感染者の 10〜30% は AST，ALT 値の正常化とともに HCV が感染者の免疫能により排除され一過性感染で終わるが，多く（70% 以上）は慢性肝炎へ移行する（◯図 5-60）。一方で，急性肝不全に移行するケースはまれである。

　慢性肝炎は肝炎の活動性によっても異なるが，10〜30 年の経過で肝組織の線維化が進行し，一部は肝硬変へと進展する。さらに，線維化が進展する

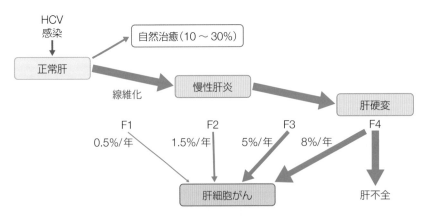

◯図 5-60　C 型肝炎の経過
F1〜F4 は肝臓の線維化の病理学的分類（新犬山分類）であり，F1 は軽度の線維化，F2 は中等度線維化，F3 は高度線維化，F4 は肝硬変となる。

○**表 5-25　C 型肝炎ウイルスマーカー**

項目	臨床的意義
HCV 抗体	HCV に対する抗体。現在もしくは過去の感染で陽性となるが，感染初期には陰性であることもある。
HCV-RNA	HCV 由来の血中の RNA を直接検出する。現在用いられているリアルタイム PCR 法は，感度が高く，HCV-RNA 陽性はウイルスの存在を意味する。
HCV セロタイプ	HCV ゲノタイプ（遺伝子型のタイプ）を血清学的に判定したものである。

につれて肝細胞がんの発生率が高くなる。HCV 感染者の肝硬変からは年 8％ 程度の割合で肝細胞がんが発生すると言われている。一般に，慢性肝炎から非代償性肝硬変までは症状に乏しい。

◆ 診断

　感染初期から HCV-RNA が陽性になる（○表 5-25）。HCV-RNA は現在ではリアルタイム PCR 法によって測定され，感度も良好で，かつ定量的検査も可能である。HCV-RNA 量は HCV ゲノタイプとともに治療方針決定に有用である。一方で，HCV 抗体は HCV 感染のスクリーニング検査に有用であるが，感染初期には陽性にはならないとともに，抗ウイルス薬による HCV 排除後も陽性が持続するので留意が必要である。

◆ 治療

　C 型急性肝炎も，B 型急性肝炎と同様に，対症療法のみである。しかし，多くの症例で慢性肝炎に移行するため，C 型慢性肝炎と同様，抗ウイルス薬による治療が考慮されるが，保険診療上の適用はない。一方，HCV は RNA ウイルスであるため，完全に排除することが可能である。C 型慢性肝炎・肝硬変に対しては，過去にはペグインターフェロンとリバビリンの併用療法が広く行われてきたが，多彩な副作用が存在し，治療期間が長いわりには，ウイルス学的著効 sustained virological response（SVR）率は低値であった。そのため，いまでは直接型抗ウイルス薬 direct acting antivirals（DAAs）を用いたインターフェロンフリー治療にかわった。DAAs 製剤には，プロテアーゼ阻害薬（PI），NS5A タンパク質を阻害する NS5A 阻害薬，NS5B 阻害薬の 3 種類が存在する。単独での使用は耐性ウイルスの出現を引きおこすことから，複数の DAAs 製剤を組み合わせるか，リバビリンを併用して使用する。現在では，どのゲノタイプにも治療可能なグレカプレビルスイワブツ・ピブレンタスビル水和物配合錠（マヴィレット®），レジパスビル・ソホスブビル配合剤（ハーボニー®），ソホスブビル・ベルバタスビル配合錠（エプクルーサ®）が広く用いられている。ソホスブビル・ベルバタスビル配合錠は非代償性肝硬変症例やリバビリンとの併用で前治療歴を有する（耐性ウイルスが疑われる）症例にも使用可能になっており，近い将来 HCV は根治可能と考えられ

ている。

◆ 予防

　HCV に対するワクチンはまだ開発されていない。そのため，血液が付着したものとの接触を防ぐなどの感染予防に努める。

4　D 型肝炎ウイルス（HDV）

◆ 感染様式

　D 型肝炎ウイルス Hepatitis D virus（HDV）は血液，体液を介して感染する。HDV は，その複製のために HBV を必要とする。そのため，HDV 感染は，HBV との同時感染，もしくは HBV 感染者に HDV が重複感染することによっておこる。わが国での感染頻度は低いとされている。

◆ 潜伏期

　潜伏期はウイルス感染後 3～7 週間である。

◆ 臨床症状

　HBV との同時感染では，ほかの急性ウイルス性肝炎と同様の症状を呈するが，HBV 単独感染と比較して重篤になる可能性が高く，急性肝不全に移行する可能性も高いとされている。一方で，HBV 感染者への感染は単独感染に比べて肝炎の程度が強く，肝組織の線維化の進展も早いと言われているが，その機序は不明である。

◆ 診断

　HDV-RNA や HDV 抗体が有用であるが，まだ日常診療で測定に用いることはむずかしい。

◆ 治療

　とくに有効な治療法はない。

◆ 予防

　HDV 感染に対する予防法は，ワクチンを含めてまだ開発されていない。ただ，HBV 感染を予防できれば，HDV 感染を予防することができる。

5　E 型肝炎ウイルス（HEV）

◆ 感染様式

　E 型肝炎ウイルス Hepatitis E virus（HEV）を含む糞便に汚染された飲料水や食材を摂取することによって感染する経口感染である。また，ブタ，イノシシ，シカなどの動物は HEV を保有していることから，これらの肉類を生食

⊳表 5-26　E 型肝炎ウイルスマーカー（HEV マーカー）

項目	臨床的意義
IgA-HEV 抗体	HEV に対する IgA 型の抗体である。IgM 型の HEV 抗体とよく相関することが知られている。そのため，感染初期で陽性となる。

することによっても感染する。

◆ 潜伏期

潜伏期はウイルス感染後 2〜9 週間である。

◆ 臨床症状

　HAV 感染と同様，感染後，潜伏期を経て，発熱や全身倦怠感，食欲不振などの症状が出現し AST・ALT 値の上昇をみとめる。続いて黄疸や肝脾腫などの症状を呈することが多い。その後徐々に AST・ALT 値は低下し，自覚・他覚症状も改善していく。通常は急性肝炎として治癒するが，臓器移植後の免疫抑制薬服用者や，ヒト免疫不全ウイルス（HIV）感染者では，まれに慢性肝炎への移行が確認されている。急性肝不全への移行は HAV 感染と比較して多く，とくに妊娠後期での感染は留意が必要である。

◆ 診断

　感染初期に IgM-HEV 抗体，IgA-HEV 抗体が出現し，回復とともに低下していく。その後 IgG-HEV 抗体が長期にわたって持続陽性を示す。わが国では開発された IgA-HEV 抗体の特異性が高いことからこの IgA-HEV 抗体が唯一保険収載されており，この IgA-HEV 抗体陽性をもって E 型急性肝炎と診断する（⊳表 5-26）。

◆ 治療

　ほかの急性肝炎と同様，対症療法のみである。しかし，急性肝不全に移行する可能性がある場合は，その前に免疫抑制療法も検討される。

◆ 予防

　HE ワクチンはまだ開発されていない。

2　肝硬変症

　肝硬変症とは，さまざまな原因によって肝小葉におけるびまん性の線維増生と肝細胞の壊死，または壊死に対する再生が反復されることによって，肝小葉の改築と再生結節の形成が進み，これに伴って門脈・肝動脈と肝静脈との間の短絡形成のような肝内血管系の変化を生じる慢性の肝機能障害をいう（⊳図 5-61）。慢性肝疾患の終末像である。

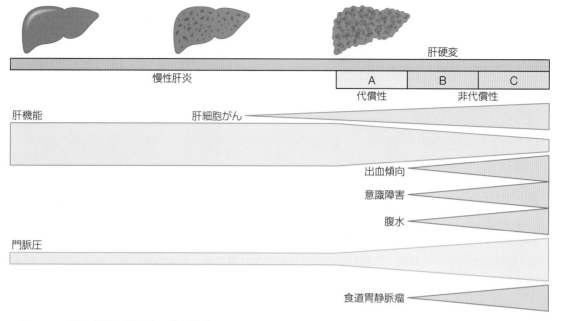

●図 5-61　**慢性肝炎・肝硬変の進展様式**

◆ 分類

▌ 原因による分類

　肝硬変の原因はさまざまであるが，慢性肝疾患の終末像であることから，慢性肝疾患の原因と同様である。日本肝臓学会による肝硬変の成因別実態調査（2014～2017 年）では，C 型肝炎による肝硬変の比率が減少しており，アルコール性や非アルコール性脂肪肝炎の比率が増加していた。2023 年にも同様の調査が施行されており，この傾向はさらに顕著になっている。

▌ 機能的分類

　肝硬変は，肝機能が比較的保たれ臨床症状がほとんどない**代償性肝硬変**と，黄疸，肝性脳症，腹水，浮腫，出血傾向などといった肝機能低下に伴う症状が出現する，あるいは食道静脈瘤出血など門脈圧亢進症（●225 ページ）に起因する症状が出現する**非代償性肝硬変**に分類される。この分類は，治療を行わない状態で分類し，治療後に無症候性となった症例も非代償性として扱われる（●表 5-27）。

◆ 臨床症状

　肝硬変の自覚症状として，全身倦怠感，浮腫，易疲労感，食欲不振，腹水，黄疸，肝性脳症，出血傾向などがある（●図 5-62-a）。このなかで，腹水，黄疸，肝性脳症，出血傾向は非代償性肝硬変の症状として扱われる。

　一方，他覚的所見としては，黄疸，肝腫大，クモ状血管腫，手掌紅斑，腹水，脾腫，羽ばたき振戦などが出現する（●図 5-62-b～d）。

○表 5-27　肝硬変の機能的分類

1. 代償性肝硬変
　○肝機能がよく保たれており，臨床症状はほとんどない。
　○肝脾腫，クモ状血管腫，手掌紅斑，食道静脈瘤などが存在していても，無症候性
　　の場合は代償性とする。
2. 非代償性肝硬変
　○肝性脳症，黄疸，腹水，浮腫，出血傾向など，肝不全に起因する症状が出現する。
　○治療を行わない状態で分類し，治療後に無症候性となった症例も非代償性とする。
　○現在あるいは以前に非代償性肝硬変であることを次のいずれかの基準で判定する。
　　Child-Pugh score 7 点（分類 B）以上。
　　「非代償性肝硬変の対象医療行為」*の治療歴を現在あるいは以前に有する。

＊：腹腔穿刺，胸水・腹水濾過濃縮再静注法，内視鏡的食道・胃静脈瘤結紮術などの肝不
　　全および肝硬変合併症に対する治療（腹水・肝性脳症・低栄養に対する内服薬治療な
　　どを含むものとする）
（「日本消化器病学会，日本肝臓学会編：肝硬変診療ガイドライン 2020，改訂第 3 版，p. 2，2020，
　南江堂」より許諾を得て転載）

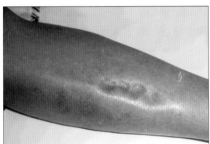

a. 浮腫

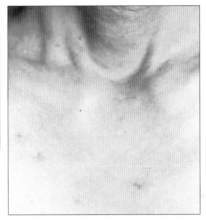

b. クモ状血管腫

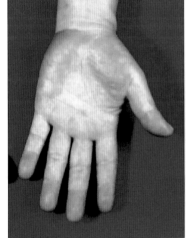

c. 手掌紅斑

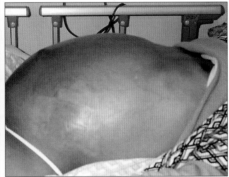

d. 腹水

○図 5-62　肝硬変症の症状

◆ 検査所見

▌血液検査所見

　AST 値および ALT 値の上昇がみられる。慢性肝炎に比較して，AST・

ALT 値の上昇は軽度であるが，肝硬変では AST 値＞ALT 値になることが多い。また，肝硬変の進展に伴い，血清アルブミン値の低下とγグロブリン値の増加，総ビリルビン値の上昇がみられる。一方で，血液凝固因子の肝臓での産生低下から，プロトロンビン時間の延長❶がみられる。また，肝臓での代謝能力の低下を反映して血中アンモニア値の上昇，総分岐鎖アミノ酸/チロシンモル比❷の低下などがみられる。

▋ 画像検査所見

腹部超音波検査，腹部 CT 検査，MRI 検査は，肝硬変に合併する肝細胞がんなどの肝占拠性病変の発見以外にも，肝臓の形態変化，門脈圧亢進症状に伴う側副血行路の発達などの検出に有用である。一般に，肝硬変に進展するにつれて，肝臓表面の凹凸，肝辺縁の鈍化，肝実質の粗造化がみられるようになり，完成された肝硬変に移行すると，肝右葉の縮小と左葉の腫大，著明な脾腫がみられるようになる。肝シンチグラフィでは，萎縮した肝臓と肥大した脾臓の形からコウモリのような画像が見られ，「flying bat sign」と呼ばれている。また，腹腔鏡検査では，肝臓表面の凹凸を直接観察することができる。

▋ 組織学的検査

肝硬変の診断には組織学的な検索が有用である。すなわち，広範な肝組織の線維化と，びまん性に再生結節を伴う肝小葉構造の改築，すなわち偽小葉結節の形成が特徴的である。しかし，肝硬変の原因によってはこの偽小葉結節のサイズは大小さまざまで，必ずしも細い針生検で肝硬変が確実に診断できるとは限らない。

◆ 診断

肝硬変の診断には，前述したように肝組織学的診断が有用であるが，針生検での組織では診断できないことがあるので，臨床症状，血液検査，画像検査を総合的に判断する必要がある。近年は，肝臓のかたさすなわち肝硬度を測定するファイブロスキャン®，超音波装置に搭載されているエラストグラフィー❸，MRI エラストグラフィーなどが実用化されており，肝硬変の診断に有用であることが報告されている。また，Ⅳ型コラーゲン 7S 値，M2BPGi 値，オートタキシン値といった肝線維化マーカーの測定も有用である。さらには，FIB-4 値などのようにいくつかの臨床検査値から計算して求める判別式も有用である。

◆ 重症度

肝硬変患者の臨床症状および機能低下の状態は上記のように多彩であるが，これらが肝硬変の進行に伴って一律に悪化していくわけではない。コントロール不良の腹水があるにもかかわらず黄疸をみとめない症例もあれば，著明な黄疸のみが進行する症例もある。しかし，最終的にはほぼすべての臨床症状・機能低下が進行し，肝不全にいたる（●216ページ，図5-61）。そのため，肝硬変の重症度はいくつかの因子を総合的に評価する必要があり，チャ

NOTE

❶プロトロンビン時間活性値（％）の低下もしくは国際標準比（INR）の上昇。

❷総分岐鎖アミノ酸/チロシンモル比

肝臓でのアミノ酸代謝異常を調べるために用いられる。バリン・ロイシン・イソロイシンなどの総分岐鎖アミノ酸とチロシンの比であり，分岐鎖アミノ酸は重症肝疾患で合成が低下し，チロシンは代謝が阻害されて上昇する。

NOTE

❸エラストグラフィー

力を加えた際，やわらかいものは大きくひずみ，かたいものはひずみにくいという特性を利用し，非侵襲的に組織のひずみの分布を画像化することで，病変部位の硬さの情報を得る手法。

○表 5-28　チャイルド-ピュー Child-Pugh 分類

評点	1点	2点	3点
肝性脳症	なし	軽度（Ⅰ・Ⅱ）	昏睡（Ⅲ以上）
腹水	なし	軽度	中等度以上
血清ビリルビン値（mg/dL）＊	2.0 未満	2.0〜3.0	3.0 超
血清アルブミン値（g/dL）	3.5 超	2.8〜3.5	2.8 未満
プロトロンビン時間活性値（%） 国際標準比（INR）＊＊	70 超 1.7 未満	40〜70 1.7〜2.3	40 未満 2.3 超

＊：血清ビリルビン値は，胆汁うっ滞（PBC）の場合は，4.0 mg/dL 未満を 1 点とし，10.0 mg/dL 以上を 3 点とする。
＊＊：INR：international normalized ratio
各項目のポイントを加算し，その合計点で分類する。

class A	5〜6 点
class B	7〜9 点
class C	10〜15 点

（Pugh R. N. et al. Br J Surg 1973; 60: 646-649 を参考に作成）
（「日本消化器病学会，日本肝臓学会編：肝硬変診療ガイドライン 2020, 改訂第 3 版，p. xxiv, 2020, 南江堂」より許諾を得て転載）

○表 5-29　MELD スコア

MELD スコア	$9.57 \times \ln$（血清クレアチニン値）$+3.78 \times \ln$（血清総ビリルビン値）$+11.2 \times \ln$（プロトロンビン時間（INR））$+6.43$
MELD-Na スコア	MELD－（血清ナトリウム値）－[$0.025 \times$MELD$\times$（140－血清ナトリウム値）]＋140

イルド-ピュー Child-Pugh 分類が用いられている（○表 5-28）。すなわち，肝性脳症・腹水・血清総ビリルビン値・血清アルブミン値・プロトロンビン時間の 5 因子を 3 段階に分けてそれぞれを合算し，A〜C に評価し，このなかの class B もしくは C が非代償性肝硬変に一致する。

　しかし，チャイルド-ピュー分類はそれぞれの因子が独立した変数でないため，必ずしも予後予測には有用でないと言われており，欧米では MELD スコア[1]あるいは MELD-Na スコア[2]が用いられている（○表 5-29）。これらのスコアは，欧米では以前より肝移植患者の選別に用いられており，近年わが国でも脳死肝移植患者のドナー割りあてに用いられるようになった。

◆ 治療

　肝硬変は，慢性肝疾患の終末像であり，一般に線維化の改善は不可逆的とされてきたが，抗ウイルス薬などの進歩により，線維化が改善する例がみられてきている。肝硬変に対する治療は，原因の除去，食事・運動療法，合併症に対する治療の 3 つに分けられる。

1 ）P. S. Kamath et al.: A model to predict survival in patients with end-stage liver disease. *Hepatology*. 33（2）: 464-470, 2001.
2 ）W. R. Kim et al.: Hyponatremia and mortality among patients on the liver-transplant waiting list. *The New England Journal of Medicine*. 359（10）: 1018-1026, 2008.

▌ 原因の除去

　肝硬変の原因が肝炎ウイルスであれば，その制御が必要である。B型肝炎ウイルス（HBV）に対しては核酸アナログ製剤の持続投与，C型肝炎ウイルス（HCV）に対してはDAAs（直接作用型抗ウイルス薬）による駆除が有用である。2019（平成31）年2月から，HCVによる非代償性肝硬変患者に対してもソホスブビル・ベルパタスビル配合剤（エプクルーサ®）が使用可能になった。一方で，アルコール性肝硬変では禁酒が有用であり，肝硬変の原因を除去することで改善が期待される。

▌ 食事・運動療法

　肝臓は，栄養素の代謝・貯蔵を担う臓器であり，食事の摂取不足は栄養障害をきたし，一方，過度の食事摂取は脂肪肝を増悪させる。そのため，代償性肝硬変ではバランスのとれた食事摂取を，非代償性肝硬変や低タンパク質血症やサルコペニア（◉80ページ）を伴う場合は適切なカロリー量と分子鎖アミノ酸製剤の補給を行う必要がある。分子鎖アミノ酸製剤の投与により，肝硬変患者の予後改善がみとめられている[1]。肝硬変患者，とりわけ非代償期では，サルコペニアを合併することが知られている。そのため，以前は安静が推奨されていたが，現在は適度な運動により筋肉量を維持することが望ましいと考えられている。

▌ 合併症に対する治療

　前述したように，非代償性肝硬変になるとさまざまな合併症が出現してくるため，それに対する治療が重要である。

　1 腹水に対する治療　基本は塩分制限（5〜7 g/日）である（◉図5-63）。まずは，少量の経口の利尿薬（フロセミド，スピロノラクトン）を投与して，効果がなければ，入院のうえバソプレシン受容体拮抗薬であるトルバプタンの投与を開始する。フロセミド，スピロノラクトンなどの既存の利尿薬は腎機能を悪化させることがあるため，効果が乏しい場合は早めにトルバプタンを併用することが望まれる。低アルブミン血症を有する場合はアルブミン製剤の投与を，難治例では，腹水穿刺や，腹水濾過濃縮再静注法を行う。

　2 肝性脳症に対する治療　肝性脳症は，症状が目だたない不顕性の場合でも，運転時の事故や転倒などのリスクが高いとされているため，治療が必要である。まずは，非吸収性合成二糖類（ラクツロース，ラクチトール水和物），非吸収性抗菌薬（リファキシミン）の投与により，便秘の改善と腸管内でのアンモニア産生菌の増殖抑制，アンモニアの吸収抑制を行う。また，アンモニアの代謝に必要な亜鉛やカルニチンの補充も重要である。さらに，アミノ酸の不均衡を是正するために，分子鎖アミノ酸製剤を投与する。とくに，症状が顕著な顕性脳症のときは，点滴で分子鎖アミノ酸製剤を投与する。

　3 胃食道静脈瘤などの門脈圧亢進症状に対する治療　門脈圧亢進症の項を参照されたい（◉225ページ）。

1）Hanai T. et al.: Usefulness of nutritional therapy recommended in the Japanese Society of Gastroenterology/Japan Society of Hepatology evidence-based clinical practice guidelines for liver cirrhosis 2020. *Journal of Gastroenterology*, 359（10）: 1018-1026, 2021.

Ⅰ. 単純性腹水：感染や肝腎症候群を伴っていない腹水
　Grade 1：少量の腹水で，画像検査でしか診断できないもの
　Grade 2：中等量の腹水で，理学的に貯留が明らかなもの
　Grade 3：大量の腹水で，腹部が膨隆しているもの
Ⅱ. 複雑性腹水
　①難治性腹水：
　　利尿薬抵抗性腹水：食事の塩分を制限し，利尿薬やアルブミン製剤を使用しても減少しないもの
　　利尿薬不耐性腹水：利尿薬の増量により，腎機能低下や肝性脳症が発生するもの
　②特発性細菌性腹膜炎

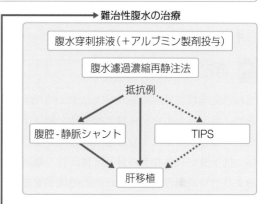

◎図 5-63　腹水治療のフローチャート
（「日本消化器病学会，日本肝臓学会編：肝硬変診療ガイドライン 2020，改訂第 3 版，p. xxi，2020，南江堂」より許諾を得て転載）
※注釈を省略。実際に使用する際には，必ず原典を参照すること。

◆ 肝がんの合併

　肝硬変ではいかなる原因であっても肝がん，とりわけ肝細胞がんの発生母
地となることが知られている。とりわけ，HCV による肝硬変では年率 8％
での肝細胞がん発生と報告されており，非常に高率である。そのため，超音
波・CT・MRI などによる画像検査と，AFP，PIVKA-Ⅱ などの腫瘍マー
カーによる定期的なスクリーニングが必須とされている。

◆ 予後

　代償性肝硬変患者の予後は，肝がんの合併がない限りきわめて良好である。
とくにウイルス性肝炎による肝硬変では，抗ウイルス療法の進歩により著明
な予後の改善がみられている。一方で，非代償性肝硬変患者の 2 年生存率は
約 40％ と言われており，若年者かつ禁忌となる併存疾患がない患者では，
肝移植を検討すべきである。

3　自己免疫性肝疾患

　自己免疫性肝疾患とは，なんらかの自己免疫機序により肝臓に炎症が引きおこされる疾患で，肝細胞が標的となる**自己免疫性肝炎**，小型の胆管が標的となる**原発性胆汁性胆管炎**，さらには中型から大型の胆管が標的となる**原発性硬化性胆管炎**があげられる。以下にそれぞれの病態を解説するが，複数の自己免疫性肝疾患が合併したオーバーラップ症候群も存在する。とくに，自己免疫性肝炎と原発性胆汁性胆管炎のオーバーラップ症候群が有名である。

1　自己免疫性肝炎（AIH）

　自己免疫性肝炎 autoimmune hepatitis（AIH）は中年以降の女性に好発する肝炎で，なんらかの自己免疫学的機序が関与することが想定されているが，まだその原因や病態は十分に解明されていない疾患である。診断には，抗核抗体・抗平滑筋抗体などの自己抗体陽性や血清 IgG 高値，interface hepatitis❶および形質細胞浸潤といった肝組織像が重要であるが，決定的な診断項目はない。また，副腎皮質ステロイド薬や免疫抑制薬による免疫抑制療法が著効するのも，本疾患の特徴である。

━NOTE
❶interface hepatitis
　グリソン鞘と肝小葉の境界である肝限界板における，浸潤リンパ球による壊死を伴った肝炎。

◆　診断

　前述したように，AIH にはほかの自己免疫性疾患にみられるような，それだけで診断可能な自己抗体は存在しない。症状としては全身倦怠感，易疲労感などの自覚症状が出現することもあるが，実際にはほかの肝疾患と同様，肝硬変や肝不全にいたるまでは臨床症状に乏しく，近年は健康診断などの血液検査における血清 AST・ALT 値の異常などをきっかけとして診断されることが多い。

　わが国でみられる AIH は，抗核抗体または抗平滑筋抗体が陽性となる1型 AIH である。人種によりその臨床像が異なるため，診断にはわが国のAIH に特化した診療診断指針・治療指針を用いる（◯表 5-30）。このなかでもとくに，ほかの既存の原因による肝機能障害を否定することが重要である。しかし，これらの項目をすべて満たさない非典型例や，急性肝炎あるいは急性肝不全様に発症する AIH 症例などのように診断に難渋するケースもあり，国際 AIH グループから発表された改訂版国際診断基準・スコアリングシステム[1]や，簡易型国際診断基準・スコアリングシステム[2]も参考にする。

　AIH の診断には，肝生検による肝臓の組織学的検索が必須である。肝生検は通常，入院して行い，出血などの合併症が危惧される検査だが，経験者が超音波ガイド下に施行すれば比較的安全である。反対に組織学的検査を行わないまま，副腎皮質ステロイドや免疫抑制薬を用いるほうが危険である。

1）F. Alvarez et al. International Autoimmune Hepatitis Group Report: review of criteria for diagnosis of autoimmune hepatitis. *Jornal of Hepatorogy*, 31: 929-938, 1999.
2）E. M. Hennes et al. Simplified criteria for the diagnosis of autoimmune hepatitis. *Hepatology*, 48(1): 169-176, 2008.

◉表 5-30 自己免疫性肝炎(AIH)の診断指針

> 1. 抗核抗体陽性あるいは抗平滑筋抗体陽性
> 2. IgG 高値(＞基準上限値 1.1 倍)
> 3. 組織学的に interface hepatitis や形質細胞浸潤がみられる
> 4. 副腎皮質ステロイドが著効する
> 5. ほかの原因による肝障害が否定される
>
> 典型例：上記項目で，1～4 のうち 3 項目以上をみとめ，5 を満たすもの。
> 非典型例：上記項目で，1～4 の所見の 1 項目以上をみとめ，5 を満たすもの。

(厚生労働省難治性疾患政策研究事業「難治性の肝・胆道疾患に関する調査研究」班：自己免疫性肝炎(AIH)診療ガイドライン〔2021 年〕．2022)

しかし，なかには凝固能が低下している場合や，抗血小板剤を中止できない場合など，肝生検ができないケースもある。

◆ 治療

　AIH の多くは，適切な治療が行われないと肝硬変や肝不全に進行することから，副腎皮質ステロイド薬や免疫抑制薬による治療が必要である。しかし，その投与量・投与方法は，AIH の重症度によって異なる。そのため，まずは重症度を的確に判定することが大切である。

　通常は 0.6 mg/kg/日以上の副腎皮質ステロイド(プレドニゾロン)を投与し，血清 AST・ALT 値を基準範囲内に保つよう漸減する。最終的に血清AST・ALT 値を基準範囲内に保つ最低量のプレドニゾロンを維持量として長期(2 年以上)に投与する。副腎皮質ステロイド薬には，満月様顔貌(ムーンフェイス)，易感染性，骨粗鬆症，糖尿病などの避けることのできない副作用があり，その対策も重要である。そのため，欧米では副作用の懸念から，投与初期から副腎皮質ステロイドに加えて，免疫抑制薬のアザチオプリンを併用することが多い。

2 原発性胆汁性胆管炎(PBC)

　原発性胆汁性胆管炎 primary biliary cholangitis(PBC)は中高年女性に好発し，なんらかの自己免疫学的機序により肝内の小型胆管が破壊されることによって，慢性胆汁うっ滞を呈する疾患である。

　初発症状として皮膚瘙痒感を呈することが多く，徐々に黄疸や門脈圧亢進症状が出現していくが，近年では血液検査で肝機能障害を指摘されただけの無症状の症例も多い。そのため，無症状で経過する無症候性原発性胆汁性胆管炎(aPBC)と，皮膚瘙痒感，黄疸，食道胃静脈瘤，腹水，肝性脳症などの自覚・他覚症状を有する症候性原発性胆汁性胆管炎(sPBC)に分類している。PBC は従来，原発性胆汁性肝硬変 primary biliary cirrhosis と言われていたが，わが国ではその多くは症状のない aPBC であり，肝硬変まで進展する症例が少ないために，病名変更が提唱された[1]。

---

1)田中篤ほか：PBC の病名変更：「原発性胆汁性肝硬変」から「原発性胆汁性胆管炎」へ．肝臓 57(7)：309-311，2006.

　PBC の病期の進展は個々の症例で異なっているが、大きく、①長期間の無症状を経て緩徐に進展する緩徐進行型、②黄疸を呈することなく食道静脈瘤が比較的早期に出現する門脈圧亢進症先行型、③早期に黄疸を呈し、肝不全にいたる黄疸肝不全型の3型に分類される。そのため、一部の PBC では、ほかの慢性肝疾患と比較して門脈圧亢進をおこしやすく、門脈圧亢進に伴う症状は肝硬変に進展しなくても出現する可能性があることが知られている。また PBC では、胆汁うっ滞に基づく皮膚瘙痒感や黄疸、さらには合併する脂質異常症に伴う皮膚黄色腫、骨粗鬆症に伴う骨病変や骨折などの症状を伴う。ほかにも、シェーグレン症候群、慢性甲状腺炎、関節リウマチなどのほかの自己免疫性疾患の合併も知られている。

◆ 診断

　血液検査では、血清胆道系酵素であるアルカリホスファターゼ（ALP）・γ-GTP 値の上昇や抗ミトコンドリア抗体（AMA）もしくはその亜分画である M2 抗体陽性、および血清 IgM 高値などが特徴である。とくに M2 抗体はその特異度が高く、診断に有用であるが、約 10% は AMA 陰性であることも留意しなければならない。

　また、肝生検による組織学的検査による慢性非化膿性破壊性胆管炎（CNSDC）の所見は診断に非常に有用であるが、生検部位によっては必ずしもこの所見が得られるわけではない。PBC の診断基準[1]では、鍵となる3項目として①血液所見で慢性の胆汁うっ滞所見（ALP、γ-GTP 値の上昇）、②AMA陽性所見（間接蛍光抗体法または ELISA 法による）、③肝組織学像で特徴的所見（CNSDC、肉芽腫、胆管消失）があげられ、2項目以上がそろう場合を PBC と診断するとしている。

◆ 治療

　PBC の治療は、ウルソデオキシコール酸 ursodeoxycholic acid（UDCA）の投与が第一選択である。通常は成人1日 600 mg を3回に分けて経口投与するが、900 mg まで増量可能である。原則として終生投与する。UDCA を 900 mg/日に増量しても効果が不十分な UDCA 抵抗例に対しては、ベザフィブラート 400 mg/日の追加も検討するが、現時点で PBC に対する保険適用はない。また、AIH とのオーバーラップ症候群ではステロイド薬投与が奏功する場合もある。肝不全に進行した症例では肝移植の適応となる場合がある。

3　原発性硬化性胆管炎（PSC）

　原発性硬化性胆管炎 primary sclerosing cholangitis（PSC）は、原因不明の慢性炎症により肝内・肝外胆管にびまん性の狭窄をきたし、胆汁のうっ滞が持続することにより、肝硬変へと進展する疾患である。進行すると胆汁のうっ滞

1）厚生労働省難治性疾患政策研究事業「難治性の肝・胆道疾患に関する調査研究」班：原発性胆汁性肝硬変（PBC）の診療ガイドライン（2023 年）．pp.10-11，2023.

に伴う皮膚瘙痒感や黄疸，細菌性胆管炎を併発し発熱・腹痛が出現してくることがある。さらに，炎症性腸疾患(IBD，◯171ページ)を合併した症例では，血便，下痢，下腹部痛といった症状も出現する。

　PSC はきわめてまれな疾患で，一般に男性が 7 割程度と多く，診断時の年齢はわが国では 20 代と 60 代の 2 峰性のピークがみられている。若年者では IBD の合併が，高齢者では自己免疫性膵炎 autoimmune pancreatitis（AIP），IgG4 関連疾患との合併が多いのが特徴的である。

◆ 診断

　PSC では，胆道系優位の肝機能障害，とくに ALP の上昇が特徴的である。抗核抗体や P-ANCA が陽性となることもあるが，疾患特異的な自己抗体は存在しない。内視鏡的逆行性胆膵管造影(ERCP)や MR 胆膵管撮影(MRCP)により，肝内・肝外胆管にびまん性に狭窄・硬化像，数珠状変化などの特異的な変化，肝外胆管に帯状狭窄や憩室様の突出像をみとめることが診断に重要である。肝生検組織像では胆管周囲の同心円状線維化が特徴的であるが，この所見は必ずしもみとめられるわけではない。

　欧米では IBD を 70～80％ の高頻度で，わが国でも約 1/3 程度に合併することが知られているため，IBD の存在が PSC の診断の一助となるが，その症状は比較的軽微で，典型的な潰瘍性大腸炎やクローン病の所見とは異なる場合もあり，PSC 関連腸炎とも言われている。そのため，PSC の診断基準[1]は，メイヨークリニックのグループによって提唱された診断基準に準じて，この肝内・肝外胆管の画像所見と血清胆道系酵素の上昇をおもに構成されている。しかし，IgG4 関連硬化性胆管炎との鑑別が困難なケースもある。

◆ 治療

　PSC の治療については，肝移植以外の有効な治療法は確立されていない。薬物療法としては，高用量の UDCA が有効であったという報告もあるが，長期的な予後を改善させないとの報告もあり，さらなる研究が必要である。PSC が進行すると，胆道感染に対しては抗菌薬の投与が，胆管の狭窄に対しては内視鏡的あるいは経皮経肝的にバルーン拡張術などが行われるが，根本的な治療にはいたらず，最終的には肝移植が必要となることが多い。

4　門脈圧亢進症

◆ 門脈と門脈圧亢進症の概要

▎門脈の概要

　門脈は肝臓と消化管・脾臓のかけ橋となる血管で，上腸間膜静脈と下腸間膜静脈による消化管からの静脈血流や，脾静脈による脾臓からの静脈血流な

1）厚生労働省難治性肝・胆道疾患に関する調査研究班〔滝川班〕：2016 年原発性硬化性胆管炎診断基準. 2016.

○表5-31 門脈圧亢進症の分類

分類	肝外性	肝内性			肝外性
	肝前性	前類洞性	類洞性	後類洞性	肝後性
閉塞部位	肝外門脈	肝内門脈	類洞	肝内肝静脈	下大静脈, 肝外肝静脈
おもな疾患	• 肝外門脈閉塞症(EHO) • 先天性門脈形成異常	• 特発性門脈圧亢進症(IPH) • 日本住血吸虫症	• 類洞閉塞症候群(SOS)	• 肝硬変(LC)	• バッド-キアリ症候群(BCS)

どが集合して門脈本幹を形成し, 肝臓に流入している。門脈から肝臓に流入した血液は, 門脈の分枝を経て類洞という肝内毛細血管網を形成し, 肝細胞内の解毒を中心とした多彩な代謝をつかさどり, 肝静脈分枝から左・中・右肝静脈を経て下大静脈へ流出している(○33ページ, 図2-10)。

門脈圧亢進症の概要

門脈圧亢進症とは, 門脈経路のどこかに閉塞機転❶が生じ, 門脈圧の上昇によるさまざまな症状を呈した病態の総称である。閉塞がおこる部位により, 肝内性と肝外性に分類され, 肝内性はさらに前類洞性・類洞性・後類洞性に, 肝外性は肝前性と肝後性に細分され, それぞれ原因となる背景疾患が異なる(○表5-31)。

NOTE
❶閉塞機転
閉塞が生じる要因をさす。

◆ 原因・病因

肝硬変

最も頻度の高い背景疾患は, 肝硬変 liver cirrhosis(LC)である。以前はC型肝炎ウイルスやB型肝炎ウイルスによる慢性肝炎から肝硬変となる患者が多かったが, 近年では, 画期的なウイルス治療の出現により減少傾向にある。そのため, 最近の肝硬変の主因は, アルコール性肝炎や脂肪肝炎となっている。肝硬変になると, 線維化や再生結節による肝静脈枝の圧迫がおこり, 肝内の後類洞性肝静脈に閉塞をきたして, 門脈圧亢進症を発症する。

特発性門脈圧亢進症

門脈圧亢進症の原因として肝硬変についで頻度が高いのが, 特発性門脈圧亢進症 idiopathic portal hypertension(IPH)である。肝内末梢門脈枝の閉塞・狭窄により門脈圧亢進症をきたす症候群で, 原因不明であり, 肝内前類洞性閉塞に分類される。通常, 肝硬変にいたることはないとされているが, 食道胃静脈瘤や, 脾腫・脾機能亢進によるさまざまな症状を呈する。

肝外門脈閉塞症

肝外門脈閉塞症 extrahepatic portal obstruction(EHO)は, 肝前性の門脈閉塞をきたす代表的疾患である。原因不明の原発性肝外門脈閉塞症と, 肝硬変や特発性門脈圧亢進症を背景におこる続発性肝外門脈閉塞症がある。

バッド-キアリ症候群

肝後性に肝静脈閉塞をきたして門脈圧亢進症を呈する代表的疾患に, バッ

ド-キアリ Budd-Chiari 症候群(BCS)がある。本症の原因も不明な例が多いが，わが国では肝部下大静脈の膜様閉塞❶が原因のものが多いとされている。欧米では，血液凝固異常や血液疾患などの基礎疾患に伴う血栓形成が原因として多い。

NOTE
❶膜様閉塞
　通行路が膜様構造物でふさがれている状態。

◆ 病態・症状

　門脈圧亢進症が呈する病態・症状は，非代償性肝硬変に見られる症状を思い浮かべるとよい。肝硬変患者の症状の多くは，門脈圧亢進症による症状と言っても過言ではない。

　その症状は，門脈内圧の上昇による水分の漏出やうっ血などが原因となるものと，門脈に順行性(求肝性)❷に流れることができない血流が，逆流(遠肝性❸)やバイパスをつくって大循環(大静脈系)へ流れる，いわゆる側副血行路が原因となるものに大別される(○図5-64)。

▌腹水・浮腫

　門脈の血管内圧上昇により水分が血管外へ漏出することで，腹水や浮腫が生じる。とくに，肝硬変が原因の場合は，タンパク質合成能低下による低アルブミン血症を合併していることが多く，血管内に水分をとどめておくことができず，腹水や浮腫がさらに増悪することになる。

▌脾機能亢進症・脾腫

　門脈圧亢進症により，脾静脈はうっ滞，ときに遠肝性に逆流し，脾臓の慢性的なうっ血から脾腫を生じる。脾腫によって脾機能が亢進して血球の減少がおこり，貧血や白血球・血小板減少を生じることになる。脾腫による血球減少症は脾機能亢進症とよばれ，門脈圧亢進症による症状の代表的なもので

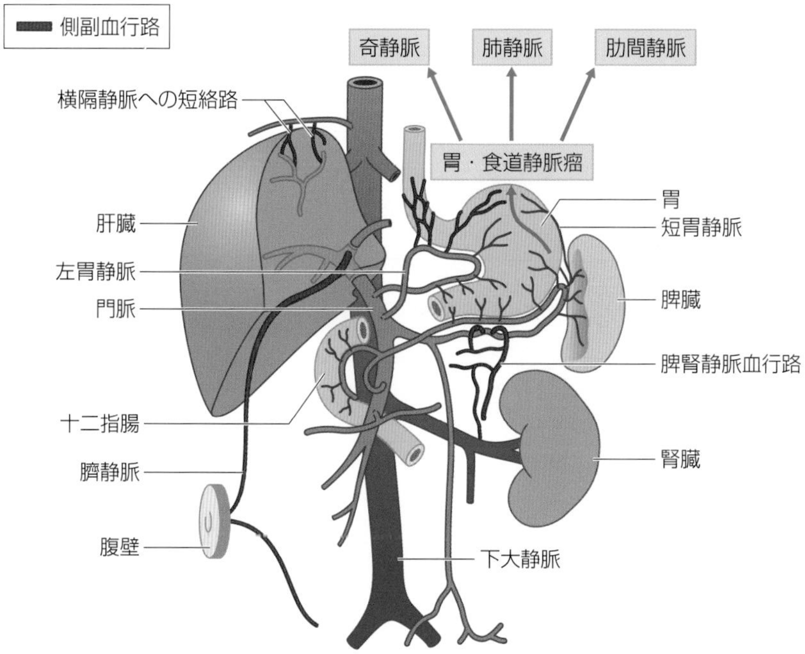

NOTE
❷順行性(求肝性)
　肝臓に向かう血流方向を順行性(求肝性)という。
❸遠肝性
　肝臓からはなれる血流方向を遠肝性という。

○図5-64　門脈圧亢進による側副血行路の形成

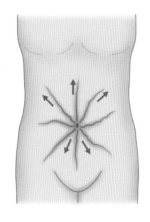

●**図5-65　門脈圧亢進症による腹壁静脈怒張**
➡は血流の方向を示す。その外観から，「メドゥーサの頭」ともよばれる。

ある。

胃・食道静脈瘤

　門脈圧亢進症により，求肝性に流れられない血流が門脈系の分枝を逆流したり，バイパス（側副血行路）を形成したりして大循環に流れるようになる。門脈系の分枝である左胃静脈や短胃静脈・後胃静脈を逆流した血流は，大循環に流れていく過程で胃壁や食道壁の静脈を通るため，胃・食道静脈瘤を形成することになる。さらに遠肝性血流が増えると，静脈瘤破裂の原因となる。

メドゥーサの頭

　門脈圧亢進症による側副血行路が腹壁を通る場合，臍を中心とした放射状の腹壁静脈の怒張を呈することがある。これを毒蛇の髪をもつ空想上の怪物「メドゥーサ」になぞらえて，メドゥーサの頭とよんでいる（●図5-65）。

◆ 診断

血液生化学検査

　ほとんどの症例で肝硬変が背景にあるので，肝機能障害（AST/ALT値の異常）や，低アルブミン血症，プロトロンビン時間延長，血中アンモニア値上昇などがみとめられることが多い。また，脾機能亢進症のために血球の減少がおこり，とくに血小板値の低下をみとめることが多い。

超音波検査，CT検査

　肝硬変に特徴的な画像所見をみとめることが多い。肝辺縁の鈍化・不整，肝臓の萎縮，右葉の縮小と左葉の肥大，脾腫などが代表的な所見である。門脈圧亢進症が進めば，造影CT検査やドプラエコーで食道・胃静脈瘤や，脾腎シャントなどの側副血行路の発達を確認できる。また，門脈系の遠肝性血流や，門脈血栓などをみとめることもある。

上部消化管内視鏡検査

　胃・食道静脈瘤の診断には必須の検査である。内視鏡所見に基づき，形態・基本色調・発赤所見（RCサイン red color sign）・出血所見などを評価する（●図5-66）。出血例では緊急対応が必要なことは言うまでもないが，出血をみとめない症例でも，連珠状静脈瘤や結節状静脈瘤には予防的治療の適応を考慮することがあり，形態に関係なく発赤所見陽性であれば出血リスクの

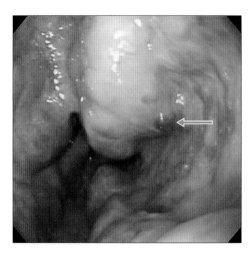

●図 5-66　RC サイン陽性の食
道静脈瘤
食道静脈瘤の内視鏡像であり，→は
RC サインを示す。
（入澤篤志：食道静脈瘤，胃静脈瘤．矢
崎義雄ほか監修：新臨床内科学，第 10
版．医学書院，p. 486，2020）

高い静脈瘤と判断して可及的速やかに治療を行うことが多い。

血管造影検査

門脈圧の実測値が 20 cmH$_2$O 以上となると門脈圧亢進症と診断できる。た
だし，門脈圧を直接測定することは困難であり，経皮経肝的に門脈を穿刺し
てカテーテルを挿入する方法と，開腹して経回結腸静脈などの腸間膜静脈を
穿刺してカテーテルを挿入する方法のどちらかにより門脈にカテーテルを挿
入することになる。門脈造影を行うと，閉塞部位・血流状態・側副血行路の
状態を知ることができ，原疾患の診断および治療法の選択に有用である。

また，直接測定するかわりに，右頸静脈あるいは大腿静脈，肘静脈から刺
入したカテーテルにより下大静脈圧と門脈圧（閉塞肝静脈圧）を測定して，そ
の圧較差（肝静脈圧勾配 hepatic venous pressure gradient〔HVPG〕）から門脈圧亢
進症が診断できる。静脈圧に比べて門脈圧のほうが高いが，その差が 10
mmHg 以上になると臨床的に重要な門脈圧亢進症と診断される。

◆ 治療

門脈圧亢進症による症状の多くは，非代償性肝硬変による症状と重なるの
で，難治性腹水や肝性脳症などの治療については肝硬変症の項を参照された
い（●215 ページ）。

胃・食道静脈瘤の治療

対象患者が高度の門脈圧亢進症患者では，多くの場合で肝予備能❶のわる
い肝硬変を合併した患者であるため，侵襲の大きな外科的治療が行われるこ
とはまれであり，内視鏡治療が主流となっている。内視鏡治療の最大の利点
は低侵襲治療であることだが，外科手術と比べると再発が多いことが欠点で
はある。ただ，内視鏡治療は低侵襲治療ゆえに繰り返し施行できるので，外
科治療の代替治療として十分に機能している。

⬜1 内視鏡的静脈瘤結紮切離術 endoscopic variceal ligation（EVL）　静脈瘤
自体に小さなゴムバンドをかけて結紮する治療法である。結紮された静脈瘤
は壊死に陥り脱落する。簡便で容易な方法として近年広く普及している方法

NOTE
❶肝予備能
　肝臓の機能がどのくらい
保たれているかの指標で，
肝切除などの障害を受けた
時に障害から回復する能力
をあらわす。

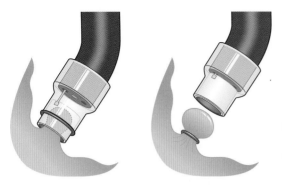

**◉図 5-67　内視鏡的静脈
瘤結紮切離術**
静脈瘤にゴムバンドをかけ
て結紮する。

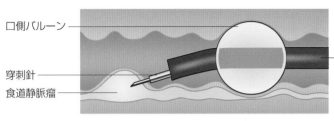

口側バルーン

穿刺針

食道静脈瘤

食道ファイバー
スコープ

◉図 5-68　内視鏡的硬化療法(静脈瘤内注入法)

であり，緊急止血法としても用いられている(◉図 5-67)。

　② **内視鏡的硬化療法** endoscopic injection sclerotherapy(EIS)　内視鏡下に
特殊な穿刺針を用いて静脈瘤を直接穿刺し，硬化剤を注入して静脈瘤を血栓
化する静脈瘤内穿刺法(◉図 5-68)と，静脈周囲の粘膜下に硬化剤を注入して
組織の瘢痕化により静脈瘤を消失させる方法(静脈瘤周囲注入法)がある。ど
ちらも出血時の緊急止血としても用いられる。静脈瘤内注入の場合，薬剤の
血管内での広がりを確認するために放射線透視を併用する必要がある。

　③ **SB チューブによるバルーンタンポナーデ**　呼吸・循環動態の安定しな
い出血例では，緊急内視鏡を試みることも危険であり，SB チューブ❶を挿
入して止血をはかり，全身状態の改善・安定を待って緊急止血を行う。SB
チューブにより下部食道および胃噴門部がバルーンで圧迫され，静脈瘤の血
流を低下させつつ圧迫止血することが可能で，効果は一時的ではあるが，簡
便で有用な方法である(◉図 5-69)。

▌ 血小板減少に対する治療

　一般的に，血小板数が5万/μL 未満になると，手術などの観血的処置に際
し，血小板数を増加させる必要性がでてくる。

　① **血小板輸血**　短期的に血小板数を増加させる方法としては最も用いら
れている方法である。輸血による副作用や，繰り返し輸血を実施することで
おこる血小板輸血不応状態❷などに気をつける必要がある。

　② **脾臓摘出術**　中・長期的に血小板数の上昇をはかり，かつ門脈血流量
を減少させることで門脈圧を軽度低下させる手技として有効である。近年，
腹腔鏡下脾摘術が普及し，従来の開腹手術に比べ低侵襲で整容性にすぐれた
脾臓摘出術が可能となった。一般的な手術と同様，血小板数が5万/μL 未満

▭NOTE
❶**SB チューブ**
　ゼングスターケンブ
レークモア Sengstaken-Blake-
more チューブをさす。

▭NOTE
❷**血小板輸血不応状態**
　血小板の輸血を行っても，
期待する血小板数の増加が
得られない状態。

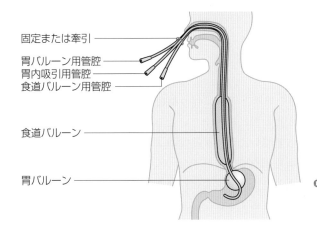

固定または牽引

胃バルーン用管腔
胃内吸引用管腔
食道バルーン用管腔

食道バルーン

胃バルーン

●図5-69　SBチューブによる食道静脈瘤出血の圧迫止血

の場合は血小板輸血の準備をする。チャイルド-ピュー分類（●219ページ）でclass C（10点以上）の肝硬変患者は，原則禁忌となる。肺炎球菌ワクチン接種を行うなど，脾摘後の重症感染症の予防に留意する。

　③ 部分的脾動脈塞栓術 partial splenic embolization（PSE）　脾臓摘出術の代替治療となりうる，画像下治療（IVR）手技であり，脾動脈を部分的に塞栓する治療である。脾臓摘出術に比べて血小板上昇作用は劣るものの，低侵襲であり，脾機能の一部を温存しつつ血小板減少などの脾機能亢進症の治療を行うことが可能である。脾梗塞による発熱・疼痛や炎症反応の上昇が必ず生じ，腹水，左胸水，門脈血栓などを合併することがある。

■ 門脈圧亢進症に対する肝移植の適応
　ここまで記してきた治療法は，門脈圧亢進症により引きおこされた各症状の治療法であり，門脈圧亢進症自体の根本治療ではない。また，門脈圧亢進症の多くは肝硬変が原因であり，肝硬変は肝不全を呈する非代償性肝硬変へと徐々に進行していく。門脈圧亢進症の閉塞機転が肝前性でなければ，肝移植が唯一の根本治療となりうる。チャイルド-ピュー分類でclass Cの非代償性肝硬変や，class Bでも門脈圧亢進症による合併症で入退院を繰り返すような状況は，肝移植を考慮してよいものである。

　ただし，肝移植は臓器提供者（ドナー）が必要であり，高侵襲手術を伴う治療であることから，70代以上の高齢者に実施されることはめずらしい。

5 肝不全

　肝不全とは，肝細胞が正常に機能しなくなった状態である。肝臓は，多種多様なタンパク質合成や，エネルギー源の代謝と貯蓄，有害物質の解毒，胆汁の合成と分泌といった多岐にわたる機能を有している。そのため，肝不全の症状は，腹水，下腿浮腫，出血傾向，肝性脳症による意識障害，黄疸など，多彩である。一般に，上記のような肝機能の低下により重篤な症状が出現した状態を肝不全というが，最終的には他臓器に障害を及ぼし，多臓器不全になり死にいたる。

肝不全は，その経過から①急性肝不全，②慢性肝不全，③ACLF に分けられる。

1 急性肝不全

急性肝不全 acute liver failure とは，肝細胞の急速な破壊とそれに伴う機能低下により，それまで正常と考えられていた肝臓が短期間に肝不全にいたる疾患である。以前は，劇症肝炎という用語が用いられていたが，後述するように欧米に多いアセトアミノフェン中毒は肝炎の所見がなくても肝不全の原因となりうる。そのため，薬物中毒や血流障害による肝機能障害など，肝炎以外の原因によるものをあわせて急性肝不全と定義されるようになった。

◆ 診断

急性肝不全は，正常肝ないし肝予備能が正常と考えられる肝に高度の肝障害が生じ，初発症状出現から 8 週以内にプロトロンビン時間（PT）が 40% 以下もしくは INR 値 1.5 以上を示すものと定義されている。

急性肝不全はさらに，肝性脳症がみとめられないか，あっても昏睡度が I 度までの**非昏睡型**と，昏睡 II 度以上の肝性脳症を呈する**昏睡型**に分類される。

さらに，昏睡型のなかで初発症状出現から昏睡 II 度以上の肝性脳症が出現するまでの期間が 10 日以内のものを**急性型**，11 日以降 56 日以内のものを**亜急性型**という（◐図 5-70）[1]。さらに，PT 40% 以下もしくは INR 値 1.5 以上で，初発症状出現から 8 週以降 24 週囲内に昏睡 II 度以上の肝性脳症が出現する症例は**遅発性肝不全**とされ，急性肝不全の類縁疾患として扱われている。

◆ 原因・診断

急性肝不全の原因は，わが国では約 1/3 が肝炎ウイルスによるもので，そのほかは薬剤性，自己免疫性であるが，原因不明のものが半数近く存在する。一方で，欧米ではアセトアミノフェン中毒によるものが半数以上を占める[2]。

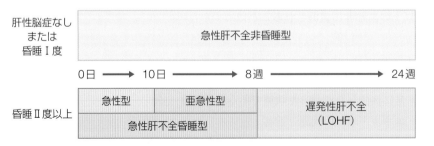

◐**図 5-70　急性肝不全の分類**

1）Mochida S. et al.：Diagnostic criteria of acute liver failure: A report by the Intractable Hepato-Biliary Diseases Study Group of Japan. *Hepatology Research*, 41（9）：805-812, 2011.
2）D. G. Koch. et al.：The Natural History of Severe Acute Liver Injury. *The American Journal of Gastroenterology*, 112（9）：1389-1396, 2017.

ウイルス性の場合は，発症初期に発熱，関節痛，全身倦怠感などの感冒様症状が出現するが，症状に乏しく，血液検査ではじめて指摘される場合もある。肝機能の低下に伴って，黄疸や全身倦怠感が出現し，その後，昏睡型に移行すると肝性脳症による傾眠，異常行動，意識障害が出現する。

　急性肝不全の診断には，それまで正常と考えられていた肝臓に急性の肝機能障害がおこっていることが前提にある❶。そのうえで，重篤な肝機能障害に伴って，PT の延長が重要な指標となる。肝臓内で合成される血液凝固因子は半減期が短いため，現時点の肝機能を示す指標として有用である。ただし，ワルファリンカリウムのような抗凝固薬を服用している場合にも延長することがあり，注意が必要である。

▤ NOTE

❶例外として，B 型肝炎ウイルス無症候性キャリアからの急性増悪があげられる。

◆ 治療

　急性肝不全，とくに昏睡型の予後はきわめて不良である。さらに，この昏睡型のなかでも，初発症状出現から肝性脳症が出現するまでの期間が 11 日以上の亜急性型および遅発性肝不全 late-onset hepatic failure（LOHF）は，内科的治療に抵抗性で，きわめて予後不良であることが知られている。

　昏睡型に対して内科的治療で救命できる可能性は半数に満たず，肝移植が必要となるケースが多い。そのため，急性肝不全と診断された場合は，内科的治療を開始するのと同時に，脳死あるいは生体肝移植の適応があるか否かを検討し，適応がある場合は移植可能施設と連絡をとる必要がある。内科的治療としては，まず原因を同定し，その原因に対する治療が重要であるが，検査結果を待つよりも，早急にステロイドパルス療法などの免疫抑制療法や，肝性脳症が疑われる場合には血漿交換や持続濾過透析といった人工肝補助療法を行う。

　これらの治療にもかかわらず予後は不良であることから，急性肝不全に移行する前に症例を拾い上げて，治療を開始することが重要である。とくに亜急性に経過する症例や肝萎縮を伴う症例では，PT 値が 40% 以上であっても，急性肝不全に移行する可能性が高い。

2 ┃ 慢性肝不全

　慢性肝不全の原因は多くの場合肝硬変であることから，慢性肝不全は肝硬変の終末像を意味する。非代償性肝硬変になると，前述したようなさまざまな症状を呈してくるが，どこからが肝不全という明確な規定はない。ヨーロッパ肝臓病学会のガイドライン[1]では，代償性・非代償性と分けて，End stage（終末期）と称するステージを提唱している。この End stage では，治療抵抗性の腹水，黄疸が持続する状態，感染，腎不全などほかの臓器不全を伴っている状態と考えられている。

1）European Association for the Study of the Liver et al.：EASL Clinical Practice Guidelines for the management of patients with decompensated cirrhosis. *Journal of Hepatology*, 69（2）：563-576, 2018.

3 ACLF

　慢性肝障害の患者が，なんらかの原因で急に肝障害が増悪し，肝不全にいたることがある。そこで，このような急性増悪から肝不全にいたるケースに対してACLF（acute-onset chronic liver failure）という概念が提唱された。

　チャイルド-ピュー分類のスコアが5〜9点の代償性ないし非代償性肝硬変に，アルコール多飲，感染症，消化管出血，原疾患増悪などの増悪要因が加わり，28日以内に高度の肝機能異常に基づいて，プロトロンビン時間1.5以上で，血清総ビリルビン値が5.0 mg/dL以上を示す肝機能障害が，ACLFと定義される[1]。さらに，肝障害および合併する腎臓，中枢神経，循環器，呼吸器の臓器障害ならびに血液凝固の障害の程度によって，その重症度が分けられている。

6 肝（臓）がん

　肝（臓）がん liver cancer は，原発性肝がんと転移性肝がんに分けられる。わが国では，原発性肝がんの死亡者数は，肺がん・大腸がん・胃がん・膵がんについで多く，年間約2万5千人の患者が原発性肝がんで死亡している。

a 原発性肝がん

　肝臓に原発する原発性肝がん primary liver cancer は，肝細胞がんと胆管細胞がんとに分けられる。95%は肝細胞がんで，残りの5%が胆管細胞がんである。肝細胞がんは60〜80代の男性に多く，その約90%は肝硬変ないしそれに近い慢性肝炎を伴う。B型あるいはC型肝炎ウイルスとの関連が深いが，近年では，肝炎ウイルスを排除ないし制御する抗ウイルス療法が進歩して，ウイルスに由来する肝細胞がんは減少傾向にある。一方で，ウイルスに由来しない非アルコール性脂肪肝炎 nonalcoholic steatohepatitis（NASH）に関連した肝細胞がんが増加している。

1 肝細胞がん

◆ 症状

　肝細胞がん hepatocellular carcinoma の初発症状は，全身倦怠感・食欲不振・腹部膨満感・腹痛・体重減少などであるが，腫瘤（しゅりゅう）が小さい場合には無症状のことが多い。病気の進行とともに黄疸・腹水・食道静脈瘤・低血糖発作などをみとめるようになる。肝がんが破裂すると腹腔内出血をきたし，急性腹症として発症することもある。

---

1 ）Mochida S. et al.：Revised criteria for classification of the etiologies of acute liver failure and late-onset hepatic failure in Japan: A report by the Intractable Hepato-biliary Diseases Study Group of Japan in 2015. *Hepatology Research*, 46（5）：369-371, 2015.

◆ 診断

1 肝機能検査　併存する肝硬変の程度によって，白血球数・血小板数の減少，AST・ALT 値の上昇，LD・ALP 値の上昇，血清ビリルビンの上昇，血清アルブミンの低下，インドシアニングリーン(ICG)処理能の低下，プロトロンビン活性値の低下などがみられる。

2 腫瘍マーカー　αフェトプロテイン(AFP)，ビタミン K 欠乏タンパク-Ⅱ(PIVKA-Ⅱ)，AFP レクチン分画(AFP-L3%)などの腫瘍マーカーの測定が有用である。AFP あるいは PIVKA-Ⅱ が異常高値となる肝細胞がんは，全体のおよそ 80% を占める。

3 画像検査　次のような検査が行われる。

①体部 CT　一般に低吸収域として描出される。造影 CT では，非がん部とのコントラストが増強し，最小 1 cm の大きさまで検出可能である(◉図 5-71)。

②超音波検査　肝細胞がんでは薄いハロー(腫瘍周囲の低エコー帯)をもち，内部エコーは高エコーでかつモザイク状のことが多い。この検査は無侵襲で手術前の肝生検，手術中の切除範囲の決定，肝内脈管の同定にも有用である。

③MRI　T1 強調画像では高信号から低信号までさまざまな像を示すが，T2 強調画像では大部分が高信号を示す。造影 MRI は肝細胞がんの質的診断や鑑別診断にも有用である。

④肝血管造影　肝動脈造影では拡張した腫瘍血管像や，濃染した腫瘍像，肝動脈と門脈または肝静脈との間のシャント(短絡)像などがみられる。門脈造影では，門脈腫瘍塞栓の有無や，門脈圧亢進症による側副血行路の状態が把握できる。

◆ 治療

1 肝切除術　肝機能が良好であれば肝切除を第一に考慮する。肝硬変を合併していない場合には，肝臓は 80% 近くまで切除することが可能である。しかし，肝細胞がんにおいては，肝硬変を合併している場合が多いので，肝切除後の残存肝の予備能を考慮して切除適応の是非や切除範囲を決定するこ

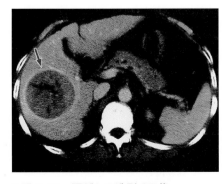

◉図 5-71　肝がんの造影 CT 像
肝右葉に肝がんがみとめられる(→)。

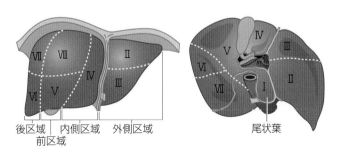

後区域　内側区域　外側区域
前区域

尾状葉

◉図 5-72　クイノーによる肝区域(Ⅰ〜Ⅷ)

とが重要である。なお，切除範囲決定のため，肝臓を 8 区域に分けるクイノー Couinaud の分類が用いられている（◉図 5-72）。

　手術法には，右葉切除・左葉切除・外側区域切除・前区域切除・後区域切除・拡大右葉切除などがある。また，肝内の脈管分布を考慮した肝がん小区域の切除（亜区域切除）も行われている（◉図 5-73）。

　②経皮的ラジオ波焼灼療法 radiofrequency ablation（RFA）　肝機能障害が高度にあり肝切除不能の場合には，超音波ガイド下に経皮的ラジオ波焼灼療法が行われる（◉図 5-74）。適応は，超音波で腫瘍全体が描出されるもので，最大径 3 cm 以下，3 病巣以内の症例である。

　③経カテーテル動脈塞栓療法 transcatheteric arterial embolization（TAE）肝細胞がんは栄養血管として肝動脈支配が優位であるため，動脈塞栓物質で

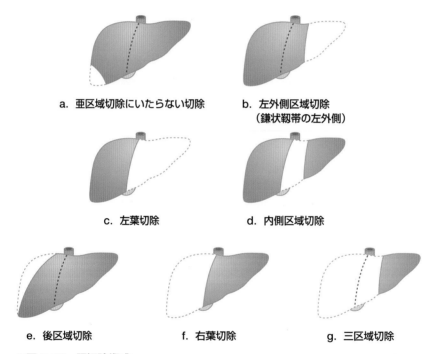

a. 亜区域切除にいたらない切除　　　b. 左外側区域切除
（鎌状靱帯の左外側）

c. 左葉切除　　　　　　　　　d. 内側区域切除

e. 後区域切除　　　　f. 右葉切除　　　　g. 三区域切除

◉**図 5-73　肝切除術式**
……は，胆囊窩と肝上部の下大静脈を結ぶカントリー線である。右葉は右肝静脈主幹の前後で，前区域と後区域に分けられる。

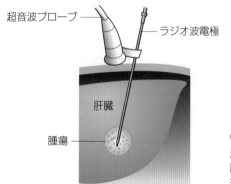

超音波プローブ

ラジオ波電極

肝臓

腫瘍

◉**図 5-74　経皮的ラジオ波焼灼療法**
超音波画像の誘導下にラジオ波電極を腫瘍内に穿刺し，ラジオ波焼灼療法を行う。

遮断し，腫瘍の縮小あるいは消失をはかるものである。塞栓物質としてゼラチンスポンジやゲルフォームなどが用いられる。また，TAE 施行時に抗がん薬を同時に動脈内注射する肝動脈化学塞栓療法（TACE）も試みられている。

　④ **全身化学療法**　分子標的薬による治療や免疫チェックポイント阻害薬による治療が標準治療である。肝切除や肝移植，穿刺局所療法，TACE などが行えない進行性の肝細胞がんで，チャイルド-ピュー分類の class A の場合には，全身化学療法を行う。肝機能はよいが，肝切除の適応ではなく，肝臓外に転移のあるような場合に投与され，予後の改善が期待されている。

　⑤ **肝移植**　肝細胞がんに対する肝移植は，非常に重症の肝硬変を合併していても，また多発のものであっても，肝全摘によって完全に腫瘍を摘出できるという利点がある。肝移植は，脳死患者より全肝を移植する全肝移植と，血縁者の部分肝を移植する生体部分肝移植とに分類される。わが国では，いまだ全肝移植が一般的医療として定着していないが，近年，生体部分肝移植は年間 300〜400 例に行われるようになってきた。しかし，ドナー不足は深刻であり，今後の脳死ドナー数の増加が期待される。

◆ 予後

　肝切除術の予後には，腫瘍の個数・大きさ，AFP 値，合併肝病変の程度などが関与している。

　近年，遠隔成績は向上し，肝切除後の 5 年生存率が 60％ にまで達するようになった。しかし問題は，肝硬変合併肝細胞がんは，いかなる治療を行っても 2〜3 年で 60〜70％ に再発がみられることである。これは，多くの肝細胞がんが肝炎ウイルスを原因として発生してくることを考えると，当然予想されることである。肝切除，RFA などの局所療法の適応のない進行肝細胞がんの症例に対しては，分子標的薬や抗 PD-L1 抗体薬が投与可能となり予後は改善している。

2　胆管細胞がん

　胆管細胞がん cholangiocellular carcinoma は，肝内胆管から発生した上皮性腫瘍で，原発性肝がんの約 5％ を占め，その病因は不明である。初発症状は食欲不振・全身倦怠感・腹痛・発熱などである。肝門型では黄疸を主訴とするものが多い。

　肝切除が唯一の治療法であるが，がんの進行が速く，浸潤・転移傾向が著しいので切除できないことも多く，きわめて予後不良である。

b　転移性肝がん

　肝臓は，門脈と肝動脈の二重の血流支配を受け，広い血管床を有するため他臓器からの転移が多い。そのため転移性肝がん metastatic liver cancer の発生頻度は，原発性肝がんより圧倒的に多い。

　肝転移の経路には，門脈性，肝動脈性，リンパ行性と，直接浸潤がある。CT では一般に低吸収域として描出されるが，肝細胞がんとは異なり，造影

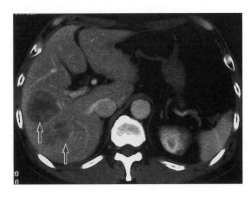

◖図5-75　**転移性肝がんのCT像**
肝右葉に2個の転移性肝がんがみとめられる（→）。

剤を使用してもコントラストは増強しない（◖図5-75）。

　治療では，原発巣が根治的に切除され，ほかに転移のない場合には肝切除術の適応になる。肝切除術の対象になる疾患の大部分は大腸がんであるが，肝切除後の5年生存率は約50%と比較的良好である。切除不能の症例には化学療法が行われる。

7　胆石症

　胆汁の通る肝内胆管・総胆管・胆囊にできた石を，すべて胆石 gallstone とよんでいる。胆石症 cholelithiasis とは，胆石に起因するいろいろな疾患である。胆石の生成促進因子としては，胆汁うっ滞や細菌感染，肝代謝異常，胆汁組成の変化が重要と考えられているが，結論には達していない。

　わが国の胆石保有率は，食生活の欧米化や高齢化などを背景に年々増加しており，現在では成人の10人に1人は胆石をもっているとされている。

　わが国の胆石は従来，ビリルビンカルシウム石が多いとされたが，現在では70%以上がコレステロール胆石である。もっとも頻度の高いコレステロール石ができやすい人の特徴として，「5F」が知られている。これは，Fatty（太った）・Female（女性）・Forty（40歳代）・Fair（白人）・Fecund（多産婦）の頭文字をとったもので，そのほかにも美食家や糖尿病患者，血中コレステロール値の高い人，血縁者に胆石症患者がいる人なども注意が必要である。

　胆石は，次の3つに大別される（◖図5-76）。
(1)コレステロール胆石：純コレステロール石・混成石・混合石
(2)色素胆石：黒色石・ビリルビンカルシウム石
(3)まれな胆石：炭酸カルシウム石・脂肪酸カルシウム石

◆　症状

　胆石症の症状は多彩で，まったく症状のない無症状胆石から疼痛発作・発熱・黄疸など，病態と存在部位によってさまざまな症状を呈する。

　右季肋部痛・発熱・黄疸は胆石の3主徴である。このほか心窩部痛や背部痛，吐きけ・嘔吐などをおこす場合もある。その疼痛は激烈で，脂肪に富ん

コレステロール胆石			色素胆石	
純コレステロール石	混成石	混合石	黒色石	ビリルビンカルシウム石
中心部から放射状構造である。	内層と外層が区別される。内層は純コレステロールまたは混合石の成分，外層は層状構造である。	放射状構造と層状構造が混在している。	内部は無構造である。	層状構造である。

◐ **図 5-76　胆石の肉眼的割面図**

だ食事摂取 2~3 時間後，過労時，精神的緊張の強いとき，就寝後におこりやすい。通常，比較的短時間で痛みはおさまる。

　胆嚢炎や胆管炎を合併すると発熱をみとめる。とくに急性閉塞性化膿性胆管炎 acute obstructive suppurative cholangitis（AOSC）では，意識障害・ショックを併発し，致命的になることもある。黄疸はミリッチー Mirizzi 症候群や，胆管結石の嵌頓，急性胆管炎などでみられるが，多くは間欠的である。

　ミリッチー症候群とは，胆嚢頸部あるいは胆嚢管に嵌頓した胆石によって炎症が肝外胆管に及び，胆管の狭窄をきたし，上部胆管の拡張と黄疸がみられる状態をいう。広義には胆管の拡張や黄疸がなくても，胆管の狭窄，胆管壁の変化がみられるものも含めることが多い。腫瘍による狭窄との鑑別が必要である。

◆ **診断**

　疼痛に関してよく話を聞けば胆石症を疑うことは容易であるが，確定診断には画像診断が必要である。

　1　超音波検査　超音波検査は最も有用で，胆石が疑われる場合の第一選択である。胆嚢結石の検出率は 90% 以上である。胆石は音響陰影を伴う強エコーとして描出される（◐図 5-77）。

　最近では，存在診断だけではなくエコーパターンによる質的診断も行われている。しかし腹壁が厚い場合や体位変換や呼吸がうまくできない場合，上腹部手術の既往がある場合などは，描出困難という問題がある。

　2　胆道造影　胆石は，その部分が抜けて影となってあらわされる。通常は，胆汁中に造影剤を排泄させて写し出す排泄性胆道造影を用いる。肝機能の低下がある場合や，胆汁の通過がわるくなり黄疸をおこしている場合には，内視鏡を使ってファーター乳頭から造影剤を逆行性に注入し，X 線写真をとる内視鏡的逆行性胆管造影 endoscopic retrograde cholangiography（ERC），あるいは肝臓の中の胆管に針を刺して造影剤を入れて X 線写真を撮影する経皮

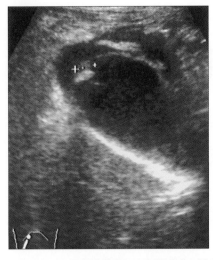
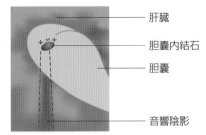

肝臓

胆囊内結石

胆囊

音響陰影

▶図5-77　超音波検査による胆石症の診断

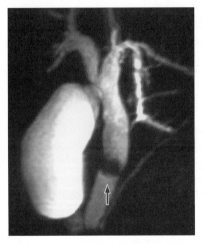

▶図5-78　総胆管結石のMRCP所見

総胆管内に直径1cm大の結石がみとめられる（→）。

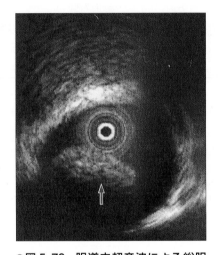

▶図5-79　胆道内超音波による総胆管結石の診断

直径1cm大の総胆管結石がみとめられる（→）。

経肝胆道造影（PTC）を行う。

　[3] **その他の検査**　体部CTはカルシウムを含む胆石を描出するのに利用することができ，磁気共鳴胆管膵管像（MRCP）は，ERCやPTCと比較して侵襲が少なく，胆汁の通り道全体を診断するのにすぐれている（▶図5-78）。

　最近では，胆道内視鏡や胆道内超音波も利用されるようになり，胆道内の小さな石も診断できるようになった（▶図5-79）。

◆ 治療

　今日では，いろいろな治療法が開発され，治療法の選択肢も多くなっている。胆囊結石は症状が出ないものも多く，すべてが治療の対象とはならない。

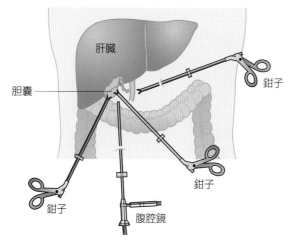

肝臓

胆嚢

鉗子

鉗子

鉗子

腹腔鏡

▶**図 5-80　腹腔鏡下胆嚢摘出術**

肝内結石や総胆管結石は放置しておくと黄疸や胆管炎をおこしやすいので手術をしなければならない。

▍手術的治療

　胆道は，人によって解剖学的に差がある割合が高い。胆道を傷つけると胆汁がもれてきわめて治りにくい状態となったり，胆汁性腹膜炎を併発して生命があやうくなる場合もある。したがって，手術時には細心の注意が必要である。

　①**胆嚢結石症**　胆嚢を摘除することが根治的な治療法である。従来は腹壁を大きく切開して胆嚢を摘出していたが，近年では胆嚢炎が重度でない場合は，腹壁に 3〜4 か所の小切開を加え，腹腔鏡を用いて胆嚢を摘出する腹腔鏡下胆嚢摘出術が広く行われている（▶図 5-80）。

　②**総胆管結石症**　総胆管に結石があることが診断されたら，総胆管を切開して胆石を摘出し，そのあとに T チューブを入れて，胆汁を一部腹腔外へ導き出すようにする。T チューブは手術後 2〜3 週間後に抜去する。

　③**肝内結石症**　肝内結石症は複雑なものが多く，これらをよく診断せずに不十分な手術を行うと結石が再発するので，術式の選択はよく考えなければならない。

　治療の基本は，胆石の可及的除去と胆汁うっ滞の解除である。術式は，結石の除去と，付加手術として胆管空腸吻合術などのドレナージ手術，肝切除などが組み合わされて選択される。

▍非手術的治療

　内科的治療として，ウルソデオキシコール酸などの結石溶解剤を使用すると，結石が消失することがある。しかし，結石が大きい場合や，石灰化している場合は効果がみられない。

　近年，内視鏡的治療の進歩により，ファーター乳頭から総胆管の胆石を腸管内に取り出す方法が盛んに行われるようになってきている。その方法には，内視鏡的乳頭切開術 endoscopic sphincterotomy（EST，▶図 5-81）と内視鏡的乳

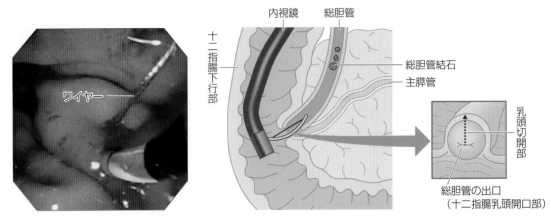

●図 5-81 　内視鏡的乳頭切開術(EST)
ワイヤーで乳頭を切開し，石を除去する。

頭バルーン拡張術 endoscopic papillary balloon dilatation(EPBD)とがある。その
ほか，体外から体内の胆石に衝撃波をあてて石を砕く体外衝撃波結石破砕術
extracorporealshock wave lithotripsy(ESWL)があるが，再発も多い。

8 急性胆囊炎および胆管炎

1 急性胆囊炎

　大部分の急性胆囊炎 acute cholecystitis には，胆石が関連している。胆石が
胆囊管に嵌頓して，胆囊管を閉塞している場合が最も多い。炎症がひどくな
ると胆囊の壁が壊死に陥って穿孔し，胆汁性腹膜炎をおこすこともある。こ
のような場合は全身状態がわるくなったり，死亡したりすることがあるので，
状態がわるくなる前に治療を行わなければならない。

　内科的治療としては，絶食，鎮痛薬・輸液・抗菌薬の投与を行うが，これ
らの治療を行っても症状がわるくなるようであれば，緊急手術を行う。

2 胆管炎

　胆管炎 cholangitis とは，胆管の狭窄や閉塞によって胆汁の流れがわるくな
り，そこに細菌が感染することによっておこる胆管の炎症である。上腹部
痛・発熱・黄疸が3主徴であるが，さらに重症になると急性化膿性閉塞性胆
管炎となり，意識障害・ショックを伴い，死にいたることもある。

　治療としては，まず抗菌薬の投与・補液を行うが，重症例では早急に胆汁
を排出させる内視鏡的経鼻胆道ドレナージ endoscopic nasobiliary drainage
(ENBD，●図5-82)や経皮経肝胆道ドレナージ(PTCD)を行うことが多い。

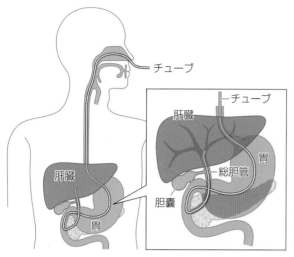

内視鏡を用いて拡張した胆管にチューブを鼻から挿入して胆汁を肝臓から排出する。

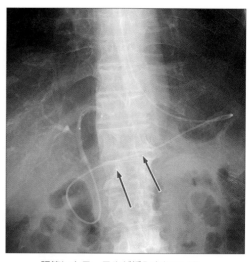

胆管にカテーテルが挿入されている。

▷**図 5-82 内視鏡的経鼻胆道ドレナージ(ENBD)**

9 胆嚢ポリープ

◆ 病態

　超音波検査の普及により，胆嚢がん以外の胆嚢隆起性病変が見つかることも多くなり，胆嚢ポリープ polyps of the gallbladder とよばれる。胆嚢ポリープには，非腫瘍性のコレステロールポリープと腫瘍性の腺腫ポリープとがある。コレステロールポリープは 5 mm 以下の大きさで，表面が細顆粒状で細長い茎を有し，多発性のことが多い。腺腫も 10 mm をこえることはあまりなく，乳頭状と非乳頭状に分けられる。

◆ 治療

　コレステロールポリープは，経過観察を行う。腺腫ポリープでは，良性・悪性の鑑別が問題となる直径 10 mm 以上のもの，および短時間に増大傾向を示すものは手術を行う。とくに，無茎性のものは，悪性の可能性が高いので手術を考慮する。

10 胆道がん

　胆道とは胆汁の通り道である胆管，胆嚢，ファーター乳頭部の総称で，これらの部位に発生する悪性腫瘍を胆道がん(▷図 5-83)とよぶ。肝臓でつくられた胆汁は，肝内の胆管(肝内胆管)から上部胆管(肝門部領域胆管，近位胆管)を通って，いったん胆嚢でたくわえられて凝縮され，細い胆嚢管から下部胆管(遠位胆管)，ファーター乳頭部を通って十二指腸に流れ込み，消化を

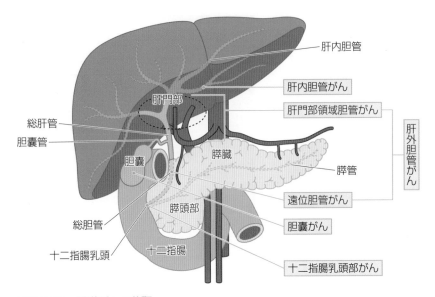

肝内胆管

肝内胆管がん

肝門部領域胆管がん

肝門部

総肝管

胆嚢管

胆嚢

膵臓

膵管

遠位胆管がん

胆嚢がん

総胆管

膵頭部

十二指腸乳頭

十二指腸

十二指腸乳頭部がん

肝外胆管がん

◗**図 5-83　胆道がんの分類**

たすける。わが国では，胆道がんの死亡者数は，肺がん・大腸がん・胃がん・膵がん・肝がんについで第6位と多く，年間約1万8千人の患者が胆道がんで死亡している。

1 胆管がん

◆ 病態

　胆管がんは，肝外胆管のがんを意味する。発生部位によって肝門部領域胆管と遠位胆管に分ける。部位による発生頻度の差はないが，治療可能な症例は遠位胆管がんが多い。高齢になるほど，がんの罹患率は高くなる。

　病因は不明であるが，危険因子として膵管胆管合流異常や胆管拡張症，原発性硬化性胆管炎，肝内結石などがあげられる。また若年性胆管がんにおいて，印刷業者で用いられる高濃度のジクロロメタンや1,2ジクロロプロパンへの長期間の曝露の関与が報告されている。

　肉眼型は，乳頭型・結節型・浸潤型に分類され，組織学的には大多数が分化型腺がんである。

　胆管がんは，その解剖学的位置関係から，いったんがんが発生すると内腔に発育して閉塞をきたし，進展すると肝臓・胆嚢・膵臓・十二指腸・門脈などに直接浸潤する。そのほか肝転移・リンパ節転移・腹膜播種などもみられる。

◆ 症状

　初期には特有な症状はない。進展すると胆管ががんによって狭窄・閉塞し，黄疸・上腹部痛がおこってくる。下部胆管がんでは，胆嚢が腫大し，触知する場合があり，これをクールボアジエ Courvoisie 徴候という。閉塞に伴って

胆道感染をきたすと発熱をみることもある。

◆ 診断

　黄疸発症以前に診断される例はまれであるが，上腹部不定愁訴を契機に，胆道系に関連の深い ALP などの上昇が見つかり，超音波検査や内視鏡的逆行性胆管膵管造影（ERCP）が行われ，腫瘍よりも肝側の胆管拡張あるいは腫瘍が診断されることもある。多くは，黄疸をきっかけに超音波検査・ERCP・CT・MRI によって診断される。

　治療のためには十二指腸ファイバースコープを使ってファーター乳頭にドレーンを挿入し，胆汁を十二指腸へ流す内視鏡的逆行性胆道ドレナージ endoscopic retrograde biliary drainage（ERBD）も重要で，胆道ドレナージのあとに胆管内の進展の検索・生検なども行われる。

◆ 治療

　手術による治療が第一選択であるが，部位により術式は異なる。肝門部領域胆管がんでは，肝切除を伴う胆管切除胆道再建術が基本であるが，根治性を高めるために尾状葉の合併切除，近接する門脈切除再建術などを追加する場合もある。遠位胆管がんでは，膵頭十二指腸切除術の実施が原則である。

　切除不能の場合には，黄疸を減少させるように内視鏡的逆行性胆道ドレナージ（ERBD）や経皮経肝胆道ドレナージ（PTCD）が行われる。切除不能の症例には化学療法が行われ，メタリックステントなどにより胆管の拡張をはかる方法や，放射線療法も試みられている。

2 胆嚢がん

◆ 病態

　胆嚢がんは高齢の女性におこりやすく，わが国では男女比は 1：2 である。欧米では 80〜90％，わが国では 50〜70％ に胆石を合併しており，胆石による発がんが問題となっている。そのほか，胆嚢がんに膵管胆管合流異常を合併する例が約 10％ あると指摘されており，膵液の胆嚢内逆流ががん発生の原因であるとする意見もある。

　進展すると，肝臓・胆管・肝十二指腸間膜❶・肝動脈・門脈・十二指腸・結腸などへ直接浸潤し，リンパ節転移・肝転移するものも多い。粘膜・固有筋層にとどまるものはこれらの浸潤・転移がなく，早期がんと定義されている。

◆ 症状

　初期には無症状である。進行してはじめて腹痛・発熱・黄疸などがみとめられる。胆石の合併が多いことから，胆石症の症状が前面に出て診断されることが多い。黄疸は，胆管の圧迫またはがんの浸潤に伴うものである。

NOTE

❶肝十二指腸間膜

　肝臓と十二指腸の間の構造物で，間膜内には胆管肝動脈，門脈が存在する。

◆ 診断

　黄疸がなければ，通常，肝機能に異常はない。腫瘍マーカーでは，がん胎児性抗原（CEA），糖鎖抗原 19-9（CA19-9）が上昇することが多い。

　胆嚢がんの診断には，超音波検査が第一選択となる。最近では，小さな隆起性病変の診断も容易になった。しかし，ほかの良性隆起性病変・慢性炎症性壁肥厚などとの鑑別が困難なことも多い。最近は，超音波内視鏡検査によって，胆嚢壁の壁構造が描出でき，がんの壁深達度も診断可能となった。

　そのほかに，胆道 X 線検査・CT・MRI などを実施する。とくに進行例に対しては，CT・MRI・消化管造影を行って，浸潤・転移の範囲を検査し，術式を決定することが重要である。

◆ 治療

　可能であれば切除手術が最善の方法である。手術法は，がんの進展度にしたがって多様な術式が採用される。すなわち，がんの浸潤が固有筋層までの場合は，肝床部❶の肝切除と胆嚢摘出術および領域リンパ節郭清を行う。これ以上に進展している場合は，肝外胆管切除，肝内側区域下部および前区域下部あるいは肝右葉切除が必要になり，さらに膵頭十二指腸切除術を追加することもある。

　胆嚢がんは転移傾向が強く，根治手術を行える例が非常に少ない。切除不能の症例には化学療法が行われるが，根治手術が行えない場合には大部分は 1 年以内に死亡する。しかし，治癒切除ができれば予後は比較的良好であるため，早期発見の努力が重要である。

NOTE
❶肝床部
　胆嚢と接している肝臓の部分をさす。

F　膵臓の疾患

1　膵（臓）炎

膵臓の炎症性疾患である膵炎 pancreatitis には，急性膵炎と慢性膵炎とがある。

1 急性膵炎

◆ 病態

　急性膵炎では，さまざまな原因によって膵臓の酵素（膵酵素）が膵内で活性化し，膵組織や膵周辺組織を自己消化することによって浮腫・壊死・出血が生じる。重症化するとさまざまな合併症を生じて多臓器不全に陥り，死の転帰をとることがある。

　初期は無菌的な炎症であるが，後期では細菌感染を合併し，化膿性炎症を

併発することがある。

　急性膵炎の男女比は 3：1 で男性に多い。年齢分布は男性では 40～60 代，女性では 60～70 代が多い。

◆ 原因

　過半数を占めるのは，アルコール飲料の多飲と胆石である。男性ではアルコール性膵炎が多く，女性では胆石性膵炎が多い。1 日に 60 g 以上のアルコールを摂取する大酒家は急性膵炎を発症する危険性が高い。また，総胆管結石がファーター乳頭に嵌頓すると，膵液の流出障害による膵管内圧の上昇と胆汁の膵管内逆流が生じ，急性膵炎が発症する。

　また，膵がんや，内視鏡的逆行性膵胆管造影（ERCP）の施行，オッディ括約筋の機能異常も，膵液の流出障害と膵管内圧の上昇を引きおこし，膵炎を発症させる。

　抗がん薬の L-アスパラギナーゼ，免疫抑制薬のメルカプトプリン水和物（6-MP），アザチオプリン，利尿薬のフロセミド，抗菌薬のテトラサイクリン塩酸塩，サルファ剤などの薬物による急性膵炎も報告されている。顕著な脂質異常症も，急性膵炎の危険因子である。血中の中性脂肪値が 1,000～2,000 mg/dL をこえると発症率が増加する。

　なお，約 10～15％ が原因不明で特発性の膵炎であるが，最近，このなかに自己免疫性膵炎や遺伝性の膵炎があることがわかってきた。

◆ 症状

　突然，激烈な上腹部痛をもって発症する。心窩部または左季肋部に持続性に激痛を訴え，背部・左肩に放散する。また，嘔吐を伴うことも多い。疼痛は食事やアルコール飲料の摂取で増悪する。嘔吐をしても疼痛は軽快せず，むしろ増悪する。

　患者は仰臥位では疼痛を耐えることが困難なため，座位・側臥位・胸膝位となっている。ときに第 8 胸椎の皮膚領域，とくに心窩部から左肋骨弓に沿って第 10 胸椎～第 2 腰椎棘突起に達する領域に知覚過敏を呈することがあり，これを**ヘッド** Head **の過敏帯**という。

　麻痺性イレウス・腹水を合併すると腹部は膨満する。出血性あるいは壊死性膵炎などの重症膵炎では，腹腔内の血性滲出液が臍周囲の皮下に斑状出血をきたし，これを**カレン** Cullen **徴候**という。また側腹壁が皮下出血によって青く変色することがあり，これを**グレイ-ターナー** Grey-Turner **徴候**という。

◆ 合併症

　膵臓以外の臓器障害，すなわち循環障害，呼吸障害，神経障害，敗血症❶・膵膿瘍❷などの感染症，播種性血管内凝固（DIC）の合併の有無から重症度判定を行う（◯表 5-32）。重症度判定は治療方針を決めるうえで重要であり，診断時，24 時間以内，24～48 時間以内に行う。また，多臓器不全を合併すると予後不良である。したがって，血圧下降・頻脈・チアノーゼ・意識

▶表5-32 急性膵炎の重症度判定

A．予後因子(各項目につき1点)
1. Base excess≦−3mEq/L，またはショック(収縮期血圧≦80mmHg)
2. Pao$_2$≦60mmHg(room air)，または呼吸不全(人工呼吸器管理を必要とするもの)
3. BUN≧40mg/dL(またはCr≧2.0mg/dL)または乏尿
4. LDHが基準値上限の2倍以上
5. 血小板数≦10万/mm^3
6. 総Ca値≦7.5mg/dL
7. CRP≧15mg/dL
8. SIRS診断基準における陽性項目数≧3
9. 年齢70歳以上

B．造影CT Grade	炎症の膵外進展度	前腎傍腔	0点
		結腸間膜根部	1点
		腎下極以遠	2点
	膵の造影不良域(膵頭部，膵体部，膵尾部に分ける)	各区域に限局している，または膵の周辺のみの場合	0点
		2つの区域にかかる場合	1点
		2つの区域全体に占める，またはそれ以上の場合	2点

A．予後因子：原則として発症後48時間以内に判定することとし，各項目を各1点とし，合計したものを予後因子の点数とする。
　予後因子が3点以上を重症，2点以下を軽症とする。
B．造影CT Grade：原則として発症後48時間以内に判定する。
　炎症の膵外進展度と膵の造影不良域のスコアが合計1点以下をGrade 1，2点をGrade 2，3点以上をGrade 3とする。
　造影CT Grade 2以上を重症，Grade 1以下を軽症とする。
(厚生労働省難治性疾患克服研究事業難治性膵疾患に関する調査研究班編：急性膵炎における初期診療のコンセンサス改訂第2版．アークメディア，2008をもとに作成)

障害・発熱・皮下出血(カレン徴候，グレイ-ターナー徴候)などの症状の出現に注意をはらう必要がある。

◆ 診断

　胆石の病歴や，大酒家であるかの確認に加え，①急性発症の上腹部を中心とした腹痛と圧痛の臨床症状，②血中または尿中の膵酵素，③超音波・CT・MRIなどの画像検査から急性膵炎を診断するとともに，重症度の判定を行う必要がある。

　激しい上腹部痛と嘔吐を伴って早期にショック症状を呈する患者では，膵炎を疑う。心窩部から左季肋部に圧痛があるが，膵臓は後腹膜に存在するため，重症例でも触診して腹壁の抵抗や筋性防御をみとめることはまれである。

　急性膵炎の診断では，血清アミラーゼの測定が頻用されている。発症後24時間以内に測定すれば，約85％の患者で高値がみられる。しかし，短期間で正常化してしまうので，膵炎発症後数日が経過していれば基準範囲を示す例もある。またアルコール性膵炎では低値を示す例が多い。一方，消化管穿孔・腎不全・唾液腺疾患など，膵疾患以外の疾患でも血清アミラーゼは高値を示すことがある。したがって，急性膵炎が疑われる場合は，膵臓に特異

的な膵型アミラーゼを測定し，これに加えてリパーゼやエラスターゼ1❶などの膵酵素もあわせて測定する必要がある。

　さらに，画像検査で膵腫大や，膵周囲の滲出液の貯留，仮性嚢胞などが証明できれば急性膵炎の存在は確実となる。

◆ 治療

　膵炎そのものに対する特異的な治療法はない。タンパク質分解酵素阻害薬や予防的抗菌薬投与の予後改善効果は証明されていない。急性膵炎の治療の要点は，膵外分泌の抑制，疼痛対策，ショックなどの合併症対策ならびに二次感染の防止である。そのため，ベッド上安静，禁食とする。急性膵炎では，体液が膵周囲や後腹膜腔に漏出し，循環血漿量が減少する。これを補正するために輸液を行い，循環動態を安定させ，電解質バランスを補正する。輸液内容としては晶質液❷，とくに緩衝液(乳酸リンゲル液〔ラクテック® D〕，酢酸リンゲル液〔ヴィーン® F〕など)の使用が有用とされている。

　急性膵炎の疼痛は激しく持続的であり，発症初期から十分な除痛が必要である。抗コリン薬や非ステロイド性抗炎症薬(NSAIDs)で鎮痛が不十分な症例では，ペンタゾシンやブプレノルフィンなどの非麻薬性鎮痛薬を用い，疼痛の程度に応じてオピオイド❸の使用も考慮する。

　軽症例では，禁食と補液によって膵炎は寛解する。腸蠕動が回復すれば脂肪制限食の摂取を開始する。急性呼吸促迫症候群 acute respiratory distress syndrome(ARDS)を合併すれば人工呼吸器の装着が，また急性腎不全に対しては血液透析が必要となる例もある。

　総胆管結石の嵌頓が原因である場合は，内視鏡的乳頭切開術(EST)を行い，結石を除去する。感染を合併し，保存的治療が無効な被包化壊死に対しては超音波内視鏡下での経胃的ドレナージや，内視鏡的壊死組織除去術(ネクロセクトミー)が推奨されている。

2 慢性膵炎

　膵臓の内部に不規則な線維化や，細胞浸潤，実質の脱落，肉芽組織などの慢性変化が生じ，進行すると，膵臓の外分泌と内分泌の機能が低下する。この組織学的変化は膵臓全体に生じうるが，病変の程度は不均一で，分布や進行性もさまざまである。これらの変化は，持続的な炎症やその遺残により生じ，多くは非可逆性である。臨床的には，①膵炎発作を繰り返すが膵機能が保たれている代償期，②膵実質の脱落と線維化が進展し，腹痛発作は軽度であるが膵機能の低下による症状を主徴とする非代償期に分けられる。男女比は4：1で，圧倒的に男性に多い。

◆ 原因

　原因により，アルコール性慢性膵炎と非アルコール性慢性膵炎に分類され，アルコール性慢性膵炎が約60%を占める。非アルコール性慢性膵炎には，特発性・遺伝性・家族性の膵炎，胆石性膵炎などがある。男性ではアルコー

NOTE

❶ エラスターゼ1

　タンパク質の一種であるエラスチンを分解するタンパク質分解酵素で，膵臓で合成される。

NOTE

❷ 晶質液

　輸液には，膠質浸透圧を生じるアルブミンなどの膠質を含む膠質液と，含まない晶質液がある。晶質液にはナトリウムやカリウムなどの電解質が含まれており，細胞外液を補う目的で用いられる。

❸ オピオイド

　オピオイド受容体への結合を介して，鎮痛や鎮静作用などを示す物質の総称。

ル性，女性では特発性が多い。自己免疫性膵炎と腫瘍や胆石による胆管の閉塞性膵炎は，治療により病態や膵臓の慢性炎症が改善することがあり，可逆性であるので，慢性膵炎とは別個に扱う。

◆ 症状

　腹痛や腹部圧痛などの臨床症状，膵内・外分泌機能不全による臨床徴候を伴うものが典型的であるが，無痛性あるいは無症候性の症例も存在する。

　心窩部痛・嘔吐などの急性膵炎発作を数か月ごとに繰り返し，しだいに膵機能不全に陥る経過を示すタイプと，腹痛発作などの急性膵炎の病歴がなく，初診時から非代償期の症状である膵臓の内・外分泌機能低下と膵石などの画像所見を示すタイプとがある。膵臓の内・外分泌機能低下を示す症状としては，糖尿病や吸収不良症候群による高血糖・食欲不振・体重減少・下痢などがあげられる。わが国では，脂肪便を生じるほど膵外分泌組織の荒廃が進行する症例はまれである。

◆ 診断

　反復する上腹部痛発作，血中または尿中膵酵素値の異常，膵外分泌障害，持続する大量飲酒の有無などの情報と，画像所見(CT，磁気共鳴胆管膵管像〔MRCP〕，EUS または ERCP)から慢性膵炎を疑う。アミラーゼなどの血清膵酵素値は，非代償期の膵炎発作時には一過性に上昇するが，膵組織の破壊・線維化が進むとむしろ低値を示す。膵外分泌機能は，BT-PABA 試験(●81 ページ)によって検査する。

　膵石の存在や膵管の変化といった特徴的な画像所見と，膵実質の脱落と繊維化という組織所見が証明されれば，慢性膵炎と診断できる。膵石は，腹部単純 X 線・超音波・CT 検査で証明できる(●図5-84)。主膵管の不整な狭窄・拡張や仮性膵嚢胞などの変化は，超音波・CT・MRCP・ERCP 検査などによって証明する。

◆ 治療

　慢性膵炎の代償期における急性膵炎発作に対しては，急性膵炎の治療に準じる。慢性膵炎治療の基本は，原因の除去，食事療法，疼痛対策，内外分泌

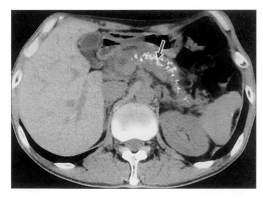

●図 5-84　慢性膵炎の CT 像
膵体部・膵尾部に石灰石がみとめられる(→)。

機能低下に対する補充である。アルコール性膵炎では，断酒が大原則である。飲酒を継続する限り，膵組織の荒廃が進行する。

　食事は糖質中心の低脂肪食（1日30〜35 g以下）とする。疼痛に対しては，NSAIDsやオピオイド，タンパク質分解酵素阻害薬を投与するが，疼痛が緩和できないときには内視鏡的治療や外科的治療を検討する。

　外分泌機能の低下に対しては，リパーゼ力価❶の高い消化酵素薬の経口投与により膵酵素を補充する。また，脂溶性ビタミンの投与も行われる。なお，内分泌機能の低下による糖尿病の合併に対しては，摂取カロリー制限，運動療法，状態に応じてインスリンの補充が行われる。

　巨大な仮性膵囊胞による疼痛や周囲臓器の圧排，閉塞性黄疸が内科的にコントロールできない場合は，外科的あるいは内視鏡的にドレナージを行う。内視鏡的囊胞ドレナージの方法には，内視鏡直視下ドレナージと超音波内視鏡ガイド下ドレナージがあり，外科治療の前に行うことが推奨されている。主膵管や副膵管内の膵石が膵液の流出障害をおこして腹痛の原因となっている場合は，内視鏡的に除去するか，体外衝撃波結石破砕術（ESWL）が行われる。膵管が狭窄して，腹痛を繰り返している例では，膵管ステント留置が行われる。

NOTE

❶力価
　酵素が物質を分解する強さをさす。

2　膵（臓）がん

◆ 病態

　膵（臓）がん pancreatic cancer には，外分泌組織（腺房細胞・導管部）に由来するものと，内分泌組織（ランゲルハンス島〔膵島〕）に由来するものとがあるが，大部分は外分泌組織由来の膵管上皮から発生する。ここでは，臨床的に遭遇することの多い膵管がんを中心に述べる。

　膵がんの発生頻度は世界的に増加傾向にあり，わが国でも年間約4万4千人，人口10万人あたり約35人の発生頻度となっている。男女比はやや男性に多く，60歳以上に多い。成因としては，アルコール飲料やタバコの常用，糖尿病，慢性膵炎などがあげられる。発生部位は，膵臓を頭部・体部・尾部の3部に分けると，膵がんの約2/3は膵頭部から発生する。死亡者数は，肺がん・大腸がん・胃がんについで第4位と多く，年間約3万8千人の患者が膵がんで死亡している。

　膵がんは治療成績のわるいがんである。これは，症状が出にくいため早期例は少なく，また膵臓が後腹膜に位置しているためにがんが容易に周辺組織，とくに血管に浸潤するためである。

◆ 症状

　症状として，上腹部痛と背部痛がかなりの頻度でおこるが，膵頭部がんでは黄疸が初発症状のことが少なくない。このほか体重減少や食欲不振，腫瘤を触知することも多い。

　膵体尾部がん❶では，疼痛の多くは心窩部の鈍い痛みとしてあらわれ，その後，左上腹部痛・背部痛に広がる。黄疸が強くなると胆嚢を触知するクールボアジエ徴候がみられることもある。腫瘍が大きくなると，十二指腸の閉塞症状や消化管出血をきたすこともまれではない。また，糖尿病を合併することも多い。

□NOTE
❶膵体尾部がん
　膵臓の体部と尾部に発生したがんの総称。

◆ 診断

　黄疸が存在する場合は，閉塞性黄疸か否かの鑑別が重要であり，胆道系の良性疾患との鑑別が必要である。疼痛を含めた症状から膵頭部がんを疑うことは容易ではないが，上腹部痛と血清アミラーゼの上昇などを見逃してはならない。膵体尾部がんの場合も同様であり，上腹部不定愁訴のある患者は，慎重に画像診断によって検索することが必要である。

　①**超音波検査**　腫瘤像や膵管拡張・閉塞，胆管の拡張・閉塞の有無を検索する。最近，超音波内視鏡検査によって，かなり小さな腫瘍も明瞭に描出されるようになった。

　②**CT・MRI**　病変の局在を診断する（●図5-85）。また，胆管・膵管の拡張像，膵管の圧迫・圧排を検索する。膵後面への腫瘍の浸潤の程度や，転移リンパ節の有無なども検索可能である。

　③**内視鏡的逆行性胆管膵管造影（ERCP）**　膵管の狭窄・圧排・閉塞・断裂，あるいは拡張像などにより腫瘍の存在診断に有用である。最近では，非侵襲性の磁気共鳴胆管膵管像（MRCP）によっても膵管・胆管像の詳細が診断できるようになってきた（●図5-86）。

　④**腫瘍マーカー**　がん胎児性抗原（CEA）・糖鎖抗原19-9（CA19-9）・膵がん関連抗原（DUPAN-2）などの腫瘍マーカーが膵がんでは上昇するが，早期診断での有用性は低い。

　閉塞性黄疸例，とくに発熱を伴う場合には，内視鏡的逆行性胆道ドレナージ（ERBD）（●図5-87）や経皮経肝胆道ドレナージ（PTCD）によって黄疸の軽減をはかってから手術を行う。

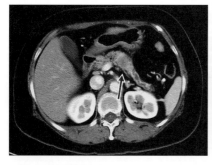

●図5-85　膵がんのCT像
膵体部に腫瘍がみとめられる（→）。

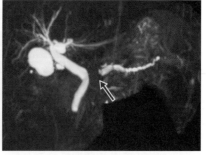

●図5-86　膵がんのMRCP像
膵頭部にて主膵管の途絶がみとめられる（→）。

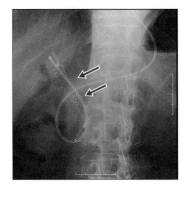

○**図5-87　ERBDによる金属ステント挿入**
膵頭部がんで狭窄した胆管にERBDを利用して金
属ステントを挿入(→)。

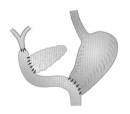

a. ウィップル法

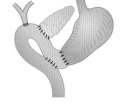

b. キャテル法

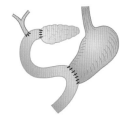

c. チャイルド法

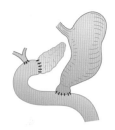

d. 幽門輪温存膵頭
十二指腸切除術

○**図5-88　膵頭十二指腸切除術後の消化管再建**

◆ 治療

　膵がんではまず，手術ができるか否かについて検討し，切除可能・切除可
能境界・切除不能のどの状態であるかを調べる。手術ができる場合は，手術
のみ，もしくは手術と薬物療法を組み合わせた治療を行う。がんが膵臓周辺
の大きな血管を巻き込んでいたり，別の臓器に転移したりして手術ができな
い場合は，薬物療法や化学放射線療法を行う。

　膵頭部がんの外科的治療は，まず大きく切除術と姑息手術に分けられる。
切除術としては，膵周囲のリンパ節を含めて大きく切除する膵頭十二指腸切
除術が行われる。最近では，できるだけ消化管機能を温存する術式が工夫さ
れ，胃を全部残す幽門輪温存膵頭十二指腸切除術も行われている(○図5-88)。

　切除不能例に対しては，姑息手術が行われる。黄疸がみられる場合には，
胆管空腸吻合術や胆管十二指腸吻合術などの胆道バイパス手術によって黄疸
の軽減をはかる。

　膵体尾部がんに対しては，膵尾側切除術が行われる。ときに膵全摘術が適
応になることもあるが，根治的手術が可能な症例は少ない。多くは，消化管
バイパス手術や試験開腹術に放射線療法などを加味した集学的治療が行われ
る。

◆ 予後

　膵がんの予後は消化器がんのなかで最も不良で，根治切除例においても5

年生存率は 10% 程度である。その理由は，膵がんは診断時すでに大部分が進行がんであるためと考えられている。今後，より早期に膵がんを発見する努力がさらに必要とされる。

　手術治療のみでは予後が不良であるため，現在，放射線療法・免疫療法・化学療法などを手術療法に組み合わせて行う集学的治療が検討されている。

G 急性腹症

　急性腹症 acute abdomen とは，急激に発症する腹部症状を主訴とし，緊急に治療を要する腹部疾患群の総称である。すなわち，緊急に手術などの外科的処置を必要とするか否かの判断を要する疾患である。手術適応が明らかであれば，術前に確定診断にいたらなくても，手術を行い最終診断にいたることもある。また，手術ではなく内科的治療を施行すべき疾患もある。

◆ 鑑別診断

　診断にはまず腹部の診察が重要である。腹部の圧痛部位，および反跳痛や筋性防御などの腹膜刺激症状の有無を注意深く診察する。高齢者や認知症の患者，ステロイド服用者などでは腹部症状が把握しにくい場合もあるので注意が必要である。白血球数や CRP 値の異常，臓器障害などを血液検査から確認し，超音波検査や造影 CT 検査で腹部の客観的な所見を把握する。手術適応の判断は，これらの所見をあわせた総合判断となる。

　急性腹症の鑑別において最も重要なことは，繰り返しになるが手術適応の判断である（◯表 5-33）。

▌ 手術の絶対適応となる病態

　緊急手術の適応となる病態としては，以下のものがあげられる。

　①汎発性腹膜炎　強い腹膜刺激症状や筋性防御が腹部全体に広がるものであり，原因にかかわらず緊急手術を施行すべきものとなる。

　②消化管穿孔　とくに，下部消化管の開放性穿孔は絶対的手術適応である。憩室炎やがんが原因となるが，いずれも糞便による腹膜炎となり保存的に治癒することはない。小腸穿孔も腸液の漏出がひろがりやすく，手術適応

◯表 5-33　急性腹症の鑑別診断

緊急手術の適応	対象疾患
手術の絶対適応	• 汎発性腹膜炎 • 消化管穿孔（下部消化管，小腸，上部消化管の一部） • 腸管壊死（SMA 血栓症，絞扼性腸閉塞，NOMI）
手術の相対適応	• 急性虫垂炎　　• 急性胆嚢炎　　• 腸閉塞 • 上部消化管穿孔の一部
保存的治療の適応	• 尿路結石　　• 急性胃腸炎（穿孔のない憩室炎も含む） • 骨盤腹膜炎

である。内容流出の多い穿孔からの時間経過が長い上部消化管穿孔も，手術適応と判断すべき病態である。

③腸管壊死　上腸間膜動脈 superior mesenteric artery（SMA）血栓症に代表される大きな腸間膜動脈閉塞や，絞扼性腸閉塞，非閉塞性腸管虚血 non-occlusive mesenteric ischemia（NOMI）など，不可逆的な腸管壊死が疑われる病態は手術するべきである。整復不能のヘルニア嵌頓も，ヘルニア内容が腸管であれば手術適応と判断する。

▌手術の相対適応となる病態

相対適応とは，すべてが緊急手術の適応となるわけではないことを意味する。

①急性虫垂炎　保存的治療後の待機的腹腔鏡下虫垂切除も，選択肢の１つである。回盲部切除を余儀なくされるような膿瘍形成性虫垂炎も，保存的治療により炎症を十分鎮静化することで，縮小手術が可能になることがある。

②急性胆嚢炎　早期の腹腔鏡下胆嚢摘出術が推奨されているが，難易度の高い手術のため，胆嚢ドレナージ後に待機手術を施行することもある。

③腸閉塞　絞扼が明らかでなければ，イレウスチューブによる保存的治療が優先されることが多い。

④内容流出の少ない穿孔からの時間経過が短い上部消化管穿孔　胃管による減圧，禁食，抗菌薬やプロトンポンプ阻害薬などで保存的に治療できる場合がある。

▌手術適応とならない病態

尿路結石，急性胃腸炎（穿孔のない憩室炎も含む），骨盤腹膜炎などがあげられる。

◆ 手術治療

病態と患者の全身状態に合致した，適切な術式を選択することが重要である。開腹手術か腹腔鏡下手術かなどのアプローチ法や，腸管切除範囲，吻合の可否，人工肛門造設の必要性など，むずかしい判断を緊急手術の場面で迫られることになる。

H　腹部外傷

若年者の死因として自殺の次に多いのが「不慮の事故」であり，その多くは外傷が占めている。日本外傷データバンク統計によれば，受傷機転としては，転倒・転落・墜落が約半数と最も多く，次に交通外傷となっている。外傷における受傷部位は頭部や四肢が多いが，約8%程度が腹部外傷 abdominal trauma と言われている。腹部の損傷部位は実質臓器の鈍的損傷が多く，肝臓と脾臓が損傷される例が多い。刺創による鋭的損傷もまれに経験するが，肝臓や小腸が損傷されることが多い。

1　腹部外傷全体に共通する診断・治療戦略

◆ 初期対応

以下の ABCDE アプローチを実施する。
- 気道評価・確保と頸椎保護（Airway）
- 呼吸評価と致命的な胸部外傷の処置（Breathing）
- 循環管理（Circulation）
- 致命的な中枢神経障害の把握（Dysfunction of central nerveous system）
- 全身を観察し体温の評価と保温に努める（Exposure and Environment control）

輸液・輸血にもかかわらず，ショック状態からの離脱が困難な循環不安定な場合は，迅速超音波検査 focused assessment with sonography for trauma（FAST）を行い，腹腔内に貯留する液体があれば緊急開腹手術の適応となる。

◆ 部位診断と手術適応の決定

　1 病歴聴取と腹部診察　問診可能な状況であれば，受傷機転や受傷現場の状況とともに，既往歴や服薬歴・アレルギー歴をすばやく聴取する。視診で外傷・外観を評価するとともに，腹膜刺激症状の有無を検索する。広範囲に腹膜刺激症状があれば，緊急開腹手術の根拠となる。

　2 全身 CT　循環動態が安定していれば，早急に全身 CT を施行し，可能であれば胸腹骨盤についてはダイナミック CT を施行する。客観的な所見の把握には重要な検査である。腹腔内臓器の損傷が疑われれば，手術や IVR による治療の適応を考慮する。腹部以外の損傷がある場合は，優先順位を考えて適切な治療を選択する。腹部刺創の場合は，腹腔内に達していれば開腹して臓器損傷の有無を確かめるほうが賢明である。

2　肝外傷

　腹部の鈍的外傷による損傷部位としては，脾臓とともに最も頻度の高い臓器である。脾損傷による出血に対しては脾摘出術という対応が可能であるが，肝損傷はその程度にかかわらず，必ず肝臓を温存する必要があり，実質臓器の損傷のなかでも対応の難易度が高い。止血ができても胆汁漏が継続することもめずらしくなく，胆管系への侵襲的な治療（内視鏡下が第一選択）を要することもある。

◆ 診断

　腹部のダイナミック CT で評価する。日本外傷学会の肝損傷分類が汎用されていて，損傷の形態により 3 群に分けられている（◐図 5-89）。

◆ 治療

　肝損傷に対する治療はかつて手術が主流であったが，腹部 CT 検査・超音

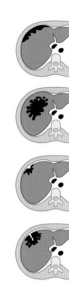
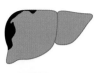
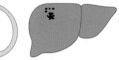

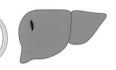
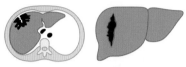
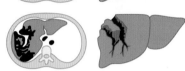

Ⅰa型　被膜下血腫

Ⅰb型　実質内血腫

} 肝被膜に損傷はなく連続性が保たれている損傷

Ⅱ型　表在性損傷
創の深さが3cm未満の損傷
一般的にグリソン鞘は損傷されない

Ⅲa型　単純深在性損傷
創縁や破裂面が比較的シンプルで
爪周囲の挫滅や壊死組織は少ない

Ⅲb型　複雑深在性損傷
創縁や破裂面の損傷形態が複雑で
組織挫滅や壊死組織が広範に及ぶ

} Ⅲ型は損傷の深さが3cm以上の損傷形態

◎図 5-89　日本外傷学会肝損傷分類 2008
（日本外傷学会臓器損傷分類委員会：肝損傷分類 2008〔日本外傷学会〕．日外傷会誌　2008：22：262 をもとに作成）

波検査・IVR 検査の進歩により非手術療法へと変化した。

(1) 循環動態が安定していれば，CT 所見で造影剤の血管外漏出 extravasation をみとめた場合はまず動脈塞栓術を施行する。

(2) 造影剤の血管外漏出をみとめない場合でも注意深く経過観察し，持続的に輸血を要したり，循環不安定に陥ったりする場合は動脈塞栓術を施行する。

(3) 患者状態を鑑み，繰り返し CT を施行して肝膿瘍や胆汁性囊胞などの限局性液体貯留を診断し，必要に応じて適切なドレナージを施行する。汎発性腹膜炎に進展しないように早めの診断・治療を心がける。

(4) 循環動態が不安定で，かつ FAST 陽性であれば，緊急開腹手術を施行する。腹部正中切開での大開腹が基本になる。損傷部の縫合閉鎖や切除が簡単にできない限りは，損傷部をガーゼで圧迫留置（ガーゼパッキング）して止血を優先し，ダメージコントロール手術を行う。ICU での集中治療で循環動態の安定をはかることができれば，二期的手術❶を施行してガーゼパッキングを除去し，デブリドマン・肝縫合・肝切除などを施行して，完全止血と胆汁漏などの合併症対策をはかる。

3 その他の腹部外傷

　シートベルトによる膵損傷，腸間膜損傷からの腸管虚血・壊死，刺創による小腸穿孔などさまざまな外傷を経験するが，急性腹症の手術に準じて，患者状態に即した最適な術式の選択を行い，救命につなげることが肝要である。

◻NOTE

❶二期的手術
　二段階に分けて行う手術式をさす。一度にすべての手術操作を行うことが危険と判断される特殊な病態に対して選択される。外傷による重症肝損傷は，その代表例である。

Ⅰ　寄生虫疾患

　衛生環境の向上によって減少を続けていた寄生虫症が，最近では再燃傾向にあるといわれている。その背景には，開発途上国への旅行者の増加やグルメブーム・自然食ブームなどがある。診断のポイントは，中間宿主となる魚類や肉類の摂取の有無を問診で確かめることである。

　寄生虫は多細胞性の蠕虫と単細胞性の原虫に分類される。以下では，消化器領域における寄生虫の代表例をあげる。

1　蠕虫による疾患

◆ アニサキス症

　アニサキスの成虫は，クジラ・イルカ・アザラシなどの海生哺乳類の胃に寄生している線虫である。この線虫から放出される卵から孵化した幼虫を食べたアジ・サバ・イワシ・イカ・タラ・ニシンなどを，刺し身などで生のまま摂取すると発症する。

　1 胃アニサキス症　アニサキスの摂取後（約1～8時間後）に激しい上腹部痛を訴え，しばしば吐きけ・嘔吐を伴う。このとき内視鏡検査を行うと，胃壁に穿入しつつある虫体を確認できる。生検用鉗子で摘出すると症状は消失する。

　2 腸アニサキス症　アニサキスの幼虫の小腸壁穿入によって，腹痛や吐きけ・嘔吐，腹部膨満，ときに下痢をみとめる。しばしば，虫垂炎や腸閉塞症などと誤診される。保存的治療で軽快することが多いが，穿孔を生じた場合は外科的に処置する。

◆ アニサキスアレルギー

　魚介類の生食後におきる，アニサキス虫体をアレルゲンとするアレルギーである。アニサキス虫体が抗原であり，アニサキス虫体が死んだ場合でもおこることがある。

◆ 裂頭条虫症

　広節裂頭条虫症・日本海裂頭条虫症・大複殖門条虫症などがある。広節裂頭条虫症・日本海裂頭条虫症は，サケ・マスの調理が不完全であると感染する。大複殖門条虫症は，イワシ・サバが感染源として疑われている。

　条虫は扁平な真田ひものような虫体で，頭節・頸部・体節に区別することができる。頭節には吸盤および鉤があり，腸壁に固着している。体節の末端でたえず分節がおこり，新生されている。

　広節裂頭条虫は，体長8～9m以上になることがある。切れた体節が肛門から排出され，感染に気づく。食欲の減退・腹痛・下痢などをおこす。条虫症共通の治療として，プラジカンテル（ビルトリシド®）を下剤とともに投与

することによって頭節を含め，虫体全体を排出させる。頭節が腸管内に残ると再び体節が増殖してくる。

◆ 回虫症

日本国内での感染は減少したが，ときに有機農薬野菜や輸入食品を原因とする感染が発生する。近年は虫体の少数感染例が多いため，無症状で経過し，成虫の糞便内排泄により明らかになる例が多い。検便で虫卵を検出することで診断されるが，排出された 20〜30 cm のひも状の成虫の鑑定で診断されることも多い。ピランテルパモ酸塩（コンバントリン®）の投与により，90％以上の効果がある。

◆ 蟯虫症

蟯虫症は，日本国内でも小児を中心に感染者をみとめる。肛門周囲に産下された虫卵を，経口的に摂取することで感染する。成虫は盲腸に寄生するが消化器症状を示すことは少なく，肛門周囲に産下された虫卵の刺激による瘙痒感が主たる症状になる。セロハンテープを肛門にはりつけて，虫卵を検出して診断する。同居家族の検査も行い，虫卵が見つかれば，患者と一緒に治療する。ピランテルパモ酸塩の 1 回投与を行う。患者の下着や寝具の洗浄，部屋の清掃も必要である。

◆ 日本住血吸虫症

日本住血吸虫は，かつては広島県・山梨県などの河川に生息していたが，わが国では新たな感染例はなくなっている。中国・東南アジアには分布しており，近年の日本人の感染は海外渡航が原因である。

ヒトの糞便あるいは尿に排泄された虫卵が水中で孵化して未熟な幼虫となり，ミヤイリガイの体内に入って胞子嚢虫となる。これが有尾幼虫であるセルカリアを形成するが，このセルカリアは水中に出てきて遊泳し，ヒトに経皮感染したのち血行性に門脈系に入り，そこで成長して成虫となる。

セルカリアが皮膚に侵入するとき，針を刺すような痛みとともに皮膚炎がおこる。約 1 か月すると全身倦怠感・違和感・食欲不振などがあらわれ，門脈において産卵が始まると悪寒・門脈圧亢進症をきたす。この状態が続くと肝腫大・腹水貯留・脾腫などの肝硬変の症状がみられる。

診断のためには，糞便の遠心沈殿集卵法によって虫卵を検出する。肝生検・直腸生検から虫卵や虫体の断端が証明されることもある。形態学的証明以外に血清学的診断も行われる。治療の際はプラジカンテル 40 mg/kg[❶]を 1 日量として，2 回分服として 2 日間投与する。

◆ 肝吸虫症（肝ジストマ症）

胆管に寄生する肝吸虫によっておこる。わが国では岡山県・滋賀県・宮城県・千葉県・茨城県などの湖沼・河川の低湿地帯に多くみられる。

虫卵は第 1 中間宿主（マメタニシ）の体内で孵化し，数段階を経てセルカリ

NOTE
❶患者の体重 1 kg あたり 40 mg という意味となる。

アとなり，ついで第2中間宿主である淡水魚（コイ・タナゴ・フナ）のうろこ
や皮下・筋肉内で幼虫となる。これら魚類を刺し身・あらい・酢じめなどの
料理で生のかたちで食べると感染する。感染した幼虫は小腸上部で脱嚢し，
総胆管をさかのぼって肝内胆管で成虫になる。感染の持続とともに肝臓の線
維化が進行し，肝硬変をきたす。肝臓は腫大し，黄疸・貧血・腹水を合併す
る。

　診断のためには，遠心沈殿集卵法による糞便検査，または十二指腸液検査
を行い，胆汁を採取して虫卵を検出する。治療の際はプラジカンテル50〜
60 mg/kgを1日量として，3回分服として1日投与する。

◆ 包虫症（エキノコックス症）

　一般的にエキノコックスとよばれる，単包条虫および多包条虫の幼虫であ
る単包虫および多包虫による疾患である。前者は中国北部・オーストラリ
ア・北ヨーロッパなどに多く，後者はわが国の北海道に多くみられる。

　終宿主はイヌ・キツネ・オオカミなどであり，ヒトへの感染はイヌの小腸
から排出された虫卵を偶然経口摂取したり，終宿主の糞便などによって汚染
された野菜・果物・水を摂取したりすることでおこる。包虫が経口的に入る
と腸壁に侵入し，門脈系から脳・肝臓・肺などの臓器に入る。肝臓は最も好
んで包虫が寄生する臓器である。

　包虫の発育は緩慢で，初期には無症状であるが，腹腔内で増大すると周囲
諸臓器の圧排症状をおこす。破裂してアナフィラキシーをおこすと重篤とな
る。肝内で発育すると，肝腫大による圧迫感と疼痛を訴える。門脈の圧排に
よる門脈のうっ血や，胆管圧迫による黄疸などがおこる。細菌の二次感染が
おこると膿瘍となる。

　CT・超音波検査では，単包虫症は大きな嚢胞所見を呈し，多包虫症では
多彩な腫瘍像を示すが，包虫による腫瘤とその他の良性・悪性の腫瘤との鑑
別は画像検査では困難である。嚢胞の穿刺あるいは腫瘤の生検によって虫体
の一部が検出されれば包虫症が疑われる。免疫電気泳動法・酵素抗体法など
の血清学的診断は特異性が高い。

　治療の際は，単包虫症では薬物療法としてアルベンダゾール10 mg/kgを
1日量として，3回分服で28日間投与後，14日間休薬，そして再投与を行
う。多包虫症では肝切除が根本的治療である。

2 原虫による疾患

◆ アメーバ症

　病原体に汚染された飲食物などから経口感染する。東南アジアやインドな
どの海外からの輸入例が3割を占める。国内では，男性同性愛者間の伝播や
心身障害児施設での感染が多い。赤痢アメーバは大腸粘膜に潰瘍を形成し，
下痢や粘血便などのアメーバ性大腸炎の症状を示す。腸内の病原体は血行性
に移行し，各臓器に膿瘍を形成することがあり，とくに肝膿瘍の頻度が高い。

診断は糞便中の原虫を検出するか，血清アメーバ抗体を検出する。治療はメトロニダゾール（フラジール®）を投与する。

◆ ジアルジア症

　ランブル鞭毛虫により下痢をおこす疾患である。病原体に汚染された飲食物から経口感染する。日本人感染例の多くは開発途上国滞在中に感染したものである。感染後2週間ほどして下痢がみられ，慢性的に持続する。診断は便検査で原虫を確認する。メトロニダゾールを投与する。

📝 work 復習と課題

❶ 胃食道逆流症の治療にはどのようなものがあるか述べなさい。
❷ 胃がんの手術後におこりうる症状について述べなさい。
❸ 潰瘍性大腸炎とクローン病にはどのような相違点があるか述べなさい。
❹ A型肝炎ウイルス，B型肝炎ウイルスのそれぞれの特徴をまとめなさい。
❺ 胆石症をおこしやすい人の特徴としてはどのようなものがあるか述べなさい。
❻ 慢性膵炎の代償期と非代償期について説明しなさい。

第 **6** 章

患者の看護

I 疾患をもつ患者の経過と看護

　ここでは，大腸がんの一種であるS状結腸がんが肝臓に転移した患者の事例を取り上げ，発症して診断を受け，手術を受ける急性期から，在宅でケアを受けながら終末期を迎えるまで，患者がどのような経過をたどるかを整理し，その健康レベルに合わせた看護のポイントを述べる。時系列にそって患者の変化をとらえ，本章B節以降の具体的な看護実践の学習に役だててほしい（●大腸がん患者の看護の詳細については，394ページ）。

1 急性期の患者の看護

　早期の大腸がんの場合，ほとんど症状はみられない。そのため，がんが進行して下血，血便，便秘・下痢，腹痛，貧血，めまい，ふらつき，倦怠感などの症状があらわれてから受診することが多い。このような状況では，全身状態に異常をきたしている可能性が高いため，患者の全身状態を把握しながら生命の維持に向けた援助を行う。また患者はこれまでに経験したことのないような苦痛を感じ，精神的な混乱状態にあることが多いため，苦痛や不快症状の緩和をはかり，思いを傾聴しながら心理的支援を行うことも大切である。

　手術前は術後合併症の発症リスクをアセスメントし，合併症を予防するための援助が必要である。手術中から手術後24時間までの間は，全身状態を管理し，安全に手術を受け，順調に回復できるように援助する。

急性期 **発症から手術後24時間までのAさん**

　　　　　　Aさんの 回復期 266ページ｜慢性期 267ページ｜終末期 269ページ

▶ **発症から手術まで**

　Aさんは，40歳の男性である。大手建設会社のソフトウェア開発を行っており，両親と姉の4人暮らしで未婚である。趣味はマラソンであったが，最近はなんとなく身体がだるく，走るとめまいが生じるようになったため，マラソンは休んで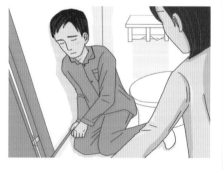いた。体重は1か月で5kg減少し，2週間ほど前から便に血液がまじるようになったので不安に思っていた矢先，排便時に努責をかけたら急に下血があり，意識を喪失してしまった。

　Aさんが意識を回復したのは病院のベッドの上であった。トイレで意識を失っているAさんを姉が発見し，あわてて救急車を要請した。Aさんは意

識が回復すると，いくつもの点滴，膀胱留置カテーテル，モニター，酸素マスクなどが装着されていることに気づき，頭のなかが真っ白になった。入院中に血液検査や大腸内視鏡検査，MRIなどの検査を受けた。数日後，Aさんは家族とともに医師から「S状結腸にがんがあります。リンパ節と肝臓にも転移していますが，S状結腸の原発巣を切除すれば症状は改善するでしょう」と説明を受けた。そして，インフォームドコンセント❶のうえ，S状結腸切除術を受けることになった。Aさんは「地獄に突き落とされた気分です。どうして自分がこんなことになったのか，わけがわかりません」と語り，涙ぐんだ。術前は貧血と低栄養の状態であり，術後の回復が遅延するリスクがあったため，成分輸血と中心静脈栄養が行われた。

▶手術後

　Aさんの術後の経過は順調であった。経鼻胃管は術後1日目に抜去となり，手術後37〜38℃台であった体温は，術後2日目に36℃台になった。術後疼痛はPCAポンプで良好にコントロールされ，術後1日目には「起き上がるときは痛みます」と言いながらも，病棟内の歩行ができた。

□ NOTE

❶インフォームドコンセント

　説明を受け，納得したうえでの同意を意味する。医療者が患者に必要な医療について十分に説明し，患者の納得と自由意思のもとで同意を得ることである。臨床では「IC」と略すことが多い。

█ 看護のポイント

● **異常の早期発見・対処**　急性期の消化器疾患患者は，激しい疼痛，吐血・下血，意識障害などの症状が徐々に，または突然に発症して緊急に受診することが多い。このような消化器系疾患に伴う異常は，全身に悪影響を及ぼす。手術の際も，生体に侵襲が加わることにより全身状態が変化しやすい。したがって急性期には，全身状態を経時的に観察しながら生命維持のための治療が優先される。生命を維持するために各種の輸液や薬剤の投与が行われ，場合により人工呼吸器を装着することもある。看護師は患者の異常を誰よりも早く把握し，医療チームのメンバーに知らせて迅速に適切な対応をするための重要な役割を担う。

● **苦痛・不快症状の緩和**　消化器疾患患者には，食欲不振，腹痛，吐血・下血などのさまざまな症状がみられる。これらの症状には原因があり，その原因によって適切な援助方法が異なるため，原因をアセスメントしたうえで症状による苦痛・不快症状が改善するように援助する。

● **心理的支援**　これまで述べてきたように急性期は，激しい疼痛や吐血・下血などの症状や治療環境など，患者自身がこれまでに体験したことのないような状況におかれることになる。そのなかで患者は，さまざまな不安や死への恐怖を強くいだいて精神的に混乱した状態となり，自分のおかれている状況を正しく認識することがむずかしくなる。患者のこのような思いの原因の多くは，苦痛を伴う症状である。したがって看護師は，患者の不安や恐怖を軽減させるために，苦痛症状を積極的に緩和しなければならない。

　インフォームドコンセントを得る際には，看護師は同席して患者・家族の反応を注意深く観察する。終了後には理解度の確認と説明の補足を行うとともに，双方の思いを傾聴する。

2　回復期の患者の看護

　急性期を脱して回復期になると，退院後の生活に向けた準備が必要となる。そのため，患者自身が疾患や治療によって変化した消化器系の形態や機能を理解し，退院後の生活の再調整について考えられるように援助する。

回復期　**手術後24時間以降から退院までのAさん**

Aさんの　急性期 264ページ　慢性期 267ページ　終末期 269ページ

　術後3日目には疼痛が軽減したため，硬膜外チューブが抜去された。術後1日目に水分を摂取することができ，3日目の朝には食事が開始された。しかし，腹痛と吐きけ・嘔吐が生じたため，腹部X線撮影を行ったところ，癒着性腸閉塞をおこしていることが明らかになり，再び絶飲食となった。その後，毎日病院内の歩行を欠かさず行っているうちに腸閉塞は改善し，食事を再開した。看護師から退院後に腸閉塞を再発しないための食生活について指導を受け，術後8日目に退院となった。

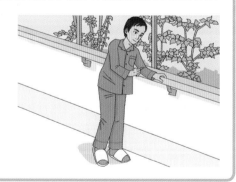

看護のポイント

● **合併症の予防**　患者が急性期から脱したら，退院に向けて生活の再調整と，退院後に予測される合併症を予防するための援助を行う。患者は手術を受けたことにより，消化器系になんらかの形態・機能的な変化が生じている。そのため患者には，治療したからといって，もと通りの健康な状態に戻ったわけではないことを認識してもらう必要がある。

● **生活の再調整の促進**　看護師は日常生活を送るうえで必要な注意事項について説明し，理解を促す必要がある。そのためには，患者がこれまでにど

のような生活を送ってきたのか，これからどのような生活を送るのかを把握し，患者が主体的に合併症をおこさないように生活する方法について話し合い，自己管理できるように援助する。

> ### 本章で取り上げる回復期患者の看護
>
> 　消化器領域では，ほかにも回復の経過をたどる疾患や，治療・処置がある。本章では，回復期看護の理解を深めるため，各疾患において治療・処置の看護を解説している。おもな項目は以下のものである。
> - 胃がん患者の看護（回復期の看護）（▶370 ページ）
> - 大腸がん患者の看護（回復期の看護）（▶400 ページ）
> - ストーマケア（回復期の看護）（▶482 ページ）

3 慢性期の患者の看護

　慢性期の患者は，疾患と長期的にじょうずに付き合うために，セルフマネジメントを行う必要がある。そのため，医療者と患者が共同（パートナーシップ）の関係となり，患者が主体的に疾患の管理や治療に取り組むことができるように援助する。

> **慢性期**　**化学療法を続けながら社会生活を営む A さん**
>
> Aさんの　急性期 264 ページ　回復期 266 ページ　終末期 269 ページ
>
> #### 社会復帰と化学療法の継続
>
>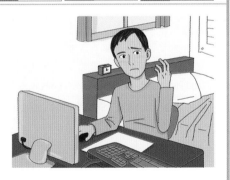
>
> 　Aさんは退院後，1 か月程度の自宅療養のあと会社に復帰した。ソフトウェア開発の仕事は，インターネット環境があれば自宅でも可能であっため，上司のすすめにより自宅で仕事をしていた。
>
> 　肝臓への転移については多発性であったため手術適応ではなく，化学療法を行うことになった。初回の 1 コース目だけ入院して治療を受けたが，その後は外来化学療法室で治療を継続した。しかし抗がん薬を投与されると，食欲不振や骨髄抑制，末梢神経障害などの副作用に悩まされるようになった。末梢神経障害による手指のしびれからパソコンの操作がむずかしくなり，仕事が思うようにはかどらなくなった。化学療法の中断を考えたり，仕事への意欲を失いそうになったりしていたとき，専門看護師から A さんと同じ大腸がん患者のブログを紹介された。そのブログを読んで勇気づけられた A さんは，「仕事に集中しているときが，いちばん自分らしいと感じる。だから治療と仕事を両立したい」といきいきと語っていた。

▎看護のポイント

● **セルフマネジメントの促進**　慢性期の患者には，疾患や治療の副作用とうまく付き合うためにセルフマネジメントが必要となる。そのため患者は，疾患による症状や治療による副作用の管理，疾患によってもたらされる心理反応への対処，および疾患や治療に伴う症状とうまく付き合うための日常生活の調整が必要となる。

　看護師は，患者が疾患や治療に伴う症状のコントロール，および食事療法や薬物療法の継続の必要性と，実施しなければならないことはなにかを患者の理解度に合わせて説明する。そして日常生活のなかで食事療法や薬物療法を実施できるように，患者とともに実施可能な計画をたて，自己管理ができるように援助する。

　①**症状マネジメント**　患者は日々の生活を送るなかで，吐きけや嘔吐，食欲不振などの症状に対して自己管理しなければならない。この症状マネジメント❶のために看護師は，患者自身がいつどのような状況で症状が出るのかを注意深く観察することで，症状をコントロールしたり予防したりできるように援助する。

　②**セルフモニタリング**　患者が食事摂取量や排便状況などを観察して自分自身で毎日記録し，その変化を把握して症状や病状悪化への対処法を考える材料にすることも必要である。このような記録を患者が医療者に提示すると，互いに話し合いながら対処法を考えることが可能になる。

● **社会的支援**　同じ疾患や障害をかかえる患者・家族がメンバーとなり，互いにたすけあうグループをセルフヘルプグループという。病院内だけでなく，地域やインターネット上で活動が行われているため，アクセスの方法について患者に情報を提供し，参加を促進する。患者や家族がセルフヘルプグループに参加し，自分の体験や気持ちを同病者やその家族と共有することは，患者自身の問題を解決したり，自尊感情を高めたりするために有効である。また同病者から得られる情報は，患者の切実なニーズに合った実用的な情報であることが多く，医療者では提供できないような情報を得ることも可能である。

--- NOTE

❶**症状マネジメント**
　疾患に伴う症状，および治療の合併症や副作用をコントロールしながら生活を営むこと。

▎**本章で取り上げる慢性期患者の看護**

　消化器領域では，ほかにも慢性の経過をたどる疾患がある。本章では，慢性期看護の理解を深めるため，各疾患において看護を解説している。おもな項目は以下のものである。

- 胃・十二指腸潰瘍患者の看護（●358ページ）
- 潰瘍性大腸炎患者の看護（●372ページ）
- 慢性肝炎患者の看護（●407ページ）
- 慢性膵炎患者の看護（●433ページ）

4 終末期の患者の看護

　終末期の患者は，死が近づくにつれてさまざまな苦痛症状が出現し，日常生活動作が困難になってくることにより，全人的苦痛を体験する。そのため，患者の苦痛を身体・精神・社会・霊的側面から総合的に理解し，患者の尊厳をまもることを大切にする。また可能な限り早期から，今後の治療や療養について患者・家族と医療者が話し合うアドバンスケアプランニング（●14ページ）を行い，患者・家族の価値観や意思，希望に合わせてその人らしい最期のときを過ごせるように援助する。

終末期 | 化学療法の継続が困難となり，緩和医療に切りかえるＡさん

Ａさんの　急性期 264ページ　回復期 266ページ　慢性期 267ページ

● **全身症状の悪化**

　1回目の化学療法は効果が得られなかったため，レジメンを何度か変更しながら継続した。しかししだいに腹水が貯留し，両下肢の浮腫がみられるようになり，安静時に呼吸困難感が生じるようになったため，入院することになった。Ａさんは「くやしいけれど，このまま仕事を続けたら職場に迷惑をかけてしまう」と考え，職場の上司に状況を説明し，やむなく休職した。

　医師からＡさんと家族に「これ以上化学療法を続けると，全身状態がますます悪化してしまうでしょう。Ａさんのつらい症状をコントロールするために，緩和医療に切りかえることを提案します。だいぶ呼吸状態が落ち着いてきたので，訪問看護や訪問診療を入れて自宅で療養することも可能です。今後のことについて，Ａさんとご家族で話し合ってください」と説明があった。Ａさんと家族は化学療法を継続できないことや緩和医療をすすめられたことで「もう死ぬしかないのか……」と途方に暮れていたが，専門看護師に数回にわたり相談しているうちに気持ちが整理でき「自宅で療養しよう」と決心した。

● **在宅療養への移行**

　Ａさんは今後，ADLが低下し，ベッド上での生活になることが予測されるため，在宅療養に向けて介護保険❶の申請を行い，介護用ベッドを借りることになった。退院調整看護師はケアマネジャーと協働し，Ａさんの自宅付近にある訪問看護ステーションや在宅療養支援診療所，在宅医療支援薬局などの調整を行い，退院前カンファレンスを行った。鎮痛薬の調整は，訪問看護師がＡさんの疼痛の状態をアセスメントし，訪問診療医と連携して行うことにした。Ａさんの退院当日には訪問看護師が初回訪問を行い，疼痛を自己コントロールできるようにするため，Ａさんと話し合って鎮痛薬の自己管理の方法を決め，一緒に安楽な体位をさがした。家族に対しては，浮腫を軽減するためのフットケアの方法や，Ａさんが食べられ

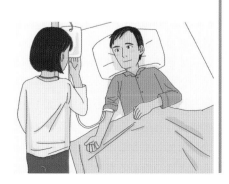

NOTE

❶**介護保険**

　40歳以上で末期がんの患者は，医療保険と介護保険の併用が認められている。介護保険は申請をしてから要介護度認定されるまで1か月程度かかるため，介護保険の適用となる場合は，早めに申請手続きを行う。要介護認定されるまでの間は，ケアマネジャーが暫定ケアプランを作成し，退院調整看護師と協働してさまざまな調整を行う。

る食材と調理法について指導を行った。1週間後に訪問看護師が訪問すると，Aさんはふだん着を着てリビングルームでパソコンに向かっており，「いままでは仕事中心の生活だったから，こんなにゆっくりと自宅で過ごしたことはなかった。気分がよいときにはブログを書いている。世界中の人にメッセージを発信できることはうれしい。あのときに治療をやめてよかったと思う」とおだやかな表情で語った。

▌ 看護のポイント
● **全人的苦痛の理解**　終末期の患者には，身体的苦痛だけでなく，次のような苦痛が存在する。
- 精神的苦痛：不安，いらだち，孤独感，恐れ，怒り，うつ状態など
- 社会的苦痛：仕事上の問題，経済上の問題，家庭内の問題，人間関係，遺産相続など
- 霊的苦痛(スピリチュアルペイン)：人生の意味への問い，苦しみの意味，罪の意識，価値の変化，死の恐怖，神の存在の追求，死生観に対する悩みなど

さらに，身体的，精神的，社会的，霊的の4つの苦痛は互いに影響し合い全人的苦痛(トータルペイン)となる。Aさんの場合は，身体的苦痛があることで，仕事の継続が困難になるといった社会的苦痛が生じている。また化学療法に耐えられる身体状態ではなくなり，死を意識するといった霊的苦痛を生じている。終末期の患者を，全人的苦痛をもつ人としてとらえることにより，身体面だけにかたよることなく精神的・社会的・霊的側面の援助を考え，実践することが可能になる。

● **苦痛の緩和**　一般に終末期になると，死が近くなるにつれてさまざまな身体症状が出現する。消化器疾患患者が終末期を迎えると，食欲不振によって著しい低栄養状態となり，痛みのほかに全身倦怠感，消化管閉塞，浮腫，腹水，黄疸などが顕著にみられるようになる。また鎮痛薬の副作用により，便秘がみられる頻度も高い。

このような症状による身体的苦痛に対して，患者は自分で向き合い，なんらかの対処行動をとっていることが多い。看護師はまず，患者がどのように対処して症状をコントロールしているのかを知ることが大切である。そしてその方法によって症状が軽減しているかをアセスメントし，症状コントロールがうまくできているのであれば，それを患者が継続できるように支援する。

● **患者の尊厳の擁護**　終末期の患者は，死が近づくにつれて徐々に日常生活行動をほかの人に頼らざるをえなくなってくる。自分でできていたことができなくなるというコントロール感覚喪失の過程のなかで，患者は自分らしさを失ったと感じたり，無力感にかられたりする。このようなときには，日常生活動作のなかで患者ができなくなっているのはどのようなことなのかを判断し，患者や家族が望んでいることをよく聴き，患者の尊厳をまもれる方法で援助する。必要以上に介助してしまうことは，患者の自尊感情が低下したり，無力感を増したりすることにつながるため注意しなければならない。

●**在宅療養支援**　患者が自宅で安心して療養生活を送れるようにするためには，患者・家族の生活を支える適切な社会資源を選択し，活用できるように調整して，医療体制を含むサポートシステムを構築することが不可欠である。とくに在宅療養を継続できるようにするためには，患者と家族を中心とした多職種の密接な連携による効率的なサポートシステムの構築が必要である。入院中から医療や看護だけでなく，介護や社会福祉も視野に入れて総合的にアセスメントし，在宅療養支援診療所，在宅医療支援薬局，訪問看護ステーションとの連絡調整をおこなう。介護保険の適用となる患者の場合は，これらの連絡調整をケアマネジャーと協働して行う。

●**家族への援助**　家族は患者がいずれ死を迎えることがわかると悲嘆にくれる。これは家族の自然な反応であり，そのできごとが訪れる前に十分に悲しむ予期的悲嘆は，実際に患者の死を迎えたときに，その衝撃を軽減することにつながるといわれている。看護師は，家族がいずれ訪れる患者の死を悲しむことに十分に付き添い，思いを傾聴する役割をもつ。臨死期が近づいてきたら，患者の病状が急変した時期や医師からの説明がなされた時期などのタイミングを見はからい，死が近づくにつれて変化する患者の状態について知識を提供し，看取りのための心の準備ができるよう援助する。

本章で取り上げる終末期患者の看護

　消化器領域では，ほかにも終末の経過をたどる疾患がある。本章では，終末期看護の理解を深めるため，以下の疾患の看護を解説している。

- 膵臓がん患者の看護（▶436 ページ）

5　患者の経過と看護のまとめ

　Aさんのように，消化器疾患の患者は発病してもしばらくは無症状であり，症状が出現したときには全身状態が悪化し，生命の危機に陥ることが少なくない。吐血や下血といった消化器疾患特有の急性症状を体験すると，患者は強い不安や死の恐怖を感じるため，生命の維持に向けた異常の早期発見・対処とともに，心理的支援を行うことが重要である。回復期には，疾患や治療によって低下した消化器系の機能に合わせ，患者自身が生活を調整できるように支援する。

　慢性期の消化器疾患患者は，医療者とパートナーシップを組んでセルフマネジメントを行うことにより，疾患による症状や治療による副作用をコントロールしながら社会生活を営むことが可能になる。患者が長期的に社会生活を営むためには，良好なセルフマネジメントを継続するための支援が重要である。治療のかいなく全身状態が悪化する場合には，患者の全人的苦痛を理解してその緩和に努め，患者・家族の価値観や意思，希望にそった終末期を迎えられるように，在宅療養を視野に入れた支援を行う。

Aさんの経過のまとめ

急性期

発症直後

- トイレで下血があり，意識を喪失して病院に救急搬送される。
- 検査の結果，S状結腸がん，リンパ節転移，肝転移と診断を受ける。

手術前から手術後24時間まで

- 合併症発症リスクが高いため，術前に成分輸血と中心静脈栄養を受ける。
- 疼痛コントロールは良好で，術後1日目に病棟内歩行を行う

回復期

手術後24時間以降から術後3日目

- 疼痛が軽減して，術後3日目に硬膜外チューブが抜去される。
- 術後3日目に食事が開始されたが，癒着性腸閉塞を発症する。

退院前

- 腸閉塞を再発しないための食生活について指導を受ける。

慢性期

社会復帰

- 1か月後に会社に復帰する。

化学療法の継続

- 初回コースは入院して化学療法を受け，2コース以降は外来化学療法室で治療を受ける。
- 副作用があらわれ，対処法について看護師に相談する。
- 末梢神経障害により，仕事が思うようにはかどらなくなる。
- 同病者のブログを読んで勇気づけられる。

終末期

全身状態の悪化

- さまざまな症状があらわれ，全身状態が低下し，化学療法の継続が困難になる。
- 医師から緩和医療をすすめられ，途方に暮れる。

在宅療養への移行

- 専門看護師に気持ちを話し，在宅療養への移行を決める。
- 退院調整看護師が，訪問看護ステーションや在宅療養支援診療所，在宅医療支援薬局と調整をはかる。
- 訪問看護師が，疼痛の自己コントロールについてAさんと話し合う。
- 訪問看護師が家族に，フットケアや食事について指導する。

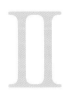

Ⅱ 症状に対する看護

　消化器疾患が原因となってあらわれる症状は，腹部に限らず全身の身体や意識に影響を及ぼす場合もある。また，いくつかの症状が重複してあらわれることも多い。看護師は，それぞれの症状をアセスメントしたうえで患者に適切な看護を提供することが求められる。

1　嚥下困難のある患者の看護

　嚥下とは，口に入れた食塊が口腔で咀嚼され，水分とともに咽頭を経由して，食道から胃へ送り込まれる一連の動作である（●40ページ，図3-1）。口腔や鼻腔，咽頭，喉頭，食道のそれぞれが連動して嚥下動作が行なわれる。嚥下困難（嚥下障害）とは，この一連の動作が障害され，いわゆる「飲み込む」機能が障害された状態である。

　消化器疾患で生じる嚥下困難のおもな原因には，食道がんなどによる閉塞や，胃食道逆流症による食道の瘢痕化による狭窄，食道アカラシアによる食道の運動障害などがある。たとえば，食道がんによる嚥下困難の症状は幅広く，嚥下時に「胸がヒリヒリ痛む」や「熱いものを飲み込んだとき，しみる感じがする」という，ふだんとは異なる感覚が生じる初期症状から，固形物の嚥下時につかえる感じや痛みを生じるもの，さらには水分も通らないという生命にかかわるものと多様である。

　嚥下困難のある患者は，食事や水分が摂取できないため栄養障害や脱水を生じやすい。また，嚥下困難から生じる食物の逆流や嘔吐は，誤嚥❶や誤嚥性肺炎を引きおこす危険性がある。それだけでなく，程度の違いはあるが，嚥下困難は食事が本来もつ楽しみや満足を人から遠ざける症状である。

　看護師は，患者の栄養状態をアセスメントし，必要時には医師や栄養士と連携する必要がある。患者の食べる意欲を維持し，栄養状態を保持または改善できるようにはたらきかける。それと同時に，誤嚥の危険性を回避するようにする。食べることが生命のエネルギーや社会的な交流，その人らしい生活・活動につながることを忘れずに看護をすることが必要である。

1　アセスメント

（1）嚥下運動障害の器質的原因と程度，機能的原因と程度
（2）嚥下障害のある部位，嚥下過程のどの期に障害があるのか，障害の程度
（3）嚥下困難がおこった時期
（4）水分・固形物の通過障害，嚥下痛の有無
（5）1回の食事摂取量，1日の食事量，1日の食事回数，形態などの食事内容
（6）血液検査データ（総タンパク質，アルブミン値）による栄養状態の把握，体重の変化
（7）上部消化管内視鏡検査，食道造影検査，嚥下造影検査

2　看護目標

（1）嚥下困難の症状が軽減される。
（2）嚥下困難によっておこる栄養障害や体重減少が改善される。
（3）嚥下困難によっておこるあせりや不安が緩和される。

NOTE
❶誤嚥
　食塊が気管に入り込むことであり，これにより，むせや咳嗽が生じる。

3　看護活動

原因の除去

嚥下困難の原因がはっきりしていない場合は，次の事項を観察して原因と思われる内容を医師に報告する。

(1)1回の食事摂取量，1日の食事摂取量，食事内容

(2)嚥下障害の程度：つかえる感じ，嚥下時の違和感，誤嚥の有無

(3)口腔・咽頭の疼痛の有無，腫瘍・炎症・形態の変化などの口腔内異常の有無

(4)嚥下困難時の随伴症状：胸焼け，筋力低下，麻痺(口角からの流涎〔りゅうぜん〕など)，のどのしこりなど

(5)経口摂取の有無，経口摂取が不可能なときの栄養の摂取法

食事の援助と二次障害の予防

患者は嚥下困難を自覚すると，食事に不安や恐怖を感じ，あせりから食事が進まなくなることがある。しかし，栄養状態の低下した患者が体力を回復するためには，栄養摂取が必要である。医師や栄養士と連携して，調理法などを嚥下困難の程度に合わせて工夫することで，少しでも食事がとれるように援助する。同時に，唾液や水分などの嚥下がむずかしくなった場合は，脱水の危険が生じるため，水分が摂取できるように援助する。食事援助の留意点は，次のとおりである。

　①**食事内容**　形態や刺激について留意する。

　①**食事形態**　嚥下が行いやすい食事形態，すなわち，適度な粘稠〔ねんちゅう〕度で咀嚼しやすく，消化管の通過が容易な形態にする。ただし，粘稠度が高すぎると，食べ物が咽頭に停滞しやすく誤嚥の危険性が高くなる。また，クッキーやパンなどのパサパサと乾燥した食べ物は，口腔内で唾液を吸収し，食塊がつくりにくいため避ける。ほかにも，そぼろ，みじん切りなどのパラパラしたものも口腔内で食塊がつくりにくいため避ける。一方，さらさらとした水分も誤嚥しやすいため避ける。食事をするときは，適度な粘稠度のある食物であっても十分に咀嚼するように指導する。

　②**刺激物**　極端に熱いまたは冷たい飲食物や，酸味のある飲食物は，咽頭を刺激するため嚥下を阻害することがある。このような刺激物を避け，協調性のある嚥下運動ができるように指導する。

　②**食事の摂取方法**　回数・量，摂取時の体位，環境に留意する。

　①**食事回数・量**　患者の嗜好を考慮した献立とし，1回量を少なくして咀嚼が十分にできるようにする。さらに，必要な栄養素やエネルギーの摂取が3食ではむずかしい場合は，間食を含めるなどの工夫で回数を増やす。

　②**体位**　嚥下しやすい体位を工夫する。上半身の角度を30〜60度に倒し，軽く首を前屈させ，腹部の圧迫を避けた体位が誤嚥をおこしにくい。

　③**環境**　嗜好・食べ方・食習慣といった食事に関する情報を考慮し，あせらずゆったりと食事ができる環境を整える。

　③**衣服**　腹部を締めつけない衣服を選択する。

4 **誤嚥の防止**　誤嚥の危険性が高い患者の食事摂取時は，患者の食事の
ペースを乱さない程度に訪室する。また，誤嚥時にすばやく対応できるよう
に，ベッドサイドに吸引器を準備しておく。

5 **代替栄養摂取法**　経口摂取が不可能な状態になったときには，代替栄
養摂取法として経管栄養や中心静脈栄養が選択される。栄養が確実にとれる
ような管理を行う。

6 **口腔内の保清**　食事摂取量が低下すると，唾液量が減少して口腔内の
自浄作用が低下するため，口腔内の清潔保持がむずかしくなる。誤嚥の危険
性の高い患者では，誤嚥性肺炎をおこさないように口腔内の細菌の繁殖を防
止し，口腔粘膜や歯を健康な状態に保つ必要がある。加えて，口腔内が汚染
されていると味覚を阻害し，食欲の低下にもつながるため，口腔内の保清が
必要である。

▊ 精神的安定への援助

嚥下困難があることで患者が食事をつらいと感じ，食事への意欲が薄れな
いよう，気持ちを表出できるようにかかわり，できるだけ食事をする満足感
や楽しみを得られるように援助する。栄養が摂取できないことでやせていく
身体を認識することも，患者にとっては苦痛な体験となるため，不用意な発
言を避け，つらい経験に共感するようにかかわる。

また，長期にわたる嚥下困難は，精神的に疲弊する。そのため，精神的な
影響が食事に及び，さらに食事がとれないことが精神面に影響するような悪
循環に陥らないよう，精神面への継続的な支援が必要となる。現在の状態を
正しく認識して先の見通しがもてることで，のりこえていけることもある。

2　おくび・胸焼けのある患者の看護

なんらかの理由で胃内にガスが貯留して胃が伸展した状態で，胃の緊張や
蠕動亢進により胃の内圧が一過性に上昇することによって，胃内のガスが口
腔に排出されることをおくび（曖気，げっぷ）という。また，胸焼けは，心窩
部から胸骨後面に熱く焼けるような感じのある不快な状態をいう。

これらの症状の多くは，胃酸の逆流を伴う場合におこり，逆流した胃酸が
食道の粘膜を刺激することで生じる。病的でない胸焼けは，甘いものや刺激
物の食べすぎ，二日酔いで一過性に生じることがある。一方，胸焼けの原因
となる疾患には，胃食道逆流症，慢性胃炎，胃・十二指腸潰瘍などがある。

1　アセスメント

（1）おくび・胸焼けの程度（回数・持続性）
（2）食事内容，食事摂取方法との関係
（3）食欲の有無
（4）誤嚥の有無❶
（5）排便状態，排ガスの程度
（6）胃部の不快感，腹部膨満感，吐きけ・嘔吐の有無

▭ NOTE
❶胃食道逆流症，食道アカ
ラシアなどでは，嘔吐やそ
れに伴う誤嚥が生じること
がある。咳嗽，嗄声，喘鳴
など誤嚥に関する観察を行
う。

（7）おくびのにおい

2 看護目標

（1）おくび・胸焼けによる不快感が緩和し，苦痛が軽減される。
（2）緊張感やストレスのない，精神的に安定した生活を送ることができる。
（3）消化器の機能の改善がはかられ，栄養状態を適切に維持できる。

3 看護活動

▌安静の保持

　おくび・胸焼けは，安静を保てばほとんどの場合は軽減するが，次の事項にも留意する必要がある。

（1）ストレスなどによる迷走神経の緊張亢進は，胃液の分泌過多を引きおこす。できる限り心の動揺を避け，精神的な安定をはかる。
（2）落ち着いた生活を送るために，不安が軽減できるように患者の話を傾聴する。
（3）治療上の支障がない範囲で，戸外での軽い運動や散歩などで気分転換をはかる。

▌食事指導・生活指導

　おくび・胸焼けを回避する方法について指導する。

　①適した食事内容　胃液の分泌を亢進させない食品を選択する。たとえば，糖質を多く含むパン・米飯・めん類や食物繊維が少ない消化しやすい食品，刺激を抑えた酸味の少ない果物や野菜の摂取を心がける。

　②避けるべき食事内容　おくび・胸焼けの誘因になる食品をできる限り避ける。誘因となる食品には，甘い菓子やイモ類，さらに胃を刺激する香辛料・アルコール飲料などの食品，胃液の分泌を亢進させる炭酸飲料，胃内停滞時間が長く脂肪分の多い肉類などがある。

　③調理方法　食品の調理には，消化に負担のかかる油を使わず，ゆでる・煮る・蒸すという調理法をできるだけ取り入れる。

　④食べ方　過食，早食い，食事を流し込むなど，胃に負担をかける食べ方を改善し，ゆっくりと十分に咀嚼し，消化をたすける食べ方にする。

　⑤姿勢　食後は上半身を高くした姿勢をとり胃の容量を増やし，胃液の逆流を防ぐ。また，食後すぐの活動や横になる姿勢を控える。食後すぐに就寝するときは，上体を少し上げることをすすめる。前かがみの姿勢が安楽であっても，長時間の腹部を圧迫する姿勢は避けたほうがよい。

　⑥喫煙　喫煙は，タバコに含まれるタールによる胃粘膜刺激作用が胃液を増加させるため控える。

3 吐きけ・嘔吐のある患者の看護

　吐きけ・嘔吐は，さまざまな原因でおこる（◐ 43ページ，図3-3）。消化器が原因でおこる吐きけ・嘔吐には，消化管閉塞，便秘，麻痺性イレウス，胃

炎・胃潰瘍，膵炎などがある。消化管の閉塞や麻痺性イレウス，急性の炎症などは，消化器からの刺激が迷走神経を介して嘔吐を引きおこす。食中毒などの細菌による毒素や肝不全などで生じる有害物質，抗がん薬などは，延髄毛様体にある嘔吐中枢や嘔吐中枢に経由する前の化学受容器引金帯（CTZ）を刺激することで吐きけ・嘔吐を生じる。

　吐きけ・嘔吐は顔面蒼白・冷汗・唾液分泌の亢進，頻脈や呼吸数の増加を伴った不快で苦痛な症状である。嘔吐運動❶によって上半身の筋肉が強く収縮するため疲労感が強くなる。嘔吐を繰り返すことで，水分と塩酸を含む胃液を喪失すると，脱水や低塩素血症（低クロール血症）を引きおこす可能性がある。そのため，嘔吐が繰り返される場合には水・電解質バランスに留意しなければならない。

　激しい嘔吐は食道粘膜の損傷を引きおこす。また，慢性的な嘔吐では，胃液をはじめとした消化液の分泌が減少し，消化が阻害される。

1 アセスメント

　嘔吐はさまざまな疾患により引きおこされ，疾患により嘔吐の様子や吐物の性情は異なるものとなる（◎表6-1）。

（1）嘔吐の程度と発現状態：吐きけの有無・突発性・勢い・食事時間との関係，腹痛・腹部膨満感・下痢などほかの消化器症状の有無など

（2）吐物の量・性状：食べ物の消化の程度，血液の混入，胆汁・膿の混入，便臭の有無など

（3）嘔吐に伴う症状：脱水症状，唾液分泌の亢進，冷汗，顔面蒼白，眩暈（めまい），腹痛，脈拍数・呼吸数の変化，意識障害

（4）検査データ：血清塩素（クロール），尿比重

（5）嘔吐に伴う食事摂取の状況，食欲の変化

（6）吐きけ・嘔吐の原因・誘因と程度：腫瘍などの腸閉塞をきたす疾患，食中毒，急性胆嚢炎や急性膵炎，胃粘膜のびらん，化学療法などの有無，中枢性嘔吐・反射性嘔吐など

◎表6-1　**嘔吐を引きおこす代表的な消化器疾患と嘔吐の特徴**

食事時間との関係	吐物の特徴	考えられる疾患
食直後	酸臭・胃液過多	胃・十二指腸潰瘍
	大量の食物残渣，食後8〜10時間後も食物粒子をみる	幽門狭窄，アカラシア
食後数時間経過後	胆汁を含む多量の食物残渣	総胆管開口部より下の消化管の閉塞，長時間の嘔吐
	糞臭・腐敗臭	下位小腸・大腸の腸閉塞
	血液，コーヒー残渣様	出血性潰瘍，胃がん，食道静脈瘤破裂など
食事とは無関係	粘液の倍増，壊死物の混入，不快な臭気	慢性胃炎，胃がん，そのほかの悪性腫瘍

（7）吐きけ・嘔吐に対する治療とその内容

（8）嘔吐に対しての不安の有無と程度

2　看護目標

（1）吐きけ・嘔吐を引きおこす原因や誘因が除去され，苦痛が緩和される。

（2）吐きけ・嘔吐による不安が軽減される。

（3）吐きけ・嘔吐によっておこる脱水症状や栄養状態の低下が改善される。

3　看護活動

苦痛の緩和

1 安静の確保　環境を整え，不快なにおい・音・味などの嘔吐中枢を刺激する物理的な要因を排除する。また，感情の激しい変化も嘔吐中枢を刺激するため，精神的な安静が保持できるように配慮する。嘔吐が頻繁に続く場合は，医師の指示を受けて鎮静薬・制吐薬を投与する。

2 体位の工夫　吐きけ・嘔吐時は，膝関節を軽度屈曲し腹壁を弛緩させたファウラー位をとると腹部がらくになる（●図6-1-a）。また，少し頭を挙上した左側臥位をとることで，胃が下側に，噴門が上側に位置し，胃内容物の逆流がおこりにくくなる（●図6-1-b）。さらに，嘔吐をしたときにも誤嚥のリスクが低くなる。

3 不安の除去　嘔吐が続くと患者の精神的動揺は著しく，とくに吐物に血液が混入していると不安が大きくなるので，嘔吐後の吐物はすみやかに処理する。嘔吐後も吐きけが継続する場合は，次の嘔吐を予期し不安をいだくことがある。嘔吐をしてもだいじょうぶなように，ガーグルベースンなどの必要物品を準備し安心できるようにする（●図6-2）。

4 口腔内の清潔　口腔内に吐物が残ると，吐物の味やにおいが不快感を増強させる。含嗽で口腔内を清潔にし，また，爽快感を得られるように冷水や氷片，レモン水を用いるなどの工夫をする。また，水分の摂取によって嘔吐を誘発する場合は，含嗽を行うことで口渇に対処する。

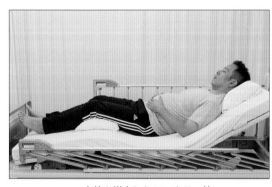

a．上体を挙上したファウラー位

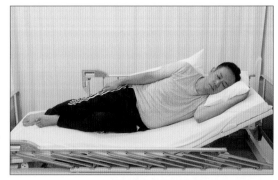

b．上体を挙上した側臥位

●**図6-1　吐きけ・嘔吐のある患者の看護**

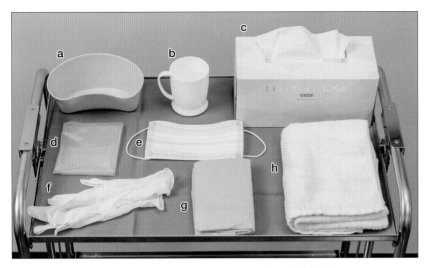

◎図 6-2　吐きけ・嘔吐のある患者に対応する際の物品準備の例
a. ガーグルベースン，b. 含嗽用のコップ，c. ティッシュ，d. ガーグルベースンにかける
ビニール袋，e. マスク，f. 手袋，g. エプロン，h. 口元などをふくためのタオル

脱水の予防

　繰り返し嘔吐している場合は，水分補給が困難な状態になり，脱水に陥りやすい。そのため，水分出納バランスと血液検査データの電解質も把握し，脱水の予防・早期発見に努める。

栄養状態の低下の予防

　繰り返し嘔吐している場合は，食事の摂取を妨げ，食事を摂取しても消化が不良となり栄養不足につながる。そのため，医師・栄養士と相談し，食べやすい食事の献立とする，1 回量を少なめにして食事回数を増やすなどの工夫をする。

　嘔吐が激しいときは禁飲食となる。症状が少しおさまれば，白湯（さゆ）・番茶などをゆっくりと口に含ませるように与えて，吐きけの有無を確認しながら進めていく。さらに症状が落ち着いてきたら，流動食または消化のよいものを少量からすすめる。

吐物の観察と処理

　吐物は，その量や性状によって緊急の処置がとられる場合もある。消化器疾患を診断する情報となるため，吐物の詳細な観察は重要となる。また，吐物は，患者に不快感を与え，次の嘔吐を誘発するきっかけにもなるため，迅速な処理を行う。

　１臭気　刺すような酸臭・腐敗臭（卵黄が腐敗したようなにおい），服薬した薬物の特殊なにおい，尿臭（アンモニア臭），腸閉塞の便臭など，いろいろな臭気がある。

　２吐物の色　食べたものの色がそのまま吐物にあらわれることもある。また，鮮紅色，黒褐色（コーヒー残渣様嘔吐），緑色・黄色（胆汁様嘔吐）などの場合もある。

　３吐物の内容　粘液・胆汁・血液などの混入の有無や，吐物の量などを

観察し，記録する。吐物は必要に応じて医師に見せることを忘れてはならない。

4　腹痛のある患者の看護

　腹痛は消化器疾患の症状のなかでも最も一般的であり，かつ看護を行ううえでも重要な症状である。腹痛の部位・程度や疼痛の種類によっては，障害臓器を推測することも可能であるので，その観察の結果は疾病の診断資料にもなりうる。

　また，手術後の創部痛あるいは手術後におこりやすい腹部膨満感・胃部膨満感・尿閉などによっても，しばしば腹痛を訴えることがあるので，鑑別できるように疾患と腹痛の関係を整理して理解しておくとよい。

1　アセスメント

（1）腹痛の性質・部位・程度
- 部位と範囲：腹部全体または心窩部，右左季肋部，下腹部など限局性
- 強さ：激痛・疝痛・鈍痛・灼熱痛・絞扼痛など
- 頻度と継続時間：持続性・間欠性など

（2）腹痛の発現時期

（3）腹痛と生活との関係
- 体動との関係：激しい運動後，あるいは胆石症によくみられるような長時間乗り物に乗ったあとの痛み
- 排便との関係：排便の有無・回数，便の性状
- 食事との時間的関係：食事直後の腹痛，食後30分～1時間後の腹痛，食後2～4時間後の腹痛，空腹時の腹痛，食後軽快する腹痛，食事後しばらくたった夜間の腹痛
- 食事内容：量，脂肪の多寡など

（4）手術後の創部の状態との関係

（5）その他
- 食欲不振，腹部重圧感，圧痛・反跳痛（ブルンベルグ徴候），痙攣，筋性防御，吐きけ・嘔吐，下痢，腹部膨満感，吐血・下血，黄疸などの症状の有無，背部への放散痛の有無，全身倦怠感，体重減少など

2　看護目標

（1）腹痛の原因が明らかにされ，苦痛が緩和される。
（2）腹痛時における随伴症状が緩和される。
（3）患者の不安が軽減される。

3　看護活動

▎苦痛の緩和

　腹痛が少しでも緩和されるような安楽な姿勢にする。安楽にすることは，

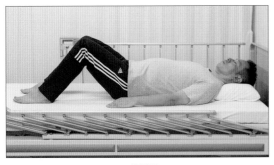
a. 仰臥位

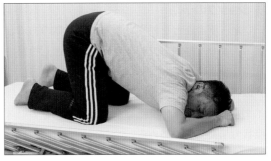
b. 膝胸位

◉図 6-3　腹痛のある患者の体位

痛みによる体力低下の予防にもなる。

　また，腹痛が持続すると不安が増強するため，少しでも疼痛による苦痛が緩和できるように援助する。

　①体位の工夫　心身の安静をはかるために臥床安静とする。また，胃や腸管の痙攣からくる腹痛で，腹部を強く圧迫することによって疼痛がやわらぐものは，腹部の下に枕やクッションを敷いて，かがんだ姿勢または腹臥位をとるとよい。ガス貯留により腹部膨満がある場合は，可能であれば，上体をやや高くして膝を曲げ，腹壁の緊張をやわらげる体位をとることが望ましい。たとえば，膝を折った仰臥位や，膝胸位などのように，腹部の緊張がとれ，患者がらくだと感じる体位を工夫する（◉図 6-3）。

　②罨法　腹部をあたためると平滑筋の緊張がやわらぎ，苦痛や腹部膨満感が緩和されることがある。ただし，虫垂炎・腹膜炎などの局所の急性炎症が疑われる場合は，炎症を助長させるため温罨法は禁忌であり，症状を注意深く観察して適切な対応をとる。また，消化管の穿孔や閉塞がみとめられる場合も温罨法は禁忌となる。

▌食事指導

　吐血・下血などを伴う，または激痛を伴う場合は，消化管の安静を保つため禁食となる。

　食事は症状が軽減すれば医師の指示によって，消化のよいものを少量から開始する。胃を刺激するため，酸味の強いものや，香辛料を多く含むもの，濃厚な味つけのものは避け，消化・吸収がよく胃に負担がかからないものを選択する。食事は時間をかけて，ゆっくりと落ち着いた気分でとれるようにする。

　また，食事と腹痛の時間的な関係を観察することも必要である。

▌生活指導

　消化器疾患による疼痛は自律神経の影響を受けているため，心の動揺や緊張に影響されることが多い。精神的な緊張は，消化液の分泌異常や蠕動亢進を引きおこすので，とくに過労などは避ける。

　睡眠を十分にとり，規則正しい生活をし，食後は少しでもゆっくりと休めるような時間をつくって，精神的なゆとりがもてるように指導する。

■ ショックの予防

　吐血・下血などを伴うとき，また激痛のあるときは，ショック症状に注意する。また，疼痛をコントロールし，迷走神経の緊張状態を回避する。これはショックの予防となり，かつ精神的な安定につながる。

　医師からの指示で鎮痛薬・鎮静薬を使用する場合は，確実に投与する。バイタルサインを正確に把握し，全身状態をアセスメントすることでショック症状の早期発見に努める。

5　吐血・下血のある患者の看護

● **吐血**　吐血は，血液の吐出か，または吐物に血液が混入する場合をいう。胃内に停滞した吐血は胃酸とまじって暗赤色またはコーヒー残渣様を呈する。食道静脈瘤からの大量出血の場合は鮮紅色のこともあるため，肺からの喀血^{かっけつ}との鑑別が必要である（○表6-2）。患者は吐血の量にかかわらず，血液を見ることで，不安や，生命を左右する事態に陥ったという恐怖感におそわれることがある。看護師は迅速で適切な処置や処理を行うとともに，患者や家族の不安感・恐怖感に十分配慮して安心感を与える。

● **下血**　下血は，肛門から血液が排出されるか，または糞便に血液が混入している場合をいう。痔疾患の肛門部の病変による出血は下血とはいわない。上部消化管からの出血は胃酸によって黒色便（タール便）となり，小腸から上行結腸の出血では暗赤色を，下行結腸から直腸・肛門部では鮮血色を呈する傾向がある（○47ページ，図3-5）。少量の下血は患者自身で気づかないことが多く，下血の継続により貧血症状が生じる可能性が高くなる。

1　アセスメント

（1）吐血・下血の発現時期と持続時間・期間
（2）出血時の状態：回数，量，性状，暗赤色や鮮血色などといった色調，混

○**表6-2　吐血と喀血の鑑別**

	吐血	喀血
原因となるおもな疾患	上部消化管疾患に多い。	呼吸器疾患，心疾患に多い。
排出方法	嘔吐時に排出する。	咳嗽と一緒に排出する。
性状	凝血状・凝固性の性状をきたす。食物残渣を含むこともある。また，胃液・胆汁がまじっていることもある。	泡沫状の性状をきたす。
色調	暗赤色からコーヒー残渣様に変化する。食道静脈瘤の出血では，鮮紅色をきたす。	鮮紅色である。
血液排出時の随伴症状	嘔吐時に吐きけ，胃部・心窩部に不快感を伴う。	咳嗽時に胸内苦悶・呼吸困難・頸部違和感を伴う。

入物，下血の場合は粘液や膿の混入の有無，黒色便など

（3）吐血・下血に伴う症状の有無と程度：腹痛の部位・程度，吐きけ・嘔吐，胃部不快感

（4）ショック症状の有無と程度：体温下降，呼吸促迫，脈拍微弱，血圧の下降，冷汗，顔面蒼白，皮膚の冷感，尿量の減少，意識状態

（5）前駆症状の有無と程度：腹痛，吐きけ・嘔吐など

（6）検査データ：血液一般検査・血液生化学検査・血液ガス分析など

（7）吐血・下血に対する検査，治療内容

（8）吐血・下血に対する患者・家族の反応

（9）下血と間違えやすい因子の有無：鉄剤などの内服薬の摂取の有無

（10）不穏・興奮などの精神状態の変化

2 看護目標

（1）出血時や出血後の患者の状態の観察によって異常を早期に発見する。

（2）吐血・下血の原因・誘因が明らかにされ，苦痛が緩和される。

（3）患者と家族の不安が軽減される。

3 看護活動

▌安静の保持

　大量の出血の場合は，出血している消化管および全身の安静をはかるために絶飲食となる。食道静脈瘤破裂や胃・十二指腸からの出血の場合は，止血の処置が行われる。再吐血の危険性が高い場合は，誤嚥予防や窒息予防のために側臥位またはシムス位をとり，顔を横向きにする。

　患者は，血液のまじっている吐物を見ると不安感をいだく。とくに血液の含有量が多く鮮紅色を呈し，呼吸困難を感じている患者は，生命の危険を感じ恐怖心をいだきやすい。したがって，患者の目にふれないよう吐物を迅速に処理することが重要である。看護師は吐血の処理を行いながら，患者が安心できる態度で接する。

▌止血の処置に対する看護

　吐血・下血があるときは，失血による循環不全をおこす危険性がある。失血による四肢冷感がみられるときには，身体の保温に努める。食道静脈瘤破裂により吐血したときには，内視鏡的食道静脈瘤結紮術（EVL）や内視鏡的硬化療法（EIS）を行えるように術前の準備をする。また，止血困難な場合はバルーンによる圧迫で止血を促す SB チューブ❶を挿入することがあるので，その際は，医師の介助を行う。

▌便通の調整

　腹部に圧をかけると再出血・再下血をおこす危険性があるので，排便の調整をはかり，原因となる便秘をおこさないように援助する。下血時には，出血量分の排泄量が増え，頻繁に便を排泄する場合がある。そのため，肛門部のびらんや粘膜が傷つくことによる感染の可能性もあり，予防のために肛門周囲の清潔を保持する。

🗒 NOTE

❶SB チューブ
　バルーン付きのカテーテルであり，経鼻的に食道から胃内に挿入し，食道や胃の出血部位でバルーンをふくらませることで圧迫止血をする（▶230 ページ）。

▊ 口腔内の清潔保持

　吐血後，口腔内は血液臭・酸臭などで不快感があり，吐きけ・嘔吐を誘発させるので冷水などでの含嗽(がんそう)を適宜行う必要がある。また，絶食による口渇に伴い口腔内細菌の増殖の可能性があるため，口腔内の清潔を保持するように努める。

▊ 食事療法への援助

　出血部位の安静のために絶食となった場合は，止血が確認されたら医師の指示によって流動食から食事が開始される。食事の形態は，患者の状態に合わせて半固形から固形へとかえていく。胃疾患者の場合は，流動食で消化管の負担を減らし，タンパク質・脂質が含まれていない，胃液の分泌亢進を抑える食品をとるようにする。

　経口的に食事が開始されたら，摂取状況と再出血の有無を観察する。

6　下痢のある患者の看護

　便は通常，摂取した水分と消化液が小腸と大腸で吸収され，適度なかたさに形成される。通常の便の水分量は 70〜80% であるが，便中の水分量が増加し，水分量が 80〜90% であると泥状便，90% 以上であると水様便となる（◐164ページ，図5-20）。

　下痢自体でも体力は消耗されるが，嘔吐，食欲の低下，吐血・下血などのほかの症状とともに長く続くと，さらに体力の消耗をきたし，食欲低下，栄養状態の悪化や電解質の異常，脱水をおこす。

1　アセスメント

（1）下痢の程度：排便回数・量，泥状・水様性や油脂の含有などの性状，臭気，混入物の有無と内容，下痢が続いている期間

（2）下痢の随伴症状の有無と状態

- 脱水症状：バイタルサイン，口渇，意識状態，倦怠感・脱力感，血液検査データ（ナトリウム，カリウム，塩素など），尿量・尿比重
- 肛門部痛，びらん・発赤などの肛門周囲の粘膜の状態，出血の有無
- 全身状態：腹痛，嘔吐・吐きけ，発熱，倦怠感，食欲不振，体重減少

（3）下痢の原因・誘因

- 食生活の内容：食事の量・回数・時間帯，脂質や糖質の多寡などの食事内容，摂取食品の衛生状態，水分（とくに冷たい飲み物）の過剰摂取
- 生活上の問題：寝冷え，ストレスなど
- 治療内容：抗菌薬・副腎皮質ステロイド薬・緩下薬(かんげ)などの服用状況

（4）患者の訴え，苦痛

2　看護目標

（1）下痢の原因・誘因を究明し，正常な排便状態に近づけることができる。

（2）下痢に伴う症状の予防・緩和によって苦痛が軽減される。

3 看護活動

安静と保温

　下痢が持続すると，体液の喪失と頻繁な排便行動によって体力を消耗する。腹痛がある場合は，腹部の圧迫を避けた体位で，患者が安楽な姿勢をとれるように援助する。また，腹圧をかける動作や腹部の圧迫は，腸蠕動の亢進につながるため避ける。

　下痢で排便が頻繁なときは，便ががまんできずにもれるという不安を回避するとともに，排便行動による体力の消耗を抑えるため，ポータブルトイレの設置やトイレに近い病室の選択，着脱のしやすい寝衣の選択などを行う。ポータブルトイレを設置する場合や排泄介助を要する場合は，他人に排泄を認知されるため，排泄環境やプライバシーへの配慮を充分に行う。

　消化管の炎症性疾患ではない場合の下痢では，温罨法や寝衣・寝具の調整による腹部の保温を行い，筋肉の緊張緩和を促し，腹部臓器への循環血液量を増加させ，消化・吸収をたすける。加えて，温熱刺激のリラックス効果により，自律神経のバランスが整い，腸の正常な活動につながることが期待できる。入浴が可能な場合は，全身の循環を促す有効な手段にもなる。

水分の補給

　頻繁な下痢が続くと水・電解質バランスがくずれて脱水症状がおこりやすい。下痢が続く患者は，水分摂取によって下痢を誘発するのではないかと心配して水分を控えてしまうこともある。そのため，水分摂取の必要性を十分に説明する。水分の補給には，常温の水，湯冷まし，番茶や経口補水液などを少量ずつ摂取してもらう。

　脱水を早期発見するために，口渇や皮膚の乾燥の有無，水分摂取量（飲水量，補液，食事内の水分量）と喪失量（尿量，嘔吐・発汗の程度，排便回数，便の性状），血圧，脈拍などの観察を行う。平常より血圧が 10 mmHg 以上低い，脈拍が毎分 20 回以上増加しているなど，脱水の徴候がある場合はすみやかに医師に報告する。

食事の内容

　下痢が激しいときは一時的に禁食として，消化管の安静に努める。医師から食事の許可が出たら，患者に十分に咀嚼してゆっくり時間をかけて摂取するように指導する。食事開始時は，全量摂取をしなくてもよいことを伝え，症状の経過をみながら徐々に食事の摂取量を増やしていくことを説明する。

　下痢が続く場合は，根菜類，玄米などの殻付き穀物，きのこ類などの消化のわるい不溶性食物繊維を多く含む食品を控え，あたたかく消化のよいものを摂取する。そのほか，腸管を刺激する冷たい飲み物や牛乳，カフェイン飲料，アルコール飲料なども控えるように指導する。

　下痢は食欲を低下させるため，栄養摂取量が不足しやすい。さらに，消化・吸収機能が低下しているため，下痢が続いている場合は栄養状態の悪化にも注意する。そのため，食事は少しでも栄養価が高く，消化のよい食品を選択する。

▍肛門周囲の手当て

　下痢によってアルカリ性の腸液の刺激を受けるため，肛門周囲の粘膜や皮膚はびらんを生じやすい。そのため，排泄後の肛門周囲は温湯で清拭，またはトイレの洗浄機能を用いて清潔を保つようにする。洗浄後は，肛門周囲の皮膚を乾燥させる。入浴が可能な患者は，入浴によって清潔と血液循環を促すとよい。

7　便秘のある患者の看護

　排便の習慣は個人差が大きい。便秘は，排便の回数や量が少ないため便が腸の中にとどこおるタイプと，量や回数は問題ないが便が快適に排出できず，残便感があるタイプの2つに大きく分類される。

　便秘が長期にわたると，腹部膨満感・腹痛，さらには吐きけ・嘔吐などの消化器症状が出現することもある。また，このほかにも，食欲不振・頭痛・不眠・不安・いらだちなどといったさまざまな不快な症状が出現することもある。

　便秘の要因は，治療目的で使用している薬物や，腸管内の腫瘍などの器質的な障害，生活活動やストレスなど，さまざまである。原因・誘因を除去し，正常な排便状態を維持できるように援助する。

　なお，患者の身体の観察は，視診・聴診・打診・触診の順序で行う（◑図6-4）。打診・触診により腸が刺激され腸蠕動が亢進するため，打診・触診は視診・聴診のあとに行う。

1 アセスメント

（1）患者の入院前の排便習慣：排泄のタイミング，排泄に要する時間，怒責の有無など
（2）入院患者のおかれている環境：トイレの環境，病室の環境
（3）排便状態：回数・量・性状・臭気・混入物・排便間隔

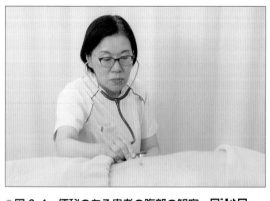
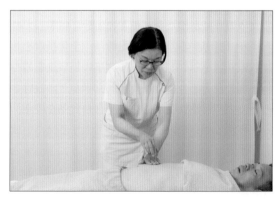

◑図6-4　便秘のある患者の腹部の観察

MOVIE

（4）便秘の原因と誘因の有無
- 疾病，摂取食物の内容・量，運動量
- ストレスの有無・強さ
- 薬物の使用：抗コリン薬・麻薬・制酸薬・カルシウム薬などの副作用

（5）便秘に伴う随伴症状の有無と程度
- 消化器症状：腹部膨満感・不快感，食欲不振，吐きけ・嘔吐，消化・吸収機能の低下による症状
- 全身症状：腹痛・頭痛，いらだち

2　看護目標

（1）便秘の原因に応じた適切な看護によって，正常な排便状態に近づけることができる。
（2）便秘に伴う随伴症状や苦痛が緩和される。

3　看護活動

▌食事指導

（1）治療上，水分制限のない患者に対しては，十分な水分摂取をすすめる。
（2）習慣的な便秘の場合は，腸粘膜に適度な機械的刺激を与えて蠕動運動を高めるために，セロリ・ゴボウ・キャベツなどの食物繊維の多い野菜や，果物・コンニャク・海藻類などの食品の摂取を増やすようにすすめる。ただし，消化管手術後の患者には，腸閉塞の予防のために食物繊維の多い食品は控えるように指導する。
（3）消化・吸収のよいものは食物繊維が不足しやすいため，できればイモ類・穀物類などの便量を増加させる食品をとるように指導する。
（4）乳酸菌を多く含むヨーグルト・乳酸菌飲料，みそなどの発酵食品を毎日取り入れ，腸内の善玉細菌を増やし，腸内環境を整える。
（5）副交感神経の過緊張状態による便秘には，食物残渣の少ない消化のよい食品をすすめる。脂肪は摂取後に脂肪酸となり，腸粘膜を刺激して蠕動運動を促進するため，適度な摂取をすすめる
（6）空腹時や起床時の冷水，野菜・果物ジュース，牛乳などの摂取は，胃-結腸反射をおこして腸管を刺激し，蠕動運動を促進させる。

▌精神の安定への援助

　ストレスは腸の痙攣を引きおこしやすい。患者が強度の緊張・不安・恐怖・怒りなどの激しい感情の起伏を避け，少しでも安心できるように援助する。さらに，環境の変化，とくに床上排泄が必要になった場合は，患者に精神的負担をかけないように十分な配慮が必要である。

▌生活指導

　習慣的な便秘は，便意があってもがまんすることによって，やがて便意がなくなることによりおこる。がまんを重ねることで，便が直腸に侵入した際に直腸壁の伸展で生じる刺激に対する感受性が低下して，便意がおこらなくなる。習慣的便秘を予防するためには，生活習慣を次のように改善すること

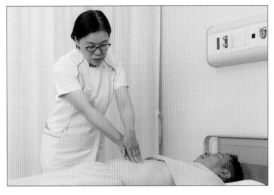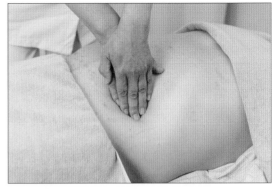

◉**図6-5　便秘のある患者への腹部マッサージ**
結腸の走行に沿って，「の」の字になるようにマッサージする。

◉**表6-3　下剤の種類**

分類	機序
浸透圧性下剤（塩類下剤）	腸から吸収されない塩類により浸透圧が高まり，その浸透圧を下げるために水分が腸壁から腸管内に移動し，水分量を増やした便にする。
上皮機能変容薬	小腸や腸粘膜上皮に作用し，腸管内への水分分泌を増加させる。
大腸刺激性下剤	大腸を刺激し，蠕動運動を亢進させる。習慣性があり耐性ができるため長期には連用できない。

が必要である。

(1) 便意がなくても，起床時など一定の時刻にトイレに行き，排便を試みて排便習慣をつける。また，便意をもよおしたら，がまんをしないですぐに排便を試みる。とくに食後は胃-結腸反射が生じるので，食後にトイレに行くように促す。

(2) 自然排便を促す工夫をして，下剤の使用や浣腸はなるべく避ける。体操や運動を生活に組み込んで行うことや，腹部マッサージを行うことで腸への刺激を促す（◉図6-5）。入浴や温湿布，指圧などで経皮的に骨盤内臓神経を刺激する方法を取り入れる。

▍薬物療法への援助

あらゆる手段を施しても便意がない場合には，医師の指示に従って下剤の投与あるいは浣腸を行う。

[1]**下剤**　耐性ができにくい浸透圧性下剤の投与が基本とされ，必要時のみ刺激性下剤を用いることが推奨されている（◉表6-3）。正しい服用方法を指導し，服用後は排便状態・回数や，便の性状などの観察を必ず行う。マグネシウムを含有している塩類下剤は，腎不全患者では電解質異常による徐脈から心不全をきたすことがあるため注意が必要である。

[2]**浣腸**　下剤を投与しても排便がない場合，または便が直腸内に停留しているときには，医師の指示に従って浣腸を行う。なお，重症患者などに実

施する場合は十分に注意する。安全に実施するためには，グリセリンの性質を理解し，温度・注入速度・注入長に注意する。

③坐薬　粘液と反応して炭酸ガスを発生させ，直腸を刺激して排便を促す。

8 腹部膨満のある患者の看護

腹部膨満が最も多くおこるのは，鼓腸があるときと，腹水がたまっているときである。幽門狭窄，腹腔内腫瘍，慢性便秘，腸閉塞，膀胱の拡張，肝硬変症などといったさまざまな原因によって，腹部膨満が引きおこされる。

a 鼓腸による腹部膨満のある患者の看護

鼓腸とは，腸管内に多量のガスがたまり腸管が拡張した状態をいう。鼓腸の原因としては，便秘による腸内での異常発酵・腐敗，腸内ガスの発生亢進，腸粘膜の炎症，腸管の循環障害などによる吸収障害，腸閉塞や蠕動運動の低下による腸内ガスの排出障害などがあげられる。

1 アセスメント

(1)腹部膨満の程度：腹壁緊満の程度，皮膚の状態
(2)随伴症状の有無と程度：吐きけ・嘔吐，腹痛，腹部不快感，胃部不快感・圧迫感，食欲不振，呼吸困難感
(3)全身状態
• バイタルサイン：呼吸・脈拍・体温
• 栄養状態：食事の内容・量
• 排便状態：下痢・便秘，腸蠕動の程度
• 排ガスの状況
• 睡眠状態

2 看護目標

(1)腹部膨満が軽減・消失される。
(2)呼吸困難や体動困難に伴う苦痛が軽減される。
(3)鼓腸に伴う不安が軽減される。

3 看護活動

▎排ガスの促進・誘導

腸の血行を促進し，腸蠕動の亢進を促すため，腹部の温湿布やメントール湯を使った温湿布，腹部マッサージなどで腸内ガスの排出を促進させる。また，活動に制限のないときは，散歩などの身体に無理のない運動で腸蠕動を促す。便秘が原因となる場合は，排便を改善する生活習慣を整え，排ガスをがまんしないように指導する。

▌食事指導

　イモ類・マメ類・ナッツ類・乳製品などの細菌に分解されやすい食品や，食物繊維の多いものは，ガスの発生のもととなるため控え，消化のよい食品を摂取するようにする。このほか，炭酸飲料はガスを含有しているため控えたほうがよい。また，食欲不振に対する援助としては，1回の食事量を少なくして回数を増やすようにする。

▌体位の工夫

　腹部の圧迫・緊張を緩和させる体位を工夫する。鼓腸の場合は，腹部が大きく屈曲することで圧迫感が増強するため，側臥位で膝を曲げた体位か，上半身を軽度に挙上したファウラー位にして，膝窩部に枕を入れた体位が望ましい。

ⓑ 腹水による腹部膨満のある患者の看護

　腹水とは，腹腔内に体液が貯留している状態をいう。肝硬変症・門脈圧亢進症・低タンパク質血症・アルドステロン症・悪性腫瘍・炎症性疾患などによって生じる。このように腹水はさまざまな疾患によっておこり，その性状も異なる（◎表6-4）。

　腹水は腹部臓器を圧迫して腹圧を上昇させる。そのため，臍部・鼠径部・食道裂孔部におけるヘルニアや横隔膜を圧迫して息苦しさを自覚するなど，二次的な障害を生じさせることもある。また，全身状態が不安定なときに生じる症状であり，患者の苦痛も著しい。加えて，腹水が1,000 mLをこえると腹部が突き出した体形になり活動が制限され，ボディイメージの変化に苦痛を感じることもある。少しでも患者の身体的・精神的な苦痛を緩和することが必要となる。

■1 アセスメント

（1）腹水の貯留状態
- 一定の条件下における体重・腹囲の測定値

◎表6-4　腹水の性状の分類

	漏出液	滲出液
特徴	非炎症性であり，血中の水分が腹腔内に漏出したもの	炎症性であり，血漿成分が腹腔内に滲出したもの
外観	黄褐色透明	多くは混濁，血性，膿性
比重	1.015以下　　　（1.015～1.018 境界値）	1.018以上
総タンパク質	2.5 g/dL以下　（2.5～4.0 g/dL 境界値）	4.0 g/dL以上
フィブリノゲン	微量	多量に析出
おもな細胞	中皮細胞，組織球	多核白血球（急性炎症） リンパ球（慢性炎症）
おもな原因疾患	肝硬変，腎不全，心不全など	がん性腹膜炎など

- 腹部の皮膚の状態：皮膚の菲薄化❶，臍の突出，臍周囲の静脈の怒張
- 腹部膨満感の有無と程度

（2）随伴症状の有無と程度
- 胃腸症状：吐きけ・嘔吐，胃部不快感，食欲の有無，食事摂取量
- 浮腫の有無と程度：下肢の浮腫の有無
- 黄疸・消化管出血の有無・程度
- 嚥下困難の有無・程度
- 排便状況：腸蠕動の程度，排便回数，便の性状
- 排尿状況：尿量，排尿回数，尿の性状

（3）全身状態
- バイタルサイン：呼吸・脈拍・体温
- 水分出納バランス，体重の変化
- 倦怠感の有無，意識状態
- 栄養状態：血清アルブミンなど

（4）腹水をおこす基礎疾患との関係

（5）利尿薬使用時の効果判定のための水分出納バランス，利尿薬使用で変化
　　をきたしやすい血中電解質データの観察

NOTE
❶皮膚が引きのばされ，薄くなった状態をいう。細胞と細胞の間が広がるため，傷つきやすくなる。

2 看護目標

（1）腹水の貯留が軽減・消失される。
（2）腹水の貯留に伴う呼吸困難・体動困難などの苦痛が軽減される。
（3）腹水の貯留に伴う不安が緩和される。

3 看護活動

食事療法への援助

　腹水を増加させないために，塩分は1日5〜6g程度に制限される。減塩食は食欲不振を強めることもあるため，食事制限の必要性を説明する。
　タンパク質の摂取によってアンモニアを処理することがむずかしくなる肝硬変症の非代償期では，肝性脳症の予防のため，食事のタンパク質制限が行われる。その結果，低タンパク血症となった場合や分岐鎖アミノ酸が低下している場合は，アルブミン製剤やBCAA製剤で補う。医師の指示によって栄養改善の治療が開始される。

体位の工夫

　腹水によって腹部の重圧感や圧迫感が強まる。また下大静脈が圧迫され下肢の浮腫をおこしやすい。腹水によって横隔膜が挙上されることにより，胸郭運動を妨げ，呼吸困難を伴う場合もある。ファウラー位（●278ページ，図6-1-a）をとり，上体を挙上して膝を曲げ，膝窩部に枕を入れた腹部を弛緩させる姿勢が，呼吸困難や腹部の圧迫感を緩和させる。少しでも患者が安楽な姿勢をとれるように工夫する。ただし，肝疾患がある場合は，ファウラー位では肝血流量が低下することを考慮し，患者の状態に合わせて，適宜体位変換を行う。

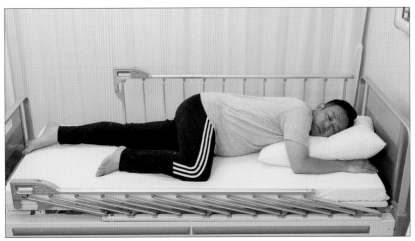

▶図6-6　腹水による腹部膨満のある患者の看護

状況に応じ，写真のシムス位のように患者が安楽に感じる体位に調節する。

　臥位になって休みたいときには，シムス位が適している（▶図6-6）。右側の肘関節と肩関節および股関節と膝関節が屈曲するため，支持基底面が広くなり安定した姿勢となる。背部が解放されるため，体幹の荷重による脊椎への負担が軽減される。さらに，右胸腹部が開放されるため，呼吸抑制が少ないという特徴がある。ただし，腹水や腹部臓器により横隔膜の収縮を阻害することを考慮し，呼吸がらくになるようにクッションなどで調整をするとよい。

▌感染と合併症の予防

　腹水が貯留して腹部が突き出してくると，腹壁の皮膚が菲薄化し，傷つきやすい状態となる。加えて，腹部の突出した体形では，活動が制限される。体動困難から同一体位をとりやすく，褥瘡や肺炎などを併発しやすい。また，血漿内のタンパク質が腹水へ移動することや，食事摂取量の減少により，全身の免疫能が弱まり，感染をおこしやすい。そのため，全身の清潔保持と可能な限りの体動を促しつつ，異常の早期発見ができるように観察する。

▌薬物療法への援助

　腹水の排出を促進するために利尿薬が使用される場合は，尿量と排尿回数が増え，頻繁にトイレに行くようになる。体動が困難な状態を考慮し，トイレへの移動距離の少ない病室を選択したり，ベッドサイドにポータブルトイレを置いたりするなど，移動時の転倒予防を工夫する。利尿薬の使用時は，低ナトリウム血症・低カリウム血症・脱水に注意する。

⑨ 食欲不振と体重減少のある患者の看護

　食欲は，人が生存するための基本的欲求の1つである。食欲は食べ物や飲み物を摂取することを予期するときに，快感を伴ってあらわれる意欲であり，単に栄養補給だけにとどまらず，生きる喜びや充実感も感じられるものであ

る。食欲の有無はその人の健康の程度を示す１つの目安となり，また疾病の経過を判断する際の重要な手がかりとなりうる。

　食欲を左右する要因には，身体の健康状態だけでなく精神的影響もある。たとえば，胃炎の人は胃壁の組織的な変化だけでなく，社会生活での精神的なストレスから食欲不振に陥ることがある。

　食欲不振の状態が続く場合は，栄養状態の低下や体重の減少といった全身状態への影響や，食べられない，食べたくないといった精神的なストレスへの影響を考え，看護を行う必要がある。

1　アセスメント

(1) 食欲不振の状況：食欲の有無と程度，発現時期
(2) 食事の摂取状況：内容・量・回数・摂取時間
(3) 全身状態：体重の変化，BMI などの栄養状態の確認，髪のつや，皮膚や粘膜の血色・乾燥・色素沈着・炎症
(4) 食事の際の随伴症状の有無と程度
- 吐きけ・嘔吐
- 腹部膨満感・空腹感
- 疲労感・倦怠感，体力低下の自覚
- 口内炎，舌のあれなど口腔粘膜の状態，嚥下困難感
(5) 検査データ：血清総タンパク質・血清アルブミンでの栄養状態の確認，脱水状態，ヘモグロビン値による貧血状態の確認，血糖値
(6) 食欲不振に伴うほかの症状の有無と程度：腹痛・黄疸・下痢・便秘
(7) 食欲不振に伴う精神的ストレス：不安，不満，あせりなど
(8) 薬物の副作用の有無
(9) 情動の変化，および情動を変化させるようなできごと
(10) 生活習慣・生活環境の変化

2　看護目標

(1) 食欲不振の原因が明らかになり，食欲が改善される。
(2) 経口摂取が増し，栄養状態と体重の改善がはかられる。
(3) 食事をおいしい，楽しいと感じられる。

3　看護活動

苦痛の緩和と食事への援助

　口腔を含む消化管の痛みは，部位や程度の差はあるが食欲に影響を及ぼす。痛みのほかに嚥下困難感や吐きけ・嘔吐，腹部膨満感など，食欲を低下させる原因が存在する。原因を把握し，その原因を取り除くように援助を工夫する。たとえば，次のような工夫である。
(1) 口腔内に潰瘍がある場合は，香辛料や酸味の強い刺激物を避ける。
(2) 吐きけ・嘔吐がある場合は，含嗽などで口腔内をすっきりさせる。
(3) 腹部膨満感がある場合は，腹筋を弛緩させる体位を工夫する。

■ **精神の安定への援助**

　食欲がわかず食事がとれない状態の患者は，食欲不振自体が苦痛であるとともに，自身がそのような状態であることにも不安を感じている。さらに体重が減少していく自身の姿は，健康への自信を喪失させ，自己概念が揺らぐことにもつながる。そのため，患者の食欲不振にいたる経過や食欲がわかない状態の気持ち，現在の思いを理解し，支持的な態度で接する。

10　黄疸のある患者の看護

　黄疸とは，血清総ビリルビン値の上昇に伴い，皮膚や眼球結膜が黄染した状態をいう。黄疸の原因は肝前性・肝細胞性・肝後性に分けられ，肝炎などの肝臓の病変や胆道系の狭窄・閉塞といった消化器疾患は，肝細胞性・肝後性に相当する（○55ページ）。

　血清総ビリルビン値が 2 mg/dL 以上になると眼球結膜が黄染し，3〜5 mg/dL 以上になると胸部・腹部などの皮膚の黄染が著明にみられるようになる。黄疸発生の病態生理を理解し，黄疸による皮膚の瘙痒感，黄疸出現の原因に合わせた援助を行う。加えて，皮膚色や結膜の黄染と，尿や便の色調の変化，汗などの体液が黄染して衣服に付くことなどの視覚情報から，不安を感じることがあり，精神面への配慮も行う。

1　アセスメント

（1）発現状況と症状
- 黄疸の部位および色調・程度
- 尿：色調が茶褐色のビリルビン尿，尿量
- 便：色調が灰白色か，性状が脂肪便か
- 検査データ：血球計数・生化学検査による血清総ビリルビン・直接ビリルビン・AST（GOT）・ALT（GPT）・γ-GT・ALP・ロイシンアミノペプチダーゼ（LAP）・コレステロール・IgM-HAV 抗体・HB 抗原・HB 抗体・HCV 抗体の数値の把握，血液凝固検査によるプロトロンビン時間の把握，尿検査によるビリルビン・ウロビリノーゲンの値の把握
- 随伴症状の有無と程度
- 食欲不振，吐きけ・嘔吐，腹痛，鼓腸・腹水による腹部膨満，全身倦怠感などの有無

（2）黄疸の原因となりうる基礎疾患・既往歴
（3）黄疸に伴う苦痛の有無と程度
- 皮膚の瘙痒感
- 出血傾向：便尿中への出血，歯肉出血，皮下出血
- 全身倦怠感
- 食欲不振

（4）重症化への徴候の早期発見

2　看護目標

（1）黄疸を軽減するために行われる安静療法・食事療法を維持できる。

（2）黄疸に伴う苦痛が緩和される。

（3）感染などの合併症や黄疸の悪化を早期に発見できる。

3　看護活動

▌安静療法への援助

　臥床安静によって肝血流量を確保し，肝組織の修復をはかり，黄疸の減少を促進させる。自覚症状がみられなくても，肉眼での黄疸の改善や AST・ALT・総ビリルビンなどの血液検査データから肝機能を確認し，肝臓に負担をかけない範囲で活動を行えるようにする。

▌食事療法への援助

　肝機能が低下しているため，栄養バランスのよい食品をとる必要がある。

　黄疸が著明なときには，胆汁の分泌が不良になるため脂肪分解能が低下しやすい。そのため，なるべく脂肪の少ない食品を摂取し，消化・吸収に負担をかけないようにする。また，肝硬変の非代償期ではない黄疸で，倦怠感，吐きけ・嘔吐，食欲不振などを伴っている場合は，少量でも栄養価が高い食品や，少しでも食事が摂取できるよう配膳時の量や食べ物の温度，嗜好にあった味つけなどを，患者の意見も取り入れて工夫する。

▌便通の調整

　胆汁の排泄が障害されると，腸蠕動が低下しやすい。そのため，排便の調整が必要となる。腹部マッサージや水分の補給のほかに，野菜・果物といった便通によい食品を積極的に摂取する。水分の摂取を促すことは，便通の改善だけでなく，尿からのビリルビンの排泄を促すことにもつながる。

▌瘙痒感の緩和

　黄疸になると血中のビリルビンの組織への沈着が皮膚の神経終末への刺激となり，瘙痒感を生じさせるといわれている。瘙痒感は患者に不快感・いらいらした感覚を与え，睡眠を阻害することもあり，心身の安静がはかれなくなる。瘙痒感の緩和対策としては，次のことがあげられる。

（1）室温を約 18〜20℃，湿度を約 60% とし，快適な環境を整え，急激な温度変化を避け，掛け物や衣類で調整する。

（2）寝衣や下着は，吸水性や通気性のよい木綿やガーゼ素材とする。厚着や，のりのついた衣類も刺激となりうるため避ける。

（3）皮膚の清潔を保持する。

（4）皮膚の乾燥を防ぎ，保湿をする。

（5）気分転換をはかる。

　かゆみの強いときは，就寝前に瘙痒感の緩和に効果があるといわれている炭酸水素ナトリウム（重炭酸ナトリウム，重曹），ヨモギ水，メントールなどによる清拭で清涼感を与える。そのほかに，止痒薬の軟膏の塗布や内服薬の投与も行われる。

▌皮膚の清潔と損傷予防

　皮膚が汗や皮脂でよごれると，よごれが刺激となって瘙痒感を誘発させるので，身体を清潔にして少しでも刺激を少なくする。瘙痒感が強いときは，石けんを使用しないで清拭を行う。

　清拭時には，皮膚の色や出血斑・発疹・擦過傷の有無・状態を観察する。瘙痒感により皮膚を引っかき，傷をつくることがあるため，爪を短く切ることも必要である。黄疸が出現しているときは，免疫能が低下しているため，擦過傷が感染につながることもある。

▌出血傾向の観察

　黄疸出現時には，肝機能が低下しているため，出血徴候をよく観察し，早期発見・早期予防に努める。とくに，出血傾向は黄疸が悪化した場合におこりやすい症状なので，経過を把握するための重要な情報となる。

▌精神の安定への援助

　患者は瘙痒感があると，食欲不振や睡眠障害，注意力散漫，集中力の低下などをきたし，ストレスが増すことで疲労感も強くなり，精神的に不安定な状態になりやすい。気分転換をはかり，瘙痒感への集中を分散し，患者の苦痛を緩和する。

▌二次感染と合併症の予防

　肝機能が低下すると免疫能も弱まってくるので，感染しやすい状態となる。とくに上気道感染に注意する。

▌その他

　病状の悪化に伴って黄疸が急激に進み，急性肝萎縮や肝硬変症に移行すると肝性脳症を引きおこす。そのため，つねに一般状態に注意し，異常があればただちに医師に報告し，指示を受ける。

11 肝性脳症のある患者の看護

　肝性脳症は，肝炎・肝硬変症・肝がんなどを起因として肝不全に陥ったときの特徴的な症状である。意識障害を中心とした精神神経症状で，腹水・黄疸などを伴うことが多い。治療が困難な症状であるため，前駆症状を早期に発見して適切な対処が必要となる。

　肝性脳症には，気分の変動やだらしない態度といった前駆症状から深昏睡の症状まであり，しだいに重症となる場合が多い（◯57ページ，表3-2）。患者の個性としてとらえていた性格や生活習慣などが，肝性脳症になり前駆症状であったとわかる場合もある。そのため，以前の患者の情報の把握は，肝性脳症の判断に役だつ。睡眠と覚醒のリズムが逆転することも多く，ふだんの患者の状態を観察することが重要である。肝性脳症を判断するには，肝性脳症の重篤度や症状（◯57ページ，表3-2，3-3）を知ることが必要である。

1 アセスメント

（1）全身状態：バイタルサイン・尿量・水分出納バランス・排便状態

（2）意識障害の程度

- 意識レベルの評価
- 睡眠と覚醒のリズム
- 精神状態：気分・行動
- 記憶力・注意力・集中力の程度
- 見<ruby>当<rt>けんとうしき</rt></ruby>識障害の有無と程度

（3）前駆症状の有無と程度

- 顔面・皮膚の状態，チアノーゼ・四肢冷感
- 舌根沈下
- 浮腫・腹水の貯留
- 出血
- 羽ばたき振戦
- 腹部膨満
- 急激な体重増加

（4）検査データ

- 血液中のアンモニア・血中尿素窒素（BUN）・AST・ALT・LD・血清ビリルビン・γ-GT
- 血清ナトリウム・塩素・カリウム・カルシウム
- 総タンパク質・アルブミン・コレステロール
- プロトロンビン時間・血小板数・赤血球数・ヘモグロビン濃度・ヘマトクリット
- 脳波異常の有無
- 血糖値
- 消化管出血（吐血・下血）

（5）栄養補給：種類・内容・量，補給時の状態

2　看護目標

（1）経時的な一般状態と検査データの観察によって，異常を早期に発見できる。
（2）患者の安全をまもり，危険を防止できる。
（3）日常生活を整え，清潔を保持して症状の悪化を予防できる。

3　看護活動

▌劇症化徴候の早期発見

　意識障害の程度を観察して，劇症化の徴候を見逃さないようにする。そのためには，食欲不振・全身倦怠感などの有無と程度，羽ばたき振戦・肝性口臭・異常行動などを観察する。

▌安全対策

　興奮状態にあるときには，ベッド上に立ち上がる，ベッド柵を乗りこえようとするなどといった異常な行動がみられるため，ベッドから転落しないように患者の安全をはかる。身体を損傷する危険性の高いものは，ベッド上や

ベッド周囲に置かないように環境を整備する。

▌清潔の保持

　肝性脳症が出現するときには，黄疸や腹水も同時にみとめられるため，皮膚・粘膜を保護して清潔を保持する。口腔内の清潔も呼吸器感染を予防するために必要である。

　肝性脳症が出現しているときは，セルフケアが低下するため，看護師は意識的に清潔を保持するように援助する。

▌症状悪化の予防

　1 便通の調節　肝性脳症は，肝機能の代謝障害によりアンモニアなどの毒性物質が血液中に増加することと，毒性物質が肝臓において代謝を受けずに門脈側副血行路を通って，直接体循環に流入し，脳に作用することによって生じる。アンモニアは，下部消化管において腸内細菌の酵素により便が分解されることで産生される。便秘により，便と腸内細菌の接触時間が延長すると，アンモニアの産生と吸収を増加させることになるため，便通の調整が必要とされる。

　2 タンパク質摂取の制限　肝性脳症の昏睡時には禁食とする。それ以外のときは，アンモニアの産生につながるタンパク質の摂取を制限し，1日あたり 0.5～0.7 g/kg 体重とする。不足するタンパク質はアミノ酸製剤（BCAA製剤）で補う。

　3 消化管出血の予防　消化管出血で腸内に血中のタンパク質が流入すると，高タンパク質食を摂取したのと同じ状態になる。また，循環血液量の減少による低酸素症は肝血流量を減少させ，肝機能低下を助長する。出血傾向の程度を把握し，吐物・糞便の性状の観察を行い，異常の早期発見に努める。

　4 低カリウム血症の予防　利尿薬の使用で低カリウム血症をおこした場合は，腎臓でのアンモニア産生が高まる。そのため，利尿薬の使用時は尿量・電解質の変化に注意し，脱水の予防に努める。

　5 感染予防　感染をおこした場合も脳に強い抑制作用をおこすため，からだを構成するタンパク質の分解が亢進し，血液中のアンモニアが増加する。呼吸器感染・尿路感染や皮膚の損傷からの感染など，患者の状況に応じて感染予防対策を行う。

　6 安静保持　肝機能の低下を防ぐため，肝臓への血流を維持し，安静が保持できるよう援助する。患者の体力を消耗させないように環境整備を行い，安静が保てるようにする。意識障害により医療者から説明された内容を忘れてしまうこともあるため，患者には安静の必要性を根気よく説明する。患者の悩みや不穏状態についてもていねいに落ち着いて対応し，精神面の安静が保てるように努める。

Ⅲ 検査を受ける患者の看護

　検査の実施によって，患者の病態やその程度，治療の効果や副作用の把握が可能となる。また，自覚症状がない疾患の早期発見や予防にもつながる。そのときの患者の状態を正確に把握できるよう，看護師は安全かつ適切に検査が行われるように援助する。正確かつ適切な検査の結果は，より精度の高い診断，治療につながる。

　検査を受ける患者の不安や苦痛を軽減し，検査が円滑に進むように援助することも看護の重要な役割である。はじめて検査を受ける場合は，検査のイメージがもてずに不安を感じることも多い。患者が検査の目的を理解し，方法についてイメージをもてるように，看護師は事前に具体的に説明することが必要である。患者が検査について理解することで不安の軽減につながり，主体的に検査にのぞむことで，円滑に検査が進んでいく。

　検査では，患者が安全かつ迅速に検査を受けられるようにするため，放射線科や臨床検査科などの他部門・他職種との連携も必要である。医療技術の進展により，さまざまな高度な検査も行われる。侵襲の大きな検査を受ける場合は，検査の侵襲からの回復を促進する援助も重要となる。

1 腹部超音波検査を受ける患者の看護

　腹部超音波検査は，検査装置のプローブを体表にあて，プローブから超音波を発して反射波（エコー）を検出する検査である（◎図6-7）。超音波をあてながら，その場で画像を確認できるため，身体内部の状況をリアルタイムに確認することができる特徴がある。簡便で放射線被曝もないため，スクリーニング検査目的で実施されることも多い。超音波は空気によって遮断され，消化管内のガスによっても減弱する。食後は腸管内にガスが貯留しやすいため，検査前は禁食となる。

1 検査に向けた看護

▌検査の理解・不安の除去

　検査の前日までに検査の方法を説明し，不要な不安を取り除く。超音波検査については，①腹部にゼリーをつけてプローブを表面にあてる，②内部を超音波で確認するが痛みは伴わない，③検査に用いる超音波は安全性が高い，などを説明する。

▌安全かつ正確な検査に向けた援助

　検査の日時を伝える。禁食による食事・飲水の制限について説明し，患者が適切に検査を受けられるように準備する。また，禁食の際の内服などについて，事前に医師に確認し，服薬の可否を患者に伝える。

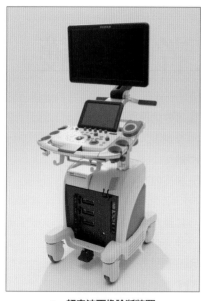

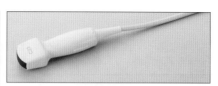

b. 超音波プローブ

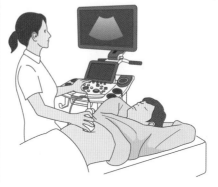

a. 超音波画像診断装置

c. 超音波検査の様子

◉図6-7 超音波画像診断

（a，b写真提供：富士フイルムメディカル株式会社）

2 検査時の看護

　患者は検査台に臥床し，検査を受けやすいように腹部を大きく露出する。露出範囲が広いため，寒けを感じないよう室温や気流に留意する。露出範囲が広いことから羞恥心を伴うため，不要な露出を避け検査が円滑に進むよう，患者の衣服や体位などを整える。検査部位によっては側臥位や腹臥位をとったり，検査中に体位を変換させたりすることもあるため，検査が円滑に進むよう，患者の体位を整えることも必要である。

　検査に使用するゼリーが冷たいと，患者は冷感や不快を感じる。可能であれば，検査で使用するゼリーはあたためておく。検査終了時には，使用したゼリーが身体や衣服に付着しないようにしっかりとふき取り，検査の終了を伝える。その後，衣服を整えるように促す。

2　CT・MRI 検査を受ける患者の看護

　近年は検査機器の進歩により，短時間で精度のよい画像が得られるようになった。CT・MRI ともに，筒形の機械に入って撮影する検査である。そのほかに造影剤を用いるダイナミック CT（◉97ページ），ダイナミック MRI という検査もある。

1 検査の特徴

▌CT 検査（X 線 CT）

　無数の X 線を照射して高い精度の画像を得る検査であり，放射線被曝が

ある。頭部から骨盤まで 10～20 秒程度で撮影できるなど，短時間で広範囲の検査を行うことができる。

MRI 検査

強力な電波を使用し，磁場を発生させて撮影する検査であり放射線被曝を受けない。そのため，繰り返し検査を行う場合や妊婦の検査に適している。

しかし，検査できる範囲が狭く時間がかかることや，筒形の機械に入るため，閉所恐怖症の患者への実施はむずかしい。また，心臓や腸管などの動く臓器や検査中の体動により，正確な画像が得られなくなることもある。さらに，高磁場を発生させるため，体内にペースメーカーや金属製のクリップがある場合は，機器の破損や熱傷につながるため検査ができない。そのほか，入れ墨やアイラインがあるとその顔料によって熱傷が生じる場合がある。

2 患者の看護

検査の理解・不安の除去

検査の前日までに検査の方法について説明し，不要な不安を取り除く。①筒形の機械に入る，②機械が中で動くため音が生じる，③痛みは伴わない，④検査中は体動が制限される，などの特徴を患者が理解できるように説明する。

安全かつ正確な検査に向けた援助

消化器の検査は，禁食とする検査が多い。患者自身が食事や水分摂取の制限を理解し厳守できるように，説明することが大切である。CT 検査・MRI検査は，狭い造影機器の中に入って撮影する。とくに MRI 検査は時間がかかるため，閉所恐怖症の患者がパニック発作などを生じることもある。閉所恐怖症の有無を事前に確認し，必要時は鎮静させるなど，患者の安全の確保が重要である。

また，MRI 検査は高磁場を発生させる検査のため，体内に電子機器や金属があると，機器の破損や熱傷につながり，検査ができないこともあるので注意が必要である（○表6-5）。そのため，事前に体内の電子機器や金属の有

○表 6-5　検査時に確認が必要な金属など

確認が必要な金属など	理由	具体例
体内電子機器	機器の破損につながる	心臓ペースメーカ，埋め込み型除細動器，人工内耳，圧可変式バルブシャント
金属製医療器材	磁性体の場合は MRIに吸着する	ステント，脳動脈瘤クリップ，人工血管，人工弁，髄内釘，スクリュー，人工関節，インプラント
体外に装着，塗布する磁性体	熱傷を引きおこす	入れ墨，アートメーク，アイシャドー，カラーコンタクトレンズ，化粧，貼付剤(ニトロダーム®，ニコネチル®など)

(日本診療放射線技師会・日本放射線技術学会・日本画像医療システム工業会：放射線業務の安全の質管理マニュアル Ver2.1＜http://www.jart.jp/news/2018080101.html＞＜2018-10-12 参照＞をもとに作成)

無を確認し，安全に検査を受けることができるようにする。

検査当日の看護

検査前には安全・適切に検査を受けられるよう，飲食制限がまもられているか，閉所恐怖症の有無，とくに金属類の有無について，あらためて確認を行う。また，患者の取り違えがないように検査室と連携をはかる。なお，造影剤を用いる際に留意する点については，造影検査を受ける患者の看護（◐304ページ）を参照のこと。

3 肝生検を受ける患者の看護

身体の外から肝臓に向けて長い針を刺し，肝臓の組織を採取し，病理学的に肝臓の状態を診断する検査である（◐89ページ）。おもに肝硬変や肝不全などの肝機能障害の診断，および治療の効果の判断のために実施する。

検査の理解・不安の除去

検査の目的や方法を，患者が理解できるように説明する。①超音波ガイド下で実施すること，②仰臥位となり右手を挙上すること，③消毒後に無菌操作のため滅菌布を広げること，④長い針を刺すため局所麻酔を使用することなどを説明する。

安全かつ正確な検査に向けた援助

生検は，体内に穿刺するため無菌操作が必要となる。消毒後，滅菌布が広げられるが，触れて不潔とならないよう，患者に説明して協力を得る。検査では，肝動脈や肝静脈，門脈，胆管などを避けるように，超音波で穿刺部位を確認する。誤って刺すことがないよう，穿刺時は身体を動かさないことも説明する。呼吸により肝臓の位置も変動するため，医師の指示に合わせて呼吸を整えられるよう，患者に声をかけながら援助する。

検査終了時は，出血を予防するため，圧迫止血や安静が必要となる。患者に必要性を伝え，安静時もできるだけ安楽に過ごせるよう，臥床環境を調整する。

検査後の看護

肝生検により生じやすい合併症には，疼痛や出血，胆汁性腹膜炎がある。穿刺による疼痛は，局所麻酔の薬効が切れるころに出現することがあるが，徐々に軽快する。右肩や背部への放散痛がある場合は，腹腔内出血も考えられるため，バイタルサインの変動に留意する。

肝臓は血液に富んでいる臓器であり，出血は検査後2〜3時間以内に生じることが多い。検査後しばらくの間は，圧迫止血を行い，2時間程度は安静に過ごすように説明する。検査後3時間程度は，出血徴候に留意し，バイタルサインの変動や痛みを注意深く観察することが重要である。放散痛やバイタルサインの変動がある場合は，すみやかに医師に報告し，連携をはかる。

肝内胆管や胆嚢を損傷すると，胆汁が腹腔内にもれ，漏出した胆汁が腹膜を刺激し，胆汁性腹膜炎を引きおこす。胆汁性腹膜炎を引きおこすと，腹痛・発熱などの症状が出現する。検査時に胆管の損傷リスクがあった場合は，

検査後のバイタルサインの変化や腹痛の有無などの観察を行う。

4 消化器内視鏡検査を受ける患者の看護

　消化管は口腔から始まり，直腸・肛門までつながる管腔臓器のため，内腔は外界と通じているという特徴がある。口または肛門から小さな内視鏡を挿入し，消化管内部の状況を観察するのが内視鏡検査である。

　内視鏡検査には大きく分けて，口または鼻から内視鏡を入れる上部消化管内視鏡検査と，肛門から内視鏡を入れる下部消化管内視鏡検査がある。

1 上部消化管内視鏡検査

　内視鏡を経口または経鼻的に挿入し，食道・胃・十二指腸の粘膜表面を観察する。内視鏡技術の進歩により，必要時は粘膜の生検・組織診も可能となり，ポリープの切除，早期がんの切除手術も可能となった。

▌検査の理解・不安の除去

　検査の目的と方法を患者が理解できるように説明し，同意を得るとともに不要な不安の除去に努める。

▌安全かつ正確な検査に向けた援助

　上部消化管に内視鏡を挿入するため，指示された夕食終了時刻，水分摂取を厳守するように伝える。また，感染症の有無や既往歴を確認する。検査では，腸蠕動を抑制するため抗コリン薬を投与するが，前立腺肥大や循環器疾患，緑内障がある場合は投与ができないため，既往歴を具体的に確認する。バイタルサインの測定を行い，体調を確認する。

▌検査中の援助

　左側臥位をとり，体位が安定するように上下肢の位置を整え，身体を支える。内視鏡挿入時は苦痛が強いため，患者に声をかけ，背を支えるなどして緩和に努め，円滑に検査が行えるように援助する。反射で唾液の分泌も亢進するが，内視鏡の挿入により嚥下ができない。患者の羞恥心にも配慮しながら，できるだけ力を抜くように声をかけ，苦痛を軽減できるように援助する。また，検査の進行に合わせ，患者の体位を整えるように介助する。

▌検査後の援助

　検査に伴う腹部症状の出現や使用薬剤の影響について確認することが必要である。バイタルサインの測定と腹部症状の有無の観察を，検査が観察のみだった場合は終了後，生検を行った場合は終了時と1時間後に行う。薬剤の影響を考慮し，検査後1〜2時間は安静とし，活動を控えるように説明する。検査直後の車やバイクの運転も，薬剤の影響があるため禁止する。食事は咽頭麻酔による影響で誤嚥しやすく消化管に負荷がかかっているため，観察のみだった場合は1時間程度の禁飲食，生検を行った場合は2時間禁食とする。

2 大腸（下部消化管）内視鏡検査

　内視鏡を肛門から挿入し，直腸から盲腸までの大腸内腔粘膜の観察を行う。近年，結腸がんや直腸がんなどの大腸疾患が増加し，重要性が高まっている。内視鏡で粘膜を観察するには，大腸内を便のない状態にすることが必要である。検査は患者の苦痛や負担が大きく，事前に検査の目的と方法を説明し，同意を得る必要がある。

▌検査の理解・不安の除去

　患者が理解できるように，肛門から内視鏡を入れて大腸内部の粘膜を観察する方法について説明し，過度な不安を取り除く。

▌安全かつ正確な検査に向けた援助

　大腸粘膜に便が付着していると正確な観察ができないため，検査前に腸管洗浄が必要である。腸管洗浄を行うにあたっては，前日から低残渣食に変更し，禁食や水分制限を厳守する。検査当日は，腸管洗浄剤2Lを2時間かけて内服する。内服後3時間ほどで排便が終わり，便の状態を看護師が確認する。便に残渣がある場合は医師に報告し，必要時には浣腸などを行う。

　腸蠕動の抑制のために抗コリン薬を投与するが，既往に前立腺肥大や循環器疾患，緑内障がある場合は投与ができないため，既往を確認する。バイタルサインの測定を行い，体調を確認する。

▌検査時の援助

　術衣に着がえ，殿部が開くディスポーザブルのパンツを着用し，左側臥位になってもらう。内視鏡挿入時は苦痛が強いため，患者に口で息をするように説明して声をかけ，患者の背を支えるなどして緩和に努める。苦痛は強いが，口呼吸を促すことにより肛門が弛緩するため，できるだけ力を抜き，口呼吸ができるように援助する。

　観察部位により，左側臥位や仰臥位など体位変換が必要となるため，必要時は介助する。

▌検査後の援助

　検査による出血（下血）や腹痛などの腹部症状の出現，使用薬剤の影響について確認することが必要である。観察のみの場合は終了後，生検後は終了時と1時間後にバイタルサインの側定と腹部症状の有無を観察する。

　薬剤の影響を考慮し，検査後1〜2時間は安静とし，活動を控えるように説明する。検査直後の車やバイクの運転も薬剤の影響があるため禁止する。

　食事は，消化管に負荷がかかっているため，観察のみの場合は1時間禁食，生検後2時間禁食とする。初回は刺激物を避けるように説明する。

5 造影検査を受ける患者の看護

　消化管造影検査には，上部消化管造影や注腸造影検査，内視鏡的逆行性胆管膵管造影検査（◐95ページ）などがあり，ここでは代表的な検査をあげる。造影検査は，造影剤を用いてX線透視下で行い，画像から診断する。

1　上部消化管造影検査

　食道，胃および十二指腸までを検査する。造影剤を内服し，Ｘ線透視化で指示通り動くことにより，造影剤が粘膜に付着し，粘膜の状況を撮影する検査である。わが国は胃がんの発症率が高いため，集団検診として検査法の1つとして実施されている。検査には15～30分ほどかかる。

検査の理解・不安の除去

　検査の目的と方法を患者が理解できるように説明し，同意を得るとともに不要な不安の除去に努める。

安全かつ正確な検査に向けた援助

　上部消化管の粘膜・形態を撮影するため，検査実施施設から指示された夕食終了時刻，水分摂取を厳守する。造影剤を使用する検査のため，造影剤のアレルギーの有無を確認することが重要である。また，検査では，腸蠕動を抑制するため抗コリン薬を注射するが，前立腺肥大や心疾患，緑内障がある場合は投与ができないため，既往歴を具体的に確認する。

　また，放射線の被曝量が多いため，妊娠中は禁忌である。妊娠の有無についても確認が重要である。感染症の有無や既往歴を確認する。バイタルサインの測定を行い，体調を確認する。

検査中の援助

　患者は検査着に着がえ，消化管の蠕動運動を抑制するため，検査前に抗コリン薬が投与される。その後，検査台へ移動し，造影剤と発泡剤を内服する。発泡剤により胃内にガスが充満し膨満感を感じる。ガスが胃粘膜を伸展させることにより，病変の有無が確認できるため，検査中はおくび(曖気)をしないように説明し，協力を得ることが必要である。検査台上では，造影剤が消化管の全周囲の粘膜に付着するよう，指示に従って体位変換を行う。

　検査中は検査台が角度をかえながら動き，患者も多様な体位をとることが求められる。体調により，めまいやふらつき，転倒につながることもあるため，患者の状況を確認し，安全の確保が必要である。

検査後の援助

　薬物の影響があるため，検査後6時間以内は車を運転しないように説明し，理解を得る。

　検査後，造影剤が早期に排泄されるように水分を多めにとることを説明する。造影剤に含まれるバリウムが停滞すると，腸閉塞や腸穿孔を引きおこす場合があるため，必要時は緩下薬を内服し，排便を確認する。検査後24時間以上排便がない場合や，2～3日後も便が白い場合は医師に相談するように伝える。

　体力の低下がある患者は，体位変換を何度も行うことで疲労し，転倒リスクが高くなるため十分に留意する。

2　注腸造影検査

　Ｘ線透視下で造影剤を用いて直腸から虫垂までの病変を診断することがで

きる。しかし，腸管の重なるS状結腸や回盲部などの病変は見逃されやすい。生殖器の被曝量が多いこともあり，近年，下部消化管検査は内視鏡検査が主流である。

検査の理解，不安の除去

検査の目的と方法を患者が理解できるように説明し，同意を得るとともに不要な不安の除去に努める。

安全かつ正確な検査の実施に向けて

下部消化管内視鏡検査と同様に援助する。造影剤を使用するため，安全かつ正確な検査の実施に向けて，造影剤の使用経験，造影剤へのアレルギーの有無を確認し，安全に実施できるよう留意する。

検査中の援助

検査では，直腸にカテーテルを挿入後，造影剤を300～400 mL 注入し，その後，空気を注入して大腸を伸展させ，造影剤が大腸全周囲の粘膜に付着するように体位変換を行う。直腸内圧が高まり，腹痛やめまいが生じることもある。患者の状況を確認することが重要である。

検査終了後，腹部膨満感の緩和のため，カテーテルから腸管内に注入したガスや造影剤を排泄させ，苦痛を取り除く。カテーテル抜去後は殿部を清拭し，衣類を整え，不快感がないように援助することも必要である。

検査後の援助

下部消化管内視鏡検査と同様である（●304ページ）。

3　内視鏡的逆行性胆管膵管造影（ERCP）検査

内視鏡を十二指腸まで挿入し，ファーター乳頭開口部から，細いカテーテルを挿入して造影剤を注入し，胆管・膵管の形態の観察，および疾患の診断を行う。検査は非常にむずかしく，高度な技術をもつ複数の医師の連携が必要である。

検査は30～60分程度の時間を要し，また内視鏡下で行うため，患者の負担が大きい。

検査の理解・不安の除去

基本的には上部消化管内視鏡検査と同様である。ただし，むずかしい検査でもあるため，時間が30～60分ほどかかることなども説明し，理解を得ることが必要である。

安全かつ正確な検査に向けて

基本的には上部消化管内視鏡検査と同様であるが，造影剤を使用する検査であるため，造影剤使用の有無，造影剤アレルギーの有無について確認し，安全に実施できるよう準備を整える。

また，検査後に急性膵炎を生じることがあり，膵炎の症状について事前に説明し，セルフモニタリングできるように援助することも必要である。

検査中の援助

基本的には，上部消化管内視鏡検査と同様である。内視鏡を飲み込んだ状態で検査時間も長いため，患者の疲労や苦痛がないか，また不安により咽頭

が狭窄して苦痛が増していないか，などを観察し，適切に配慮する。また検査中は，患者は言葉を発することができないため，簡単なジェスチャーで意思をくみ取れるようにしておくことも大切である。

▌検査後の援助

　基本的には，上部消化管内視鏡検査と同様である。さらに，ファーター乳頭から造影剤を逆行して入れるため，検査後に急性膵炎を生じやすい。膵炎の症状が出現していないか，注意深く確認していくことが必要である。検査終了後2時間は，造影剤の排泄の促進と検査後の膵炎予防のため右側臥位とし，床上安静とする。

　検査終了後の飲水・食事制限を確認し，厳守する。制限解除後は，腹痛のないことを確認後，水分から摂取する。造影剤排出を促すため，水分摂取を奨励する。

Ⅳ　治療を受ける患者の看護

　患者がどのような病気かを診断されたのち，治療や処置が実施される。治療・処置には，薬物療法や，栄養療法・食事療法，手術療法などがある。このような治療や処置を実施しているなかで，異常の的確な把握や正しい観察をすることができないと，治療・処置はなんの意味をもたないばかりか，患者が不利益をこうむることになる。患者への治療・処置がより正しく，効果的に進むように援助することが大切である。

　ここでは，薬物療法，化学療法，栄養療法・食事療法，手術療法，胃瘻・空腸瘻造設，放射線療法を受ける患者の看護について学習する。

A　薬物療法を受ける患者の看護

1　薬物療法への適切な援助

　薬物療法は，患者の状態の悪化予防，疾患の治癒とともに，さまざまな症状による苦痛を緩和する目的で行われる。薬物を安全かつ的確に投与するためには，薬物を使用する患者の病態に関する知識をはじめ，薬物療法の目的・効果・副作用など，生体内での薬物の作用を理解しておくことが求められる。

　薬物は正しい使用方法で，正しい量を指示された時間に用いる必要がある。さまざまな形状・使用方法の薬物が開発されているため，正確な理解が重要になる。さらに，複数の薬剤の使用や，食事の内容によって影響を受ける薬剤もあるため，薬物と薬物の相互作用，薬物と食物との相互作用による影響

も理解しておく必要がある。

▌副作用への対応

　薬物の副作用については，とくに早期発見が重要である。投与前に薬物アレルギー反応を確認することで，重篤な症状の出現を予防できる。薬物の副作用は，発疹や発赤などのアレルギー反応がみられるだけではない。薬物の代謝・排泄経路である肝臓・腎臓の機能障害や，アナフィラキシーショックなどといった重篤な状態に陥ることもあるため，投与前から注意が必要である。

　看護師は，患者が正しい方法で内服しているか，副作用はないかなど，薬物を使用したあとの患者の病態の変化，反応を観察し，異常の早期発見を行っていく。また，患者に対しては，異常を感じたら，すぐに医療者に報告してもらうとともに，報告することが副作用の早期発見と悪化予防につながることを指導する。薬物には副作用があることを理解してもらい，おこりやすい副作用については，どのような症状が出現するかを患者・家族に事前に説明しておくことが必要である。

▌薬物療法への患者の理解

　疾患の治癒・悪化予防，症状の緩和を目的とした薬物の効果をあげるためには，患者の治療への理解度，患者の生活習慣，感じている苦痛，支援の有無などを把握する必要がある。これらの情報をもとに，正確な薬物投与が可能かをアセスメントし，適切な指導につなげていく。

　薬物療法においては，患者にとって苦痛な消化器症状を緩和することが重要となる。しかし，症状が緩和すると，患者自身が自己判断で内服を中止してしまう可能性がある。十分な薬物の効果を得るためには，患者自身に，正しく決められた方法で内服する必要性を理解してもらい，指示された使用方法を継続してもらうことが求められる。そのためには，患者の服薬状況や副作用について患者・家族と情報交換を密に行い，薬剤師などの他職種との連携をはかっていくことも大切になる。

2　おもな消化器疾患の薬物療法

　消化器系で用いられる薬物は，胃酸分泌を抑制・促進するもの，消化管の運動を抑制・促進するもの，肝炎の治療に対するものなど多岐にわたる。薬物の目的と作用を確認し，患者の症状の変化を観察しながら定期的に検査データを確認する必要がある。そして，薬物の効果・副作用の評価をするために，その薬物の使用目的や副作用を患者に説明しておくことも重要である。

◆ 消化管の症状に対する薬物療法

▌吐きけ・嘔吐

　吐きけ・嘔吐は，さまざまな原因でおこる不快で苦痛な症状である。嘔吐は消化酵素の分泌を減少させるため，消化を阻害する。また，嘔吐により胃液が喪失されるため，嘔吐が繰り返されると水分と電解質の喪失がおこる。水分出納バランスと血液検査データの確認を行うのと同時に，嘔吐をやわら

げるために鎮静薬・制吐薬が投与される。

▌下痢

　下痢症状を呈する患者には，腸粘膜に対して保護作用を有する収斂薬や抗菌薬，乳酸菌製剤などが用いられる。これらの薬物と，抗コリン薬やオピオイド受容体作動薬などの消化管神経叢や平滑筋に作用して運動を抑制する薬物，腸分泌抑制作用のある薬物を併用する。

　腹痛など，腸の蠕動運動の亢進による症状がある場合は，消化管の運動を抑制する薬物を使用する。投与中は，腹痛・嘔吐などの症状や便の性状を観察し，改善したら適切な時期に中止する。

▌便秘

　便秘のある患者に対しては，腸液の浸透圧を上昇させて腸管内に水分を引き込み，便を軟化させて排泄を促す浸透圧性下剤や，腸粘膜に作用する大腸刺激性下剤など，腸の蠕動運動を亢進させる薬物を使用する。内服薬だけでなく，浣腸や坐薬を用いる場合もある。

　投与中は，腸蠕動亢進による腹痛や便の性状に注意する。また，強力な下剤は脱水や低カリウム血症などを生じるおそれがあるため注意する。生活習慣の改善を行うことで症状が改善される場合があるため，食生活や運動なども見直す必要がある。

◆ 肝炎に対する薬物療法

▌インターフェロン

　インターフェロンは，ウイルス性慢性肝炎のうち，おもにB型肝炎に対する抗肝炎ウイルス薬として，HBs抗原の陰性化を目標に用いられる。インターフェロン治療中は，投与直後からほとんどの患者に発熱などのインフルエンザ様の症状がみられるため，水分補給や解熱薬を積極的に用いて症状の緩和をはかる。ほかにも，全身倦怠感，食欲不振，頭痛，筋肉痛などの副作用の観察も十分に行い，症状の緩和に努める。

　また，投与中の副作用として，抑うつや自殺企図などが出現する可能性もあることを説明し，必要時には精神科医の介入も準備する。

▌インターフェロンフリー治療

　C型肝炎に対しては，複数種類の抗ウイルス薬を内服し，肝発がんと肝不全の抑制を目標としてC型肝炎ウイルスの排除を目ざす。これらの抗ウイルス薬は，おもに，C型慢性肝炎・代償性肝硬変に投与される。

　重篤な副作用はあまり報告されていないが，まれに腎機能低下などの副作用が発現する。とくに高齢者に対しては注意が必要である。また，肝予備能が低下した代償性肝硬変患者には重篤な副作用が発現する場合があり，副作用に十分に注意する。さらに，内服の種類によっては重度の腎機能障害患者への投与は禁忌であり，非代償性肝硬変に対しても安全性が確認されていないため投与は行われない。患者の検査データなどを確認する必要がある。

B　化学療法を受ける患者の看護

◆ 入院治療から外来通院へ

　化学療法は近年の進歩によって，消化器がんにおいてもより高い奏効率を実現できるようになり，集学的治療の1つとして重要度を増している。消化器がんに対して化学療法を行う目的は，術前・術後に行われる補助療法や延命，症状緩和などであり，あらゆる病期において行われる。最近では患者のQOLを重視して，初回のコースは入院して行い，2コース以降は外来通院による化学療法にするパターンが多い。

　また経口投与の抗がん薬が開発されており，化学療法においても服用方法や，飲み忘れたときの対処法，併用禁忌の薬剤などに関して，患者への服薬指導が必要になっている。

◆ 副作用とその対策

　化学療法に用いられる抗がん薬は，がん細胞の増殖や腫瘍の増大を抑える効果を期待できるが，一方でがん細胞とともに正常細胞をも攻撃してしまう。そのために生じる副作用は，患者に著しい苦痛をもたらすだけでなく，ときには死にいたる場合もある。化学療法を受ける患者の看護の目標は，患者が日常生活を維持しながら，継続して治療に前向きに取り組めるようにするために，治療の必要性について十分な理解と納得を促し，副作用による症状をコントロールして，苦痛を最小限にすることである。

▌副作用の発現時期

　抗がん薬の一般的な副作用には，患者自身が自覚する副作用と，患者は自覚しないが検査をすると明らかになる副作用があり，個人差はあるものの，ある程度発現時期を予測することができる（●図6-8）。

　治療開始直後には，アナフィラキシーショックや，後述するインフュージョンリアクションとよばれる副作用がみられる。治療後1〜2週間程度の時期には，吐きけ・嘔吐，食欲不振，倦怠感，口腔粘膜炎（口内炎），下痢などの自覚症状のほか，肝機能障害や腎機能障害，心機能障害が発現する。骨髄抑制による白血球・好中球減少と血小板減少は，治療後7〜14日経過するころにピークとなるが，赤血球の減少による貧血はゆるやかに発現する。脱毛や末梢神経障害は，治療後10日ごろから徐々に発現する。

　最近注目されている免疫チェックポイント阻害薬は，抗がん作用が非常に期待されている薬剤であるが，投与後長期間にわたり多臓器に副作用が出現する可能性がある。そのため，患者自身が副作用を早期発見できるような教育的援助が必要である。

▌患者の状態と副作用

　消化器がんの場合は，化学療法を行う前から疾患に伴う食欲不振によって血漿タンパク質が低下していることがある。血漿タンパク質が低下している

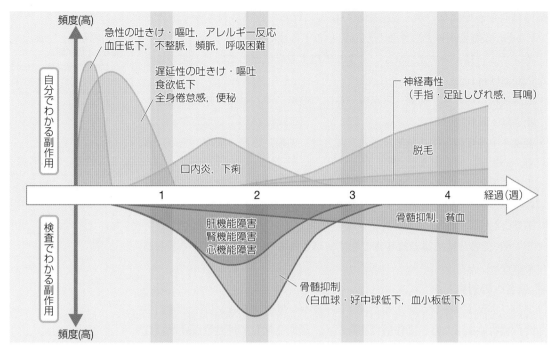

● **図 6-8　細胞障害性抗がん薬の副作用と発現時期**
あくまで一般的な目安であり，実際の発現頻度/程度，時期については個人差がある。
（国立がん研究センター：薬物療法 もっと詳しく，がん情報サービス．＜https://ganjoho.jp/public/dia_tre/treatment/drug_thera
py/dt02.html＞＜参照 2023-04-01＞による，一部改変）

と，血液中に入った薬物が血漿タンパク質と結合する割合(タンパク質結合率)が低下し，抗がん薬の血中濃度が上昇して副作用が増強する可能性がある。また腹水・胸水・浮腫があると，抗がん薬がそれらに移行するため，排泄が遅延して副作用が増強することが考えられる。さらに，薬物の代謝や排泄にかかわる肝臓や腎臓の機能低下も副作用の増強に影響する。

　抗がん薬の副作用についてアセスメントする際には，投与される薬物に注目するだけでなく，患者の栄養状態や腹水・胸水・浮腫の有無，腎機能や肝機能にも注目する必要がある。

1　化学療法施行中の副作用の徴候と対処

　ほとんどの抗がん薬で，アナフィラキシーショック出現の報告がある。これらの多くはⅠ型のアレルギー反応と考えられている。また，分子標的治療薬の薬物投与中または投与開始後 24 時間以内に，インフュージョンリアクションが多く出現する。分子標的治療薬の薬物有害反応は，一般の点滴静注による過敏症やアナフィラキシー反応とは異なる特有の発現状況で，おもに輸液に伴うものである。

◆ インフュージョンリアクション

　インフュージョンリアクションは非アレルギー性の反応で，発現頻度は初回投与時に最も高く，回数を重ねると徐々に減少し，症状も軽くなる。発生

機序は明らかではないが，腫瘍細胞の傷害に伴って放出されるサイトカイン❶などが炎症を引きおこすことが原因と考えられている。

インフュージョンリアクションにより出現する症状としては，下記のような例があげられる。

- 前駆症状：瘙痒感，紅潮，蕁麻疹，鼻閉，咳嗽，くしゃみ，呼吸困難感，吐きけ・嘔吐など
- 軽度〜中等度の症状：発熱，悪寒，吐きけ，頭痛，疼痛，瘙痒，発疹，咳嗽，めまい，虚脱感など
- 重度の症状：血圧低下，血管浮腫，低酸素血症，気管支痙攣，肺炎，急性呼吸窮迫症候群，心原性ショックなど

予防として，副腎皮質ステロイド薬やヒスタミン H_1 受容体拮抗薬，ヒスタミン H_2 受容体拮抗薬が前与薬として使用されるが，完全に予防できるわけではない。

▌患者への対応

アナフィラキシーショックとインフュージョンリアクションは，患者に生命の危機状態をもたらす副作用であるため，早期発見して対処しなければならない。そのために，とくに症状が出現しやすい投与開始10分間は患者に付き添い，観察を十分に行う。

また，患者は症状が重度になると，不安や恐怖心をいだき，治療の継続を断念することがある。症状の早期発見と対処ができるよう，患者には自己判断で症状をがまんしたり軽視したりしないよう事前に説明する。患者が「なにかおかしい」と訴える場合は，前駆症状が出現している可能性がある。重篤な場合には，原因と思われる薬物の投与をただちに中止して医師に報告し，対症療法を行う。遅発性の反応が出現することがあるため，外来化学療法患者であっても24時間は入院して経過観察する。

◆ 吐きけ・嘔吐

▌発生機序と種類

化学療法による吐きけ・嘔吐の発生機序は，①抗がん薬の化学的な刺激によって，CTZが活性化される経路，②消化管粘膜からのセロトニンの分泌促進によって求心性の迷走神経が活性化される経路，③精神的要因などによる大脳皮質からの刺激により，延髄の嘔吐中枢が刺激される経路がある。

化学療法による吐きけ・嘔吐の種類には，抗がん薬投与開始後24時間以内に出現する急性のもの，抗がん薬投与後24時間以降に出現して数日間持続する場合もある遅延性のもの，化学療法が開始される24時間前ごろから出現する予測性のものがある。抗がん薬の種類や投与量により催吐作用の強さが異なるため，投与される抗がん薬の副作用を把握する。

また患者の特性にも注目する。一般に女性や若年者，過去の化学療法時に吐きけ・嘔吐の体験をした者，副作用に対する不安が強い者は嘔吐が誘発されやすいが，逆に多量のアルコール飲用歴がある者は嘔吐が誘発されにくいといわれている。

□NOTE

❶サイトカイン
　サイトカインは，おもに免疫細胞から分泌される低分子のタンパク質で，体内に約800種類存在するといわれている。細胞間の情報を伝達して免疫細胞のはたらきをコントロールするはたらきがある。炎症性サイトカインの誘導により生体の炎症を促し，免疫反応を活性化させる。抗炎症性サイトカインは免疫反応が過剰にならないように炎症を抑制する。

吐きけ・嘔吐への対処と看護援助

治療としては，予防的に，化学療法の直前に 5-HT$_3$ 受容体拮抗薬やニューロキニン 1 受容体拮抗薬（アプレピタント）など，化学療法に伴う吐きけ・嘔吐に効果的な制吐薬を投与する。現在はこの方法がとられているため，以前に比べて急性の吐きけ・嘔吐の訴えは著しく減少している。しかし遅延性の吐きけにより食欲不振を訴え，食事摂取量が著しく低下する患者は多い。

看護援助としてはまず，患者が食べられそうなものを一緒にさがす❶。食欲不振により少量ずつしか摂取できないことが多いため，患者の好みを優先し，できるだけ栄養価の高いものを食べられるよう援助する。一般的には，消化管での停滞時間が短く，刺激が少なく，少量でも栄養価の高い果物，プリン，豆腐，市販の栄養補助食品などが適している。水分摂取を促す場合は，電解質バランスを保つためにスポーツドリンクが適していることを説明する。

また，においによる吐きけ・嘔吐の誘発を避けるため，食事はにおいができるだけ生じないように工夫する。さらに，音によって吐きけ・嘔吐が誘発されることもあるため，予防のために静かな落ち着いた環境を整える。予測性嘔吐の場合は，漸進的筋弛緩法❷やイメージ法❸などのリラクセーション法を用いて緊張を緩和するとよい。

また，嘔吐をした際には，吐物をすみやかに片づけ，口腔内を清潔にする。吐物は性状と量を確認してから廃棄する。

◆ 骨髄抑制

白血球減少に対する看護

化学療法においては，白血球とくに好中球の減少が問題となる。減少時期は，抗がん薬の種類・量・組み合わせによって異なるが，一般的に投与後 7～14 日で血球数が最低値になる。化学療法による骨髄抑制でよくみられる感染症として，上気道感染，尿路感染があげられる。感染すると，発熱，白血球の増加，CRP 値の上昇がみられる。これらに加えて上気道感染の場合には，咳嗽，喀痰，咽頭痛などの症状がみられる。また尿路感染の場合には，排尿時痛，頻尿，残尿感などの症状がみられるため，バイタルサイン測定とともに，予測される感染の症状の発現に注目する。患者自身は易感染状態にあるという自覚がないため，検査データを伝えて患者が自分の状態を適切に把握できるようにする。

白血球，とくに好中球数の減少がみられる場合は，外因性感染❹を予防するために，外出する際にはマスクを着用し，衛生学的手洗いと含嗽を徹底するように説明する。カテーテル類を取り扱う際には，清潔操作を徹底し，吸入器や加湿器に細菌が繁殖しないように定期的に清掃する。

内因性感染を予防するためには，身体の清潔に留意し，患者の状態に合わせて，入浴・シャワー浴，清拭，陰部洗浄などを行って皮膚を清潔に保つ。とくに口腔内は真菌などが繁殖しやすくなるため，口腔ケアを行って清潔を保持する。食欲不振で食事摂取ができない場合は，唾液の分泌が減少して口腔内の自浄作用が低下し，細菌が繁殖しやすくなるため，口腔ケアを怠らな

NOTE

❶施設によっては，化学療法の副作用や終末期などで食欲不振を訴える患者向けに，巻き寿司，ナポリタン，カレーライスなど，いくつかの通常とは異なるメニューが準備され，患者の好みに合わせて選択できるようにされているところもある。「アラカルト食」「お好みメニュー」「サポート食」など，施設によって名称はさまざまである。

❷漸進的筋弛緩法
両手，両腕，背中，肩というように，順番に身体各部の筋肉を繰り返し緊張させたり弛緩させたりして，心身をリラックスさせていくリラクセーション法の一種。

❸イメージ法
五感を用いたリラクセーション法の一種。目を閉じて心のなかで五感のうちの 1 つ，またはいくつかの感覚を手がかりにしてイメージを思い浮かべ，その内的イメージを体験することでリラックスする方法。

NOTE

❹外因性感染とは，外部環境から病原体が入ってくることで引きおこされる感染である。対して内因性感染は，体内にもとからいる常在菌によって引きおこされる感染である。

いようにする。また，肛門部の清潔が保たれないと，肛門周囲膿瘍をおこすことがあるため，肛門周囲の痛みの有無，発赤・腫脹の有無を観察する。

　白血球数が1,000/μL以下になった場合には，消化管からの感染を予防するため，細菌が繁殖しやすい生魚・生肉・生水，またカビの入ったチーズなどの食事は避け，できるだけ清潔な食品を調理後できる限り早く食べるように援助する。

▌赤血球減少に対する看護

　赤血球の寿命は120日であり，赤血球数の減少はゆるやかに出現する。赤血球数の減少に伴う貧血の徴候は，息切れ・動悸・全身倦怠感のように全身への酸素供給不足の症状としてみられる。歩行する際には，ふらついて転倒することがないよう看護師が付き添う。全身倦怠感がある場合には，安楽に過ごせるよう援助する。

▌血小板減少に対する看護

　血小板減少は，一般的に抗がん薬投与後7日ごろから出現し，14日ごろに最低値となる。血小板数の減少に伴う出血傾向の徴候としては，鼻出血や皮下出血，針穿刺部からの出血がみられる。患者は出血しやすく止血しにくい状態にあるため，採血の際には十分に圧迫止血を行う。また，皮下出血をさけるため，マンシェットを巻いて血圧測定を行う場合には，加圧を最小限にするよう配慮する。

　また，物理的な刺激による出血を予防するためには，①やわらかい毛の歯ブラシを使用する，②転倒・打撲により外傷をつくらない，③きつい衣類を着用しない，④鼻を強くかまない，⑤爪を短く切るなど，局所の刺激を避けるための患者指導や環境整備を行う。同時に，便秘による努責，強い咳など全身に力のかかることを避けるために，便秘・咳の予防を行う。痂皮（かひ）は無理に剝離（はくり）しないように注意する。

◆ 口腔粘膜炎（口内炎）

　抗がん薬投与による口腔粘膜炎は，粘膜上皮基底細胞内に発生した活性酸素によって細胞のDNA損傷や炎症性サイトカインの誘導がおこり，徐々に粘膜上皮が菲薄化することによって生じる。分子標的薬や免疫チェックポイント阻害薬による口腔粘膜炎の発生機序は，明らかにされていない。

　抗がん薬投与後7日程度で口腔内に疼痛を伴う潰瘍を生じ，10日前後でピークとなる。口腔内の清潔が保たれないことにより，潰瘍はさらに増悪する。増悪を予防するために，歯みがきや含嗽を励行して口腔内を清潔に保つ。歯ブラシの使用により疼痛が増強する場合は，スポンジブラシを使用する，含嗽をより頻繁に行うなど，患者と話し合いながら対処法を検討する。疼痛緩和の対策として，麻酔薬入りの含嗽薬や軟膏，被覆（ひふく）・保護材を使用すると，口腔内の清潔保持が容易になる。

　食事は口腔内の粘膜を刺激しないよう，かたくなく，温度・酸味・辛味などの刺激を避けた，患者の好みに合ったものを工夫する。

◆ 脱毛

　脱毛がおこることについては，化学療法開始前に患者に説明し，脱毛がおきた際に容姿をどのように補正するかを話し合っておく。医療用かつらを使用する場合には，化学療法開始前に作製しておく。また，長髪の患者や髪にこだわりのある患者の場合，髪が一気に大量に抜けると心理的ショックが大きくなるため，事前に髪を短くカットすることをすすめる。脱毛は一時的なものであり，発毛の目安は治療終了後3～6か月であることを伝えて，患者が必要以上に不安をいだくことがないように配慮する。

　脱毛は治療開始後10～12日ごろから始まるので，環境整備の際にはベッド周囲の飛散した毛髪をガムテープなどで除去し，できるだけ患者の目にふれることがないように配慮する。この時期は，とくに全身倦怠感を生じる時期でもあるため，環境整備は看護師が積極的に行うようにする。

◆ 末梢神経障害

　末梢神経障害は，一部の薬剤で特異的にみられる。原因は，主として薬物による神経細胞の軸索変性と考えられているが，薬剤によってメカニズムが異なるため，詳細は明らかになっていない。症状は薬剤の種類によって異なるが，おもなものは手指や下肢のしびれ感である。看護援助としては，症状改善のためにしびれている部分をあたためて循環を促し，しめつけるような靴下やきつめの靴は避けて症状の悪化を予防する。

　また，しびれ感に伴う感覚障害により，熱いものを入れた食器を落としたり，包丁などで手を切ったり，やけどしたりすることがないように注意を促す。さらに，下肢のしびれによる転倒にも注意が必要である。靴は踵（かかと）が低く，つま先と踵がおおわれている，足に合ったものを選ぶ。歩行時は手すりなどにつかまり，ゆっくり歩行するよう注意を促す。

　しびれが強い患者では，軽度の創傷に気づかない場合もあるため，患者自身がしびれている部位の観察を行うことを習慣化し，悪化する前に対処できるよう指導する。しびれが強いために日常生活に制限が生じる場合は，家族内の役割の調整などについて患者・家族と話し合う。

2 患者のアドヒアランスを高める援助

　化学療法が外来で実施されるようになってきていることから，看護は患者のセルフケアを支援することを目的として行う。そのためには，まず患者が，治療に対して主体的に参加しようという意識をもつような，アドヒアランス❶を高める援助が大切である。

▌第1段階──患者自身による副作用の評価

　まず，第1段階として，治療内容と副作用の理解を促し，副作用を患者自身で評価できるようにする。評価の視点は，抗がん薬の投与日から何日目にどのような副作用がどの程度の強さで出て，どのように変化し，何日ぐらい持続するのかということである。

NOTE

❶アドヒアランス

　療養行動に関して，患者が治療方針の決定に積極的に参加し，決定されたセルフケア行動を遂行することを重視した患者中心の考え方である。患者が医療者の指示に従うかどうかという，医療者中心のコンプライアンスとは対照的な考え方である。

抗がん薬によって出現する副作用や，副作用に伴う身体や生活上の変調は日々変化するため，経過記録用紙を用いて把握する。患者は繰り返し化学療法を受けるため，回を重ねるごとに自己評価ができるようになっていく。

▌第2段階──副作用に対する自己対処

第2段階は，副作用に対して自己対処できるようにすることである。まず副作用を最小限に抑えるために，化学療法開始前に体調を整えることが必要である。具体的な内容は，食事や水分を適度にとること，排泄を整えること，心身ともにリラックスすること，疲れないように活動を調整することなどである。また，内因性感染の予防のために，齲歯や痔核の治療をすませておくことも必要である。

治療が開始されたら，副作用による症状に対して患者が自己対処できるように，事前に対処法について説明する。白血球の減少に伴う易感染状態に対しては，マスクや手洗いなどで感染予防を行い，ガーデニングやペットの世話などの感染リスクの高い活動は控えるようにしてもらう。食事に関連することとしては，食べ物は加熱してから食べるようにすること，食器・食器洗いスポンジ・布巾はつねに清潔にするように指導する。また身体の清潔に心がけ，排泄時にはウォシュレットなどを用いて陰部を洗浄することなどを指導する。

血小板減少に伴う出血傾向に対しては，鼻を強くかまないようにし，やわらかい毛の歯ブラシを使用してもらう。また，活動中に打撲しないように注意を促す。

薬物によって副作用をコントロールする際には，経過記録用紙に薬剤名と用量，服用開始日，効果について記載しておく。効果がみられない場合には早めに医師に相談するなど，患者が医療従事者の支援を適切に得られるようにする。副作用による症状がみられる間は，患者はさまざまな不安をいだき，治療への意欲が低下することもある。看護師は，患者がいつでも相談できるような体制を整え，患者の気持ちを受けとめながら，前向きに治療を継続できるように支援する。

▌第3段階──自己対処に対する評価

第3段階は，治療が一段落し，副作用による症状が落ち着いた段階で，実施した自己対処について評価することである。経過記録用紙を用いて医療従事者とともに，適切であった対処法や修正が必要な対処法などについて話し合い，自己対処能力を高めていく。

3 曝露予防

多くの抗がん薬は，がん細胞を死滅させる一方で，正常細胞をも傷害することにより，変異原性や，催奇形性，発がん性があることが証明されている。これは患者のみならず，医療者や家族をも巻き込む課題である。

▌医療者が行う曝露予防

米国国立衛生研究所 National Institutes of Health（NIH）では，患者が抗がん薬投与を受けた2日間（尿中残留が48時間以上の抗がん薬投与の場合は投与後

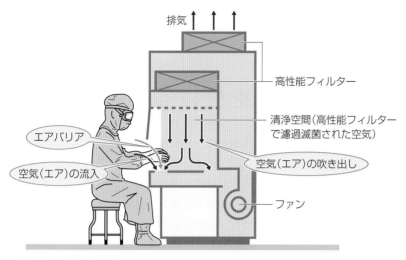

◎図6-9　安全キャビネット
抗がん薬の揮発やエアロゾルで汚染された空気が拡散しないように空気流を発生させ，調整者の安全をまもるしくみになっている。

7日間），患者の血液・尿・便・吐物を取り扱うすべての医療者・介護者は手袋・ガウン・マスクのほかにゴーグルをつけること，排泄物の処理を器具で行ったあとは，両手と使用した器具を洗浄剤と流水でよく洗うことを推奨している。

　医療者が抗がん薬を調製する際には帽子・マスク・ガウン・手袋を装着し，安全キャビネット内で正確かつ無菌的に行い，調合した抗がん薬は安全キャビネット内で保管する（◎図6-9）。調整・投与の際に閉鎖式薬物移送システム closed system drug transfer devioce（CSTD）❶を用いると，気化・エアロゾル化したものも含め，薬剤が外部にもれ出ることを予防でき，より安全である。抗がん薬が入っていた容器は，揮発予防のため密封廃棄する。

▮ 曝露予防のための患者教育

　抗がん薬の多くは投与量の約10%が投与後2日の間に尿中に排泄されるため，排泄物の処理については，患者への教育が必要である。教育内容としては次のような例があげられる。

- 排尿時は男性も便座に腰かけて行う。
- 尿がこぼれた場合はトイレットペーパーできれいにふき取ってトイレに流す。
- 使用後のトイレはふたをして水を流し，できるだけ2回流す。
- 出血したらトイレットペーパーできれいにふき取ってトイレに流す。
- トイレのあとや，血液が手に付着した場合は，石けんと流水で確実に手指を洗浄する。

　また，ストーマ用品やオムツの処理は，手袋を着用して行い，自宅で廃棄する際は二重にしたビニール袋に入れ，密閉して一般ごみとして出す。排泄物が皮膚についたら，ただちに流水と石けんで十分に洗い流し，付着部位に異常がみられたら，すぐに受診する。排泄物でよごれた洗濯物は，ほかの物

◻NOTE
❶閉鎖式薬物移送システム（CSTD）
　CSTDとは，抗がん薬の調整，運搬，投与，廃棄といった一連のプロセスにおいて，医療者の抗がん薬への曝露を予防するために開発された医療器具である。

と分別して直接洗濯機に入れ，通常の洗濯を2回行う。ただし汗の場合は，通常量であれば特別な対応は不要である。

C　栄養療法・食事療法を受ける患者の看護

　人間が食事から栄養を摂取することは，生命活動のエネルギーを生み出し，身体機能を維持するために不可欠である。栄養の摂取には，まず「食べる」という摂食行動が必要であり，この行動は，睡眠や排泄とともに人間の基本的欲求に位置づけられる食欲によって導かれる。そして，人間が摂取した食事を栄養素として体内に取り入れるためには，正常な消化・吸収機能が必要であり，エネルギーの蓄積や供給には，代謝機能が必要となる。消化器官は，この消化・吸収・代謝の中心的な役割を担っている。

　一方，日常生活のなかで「食べる」ということは，単に栄養を摂取するためだけではなく，楽しみや幸福感を味わったり，誰かと一緒に食事をすることによってコミュニケーションを円滑にしたりと文化的な意味を有し，社会生活を営むうえでも重要なことである。

1　栄養療法・食事療法の意義

　消化器疾患をもつ患者は，病気や治療のために吐きけ・嘔吐や腹部膨満感，消化管出血などの症状を伴う。食欲の低下や貧血症状，また栄養の摂取・消化・吸収の機能および代謝機能に障害をきたしていることにより，栄養状態が低下している場合がある。低栄養状態は，疾病の回復の遅延，免疫能の低下，骨格筋などの脆弱化につながり，感染症や褥瘡などの合併症の発生，創傷治癒の遅延，ひいては入院期間の延長や再入院，QOLの低下をまねくことがある。

　消化器疾患をもつ患者に対しては，外来受診時や入院直後の早い段階から栄養状態のアセスメント（栄養アセスメント）を行い，疾患の治療を促進し，手術前後の栄養状態を整えるために，患者の疾患や状態に応じた栄養療法・食事療法（●106ページ）を検討することが必要となる。

　しかし，治療のためであっても，栄養療法や食事療法の実施は，消化器疾患の患者にとっては，困難や苦痛を覚える場合もある。そのため，患者が栄養療法・食事療法を持続できるように支援することは，早期の疾病回復や消化器官の正常な機能の回復を促進するために重要である。

　看護師は，このような消化器疾患患者の栄養管理において，栄養状態のアセスメントによる栄養障害の有無や程度の判定，栄養状態にかかわる病状の観察，ほかの医療メンバーとの栄養療法・食事療法についての検討，栄養状態の経過のフォローアップ，栄養管理に関する患者への指導などの役割を担っている。

2　栄養スクリーニングと栄養アセスメント

栄養スクリーニングによる抽出

　近年，入院患者の低栄養状態が指摘されている。とくに消化器疾患を有する患者は，栄養を体内に取り込むための摂食・嚥下機能障害，消化・吸収機能障害，代謝障害などにより，入院前から低栄養状態である可能性が高い。

　このような，すでに低栄養状態にある患者やそのリスクが高い患者を，簡便な栄養スクリーニングの方法で抽出することができる。スクリーニングには，主観的包括的栄養評価 subjective global assessment（SGA）などの栄養状態をアセスメントするために開発された評価ツールを用いることが推奨されている（●表6-6）。

栄養アセスメント項目

　栄養スクリーニングで抽出された，低栄養のリスクが高い患者に対しては，血液検査を含むさらに客観的な指標となる項目を用いて栄養障害の種類や程度を判断する（●表6-7）。身体計測では，上腕筋周囲長 arm muscle circumfer-

●表6-6　主観的包括的栄養評価

A．病歴	1．体重の変化 過去6か月間の体重減少：　　　　　　kg 　　　　　　減少率： 過去2週間の変化：□増加　　□変化なし　　□減少
	2．平常時と比較した食物摂取の変化 □変化なし □変化あり：期間　　　　週　　　　　　日間 タイプ：不十分な固形食□　　完全液体食□ 　　　　低カロリー液体食□　　絶食□
	3．消化器症状 　（2週間以上継続しているもの） □なし　　□吐きけ　　□嘔吐　　□下痢　　□食欲不振
	4．身体機能 □機能不全なし 　機能不全あり：期間　　　　週　　　　月 　タイプ：□労働に制限あり 　　　　　□歩行可能 　　　　　□寝たきり
	5．疾患と栄養必要量の関係 初期診断：＿＿＿＿＿＿＿＿＿＿＿＿＿ 代謝要求/ストレス：□なし □軽度　　□中等度　　□高度
B．身体計測 各項目を次の尺度で評価すること： 0＝正常，1＋＝軽度，2＋＝中等度， 3＋＝高度	皮下脂肪の減少（三頭筋，胸部） 筋肉量の減少（大腿四頭筋，三角筋） 果部の浮腫＿＿＿＿＿＿ 仙骨部の浮腫＿＿＿＿＿＿ 腹水＿＿＿＿＿＿
C．主観的包括的評価	A□栄養状態良好 B□中等度の栄養不良（または栄養不良の疑い） C□高度の栄養不良

◎表6-7　栄養アセスメント項目

項目	具体例
病歴	現病歴，手術歴，内服薬，社会経済的状況など
栄養歴	食欲，食事内容，食事摂取量の変化，体重の変化，消化器症状，食物アレルギーなど
身体診察	浮腫，腹水，特定の栄養素欠乏に関連した所見(髪・顔色・眼・唇・歯・歯茎・皮膚・爪・筋肉・心音・血圧)など
身体計測	身長，体重，BMI，上腕周囲長(AC)，上腕三頭筋部皮下脂肪厚(TSF)，上腕筋周囲長(AMC)など
血液生化学検査	アルブミン(Alb)，短半減期タンパク質 rapid turnover protein(RTP：トランスフェリン，トランスサイレチン〔プレアルブミン〕，レチノール結合タンパク質)，肝機能検査，腎機能検査
身体機能評価	呼吸機能，嚥下機能，ADLなど
体組成の測定	生体電気インピーダンス法(BIA)・超音波法
安静時エネルギー消費量	間接熱量測定
骨量計測	骨密度測定(DEXA法)・低周波超音波法

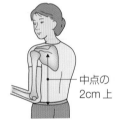

a.　計測点

中点の
2cm上

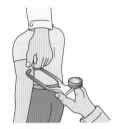

b.　上腕三頭筋部皮下脂肪厚
　　(TSF)

患者を座位にし，きき手と反対
側の上腕背部の中点において
2cm四方の皮膚と皮下脂肪をつ
まみ上げて，皮下脂計測器
(キャリパー)で測定する。

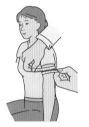

c.　上腕周囲長(AC)

肘をのばした状態で，TSFを測
定した部位に，皮膚を圧迫しな
いように巻尺を巻く。その長さ
が上腕周囲長(AC)となる。

◎図6-10　栄養アセスメントのための身体計測の方法
上腕筋周囲長は，AMC(cm)＝AC(cm)－0.314×TSF(mm)で算出される。

ence(AMC)を算出し，筋量をアセスメントする(◎図6-10)。栄養障害の種類・程度，栄養療法の適応を判断したり，すでに行われている栄養療法が適切か，また有効に実施されているかを判断したりするためには，これらの結果から総合的に栄養状態の評価を行うことが不可欠である。

3　栄養療法を受ける患者の支援

◆ 経管・経腸栄養法

　原則的には，消化管の消化吸収機能が保たれていれば，生理的な利点の観点から経口栄養法または経管・経腸栄養法が選択される。なんらかの原因でこれらが不可能な場合には経静脈栄養法が選択される。

　経管・経腸栄養法には，経路別に経鼻胃管栄養法と胃瘻(腸瘻)栄養法がある。胃瘻(腸瘻)栄養法の看護については，胃瘻・空腸瘻造設術の看護の項を参照されたい(○339ページ)。

　以下では経鼻胃管栄養法について記す。次の点に注意しながら実施する。

（1）経鼻胃管は，副鼻腔炎や中耳炎の併発を避けるため，5～12 Fr でできるだけ細く，やわらかい，ポリウレタンやシリコン製のカテーテルを用いる。

（2）経鼻胃管の挿入には，気管への誤挿入がないことを確認する。

（3）経鼻胃管留置によって，鼻翼や鼻中隔の潰瘍を生じることがあるため，チューブによる圧迫などに注意して固定する。

（4）経腸栄養剤を投与する前に，ほかのルートへの誤接続がないことを確認し，経鼻胃管の先端が胃内に留置されていることを確認する。

（5）胃内に正確に留置されているかの確認は X 線撮影が推奨されているが，通常は，心窩部に聴診器をあてながら，空気を注入してバブル音を確認したり，もしくは胃内容物を吸引して pH を確認したりする。

（6）栄養剤などの急速で多量な投与は，下痢の原因となるため，一定の速度で注入する。必要に応じて経管注入のためのポンプを使用する。

（7）投与時は，頭部を挙上し，誤嚥の予防に努める。

（8）経鼻胃管の閉塞を防ぐために，栄養剤投与後には，微温湯を 30 mL 程度注入する。

◆ 経静脈栄養法

　経静脈栄養は，経口摂取または経腸栄養が不可能であったり，または不十分であったりする場合に用いる。経静脈栄養法には，中心静脈栄養法(TPN)と末梢静脈栄養法(PPN)があり，長期にわたり静脈栄養の必要性が予測され，濃縮高張栄養剤を使用する場合には，TPN が選択される。

　TPN は，中心静脈カテーテルの挿入により，患者にとって計画的に栄養管理がなされるという利点がある一方で，患者は 24 時間つねに点滴に拘束された不自由な生活となり，さらにカテーテル関連血流感染などが発生する危険性を伴う。看護師は，持続点滴の実施による転倒などの事故防止のために療養環境を整え，あわせて感染防止にも努めなくてはならない。

　中心静脈カテーテルの挿入部位としては鎖骨下静脈が選択されることが多いが，内頸静脈や大腿静脈に挿入する場合もある。現在は，穿刺時の安全性から末梢挿入式中心静脈カテーテル peripherally inserted central catheter(PICC)の使用が推奨されている。

　中心静脈カテーテル挿入の際の留意点について以下に示す。

▮ 挿入前

（1）中心静脈カテーテルの挿入について医師から説明されており，患者が理解しているかを確認する。

（2）感染予防や事故防止のほか，患者の不安を軽減するためにも，点滴台の取り扱いや血糖の測定の必要性などについて説明をする。

(3)カテーテル挿入前に挿入部の皮膚を清潔にする。

挿入時

(1)中心静脈カテーテル挿入時は，高度バリアプレコーション❶により実施する。

(2)鎖骨下静脈を緊満させ，空気塞栓を予防するために，患者を仰臥位にして軽く頭低位とする。また，鎖骨と第1肋間を開いて穿刺しやすくするために，巻いたタオルを両肩甲骨間に置く。安静を保ち，不安を軽減できるように声かけをする。

(3)挿入部の消毒を行う。0.5% クロルヘキシジンアルコール，10% ポビドンヨードを用いる。

(4)挿入後は，気分不快や呼吸困難がないかを観察し，カテーテルの先端の位置と気胸の有無を確認するために胸部 X 線撮影を行う。

(5)カテーテル挿入部位の皮膚には，0.5% クロルヘキシジンアルコール，10% ポビドンヨード，ヨードチンキなどを用い，抗菌薬含有軟膏やポビドンヨードゲルは用いない。ドレッシングは滅菌されたガーゼ付きドレッシングやフィルム型ドレッシングを用いる。

挿入中の管理

挿入中の感染予防のために以下の点に注意して管理を行う。

(1)輸液ラインとカテーテルの接合部の消毒には消毒用エタノールを用いる。

(2)輸液ラインは，輸液ライン・インラインフィルター・側注用 Y 字管が組み込まれた一体型を使用する。輸液ラインは曜日を決めて週2回は定期的に交換する。感染防止のため三方活栓はできるだけ使用しない。

(3)カテーテル挿入部の発赤・圧痛・汚染などの観察や，挿入部の発赤，ドレッシング貼用部のかぶれや水疱の有無，はがれなどの観察を毎日行う。ドレッシングは，曜日を決めて1〜2回/週の頻度で交換する。

(4)感染防止のため，ヘパリンロック❷はできるだけ避ける。

(5)高カロリー輸液製剤の薬剤の混合は，クリーンベンチ内で無菌的に調剤したほうがよい。

(6)中心静脈栄養中の発熱や炎症所見の上昇は，カテーテル感染の可能性があるため，カテーテルを抜去し，先端の培養検査を行う。

中心静脈栄養投与中の管理

(1)患者おのおのの身体状態に応じたエネルギー量や，水分，電解質，アミノ酸量が検討されたうえで，中心静脈栄養の投与内容が決定される。

(2)中心静脈栄養の開始に際しては，必要量全量を投与すると糖質の急速な負荷によって，代謝障害をまねくことがあるため，血糖値や電解質の観察を行いながら，グルコース(ブドウ糖)濃度の低い製剤から徐々に高濃度な製剤へ変更していく。

(3)糖代謝異常の早期発見のため，導入後2〜3日は血糖値や尿糖を毎日確認する。

(4)中心静脈栄養の1時間の投与量は，1日必要量を24時間で割ったものである。投与には輸液ポンプを用いる。

NOTE

❶高度バリアプレコーション

カテーテル挿入時の高度バリアプレコーションとは，感染症を防ぐために清潔手袋，長袖の滅菌ガウン，マスク，帽子を着用し，清潔な穴空き覆布を使用してカテーテル挿入を行うことである。

NOTE

❷ヘパリンロック

血液がカテーテル内部に逆流して凝固し，閉塞することを防ぐために，ヘパリン入りの生理食塩水をカテーテル内に充填した状態でカテーテル付属の栓を閉めることをいう。

（5）中心静脈栄養からの離脱の際も導入のときと同様に，投与量を徐々に減らす。投与を急に中止すると，低血糖をまねくことがあるため注意する。

（6）ラインは患者の活動範囲に合わせた長さを考え，短いために引っぱられることや，長すぎて引っかかり転倒するなどの事故を避けられるような配慮をする。

（7）刺入部の固定について確認し，カテーテルに直接的な緊張がかからないよう工夫する。

4 食事療法を受ける患者の看護

　入院時食事療養費算定に関する基準では，食事を医療の一環として位置づけ，患者の病状に応じた栄養量を与えると同時に，食事の質の向上と患者サービスの改善を目ざすべきものであるとされている。

　これに基づく食事療法では，経口摂取が可能な患者の病状に応じて，一般食（普通食）もしくは治療食（特別食）が提供される。経口摂取による栄養補給方法は，腸管の消化・吸収機能を維持するとともに，消化管からのホルモン分泌も促すため，最も生理的である。一般食の食事では，「日本人の食事摂取基準」に基づき，適切なエネルギー量や栄養素が提供されている。治療食は，治療の手段として患者の病状に合わせて医師の発行する食事箋をもとに提供される。

　消化器疾患における患者の食事療法の目的は，消化・吸収機能障害や代謝障害による栄養状態，代謝異常を是正することと，原疾患に伴う合併症を予防することにある。食事療法を受ける患者の看護の具体的なプロセスを以下にあげる。

（1）栄養アセスメントに必要な情報収集を行う。

（2）栄養アセスメントに基づき，医師・栄養士とともに患者の栄養状態に応じた栄養管理計画を検討する。経口摂取が可能で，食事療法が選択された場合は以下を考慮する。

・疾患に適した治療食（●108ページ，表4-7）。

・消化器疾患の部位や病期，症状に応じたエネルギー量やタンパク質，脂質，炭水化物，ビタミン，ミネラルなどの1日に必要な摂取量

・患者の咀嚼・嚥下機能や消化・吸収機能，患者の嗜好，アレルギーなどを考慮した主食や副菜の形態

（3）消化器疾患の術後は，手術部位や術式，喪失した機能によって咀嚼・嚥下・消化・吸収などの機能回復や代償能力も異なるため，術後の回復に応じた食事形態を選択して段階的に常食に戻すように計画する。術式別の特別食食事形態の進行例を●表6-8に示す。

（4）患者に食事療法の必要性と提供される食事内容について説明する。

（5）食事療法で治療食が提供されている場合，患者が食事によって，過不足なく必要な栄養素を摂取できているかどうかを，毎食の食事摂取量から確認し，不十分な摂取量の場合には，嗜好調査などにより摂取量を確保できるように支援する。

◉表6-8　術式別の特別食食事形態の進行例

術式	当日	1日目	2日目	3日目	4日目	5日目	6日目	7日目
幽門側胃切除術			水分	流動食	三分がゆ食	五分がゆ食	全がゆ食	常食
腹腔鏡下胆嚢摘出術		朝：水分 昼：全がゆ食 夕：常食						
虫垂切除術		水分	朝：流動食 昼：三分がゆ食 夕：五分がゆ食	朝：七分がゆ食 昼：全がゆ食 夕：常食				
鼠径部ヘルニアに対する手術	水分	常食						
大腸切除術		水分	水分	易消化食五分がゆ食	易消化食七分がゆ食	易消化食全がゆ食	易消化食常食	
腹会陰式直腸切断術			水分	水分	易消化食五分がゆ食	易消化食全がゆ食	易消化食常食	

5　食事指導を受ける患者の支援

　食事指導は，患者が退院後の療養生活で，適切な栄養状態を維持できるように，患者および療養を支援する家族が，栄養についての知識を得て，食事の献立内容や調理方法，食事摂取の方法などについて学習することを目的として行われる。食事指導を通して，患者やその家族が，退院後の食事に関する不安が軽減でき，適切な食事摂取行動がとれることを目標とする。

▌退院前の食事のために必要な情報

(1) 病状の経過と患者の身体状況：病名，既往歴，手術名，臨床検査データ，投与薬剤，指示されている治療食，身長，体重など
(2) 生活に関する情報：職業，運動，家族構成，日常生活のパターン，宗教など
(3) 食生活に関する情報：おもな調理者，嗜好，間食の程度，外食頻度，味つけの好み，食事療法の経験，飲酒，食欲，排便・排尿の状態など

▌食事指導の実際

　食事指導は退院前にのみ行われるものではなく，入院中から継続して行われる。たとえば，食事療法が開始されるときや，患者に食事を配膳するときなどである。そのつど，栄養や食事内容，食事摂取の方法について説明をすることが大切である。

　食事指導の内容は，疾患や手術などによって異なってくる。それぞれの疾患や術後に必要な栄養素や避けたほうがよい食品，調理方法や食事摂取時の注意点などのポイントを押さえ，患者が理解しやすいパンフレットやフードモデル（食品模型）を使用して具体的に指導する。

　また，専門的な栄養指導や食事指導が必要な場合には，栄養士と連携をと

り，患者の情報を提供するとともに，栄養士が実施した栄養指導や食事指導
を患者がどの程度理解しているかの把握に努める。

D　手術療法を受ける患者の看護

消化器系は，食事の摂取や，消化・吸収，代謝，排泄といったさまざまな
機能を果たしている。消化器の手術は，腫瘍・穿孔・閉塞(狭窄)・出血・炎
症などに対して行われる。手術部位や疾患の状況，術式，患者の手術前の身
体状態などによって，手術侵襲の大きさや手術後の状況はさまざまである。

1　内視鏡手術を受ける患者の看護

内視鏡手術には胸腔鏡手術と腹腔鏡手術などがあり，消化器系の場合は，
リンパ節転移の可能性がほとんどない食道・胃・十二指腸・大腸・肝臓のが
ん，および食道裂孔ヘルニア，胆石，虫垂炎，消化管の癒着などに対して行
われる。

腹腔鏡手術は，手術後の回復が早く，入院期間は胃切除術や大腸切除術で
あれば術後約 10〜14 日，胆囊摘出術や虫垂切除術であれば術後約 3〜4 日と
短縮でき，医療費の削減にもつながることから，積極的に行われている。と
くに消化管がんの手術では，より低侵襲を目ざして新たな術式が開発されて
いる。

一般に腹腔鏡手術は，腹腔の数か所に 1〜5 cm 程度の小開腹を行い，内
視鏡や鉗子などの機器を挿入し，気腹法または腹壁つり上げ法によって手術
野を確保したうえで，腹腔鏡画像をテレビモニターで見ながら行うものであ
る。術式には，体内手術法と体外手術法とがある。体内手術法は，腹腔鏡を
用いてすべての手術操作を体内で行うものである。体外手術法は腹腔鏡補助
下手術ともいい，腹腔鏡で剝離や切開を行い，体外で切除や吻合を行うもの
である。

腹腔鏡手術は，創部が小さいために美容的にすぐれており，術後疼痛が少
なく，感染の危険性が少ない。さらに手術後の腹腔内癒着を生じにくいなど
の利点がある。しかし一方で，機器の刺入に伴う臓器損傷の危険性，および
二酸化炭素で気腹を行うことによる生理的機能への影響がある。手術時間の
延長や，合併症の発生，高度な炎症・癒着などによって手術中に開腹手術に
変更となる場合もある。

1　手術前の看護

◆ 外来で行われる準備

通常，手術予定日の前日に入院となるため，術前検査や手術に関する説明
はクリニカルパスなどを用いて外来で行われる。術前検査は全身麻酔の際に

必要となる術前一般検査（血液一般検査・血液生化学検査・血液凝固機能検査・心電図検査・胸部X線検査，呼吸機能検査など）と，術式を検討するための検査（CT，MRIなど）が行われる。

◆ 入院後の術前説明

患者は手術前日に入院することが多い。入院当日の病棟オリエンテーションの際に，病棟の構造や日課の説明を行って病棟の環境に慣れてもらうように援助する。また，外来で行われた術前オリエンテーションの内容についての理解度も確認し，必要があれば再度説明をして理解をはかる。そのほか，外科医による診察と手術の説明，および麻酔科医による問診と麻酔の説明，手術室看護師による術前訪問，就寝前の下剤と睡眠薬の投与が行われる。

このように，手術前日に入院してきた患者は，短時間のうちに入院環境に慣れ，手術までに行われる検査・処置の必要性を理解しなければならない。深呼吸の練習，呼吸訓練，痛みを想定した動き方の練習などの術後合併症予防のための訓練や，手術に向けての処置もあるため，説明の際には視覚的な資料を使うなど，患者が理解しやすいように工夫する。また看護師には，手術前の援助を行いながら患者との信頼関係を構築し，患者の心理状態を把握することが求められる。

◆ 薬剤の調整

糖尿病に罹患している患者は手術後に高血糖になり，縫合不全をおこす危険性があるため，術前から食事療法とインスリン注射により血糖コントロールを行う。そのほか，既往疾患の治療のために以下のような薬剤を服用している場合は，手術そのものや術後経過に影響するため，手術前に休薬となる。

（1）術後出血のリスクを高める抗血小板薬や抗凝固薬

---

column　ERAS

2010年代以降，多くの施設が周手術期管理にERAS（enhanced recovery after surgery，イーラス）を採用している。ERASとは手術後回復力強化プログラムのことで，2005年に北欧で発表された。エビデンスに基づいたプロトコルで周手術期管理を行うことにより，患者の身体的・心理的負担を軽減し，手術後の順調な回復促進を目的としたものである。推奨されている事項でおもに看護にかかわる概要は以下のとおりである。
- 手術前：手術前4週間以上の禁酒・禁煙，患者の心理的負担軽減を目的とした手術前のカウンセリングと十分な説明，最低限の腸管前処置，手術前絶飲食時間の短縮など
- 手術中：心不全や肺水腫の予防を目的とした輸液量の制限，心血管系合併症・出血量増加・術後感染症予防を目的とした適切な体温保持など
- 手術後：チューブ・ドレーン類の早期抜去，硬膜外麻酔による十分な疼痛コントロール，早期離床の促進など

（2）深部静脈血栓症のリスクを高める性ホルモン製剤や骨粗鬆症治療薬
（3）手術中の循環動態に影響する降圧薬を服用している場合

◆ 身体の準備

▌腸管の浄化

手術部位感染 surgical site infection（SSI）の原因は，手術中に開放された消化管の常在菌と皮膚の常在菌による術野の汚染であるといわれている。消化管手術の場合，手術中に消化管を開放することは必須であり，手術前に腸管の浄化をはかることは，手術操作の円滑化と感染予防の観点からきわめて重要である。

米国疾病管理予防センター Centers for disease control and prevention（CDC）の手術創分類❶では，消化器系手術は準清潔手術に位置づけられており，腸管の内容を空にして，生息している微生物の量を減らすために手術前日から非吸収性の抗菌薬を経口分割投与し，浣腸の実施と下剤の投与を行うことが必要とされている。下部消化管の場合には糞便や腸内細菌が多いので，手術の3～4日前から低残渣食とし，経口腸管洗浄剤を用いて大腸の浄化を行う。

手術直前には経鼻胃管を挿入する。患者の苦痛を避けるために，麻酔導入後に挿入されることも多い。

▌皮膚の清潔

皮膚を清潔にし，細菌を減少させるために，前日に入浴を行う。入浴が困難な場合には，清拭を行う。CDC のガイドラインでは，手術前夜にグルコン酸クロルヘキシジンなどの消毒薬を用いたシャワーや入浴を行うことが推奨されている。また同ガイドラインでは，手術前の剃毛は細菌巣になる微細な切創をつくり，感染症の発生率が高まるため，手術部位の体毛が手術の支障とならない限り行わないことも推奨されている。

▌絶飲食

食事は手術の12時間前，水分は6時間前より禁止となる。

◆ 不安の緩和

腹腔鏡手術は低侵襲で術後疼痛が少ないといっても，患者にとっては手術を受けることにかわりがない。

患者の手術に対する認識は，原因疾患，手術にいたる経過，手術を行う部位，手術によって治癒が可能か否か，手術によってどのような外見上・生活上の変化があるか，家族や身近な人々からどのような支援が得られるか，などの要因によってさまざまである。また患者の年齢，過去の手術の経験，情緒的成熟度，ストレスへの対処能力，病気や手術に関する認識や理解の程度，医療従事者との関係などによっても，手術の受けとめ方は異なる。看護師は，このような要因をアセスメントし，患者がどのような心理状態にあるかを把握し，感情表出を促して受容的にかかわる必要がある。

手術や麻酔に関する不安に対しては術前オリエンテーションを行い，手術前に行う準備，手術中の麻酔の種類と患者がおかれる状況，手術前後の消化

NOTE
❶CDC の手術創分類
クラスⅠ（清潔），クラスⅡ（準清潔），クラスⅢ（汚染），クラスⅣ（汚染・感染）の4つに分類されている。

管の変化，手術創部・ドレーンの挿入部位などの手術後の状態，食事開始の時期なども含めた手術後の経過，疼痛管理の方法について，クリニカルパスやパンフレットを用いてわかりやすく説明する。麻酔については，前日に麻酔科医の訪問があるので，自由に質問してよいことを伝える。

2 手術後の看護

◆ 全身状態の観察

　手術直後はまだ麻酔から十分に覚醒していないので，覚醒状態を確認するために意識レベルを経時的に観察する。意識レベルを測定するためのスケールとしては，ジャパン−コーマ−スケール（JCS，3-3-9度方式）やグラスゴー−コーマ−スケール（GCS）がある。また呼吸器合併症の予防，および酸素化と換気を促進するため，体位はセミファウラー位とし，バイタルサインの測定のたびに深呼吸を促すようにする。

　生体は外科的侵襲を受けると，恒常性を保とうとして非特異的な神経内分泌反応とサイトカイン誘発反応を示す。これに伴って手術直後には，血圧上昇や，尿量減少，基礎代謝率の上昇に伴う発熱，血糖上昇などの反応がみられる。また手術中に投与された薬物の影響や出血などによって，とくに手術後24時間は循環動態が不安定である。

　このような手術後の状態に対して，水・電解質バランスを正常に保つことを目的として輸液管理が行われる。また呼吸器系は，ガス交換が正常に行われ，低酸素症をおこさないこと，および呼吸器合併症を予防・早期発見することを目的とした管理が行われる。呼吸機能・循環動態を経時的に把握し，異常を早期発見することが重要である。

● **呼吸状態**　呼吸状態を把握するためには，呼吸のリズムの観察，呼吸音および異常呼吸音（副雑音）の有無の聴診，パルスオキシメーターを用いた酸素飽和度のモニタリングを行い，気道分泌物がある場合には喀出を促して量・性状を観察する。下葉は無気肺が最も発生しやすいため，呼吸音の聴診を行う際には，前胸部からの聴診だけでなく，背部からの聴診を怠ってはならない。

● **循環動態**　循環動態を把握するためには心電図のモニタリングを行い，経時的に血圧・脈拍数の測定，水分出納バランスの観察を行う。内視鏡手術では手術中に二酸化炭素を腹腔内に注入する気腹❶を行うため，その影響で迷走神経などの交感神経に興奮が生じると，不整脈が出現することがあるため注意する。

● **尿量**　急性腎不全を予防するためには，毎時1 mL/kgの尿量を維持することを目標とする。尿量が少ない場合には，可能であれば輸液の滴下速度を調整して様子をみるが，滴下速度が指示されている場合や循環器系の疾患が既往にある場合などは医師に相談する。

● **血圧**　血圧は，外科的侵襲に対する生体反応として生理的に上昇するが，そのほかにも疼痛がコントロールされていない場合や，疼痛によって呼吸が

□ NOTE
❶気腹
　内視鏡手術では，術野を見やすくするために，気腹装置を用いて一定圧の二酸化炭素を腹腔内に供給し，腹腔をふくらませる。手術中は，二酸化炭素によって静脈性の出血が抑えられるメリットがある。

抑制されて低酸素血症になっている場合，バルーンカテーテルの屈曲や閉塞のために膀胱に尿がたまっている場合などにも上昇するので，原因を明らかにして対処する。また，ドレーンからの排液に出血が確認される場合や，腹腔内で出血している場合は，循環血液量の低下に伴って血圧が低下するので注意を要する。

◆ 術式による影響と対処

手術中に気腹操作によって二酸化炭素を多量に腹腔内に注入した場合は，手術後に動脈血二酸化炭素分圧（$Paco_2$）が上昇することがあるので，深呼吸を十分に行うように促す。また，二酸化炭素を多量に注入した結果として腹腔内臓器が冷却されて低体温になるため，電気毛布や温罨法，室温の調整によって保温する。

腹腔鏡手術はテレビモニター上で手術野を見ながら手術操作をするため，直視下で手術操作を行う開腹手術に比べて視野がわるく，操作が制限される。そのため，周辺の臓器を損傷する危険性がある。臓器損傷があれば腹腔内出血がおこり，腹部膨満や血圧の低下，頻脈などがみられる。また，ドレーンからの排液に血液や胆汁が混入・混濁し，臭気などがみられる。このような徴候がみられたら，すぐに医師に報告して対処する。

◆ 疼痛の緩和

創部は，1 cm 程度のものが3〜4か所にみられる。また，手術中に体外法で操作を行った場合には，そのための創部がある。生体に侵襲が加わることは開腹手術とかわりがなく，組織の切開や機械的操作によって発痛物質が産生・遊離するため，麻酔覚醒後から手術後48時間は持続的な痛みがある。

創部痛に対しては，硬膜外チューブから持続的に鎮痛薬を投与する。創部痛が術後の回復にもたらす影響および疼痛コントロールについては，「開腹手術を受ける患者の看護」の項で詳述する（○330ページ）。

内視鏡手術では，気腹操作の合併症として肩の痛みが出現する場合がある。これは二酸化炭素が腹腔内に残存し，横隔膜を支配する横隔神経を刺激するためにおこるもので，手術後2〜3日にかけて徐々に軽減する。患者には手術前に情報を提供して必要以上に不安をいだかないように援助し，鎮痛薬の投与と湿布薬の貼布を行って除痛をはかる。

◆ 術後合併症の予防・早期発見

術後合併症としては，開腹手術よりもさらに術後出血をおこす可能性が高い。また腸管の手術であれば，縫合不全・腸閉塞・創部感染をおこすことがある。これらの術後合併症の予防・早期発見の方法については，「開腹手術を受ける患者の看護」の項で詳述する（○330ページ）。

◆ 下肢深部静脈血栓症・肺塞栓症の予防

下肢深部静脈血栓症は，気腹により腹腔内圧が上昇し，それに伴って下大

静脈の圧迫がおこり，下肢静脈がうっ血して血栓が形成されることによって発生する。この血栓が心臓を介して肺に達すると，肺塞栓症をおこす可能性がある。そのため手術直前から弾性ストッキングの着用や，間欠的下肢圧迫装置の装着などによって予防する。手術後は頻繁の体位変換，下肢の自動運動，早期離床などを行う。

◆ 退院指導

腹腔鏡手術では，入院期間が短いため，抜糸は退院後に外来ですませる場合もある。このような場合には創部に対する消毒の必要性はないが，滲出液がみられたり，創部痛が出現したりするようであれば市販の消毒液で消毒してガーゼなどで保護し，受診をするように説明する。抜糸がされなくてもシャワー浴は可能であるが，創部を強くこすらないことを説明する。抜糸がすめば入浴は可能である。そのほかの食事や排泄に関する指導内容は，開腹手術の場合と同様である。

２ 開腹手術を受ける患者の看護

消化器疾患患者は，手術前から吐きけ・嘔吐，嚥下困難，腹痛，排泄障害などさまざまな症状による苦痛をかかえている。食べられないことによって低栄養や水・電解質異常，貧血の状態にあり，手術のリスクが高い場合がある。出血や穿孔に伴って緊急手術になる場合は，生命の危機的状況にあるなかで手術を受けることになり，患者・家族の不安は非常に大きい。

手術前の看護は，このような患者の状況をふまえ，不快な症状の改善に努め，低栄養や貧血を改善し，患者・家族の不安を緩和して，最良の状態で手術にのぞめるようにする。

手術後は，創部痛や手術に伴う不快症状を緩和し，合併症を予防・早期発見して順調に回復できるように援助する。また回復期は，患者が手術による身体の形態・機能的変化を受けとめ，それらの変化に合わせて生活を再調整すること，合併症がおこらないように日常生活の管理を患者が主体的に行えるようにすること，さらに治療を継続し，緊急時には適切に対処できるように援助することが重要である。

1 手術前の看護

◆ 症状の緩和

消化器疾患の患者に多くみられる症状は，食欲不振や，吐きけ・嘔吐，腹部膨満感などである。食欲不振や吐きけ・嘔吐がある場合には，無理に食事摂取をすすめてはならない。腹部を圧迫しないように寝衣を調節し，掛け物はタオルケットや綿毛布など軽い素材のものにする。そして腹壁の緊張をやわらげるために膝を曲げるようにする。その際は安楽に配慮し，膝下に枕を差し入れるなどの工夫をする。

室内のにおいが吐きけ・嘔吐を誘発する場合もあるため，換気をこまめに行う。嘔吐した場合には，吐物の観察を行ったのち，すみやかに処理し，レモン水などによる含嗽で口腔内をさっぱりさせる。

◆ 全身状態の改善

食欲不振や吐きけ・嘔吐などの症状が続くと，低栄養，水・電解質異常，貧血をおこす場合がある。これらの症状が改善されないと，手術後の感染症や合併症の発症率が高くなるため，手術前に改善を目的とした治療が行われる。とくに高齢者や進行がん患者のように筋肉量❶が低下している場合は，手術侵襲によって生体でタンパク質の異化がおこると，術後にサルコペニアやフレイルに陥り，重症の術後合併症を発症するリスクが高まることが問題視されている。

栄養状態の評価を行い，必要と判断された場合は，手術前に経腸栄養や中心静脈栄養などによる栄養補給が行われる。手術前の入院日数が短縮しており，入院してから手術までの間に十分な栄養改善が期待できないことが多いため，手術日が決まったら外来で栄養改善が開始される施設もある。水・電解質異常の場合には，輸液で補正される。手術前のヘモグロビン濃度およびヘマトクリット値が低い場合には，輸血が行われることがある。

NOTE
❶除脂肪体重によって評価する。

◆ 薬剤の調整

患者が罹患している慢性病や服用している薬剤が手術中の循環動態に影響を及ぼしたり，術後合併症のリスクを高めたりすることがある。「内視鏡手術を受ける患者の看護」の項で述べた内容と同様の確認が必要である（○326ページ）。

◆ 不安の緩和

不安の緩和のための基本的な援助は，内視鏡手術の場合と同様である。内視鏡手術が比較的早期のがんに対して行われるのに対し，開腹手術は明らかにリンパ節転移がある場合など，病状が進んでいる場合も少なくない。がんを告知をされて混乱している患者が，医師の説明した内容を正しく理解しているとは限らない。医師が説明した内容と患者が理解している内容を確認し，ズレが生じているようであれば，看護師がわかりやすく説明し，場合によっては再度医師に説明をしてもらう必要がある。また，医療チーム内で医師の説明内容を共有し，患者への態度を統一しておくことも重要である。

消化器系の手術では，外見上の変化はなくても，消化器の形態・機能的な変化があるため，手術後に合併症がおこる可能性がある。また，日常生活の再調整が必要な場合もあり，一概に手術を受けたらもとの元気な状態に戻れるとはいえない。さらに，ストーマ造設術のようにボディイメージの変化を迫られる手術もある。このような術後の状態を患者が理解していないと，術後に回復に向けた主体的な取り組みができなくなる危険性がある。したがって手術前に，患者が手術によってもたらされる身体の変化や生活の変化を理

解し，納得して手術を受けられるように援助することが大切である。

◆ 身体の準備

　消化管の準備，皮膚の清潔については「内視鏡手術を受ける患者の看護」の項で述べた（●327ページ）。絶飲食に関しては，食事は手術の12時間前，水分は6時間前より禁止となることは内視鏡手術と同様である。低栄養のために中心静脈栄養を行っている場合は，医師の指示により濃度を下げ，投与速度を遅くして継続する。

◆ 手術後の合併症の予防

　手術後の呼吸器合併症を予防するために，創があることを想定した呼吸練習や，インセンティブ-スパイロメトリー（トライボール，トリフロー，インスピレックスなど）を利用した呼吸理学療法を行う。また，喫煙者には禁煙の必要性を説明し，実施してもらう。術後腸閉塞の予防のためには，早期離床の意義と方法を説明し，理解を促す。

2　手術後の看護

◆ 全身状態の観察

　内視鏡手術の場合と同様である（●328ページ）。

◆ チューブ・ドレーン類の管理

▌経鼻胃管
　消化管の手術では，消化管内の減圧，吻合部出血のモニタリングなどを目的として経鼻胃管が挿入される。手術後24時間は出血の有無と量を観察し，鮮紅色の血液が多量にみられる場合には医師に報告する。手術後2日目以降も継続して排液の量・性状を観察する。排液の性状は，通常は漿液性で淡黄色である。排液量は消化管の蠕動運動が回復すれば徐々に減少するが，逆に蠕動運動が回復せずうっ滞がある場合には多くなる。

　経鼻胃管挿入中は，挿入されている長さを確認し，管の屈曲や閉塞の有無を観察し，適宜，手指およびローラー鉗子などでミルキング❶を行って効果的にドレナージが行われるよう管理する。また，管固定部位の皮膚に発赤が生じたり潰瘍を形成したりしないよう，毎日固定部位を変更する。

▌腹腔ドレーン
　手術後に挿入される腹腔ドレーンは，広範囲のリンパ郭清により手術後に大量の滲出液の貯留が予測される場合や，縫合不全・術後出血・胆汁漏出などの危険がある場合，手術により腹腔内に大きな死腔ができた場合などに挿入される予防的ドレーンである。モリソン窩やウィンスロー孔，左右の横隔膜下腔，直腸子宮（膀胱）窩などの，体液が貯留しやすい部位に挿入される（●図6-11）。しかし，最近では手術部位の炎症を強め，感染の危険性を増すこと，手術後にドレナージが必要となった場合にCTや超音波ガイド下で経

□NOTE
❶ミルキング
　ドレーンのミルキングとは，機械的にドレーン内にたまっている排液の流出を促すことで，挿入されている側（体側）からドレーンバッグ側に向けて（排液の流れに沿って）ドレーンを手でもんだり，専用のローラーを用いたりする。
　ミルキングを行うことにより，ドレーン留置部に多少の圧がかかるため，膵管チューブのようにドレーン留置部への加圧を避けなければならない場合は，ミルキングの実施の可否について医師に確認する。

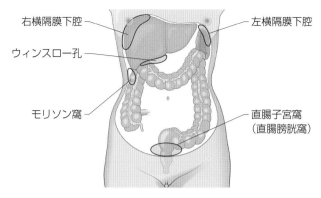

右横隔膜下腔

左横隔膜下腔

ウィンスロー孔

モリソン窩

直腸子宮窩
（直腸膀胱窩）

◉図 6-11　腹腔ドレーンの挿入部位

皮的ドレナージが安全に行えるようになったことなどの理由から，ドレーンを挿入しない傾向にある。

　腹腔ドレーン挿入中は，挿入目的と挿入部位を把握したうえで，排液の量・性状を観察する。またドレーンが効果的に機能するように，屈曲やたるみの有無を確認し，適宜ミルキングを行って閉塞を予防する。誤抜去を予防するためには，チューブの 2 か所を粘着性の高いテープでしっかりと皮膚に固定し，患者の行動を妨げない位置に配置する。患者が離床するようになったら，ベッドの乗り降りする側にまとめ，四肢にからまないようにする。

　また，ドレーンが感染源になる可能性があるため，感染予防に努めることも重要である。感染を予防するためには，排液バッグをドレーン挿入部位より高く上げないようにして排液の逆流を予防すること，移動の際には鉗子でドレーンをクランプし，移動後は鉗子を外すことを徹底して行う。またドレーン挿入部の消毒を行う際には，石けんと流水で手洗いをし，ディスポーザブルの手袋を装着して清潔操作で行う。ドレーン挿入部の炎症反応である発赤やびらん，滲出液の有無を同時に観察し，感染を早期発見することも重要である。

◆ 疼痛の緩和

　創部痛は組織の切開や機械的操作によってヒスタミン・セロトニン・プロスタグランジンなどの発痛物質が産生・遊離されることによって生じるもので，麻酔覚醒後から生じ，手術後 36〜48 時間で消失するといわれている。しかし術後疼痛は，創部痛だけでなく，手術中の体位・手術後の同一体位による痛み，ドレーン・チューブ類の挿入に伴う痛みによる複合痛であるため，手術後 48 時間経過すると完全に消失するというものではなく，時間的経過とともに徐々に緩和するものである。

　疼痛は患者の主観的な体験であり，過去の痛みの体験や社会・文化的背景などの要因によって感じ方はさまざまである。したがって，疼痛の有無や程度を医療従事者の思い込みで判断することは危険であり，「鎮痛薬を使っているのだから痛くないはず」などというような決めつけた見方は避けなけれ

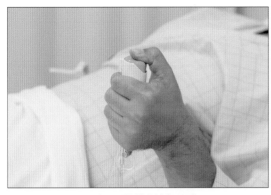

a. 自己調節鎮痛法（PCA）

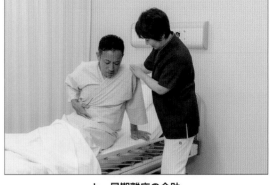

b. 早期離床の介助

◎**図6-12　開腹手術後の患者の疼痛への看護**

MOVIE

ばならない。

　疼痛は患者にとって精神的ストレスになるばかりでなく，呼吸を抑制し，血圧を上昇させ，消化管の運動を抑制するなど，手術後の回復を遅延させるので，鎮痛薬を持続的に用いてコントロールする必要がある。そのため，開腹手術の場合には自己調節鎮痛法 patient controlled analgesia（PCA）が行われる（◎図6-12-a）。

● **PCA**　PCA は，手術室で挿入される硬膜外チューブに PCA ポンプを装着し，鎮痛薬を持続的に注入すると同時に，患者が自分の意思でボタンを押したときに，あらかじめ設定された量の鎮痛薬が投与（ボーラス投与）されるというものである。頻回にボタンを押すと過剰投与になる危険性があるため，一定時間が経過しないと鎮痛薬が投与されないようにロックアウト時間が設定されている。ボーラス投与は，疼痛の経時的変化を把握したうえで疼痛が強くなる前に投与する，事前に投与して鎮痛薬の最高血中濃度到達時間（t_{max}）に合わせて離床を促すなど，患者と話し合って計画的に用いるとよい。

　鎮痛薬の効果的な投与に加えて，疼痛の部位・強さ・性質・経時的変化などについてアセスメントし，リラクセーションや安楽な体位の工夫なども同時に行う。

◆ 早期離床

　手術後，早期から離床することによって術後腸閉塞や呼吸器合併症などを予防することができる。しかし，この時期にはドレーン類が挿入されており，疼痛があるため，離床するにあたっては強い不安と苦痛を伴う。したがって，手術前から早期離床の利点を説明して理解を促すことが大切である。

　離床を促す際には，まずドレーン類を離床しやすいように整理し，痛みがある場合には事前に鎮痛薬を投与して痛みを緩和する。バイタルサインを測定して循環動態が落ち着いていることが確認できたら，起立性低血圧を予防するために，はじめはセミファウラー位にし，この状態でバイタルサインに

変化がなく，冷汗やめまいなどの症状がなければファウラー位にする。このようにして段階的にからだを起こしていく（◎図6-12-b）。歩行する際には看護師が付き添って安心感を与えるとともに，患者の努力を認め，評価していることを伝え，自己効力を高めることが大切である。

◆ 腸管運動の回復

　手術直後の腸管は，手術による機械的刺激と麻酔の影響により，運動麻痺の状態であるが，これは一過性のものである。徐々に回復して手術から48〜72時間後には腸蠕動運動がみられ，排ガスを確認することができる。腸管麻痺が遷延すると麻痺性イレウスとなり，腸蠕動運動と排ガスの停止，腹部膨満感などが出現する。イレウスを予防し，回復を促進するためには前述のように早期離床をすすめる必要がある。

◆ 合併症の予防・早期発見

　消化器系手術の術後合併症には，術後出血，無気肺・肺炎などの呼吸器合併症，縫合不全，腸閉塞などがあり，それぞれに好発する時期がある。合併症を予防・早期発見するためには，好発時期を把握しておく必要がある（◎表6-9）。

▌術後出血

　術後出血は手術直後から2日までに，手術操作が原因となっておこる可能性がある。また出血性素因のある患者や，抗凝固薬を常用している患者におこりやすい。ドレーンや胃管からの排液の量・性状を経時的に観察するとともに，血圧低下や頻脈の出現，チアノーゼ，末梢の冷感の有無を観察して早期発見に努め，術後出血をみとめたらすみやかに医師に報告する。

▌無気肺・肺炎

　麻酔や鎮痛薬により呼吸運動が抑制されると，換気と血流比の不均衡が生じて低酸素血症をきたす。また創部痛により，痰の喀出が十分にできないと，痰が気道に蓄積して気道閉塞を引きおこす。その結果，肺胞が虚脱して無気肺になる。無気肺の症状としては，患側の呼吸音の減弱・消失，酸素飽和度の低下などがみられる。呼吸数や心拍数の増加がみられる場合もある。

◎表6-9　術後合併症の出現時期の目安

術後合併症	出現時期の目安
術後出血	手術直後〜2日目ごろ
無気肺・肺炎	手術直後〜3日目ごろ 手術後4日目以降は無気肺が肺炎に移行する可能性が高まる
手術部位感染	手術後3〜4日目以降
縫合不全	手術後5〜10日目ごろ
術後腸閉塞	手術後4日目以降
深部静脈血栓症	手術中〜歩行開始まで

注）出現時期は患者特性や術式などにより多少前後する。

　無気肺部位には細菌が繁殖しやすいため，無気肺が改善しないと，結果として肺炎になる。手術後72時間以上経過してから38℃以上の発熱，あらい断続性副雑音（水泡音），低調性連続性副雑音（いびき音），痰黄色の痰の喀出がみられる場合には肺炎を疑う。

　無気肺・肺炎を予防するためには，手術前に呼吸訓練や，インセンティブ－スパイロメトリーを利用した呼吸理学療法を行い，術後に継続して実施することを奨励する。また手術後には，疼痛コントロールを行うことによって呼吸や排痰行動を促すこと，ネブライザーや含嗽によって気道内を加湿して排痰しやすくすること，呼吸訓練と呼吸理学療法を継続的に実施することによって無気肺と肺炎を予防する。肺炎の治療としては，吸入や吸引による痰の喀出促進や，抗菌薬の投与が行われる。

▌手術部位感染（SSI）

　手術中の細菌汚染により，創感染（表層切開創感染と深部切開創感染に分類される）や臓器/体腔感染が発生する。皮膚の常在菌や手術室の空中浮遊菌が，術者の無菌操作のミスや手袋にピンホールがあるなどの理由で感染をおこす。

　消化器系の手術は，そのほかの手術よりも感染リスクが高いとされている。それは，消化管を開放したり切離したりする際に腸内細菌叢が感染源となるためである。とくに下部消化管手術は，手術部位感染のリスクが高いとされている。術前から存在する感染の誘発因子としては，高齢，喫煙，低栄養，貧血，糖尿病，腎機能障害，肝機能障害，免疫抑制薬や副腎皮質ステロイド薬の長期的な服薬などがあげられる。

　手術部位感染の症状は手術後3〜4日目以降にみられることが多く，創感染やドレーン挿入部感染の場合は38℃以上の発熱，創部の滲出液，熱感，腫脹，疼痛，圧痛，発赤がみられる。臓器/体腔感染の場合は，表層の感染のように局部の熱感，腫脹，発赤を観察することができず，早期発見がむずかしいため，38℃以上の発熱，創部の疼痛・圧痛，ドレーン排液の混濁，CRP値や白血球数の上昇で判断する。

　CDCのガイドラインでは，手術部位感染を予防するために，手術前の除毛は行わないこと，手術直前に1回目の抗菌薬を投与すること，ドレーンは

---

column　手術部位感染（SSI）予防の重要性

　手術部位感染（SSI）とは，術後30日以内に，手術操作を直接加えた部位に生じる感染症のことである。深達度により，切開部の皮膚や皮下組織に限定される皮膚表層SSI（supereficial incisional SSI），筋膜や筋層などに達する切開部深層SSI（deep incisional SSI），臓器/体腔のSSI（organ/space SSI）に分類される。

　SSIが発生すると，その治療のために入院期間延長，医療費の増大，治療への満足度の低下など，患者にとってのデメリットだけでなく，医療者側にも時間的・物理的・経済的な負担が生じる。

閉鎖式吸引ドレーンを使用して早期に抜去すること，切開創を一次閉鎖❶したあと 24〜48 時間は滅菌ドレッシングでおおっておくことを推奨している。創部やドレーン挿入部の処置を行う場合は，手指消毒を行い無菌操作で行う。

▢ NOTE

❶一次閉鎖
　皮膚の断端を手術終了時に閉鎖すること。

▍縫合不全

　縫合不全は，手術後 5〜10 日ごろに発症することが多い。消化管の縫合不全では，吻合部から消化管内容物が漏出する。

　縫合不全をおこす要因には，全身的要因と局所的要因とがある。全身的な要因としては，低栄養，呼吸機能・循環機能の低下による組織への酸素供給不足，糖尿病や肝機能障害などの代謝障害，膠原病，副腎皮質ステロイド薬の投与などがあげられる。また局所的要因としては，①手術手技，縫合部の血流障害がある場合，②縫合部が組織の癒着などによって物理的に牽引されて緊張が高い場合，③チューブ・ドレーンにより縫合部が圧迫されている場合，④消化管内容物が停滞することにより内圧が亢進している場合，などが考えられる。

　縫合不全を予防するためには，手術前に縫合不全の全身的要因についてアセスメントし，可能な限り改善することが重要である。そして手術後は呼吸器合併症の予防に努め，創傷治癒に必要な酸素が十分に細胞に送られるようにする。糖尿病を合併している場合には，血糖コントロールを行う。縫合不全を早期に発見するためには，ドレーンからの排液の量・性状，発熱，白血球数増加，吻合部付近の疼痛・圧痛の有無を経時的に観察する。

　縫合不全の治療としては，絶飲食，胃管の挿入によるドレナージ，高カロリー輸液，抗菌薬の投与などが行われる。胆汁や膵液の漏出がある場合には，再手術を行うことがある。

▍術後腸閉塞

　手術操作に伴う腸管への機械的刺激，腹腔内の感染症，手術後の癒着，術後胆嚢炎などに伴い，腸閉塞をおこすことがある。腸閉塞をおこすと腸管内にガスや液体が貯留することによって体液の喪失，経口摂取不能，腸管内細菌や細菌毒素の血液・リンパ液・腹腔への移行がおこり，その結果，脱水・循環障害・敗血症などに陥る。

　通常は，手術の際の機械的刺激や麻酔によって麻痺性イレウスになった腸管は，手術後 48〜72 時間後には自然に回復して蠕動運動がみられる。しかし，手術時間が長い場合や，高齢者の場合，繰り返し開腹手術を受けている場合，腸閉塞の既往がある場合には，術後腸閉塞の危険性が高くなるので注意が必要である。早期発見のためには，手術後の蠕動運動の回復過程を観察するとともに，腹部膨満感，腹痛，吐きけ・嘔吐などの症状の有無，および排便・排ガスの有無を観察する。

　術後腸閉塞を予防するためには，早期離床が効果的である。そのほか，腰背部の温罨法によって副交感神経優位の状態にする方法や，腹部温罨法によって血液循環を促す方法，腹部マッサージによって腸管を機械的に刺激する方法などがある。ただし，腹部温罨法は腹膜炎をおこしている場合には禁忌である。

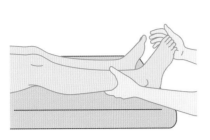
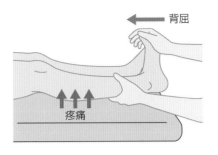

背屈

疼痛

◎**図6-13　ホーマンズ徴候の確認方法**
足首を背屈した際に下腿三頭筋に痛みがあれば，深部静脈血栓症（DVT）を疑う。

　治療としては胃管を挿入して保存療法を行うが，軽快しない場合には再手術となることがある。

▌深部静脈血栓症（DVT）

　手術中・手術後に体動しない状態が続くと，下腿の深部静脈がうっ滞して血栓が形成されやすくなり，深部静脈血栓症 deep vein thrombosis（DVT）❶が生じやすくなる。好発時期は手術中〜歩行を開始するまでであり，体動しないことにより発症リスクが高くなる。

　DVTがおこると，患側の下肢全体に腫脹・鈍痛・緊満感がみられ，皮膚の色調が赤色や紫色に変化することもある。足関節を背屈させて下腿三頭筋に痛みが生じるホーマンズ徴候がおこる場合は，深部静脈血栓症を疑う（◎図6-13）。深部静脈に形成された血栓がはがれて肺動脈内に流入すると，肺塞栓を発症する危険性がある。深部静脈血栓症を予防するためには，手術中から手術後に離床するまでの間，フットポンプや弾性ストッキングを下腿に装着して血液循環を促す。手術後は歩行を促すとともに，血管内脱水にならないように輸液や経口による水分摂取をすすめる。

3　回復期の看護

◆ 心理的支援

　手術後3〜10日目ごろには呼吸機能・循環動態・代謝機能が正常化に向かい，患者は外界に関心が向くようになってくる。この時期から，退院後の生活の再調整に向けての準備が始まる。同時に，患者ははじめて体験する身体感覚や外見の変化などに直面し，今後の見通しへの不安をいだいたり，ボディイメージの変化に対する悲しみや怒りの感情を強く表出したりするようになる。

　看護師は，患者が感情を表出できるよう促し，疑問や不安について十分に話し合うことによって，患者が手術に伴う変化を受けとめ，退院後の生活の再調整や継続治療に主体的に取り組めるように援助する。

◆ 継続治療・療養のための援助

　退院後も外来で継続的に治療が行われる場合には，退院が近づいたら継続

▭NOTE
❶深部静脈血栓症（DVT）
　飛行機などの乗り物内で長時間にわたり同一体位をとることでも発症することが知られており，エコノミークラス症候群ともよばれる。

治療の目的を説明して理解を促す。また退院後に腸閉塞などの合併症をおこすことがあるため，予防するにはどのように生活を調整すればよいかということについて患者と話し合い，退院後の生活に合わせて無理なく調整できるようにする。また，合併症がおきた場合や緊急時にはどのように対処すればよいかということについて，具体的な連絡先や連絡方法を含めてパンフレットなどを用いて説明する。

◆ 家族への援助

　家族も患者と同様に，退院後の生活や患者の身体状態について大きな不安をいだいている。看護師は家族の心理状態や不安の内容を把握したうえで，家族が患者の状態を理解し，日常生活を過不足なく援助し，患者の支えとなれるように援助する。退院指導には家族も参加してもらい，退院後の生活について患者・家族・看護師の三者で話し合えるようにするとよい。

E　胃瘻・空腸瘻造設患者の看護

　胃瘻・空腸瘻は，なんらかの理由で口腔・咽頭・食道を経由して食べ物や水分が6週間以上の長期にわたって摂取できなくなった際に，栄養素を効果的かつ生理的な方法によって摂取するために造設される。また，消化管の悪性腫瘍による長期の腸閉塞や，消化管狭窄によって貯留した消化液を排出する減圧目的，さらには侵襲の大きい消化管手術前後に栄養管理目的で造設されることもある。

　胃瘻は，食道を通じて胃内にカテーテルを挿入することができない状態の患者，根治不能の食道がん患者，脳血管障害で嚥下障害や誤嚥性肺炎を繰り返す患者に対して，腹壁を切開して胃体部に直接チューブを挿入する方法である。胃瘻造設の際には一般的に，低侵襲性の経皮内視鏡的胃瘻造設術（PEG）が選択される❶。

　また，消化器疾患でつくられる空腸瘻は，胃全摘術を受けた患者や，胃-食道吻合術を受けた患者，短腸症候群❷，炎症性腸疾患の患者の空腸に直接カテーテルを挿入する方法である。

　胃瘻や空腸瘻からの栄養は，経血管栄養に比べ，本来の消化機能が失われることが少ない方法である。なお，胃瘻・空腸瘻カテーテルには4種類のカテーテルがあり，その選択は患者の状態によって医師が決定する（◯図6-14）。看護師には，効果的に栄養素を供給するための正しい管理が求められる。

1　手術前の看護

　胃瘻・空腸瘻による栄養療法の必要性，PEGを造設したのちに唾液の誤嚥や胃食道逆流により誤嚥性肺炎がおこる危険性，造設後の栄養状態が安定したときの生活の仕方，さらには利用できるサービスなどを十分に説明する。

　手術の際は経口的に内視鏡やカテーテルの挿入が行われるため，肺炎の予

□ NOTE

❶PEG を造設して栄養状態を改善しながら，嚥下や身体のリハビリテーションを行うことで，経口との併用も可能となる場合がある。

❷**短腸症候群**

　小腸の広範切除に伴う吸収不良の状態。

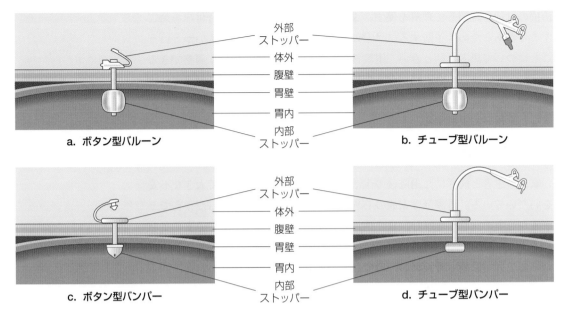

a.　ボタン型バルーン

b.　チューブ型バルーン

c.　ボタン型バンパー

d.　チューブ型バンパー

外部
ストッパー
体外
腹壁
胃壁
胃内
内部
ストッパー

◎図6-14　胃瘻・空腸瘻カテーテルの種類

防のために口腔ケアが必要である。

　また，便秘による腸管内ガスや便の貯留があると，手術操作が困難になる
ため便通を整えておく。手術当日は禁飲食として術後合併症を防ぐ。

2　手術後の看護

　胃瘻・空腸瘻の瘻孔が完成するまでの術後約1〜2週間の手術後早期には，
合併症発症の確率が高い。合併症には，創部感染，瘻孔感染，誤嚥性肺炎・
出血，腹膜炎，イレウス，後述するバンパー埋没症候群などがあるとともに，
瘻孔完成前のカテーテル抜去も問題となる。消化器疾患の対症療法として造
設された胃瘻・空腸瘻は，一生使用する患者もあるため，よりよい瘻孔をつ
くること，じょうずに使ってもらうことを考えて看護にあたる。

▍皮膚圧迫への注意

　造設直後の創部には，皮膚とカテーテルの外部ストッパーの間に切り込み
ガーゼ❶を挿入し，ゆるすぎない程度のゆとり(0.5〜1 cm程度)をもたせて
保護をする。創部の回復過程に生じる浮腫の状態に合わせ，カテーテルの固
定が皮膚を圧迫しすぎないように調整する。

　術後1日目からは，瘻孔の清浄化と感染予防，および内部ストッパーによ
る胃粘膜の圧迫壊死を予防するために切り込みガーゼを外す。内部ストッ
パーと外部ストッパーの距離に余裕がないと，内部ストッパーが胃粘膜にく
い込み，壊死をおこした胃粘膜内に埋没するバンパー埋没症候群をおこすお
それがある。埋没の初期には，カテーテルの動きがわるくなり，回転できな
い，回転してももとに戻るといった徴候がみられる。進行すると栄養剤の注
入ができなくなる。

　バンパー埋没症候群やカテーテルによる皮膚障害の予防のため，カテーテ

▭NOTE
❶切り込みガーゼ
　用途に合わせてガーゼに
切り込みを入れて使用する。
ガーゼでチューブを囲うよ
うに，Y字の切り込みが
入っているものなどがある。

◯表6-10　創部感染のジェーンの基準

発赤	滲出液	硬結
0：発赤なし 1：直径＜5 mm 2：直径 6〜10 mm 3：直径 11〜15 mm 4：直径 15 mm	0：滲出液なし 1：漿液 2：漿液血液状 3：血性 4：膿性	0：硬結なし 1：直径＜10 mm 2：直径 11〜20 mm 3：直径＞20 mm

3つの項目の合計が 8 点以上，もしくは明らかな膿性滲出液がみられたときに感染ありとする。

ルが抵抗なく回転すること，上下に動くことを毎日確認する。

▍創部の観察

カテーテルの挿入部は毎日観察し，創部の発赤・出血・排膿・滲出液・硬結の有無と程度などを確認する。確認の際には写真を使った記録，および創部感染のジェーン Jain の基準を用いると統一した評価を行うことができる（◯表6-10）。

▍創部の清潔ケア

手術後約 1 週間の創部のケアは，微温湯での洗浄あるいは清拭で局所の清潔管理をおこなう。通常，手術後 1 週間で創部に異常がない場合は，シャワー浴が可能となり，手術後 2 週間から入浴も可能となる。

なお，胃内の圧力は，入浴している湯よりも高いため，胃内部に湯が侵入することはないことを患者に伝える。粘液や栄養剤，汗などは皮膚トラブルにつながるため，弱酸性の石けんの泡で摩擦に気をつけながら洗浄し，石けん分を十分にすすぎ，水分をふき取ったのちに自然乾燥をさせる。

カテーテル挿入部位のよごれが気になる場合は，皮膚の pH を弱酸性に保つ観点から，石けんを用いる洗浄は 1 日 1 回とし，適宜微温湯で洗浄するか，ガーゼや不織布での清拭をおこなう。

▍口腔ケア

経管栄養の開始後も肺炎予防のため，口腔ケアは必要となる。口腔ケアは歯だけでなく，口腔粘膜・舌も含めて行い，清潔を保つ。

▍カテーテル抜去の防止

カテーテル抜去には，体位変換や移動の際に引っぱられるなどカテーテルがなんらかの理由で体外へ逸脱する事故と，患者自身で抜去する自己抜去がある。自己抜去の危険性が高い患者には，腹帯やつなぎ様の寝衣にするなどの工夫で予防する。

3　食事注入時の看護

1.0 kcal/mL 以上の高濃度に調製されている経腸栄養剤や濃厚流動食を，胃瘻・空腸瘻から出ているカテーテルに経腸栄養用輸液セット❶を接続して注入する。接続の際に危険なのは誤接続であるが，経静脈カテーテルに誤って接続しないように，接続部の経口が大きく，色で区別ができるようになっている。また，半固形栄養剤や薬剤を投与する際に用いるカテーテルチップ

NOTE

❶経腸栄養輸液セット

1 mL≒15 滴，1 mL≒20 滴，1 mL≒60 滴など滴下数はさまざまである。そのため，経腸栄養輸液セットのパッケージにある滴下数を確認して使用する。また，栄養剤の濃度や体位によって滴下数が変化するため，適時速度や残量から算出される予定投与量を確認する。

も色分けされている。

看護にあたっては，次の点に注意する。

(1) カテーテルの先端まで栄養剤や白湯を満たし，余分な空気の注入がないようにする。

(2) 栄養剤は常温で使用する。加温によって栄養剤の温度を上げないことが，細菌繁殖の予防となる。ただし，栄養剤が極端に低温の場合は，湯煎して用いる。

(3) 食事開始は体温程度のあたたかさの白湯から行う。開始後1～3日に下痢・嘔吐・発熱がないことを確認してから，栄養剤による食事を開始する。栄養剤・白湯の量は徐々に増量していく。食事内容は病態に合わせて医師が処方する。

(4) 栄養注入時の注意事項は，経鼻経管栄養法と同様である。誤嚥予防のために，30～90度にギャッチアップした体位で行う。食後も30～60分程度はそのままの状態を保ち，腹部膨満感・嘔吐・胃食道逆流を防ぐ。

(5) 栄養注入の速度は，40～100 mL/時くらいから始め，5～7日に通常の注入速度である150～200 mL/時になるよう増量する。なお，胃瘻・空腸瘻からの食事に慣れてきたら，患者の状態と生活に合わせた注入速度を検討するのが望ましい。

(6) 栄養剤の注入中に嘔吐や誤嚥，ダンピング症状（◯110ページ）がおこった場合は，注入を中止して医師に報告する。

(7) 下痢症状が出た場合は，注入速度を遅くする。下痢の原因は，注入速度だけでなく，濃度，乳糖不耐，栄養剤の細菌汚染・変性などがあるため，担当医師，および栄養サポートチーム（NST）と連携をとり，問題解決にあたる。

(8) 便秘は，水分不足，食物繊維不足，運動不足，腸蠕動の低下が原因といわれている。水分不足については，栄養剤に含まれる水分量を確認し，患者に必要な1日の水分量❶を算出し，不足量を白湯で追加投与する。

(9) 栄養剤の注入が終了したら，カテーテル内に10 mLの白湯を通して栄養剤による閉塞を防ぐ。内服薬がある場合は，薬剤の注入後に10 mLの白湯を注入する。

(10) PEGのチューブ型カテーテルは，カテーテル内の栄養剤を白湯で十分に洗い流す。また，細菌の増殖を抑制する静菌作用を期待し，カテーテルに10倍に希釈した食酢を充填させる方法がよく行われている。

(11) 経腸栄養ボトルや，経腸栄養輸液セットの洗浄は，食器と同様の扱いで洗浄し，流水で十分に洗い流す。その後，0.01％次亜塩素酸ナトリウムに1時間つけおきし，その後は流水で洗い流したのち自然乾燥させる。洗浄と消毒は，原則として単回使用とする。

4 カテーテルの管理

バルーン型のストッパーは，内部に充填されている蒸留水が，時間経過とともに減少していく。そのため，1～2週間に1回の蒸留水の交換を行い，

NOTE

❶1日の水分量

1日に必要な水分量を体重から算出する際は，下記の計算式を用いる。

30～40 mL/kg/日×体重

体重50 kgの人の場合は，30～40 mL/kg/日×50 kg＝1,500～2,000 mLとなる。なお，発汗量・体温・年齢・病態などで増減がある。

カテーテルの抜去を予防する。

　カテーテルの交換は，内部ストッパーの種類によって交換の間隔が異なる。バンパー型は，抜去しにくく交換しづらいため，6〜10か月に1回の交換をする。バルーン型は，交換が簡単で1〜2か月に1回の間隔で交換する。

F　放射線療法を受ける患者の看護

　放射線療法はおもに悪性腫瘍の治療を目的として行われ，手術療法や化学療法と並ぶ主要な治療法の1つである。放射線療法の適応は，腫瘍の放射線の感受性，腫瘍の進展度や悪性度，患者の全身状態，治療歴，機能保全性などによって決定される。放射線を照射する容積や線量については，根治的照射・予防的照射・姑息的照射などといった照射目的や，放射線による単独治療とするか集学的に化学療法・手術療法などのほかの治療と併用するかによってかわってくる。

1　看護目標

（1）放射線療法について理解し，不安なく治療が継続できる。
（2）放射線療法が継続できるよう，日常生活での自己管理ができ，体力を維持できる。
（3）放射線療法による反応や有害事象について理解し，有害事象を防止または軽減できる。

2　放射線療法を受ける患者の看護の実際

◆　放射線療法前の援助

▌心理的援助

　放射線療法を受ける患者の多くは，悪性腫瘍の患者である。看護師はまず，患者が疾患についてどのように理解しているかを把握しなくてはならない。患者が放射線療法について正しい知識がない場合は，被曝についての不安や恐怖心をもつことがあり，さらには治療の継続が困難になり治療効果に影響を及ぼすこともある。そのため，放射線療法の原理や特徴，治療目的や期待される効果および有害事象などについて，患者が正しく理解しているかを確認することは重要である。もし，これらの理解が不十分な場合には，医師と協働して，説明の追加や補足を行い，患者が納得して治療にのぞめるように促す。

▌放射線療法に関する理解の援助

（1）放射線療法実施の際の留意点について説明する。
・照射部位や照射回数，期間などの治療計画については，放射線医から説明がある。説明後に，患者の理解度を確認する。
・事前に照射部位の位置が決定されると，マジックなどでマーキングされる

ので，消えないように注意する（○124ページ，図4-28）。

• 照射中は適切な体位をとり，動くことはできない。同一体位に固定し照射するために固定具が作成されることもある。

• 照射時間は数分であり，痛みは伴わない。

（2）放射線療法による有害事象について説明する。

（3）放射線療法の有害事象の軽減方法について説明する。

（4）放射線療法中の日常生活の過ごし方について説明する。

◆ 放射線療法中の有害事象に対する看護

　有害事象には，照射開始から2〜3週間後に出現する急性期有害事象と，放射線治療終了から半年〜数年後に生じる晩期有害事象がある。急性期有害事象は，治療終了後に回復して消失するものが多い。一方，晩期有害事象は，慢性の血流障害や炎症による線維化，浮腫などが原因であり，難治性のものが多い。

　急性期有害事象には，放射線 宿 酔・骨髄抑制などの全身的な症状や，照射部位によって異なる症状が出現する局所反応がある。消化器疾患の放射線治療は腹部に照射されるが，照射野に消化管が含まれる場合の局所反応として，胃炎や下痢などの消化管粘膜障害がある。

　看護師は，放射線療法中に生じる急性期の局所反応や全身症状に対する症状緩和を行い，苦痛を軽減できるようにはたらきかける。患者が闘病意欲を維持し，計画された治療を最後まで遂行できるように援助することが重要である。

▌全身反応

　1 **放射線宿酔**　吐きけ・嘔吐，食欲不振，全身倦怠感，頭痛などの症状が生じる。治療開始後数日であらわれ，治療期間中も継続することはあるが，多くは7〜10日前後でしだいに減少あるいは消失する。患者には，一過性の反応であり，数回の照射後には消失することを説明する。吐きけが強い場合には，対症療法として，制吐薬の投与や補液などが行われること，リラックスする方法を生活に取り入れることを説明する。

　2 **骨髄抑制**　末梢血中では，白血球・血小板の順で減少し，放射線療法と化学療法を併用した場合には，さらに骨髄抑制が強くあらわれる。白血球数が2,000/μL程度まで低下した場合には，治療を一時中断し，白血球数を改善するために薬剤が投与されることがある。このような時期は感染に対する抵抗力が低下しているため，外出時のマスク着用や外出後の手洗い・含嗽などを奨励し，感染症に注意するように指導する。

　3 **栄養状態低下**　宿酔症状があらわれると経口摂取が減少し，栄養状態が低下する。摂取できるときに，食べられるものを摂取するように促す。できれば高タンパク質・高エネルギーのものを摂取するように伝える。

▌局所反応

　1 **放射線皮膚障害**　皮膚の発赤・脱毛・色素沈着など，照射開始後2〜3週で，皮膚炎の症状が照射野内に出現する。線量が多くなると，水疱やびら

んを生じ，疼痛を伴う。これらの急性の皮膚障害の多くは，一時的な症状であり，治療終了後1～3か月後には回復する。照射部位は摩擦などの機械的な刺激を避け，清潔に保護する。また，化粧品や軟膏などを塗らないようにし，やわらかい衣服を着用する。皮膚にほてりやヒリヒリする感覚がある場合は，冷罨法を行ってもよい。

　②**放射線粘膜炎**　粘膜は，皮膚よりも低い線量で早期に発赤や急性浮腫，粘膜刺激症状を生じる。線量が増加するとびらん・出血・疼痛などがあらわれる。治療開始早期には，食道や胃の粘膜が障害されると胃部不快や食欲不振，吐きけ・嘔吐などの症状がある。吐きけ・嘔吐を誘発しないように照射直前の食事摂取を避けるよう説明する。治療終了後2週間目ころには，嚥下時痛や胃痛，食塊がつかえる感覚があり，まれに潰瘍や穿孔・狭窄が生じることもある。粘膜を刺激しないように食材をきざみ，よく煮込む，薄味にするなどの食事の工夫を行い，よく咀嚼し，少量ずつ飲み込むように指導する。また，香辛料などの刺激物や温度の熱すぎるもの，冷たすぎるものを避けること，禁酒・禁煙するよう指導する。症状が強い場合には，適切な鎮痛薬や乾燥水酸化アルミニウムゲル・水酸化マグネシウム懸濁液などの粘膜保護薬が使用される。

　③**放射線肺炎**　発熱や咳などの肺炎症状が，比較的低い線量で出現する。治療終了後3か月以内に生じることが多く，副腎皮質ステロイド薬の投与が行われる。患者に対しては，感冒などの感染予防を促す。

　④**下痢**　放射線の照射範囲が腸を含む腹部や骨盤腔内の場合，腸管の粘膜炎によって，水分の吸収が低下するために下痢が生じる。照射開始後2～4週後に出現する場合が多く，症状に応じて乳酸菌製剤などの整腸薬や，ロペラミド塩酸塩などの止瀉薬が投与される。食事は，低脂肪で食物繊維の少ない，消化のよいものを摂取するよう指導する。また，下痢によって水分が排泄される量も増加し，脱水に傾きやすいため，水分摂取を心がけるよう促す。放射線療法で生じる下痢は一過性のものであり，治療が終了すれば2日～1週間で回復する。

◆ 放射線療法後の看護

　放射線治療の終了後，3か月程度は全身の抵抗力や体力も低下しているため，過労を避け，十分な睡眠や栄養補給に努めるように指導する。また，照射部位の皮膚や粘膜は急性期反応が持続しているため，炎症反応が落ち着くまでは，強い刺激を避け，保護するように指導する。

　照射終了後6か月以上経過し，急性期有害事象から回復したあとに生じる晩期有害事象は，照射による組織の不可逆的な変化に伴って生じる障害である。放射線の照射部位や範囲，照射量によって，症状の種類や程度は異なる。長期的な診察が必要であることを説明する。

疾患をもつ患者の看護

A 食道疾患患者の看護

　食道疾患では良性・悪性にかかわらず，嚥下障害を主訴とすることが多い。代表的な食道疾患として，胃食道逆流症(GERD)，食道アカラシア，食道がんがあげられる。これらの疾患の症状が悪化して経口摂取がむずかしくなり，思うように食事がとれない状況が長期間続くと，栄養障害につながっていく。この状況はストレスをもたらすとともに，人としての生活のうるおいの喪失や社会的交流の困難につながり，患者は苦痛を感じる。そのため，自覚症状を放置せず，早期に受診し，治療を受けることが望まれる。

1 胃食道逆流症患者の看護

　胃食道逆流症(GERD)は，胃液が食道に逆流して生じる食道の炎症により，呑酸[1]が込み上げることや，胸焼けといった自覚症状が日常生活に支障をきたすものいう。GERD のおもな原因は，胃からの逆流防止機構の1つである下部食道括約筋部(LES)の弛緩であるが，腹圧の上昇も関与している。また，胃摘出術後などにより外科的に LES の機能障害が生じている場合にもみられる。

　近年，GERD は増加傾向であり，その原因としてヘリコバクター–ピロリの除去や，肉類を中心とした食事の欧米化による胃酸の分泌増加，肥満などに伴う腹圧の上昇などがあげられている。LES の緊張が低下する原因には，胃内容物の排泄遅延と胃酸の過剰分泌，これらに伴う胃の過伸展がある。

　おもな治療法は，生活指導と薬物療法である。生活の改善と薬物療法で効果がみられない場合は手術療法となる。看護師は，原因とされる高カロリー食・高脂肪食・アルコールや刺激物の摂取，および過食を控えるなどの食事指導と，腹圧を下げる生活動作の工夫や肥満の解消，禁煙などの生活習慣の改善を目ざした生活指導を行う。

1 アセスメント

（1）疾患に伴う症状
- 胸焼け：部位，持続時間，呑酸・おくび(曖気)の有無，食事時間，食事や水分の摂取量，食事内容，嗜好品の摂取状況，食事後の体位，就寝時間
- 嚥下状態：食物の通過障害，停滞感，食物がしみる感じ
- 消化器症状以外の症状：狭心症様の疼痛，喘息様症状，咽頭痛などの咽頭の違和感，嗄声，耳痛

□ NOTE
❶呑酸
　のどのあたりや口の中がすっぱいと感じる，または胃の内容物が逆流する感じがする症状をいう。

- 水分出納バランス
（2）検査データ
- 血液検査：総タンパク質，アルブミン，電解質，ヘモグロビン
- 画像検査：上部消化管内視鏡，Ｘ線検査（食道造影検査），24時間 pH 測定，食道内圧検査
（3）社会的・精神的状態：家庭や職場での役割・人間関係，ストレスの有無，活気，コーピング方法
（4）睡眠状態

2 看護目標

（1）胸焼けなどの自覚症状が消失し，食欲が回復する。
（2）食事・生活習慣の改善の必要性と方法が理解できる。
（3）精神的ストレスが緩和される。

3 看護活動

　患者が LES の弛緩や胃酸の増加を引きおこす生活習慣を改善できるよう，生活指導を行う必要がある。患者は薬物療法によって自覚症状が緩和されると，食事への注意がおろそかになりやすい。再発を予防し，治療の効果を最大限に引き出すためにも，食事や生活の調整を促し支える看護が求められる。

▍食事摂取時の援助

　胸焼けをはじめとした食欲の低下につながる不快な症状を抑えるために，食事摂取時に次のことを注意する。

　1 **避けたい飲食物**　高脂肪食・高カロリー食など，消化に時間を要する食品は避け，穀物や食物繊維が豊富な野菜や果物を摂取する。果物は，酸味などの刺激が少ないものを選択する。また，LES を弛緩させるアルコール飲料や，コーヒー・香辛料などの胃酸を増加させる刺激物，胃内部の圧を上昇させる炭酸飲料を避ける。

　2 **食事摂取方法**　LES の弛緩を避けるために，胃の過伸展をさせない食事摂取を行う。食事は1回の量を少なくし，よく咀嚼してゆっくり時間をかけ，腹八分目程度にする。また，規則正しい食事を心がける。

　3 **体位**　食後2時間程度は，上半身を高くしたファウラー位や座位を保つことで胃液の逆流を防ぐ。胃を圧迫するような前かがみの姿勢も，避けることが望ましい。

　4 **服装**　食事の際には腹圧を上昇させるベルトやコルセットの着用を避け，ゆったりとした衣服を選択するよう指導する。

▍日常生活習慣への指導

　患者は日常生活において，LES の弛緩や胃酸を増加させる要因を有していることが多い。ふだんからストレスを感じやすい環境や緊張する場面の多い生活にさらされると，自律神経が乱れやすくなる。自律神経の乱れは，胃酸の増減にも影響を与えるため，患者がストレスをかかえ込まないように，発散法を患者とともに考えることも必要である。

　①運動　日常生活で運動を行っていない場合，軽い運動を取り入れると，心地よい疲労感がストレス発散になるとともに，減量にもつながる。

　②腹圧上昇の回避　前かがみのような動作は，腹圧を上昇させるため避ける。また，努責を必要とする便秘も避けるよう心がける。さらに，ウエストや下腹部を締めつけるような衣服も腹圧を上昇させるため，着用を避ける。

　③就寝時の体位　就寝時には上体を少しおこすようにする。

　④定期受診　検査によって胃酸の逆流や食道の炎症の存在が確認されることもあるため，自覚症状が改善されていても定期的な受診を行う。

　⑤禁煙　喫煙をしている場合は，タバコに含まれるタールによる胃粘膜刺激作用が胃液を増加させるため，禁煙を促す。

■ 薬物療法の指導

　薬物は多くの場合，長期にわたって内服することが求められる。自覚症状は数日間の内服でおさまるが，食道粘膜の炎症がおさまるまでは2か月程度を要する。自覚症状がおさまったからといって，自己判断で服薬を中止しないよう，十分に説明する必要がある。また，患者が指示された薬物以外のものを服用する場合は，医師に相談することも指導する。

2 食道がん患者の看護

■ 食道がんとその手術の特徴

　食道がんは，扁平上皮がんが約90%を占め，約半数は胸部中部食道に発生する。食道はほかの消化管と違い漿膜を欠くことから，がんが早期に壁外に浸潤しやすい特徴がある。食道がんの手術の多くは，食道の切除，および頸部・胸部・腹部の3つの領域のリンパ節郭清，胃や大腸を用いる食道の再建を行うため，手術侵襲が大きくなる傾向がある。最近では，侵襲が少ない胸腔鏡や腹腔鏡の内視鏡を用いた手術も行われはじめているが，一般的な手術は，開胸手術・開腹手術となる。

　また，食道がんの術前療法として化学放射線療法や単独の化学療法を行い，腫瘍を小さくしてから手術を行うこともある。術前療法を行う場合は，放射線療法・化学療法の合併症が最小限となるように看護を行う。

■ 食道がん患者の術前・術後管理

　術前管理においては，食道がん患者の特徴を把握したうえで手術前の患者の全身状態を十分に観察し，栄養状態の改善や，呼吸管理，精神的援助を行い，手術に向けて心身の調整をはかることが必要となる。

　食道がん患者には喫煙者が多く，術前の呼吸機能が低下していることも多い。上腹部や胸部の術後では，肺活量が術前の40〜50%まで低下することが知られているため，食道がんの手術の際は術前からの禁煙や，呼吸訓練により呼吸器の清浄化を行い，術後の呼吸器合併症を予防する。

　また，食道がん患者は，嚥下障害により経口摂取量が低下していることが多い。手術後4〜5日程度は経口摂取を控え，栄養・水分は経腸栄養法により補うことになるが，体重減少や貧血，低タンパク質血症などの低栄養状態

を呈していると，術後に感染症や創吻合部の縫合不全などの合併症をおこす原因にもなる。そのため，術前の栄養管理が必要となる。

　術後管理の内容は，がんの発生部位および患者が受ける生体侵襲によって異なる。頸部食道がんでは，とくに手術後の呼吸管理が必要である。喉頭摘出手術の有無，喉頭温存時の反回神経麻痺❶の有無，胸骨縦切開や縦隔郭清の有無などに注意する。胸部食道がんの根治手術は開胸手術・開腹手術が行われ，生体に大きな侵襲が加わるため，呼吸・循環・栄養管理に留意して手術後の看護にあたる必要がある。

ａ 手術前の看護

　良好な状態で手術が受けられるよう，栄養状態の改善，呼吸管理など術後経過に影響を及ぼす問題を解決するように努める。

1 アセスメント

（1）全身状態：バイタルサイン・顔色，貧血症状，体重の増減，倦怠感，胸背部痛，嗄声

（2）疾患に伴う症状
- 嚥下障害：食物の通過障害・停滞感，しみる感じ，摂取時のむせる感じ
- 消化器症状：おくび，食欲不振，吐きけ・嘔吐，胃部不快感

（3）栄養状態
- 食事の摂取状況：食事摂取量・回数，摂取可能な食物のかたさ，摂取時の姿勢，嚥下困難，むせ
- 脱水症状：水分の摂取状況，水分出納バランス

（4）検査データ
- がんの進行の程度：上部消化管内視鏡検査，上部消化管造影検査，超音波内視鏡検査，CT，MRI，超音波検査，PET 検査など
- 栄養状態：血清総タンパク質，血清アルブミン
- 貧血状態：赤血球数，ヘモグロビン，ヘマトクリット
- 呼吸状態：呼吸機能検査，胸部 X 線検査
- 心機能：心電図検査，心臓超音波検査など
- 手術一般に関する検査：血液検査による腎機能・肝機能・出血傾向・血液凝固能・耐糖能・血液型などの把握，尿検査による尿タンパク質・尿糖・尿比重などの把握
- 感染症の有無

（5）既往歴：循環器機能障害，呼吸器機能障害，内分泌機能障害などの疾患の把握

（6）嗜好品：タバコ・アルコール飲料・香辛料・コーヒーなど

（7）治療方針，麻酔法，予定術式

（8）身体的機能障害の有無・程度

（9）患者・家族の状況：手術に対する理解の程度，手術に対する受容，不安の有無・程度

◼ NOTE

❶反回神経麻痺

　反回神経は，迷走神経が左右の頸動脈に沿って下行し，胸腔内において，右は鎖骨下動脈付近，左は大動脈弓付近で分岐した神経をさす。分岐した神経は，左右の反回神経として気管と食道の間を上行し，声帯を動かす内喉頭筋にいたる。

　反回神経麻痺になると，声帯の動きがわるくなり，声がかすれる嗄声になる。加えて，嚥下時に誤嚥することがある。

⑽家族の支援体制

2 看護目標

（1）栄養状態が改善される。

（2）術後呼吸器合併症の予防のための呼吸機能の改善がはかられる。

（3）検査・麻酔・手術・予後などに対する不安が緩和され，安定した状態で手術にのぞむことができる。

（4）患者や家族の精神的不安を除去し，支援する体制が整えられる。

3 看護活動

▮ 栄養状態の改善

　術前の患者では，食欲不振や嚥下障害により食事摂取量が低下していることがある。そのため，患者は低栄養状態から，術後の合併症を引きおこすリスクが高い。早期から栄養サポートチーム（NST）などと相談し，栄養状態を改善していく。

　1 食事の摂取方法　咀嚼や嚥下の状態，食べる速度，摂取量，食事の内容などを把握し，患者の状態や嗜好に合わせた食事を準備し，嚥下可能な範囲内で摂取をすすめる。食事は，少量であっても必要な栄養が得られるよう高タンパク質・高エネルギー・低残渣食とする。

　2 代替栄養摂取法　とくに合併症のリスクが高いと判断された患者には，経口栄養剤の補塡，空腸瘻からの経腸栄養剤もしくは免疫賦活栄養剤❶の投与，静脈栄養などを行う。

　3 栄養状態の評価　体重の変化，ヘモグロビン値やアルブミン値の把握，脱水状態の有無の把握を行う。

▮ 呼吸リハビリテーション

　術前から，腹式呼吸や痰の喀出方法を練習しておくことで，術後の呼吸器合併症を予防できることを説明し，患者が積極的に取り組める動機づけを行う。

　1 呼吸練習　術後に十分な呼吸が行えるように，腹式呼吸や呼吸練習器を用いて呼吸筋をきたえる。

　2 気道の清浄化　喫煙者には禁煙を促す。去痰薬やネブライザーによって痰を出しやすくし，気道の清浄化をはかる。

　3 排痰法　創部に負担がかからないように，創ができる部位を手や腕で押さえて保護し，咳嗽やハッフィング❷などを練習する。

▮ 嚥下リハビリテーション

　術後は食道と胃の機能が失われるうえ，吻合部狭窄や反回神経麻痺も生じる可能性がある。これらにより嚥下障害がおこり，誤嚥の危険性が高くなる。

　誤嚥を防ぐために，嚥下の際は顎を引くこと，唾液のみを嚥下する空嚥下を食事中に何度も行うようにすることなどを指導する。また，術前から一口の食事量を少なくし，よく咀嚼する食事方法に慣れておく。

NOTE

❶免疫賦活栄養剤

　通常の栄養に加えて，アルギニン，グルタミン，ドコサヘキサエン酸などの n-3系脂肪酸，RNAなど，免疫を強化する成分が含まれている。術後の感染症の発生頻度が半減したと報告されている。

NOTE

❷ハッフィング

　ハッフィング（ハフィング）は，一般的に直径2mm以上の気管・気管支に貯留した痰の喀出で用いる。数回深呼吸をしたあとに，大きく口を「ハ」と発声するように開けて，声を出さずに「ハッ，ハッ，ハッ」と早く息を吐き出す。呼気の流速を高めることで痰を喀出する方法である。

▌術前療法時の看護

　術前療法として行われる放射線療法や化学療法，化学放射線療法は，術前に腫瘍を縮小することを目的としている。各療法の詳細は，「化学療法を受ける患者の看護」（○310ページ），「放射線療法を受ける患者の看護」（○343ページ）を参照されたい。

　①**放射線療法**　以下の副作用に留意する。

（1）放射線照射中に，低栄養状態・貧血・発熱・放射線宿酔（○344ページ）などを呈する患者もいるため，倦怠感があるときは，休息を促す。

（2）皮膚症状：照射部位の発赤・水疱・びらんなどがみられる際には，皮膚を刺激しないやわらかい素材の寝衣とするとともに，からだを洗う際もシャワーはぬるめの温度にして刺激の少ない洗浄剤を用いて泡で洗うようにする。瘙痒感が強いときは，医師の処方した軟膏を塗布する。

（3）食道が炎症をおこすことにより，嚥下痛やつかえ感が生じることがあるため，飲み込みやすく，刺激が少ない食事をすすめる。また，嗄声が生じる場合は，大きな声を出すことを控えてもらう。

　②**化学療法**　以下の副作用に留意する。

（1）食欲不振，吐きけ・嘔吐：栄養価のある食事を少量に分けて食べる。無理なく食べられるものを摂取する。

（2）骨髄抑制：白血球・赤血球・血小板が減少する時期にそって，血球検査の値を把握する。各血球の減少で生じる症状に応じた看護を実施する。

（3）口内炎：口腔内の清潔を保持する。

（4）脱毛：事前に説明し，容姿の補正について患者と話し合い，準備しておく。

（5）末梢神経障害：手指や足趾の循環を促す。しびれで感覚が鈍くなるため，傷をつくらないこと，転倒しやすくなっていることを説明する。

▌全身状態の把握

　呼吸数，脈拍数，血圧・貧血の状態，排泄の状態，顔色などの一般状態を把握しておく。また，脱水や，電解質の異常についても留意しなければならない。

▌不安の軽減

　手術前に行われる検査や処置，また術前療法によって生じる副作用の出現は，患者の不安を増長させる。検査や処置を行うときには，その内容と副作用の出現について事前に説明する。また，手術や麻酔について，病気自体についてや，将来への不安についてなど，患者が思いを表出できるようにかかわり，少しでも安定した精神状態で術前を過ごせるようにする。

▌術前オリエンテーションと術前処置

　手術後に患者がどのような状態になるのか，術後の状況をイメージしてもらうことで，少しでも患者の不安が軽減できるように援助する。そのために，手術の日時が決まれば，できるだけ早くからオリエンテーションプログラムを作成し，安心して手術が受けられるように援助する。次の内容に基づいて，患者本人および可能であれば家族に対しても行う。

　（1）下剤の内服による腸管内の清浄化の必要性と実施時期

　（2）呼吸器合併症予防のための呼吸機能の改善の必要性と方法

　（3）手術後，集中治療室（ICU）に入室する必要性

　（4）ドレーンの挿入目的と挿入部位

　（5）気管挿管と人工呼吸装置装着

　（6）頸部食道がんにて喉頭摘出の手術を受けた患者では，話すことができなくなるため，ホワイトボードや単語表などを用いた意思伝達法

b 手術後の看護

　食道は，気管や肺に隣接しており漿膜がないことから，がんによる圧迫や浸潤が呼吸器にまで及ぶことも少なくない。とくに根治手術では，気管周辺のリンパ節郭清や血行郭清などが行われ，気管や気管支周囲の血流の低下がおこりやすい。これにより，虚血に伴う気管粘膜の浮腫や気管支の線毛運動の低下をまねくことがある。加えて，迷走神経の損傷が大きい場合は，咳嗽反射の低下がおこりやすいため，痰の貯留がおこりやすくなる。さらには，手術時の気管支粘膜の損傷によって，手術後に肺換気障害を引きおこすことも少なくない。肺換気障害を引きおこした場合には，手術後数日間は人工呼吸器を使用することもある。

1 アセスメント

　（1）手術に関する内容と生体侵襲

- 麻酔の種類，術式，切除範囲，手術の所要時間
- ドレーン挿入の有無，場所，本数
- 手術中の病態：隣接他臓器の所見，手術中の出血量，循環動態の変化，麻酔からの覚醒状態

　（2）全身状態

- バイタルサイン
- 手術創部の状態：疼痛・出血の有無
- 喀痰の喀出状況，痰の量・性状，呼吸音，呼吸の際の胸郭の左右差
- 排尿状態，水分出納バランス
- 検査データ

　（3）ドレーンの状態

- 胸腔ドレーンの管理：排液の量・性状・流出の状態，胸腔内が陰圧に維持できているか，エアリーク❶はないか
- そのほかのドレーンの管理：挿入部位の確認，排液の量・性状

　（4）輸液の管理：ラインの確保状態，水・電解質出納バランス

　（5）人工呼吸器の装着：装着の有無，挿管チューブの位置・固定の確認，気管内吸引の状態

　（6）合併症の有無

- 循環不全：低下傾向，脈圧の減少などの血圧の把握，頻脈・不整脈などの脈拍の把握，尿量，輸液・輸血の量，水・電解質の異常

□ NOTE
❶エアリーク
　胸腔内から気体が排出されている状態。

- 縫合不全：発熱，頻脈，発赤，痛みの程度，創部周囲の浮腫，滲出液の程度などの創部の状態の把握
- 呼吸器合併症：発熱，咳嗽・喘鳴・排痰状況，無気肺・肺炎
- その他：反回神経麻痺・腸閉塞・肝不全・腎不全の徴候

（7）患者と家族の不安や訴え

2 看護目標

（1）術後合併症が早期に発見できる。

（2）治療や病床環境の変化に伴う苦痛・不安が緩和される。

（3）早期離床を自主的にはかっていくことができる。

3 看護活動

循環動態の安定

　術前から挿入されている，中心静脈カテーテル（CV カテーテル）（◉図6-15）や，スワン-ガンツ Swan-Ganz カテーテル❶（◉図6-16），フロートラックセンサー❷（体外式連続心拍出量測定用センサー）などの管理を行う。

　カテーテルからの情報をもとに，手術後の循環動態を正しく評価する。

⬛NOTE

❶スワン-ガンツカテーテルでの測定時には頻繁に液体を注入するので，輸液量に注意する。また，カテーテルが閉塞しないように，高濃度の製剤は別ルートで投与する。循環血液量の減少や心筋の収縮力の低下で血圧が下降することは，中心静脈圧（CVP）の測定によっても判断できるため，肺動脈圧・肺動脈拡張期圧・肺動脈楔入圧を定期的に測定し，変化を観察する。

❷フロートラックセンサー

　動脈に留置されているカテーテルに接続し，動脈波形を解析することで心拍出量，1回拍出量，1回拍出量変化，動脈圧を測定することができる。スワン-ガンツカテーテルよりも，患者の負担が少ない。

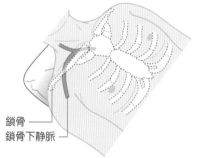

鎖骨
鎖骨下静脈

鎖骨下静脈，場合によっては内頸静脈にカテーテルを挿入する。

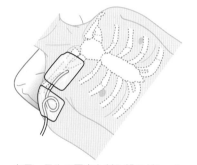

カテーテルの固定と刺入部のドレッシングの一例。

◉**図 6-15　中心静脈カテーテルの管理**

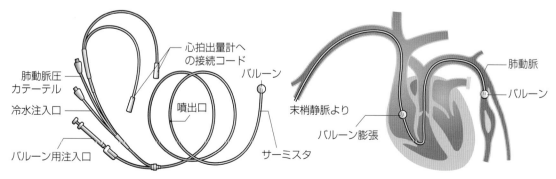

肺動脈圧カテーテル
冷水注入口
バルーン用注入口
心拍出量計への接続コード
噴出口
バルーン
サーミスタ
末梢静脈より
バルーン膨張
肺動脈
バルーン

◉**図 6-16　スワン-ガンツカテーテル**
心臓内までカテーテルを挿入し，肺動脈圧，肺動脈楔入圧，心拍出量などを測定する際に用いられ，心臓への負担による循環器合併症の危険性がある場合に，術前から挿入される。

１ **深部静脈血栓予防**　大腿静脈からスワン-ガンツカテーテルを挿入した場合，下腿の深部静脈血栓症が生じる危険性があるため，カテーテル挿入側の下腿の浮腫・疼痛，腫脹・ホーマンズ徴候を観察する。間欠的空気圧迫装置または弾性ストッキング・弾性包帯を装着する。

２ **感染予防**　カテーテル挿入部を無菌的に保持して，感染の予防をはかる。挿入部からの出血，腫脹・発熱，白血球数増加など，感染徴候の有無に注意する。とくにフィルタや輸液セットは定期的に交換し，感染源とならないようにする。

３ **循環動態の観察**　時間ごとに正確な尿量を測定するため，自然排尿が可能であっても膀胱留置カテーテルは抜去しない。30分ないし1時間ごとに尿量を測定して，0.5 mL/kg/時に尿量を保つように輸液の管理を行う。また，脱水を判断するため，尿比重も重要な指標として尿量と一緒に測定する。

▌呼吸管理

１ **人工呼吸器中の看護**　人工呼吸による苦痛を少なくするため，鎮静薬を用いる。活動低下による二次障害が生じやすくなるため，患者の状態を観察すると同時に，二次障害を予防する必要がある。また，人工呼吸器が設定どおりに作動しているかを確認する。

２ **呼吸合併症の予防**　浅い・早いなどの呼吸状態，呼吸音，酸素飽和度，胸部X線検査の結果などを観察し，以下に留意する。

①**気管内分泌物の除去**　人工呼吸器を除去したあとは，創部痛や滲出液の胸腔内貯留によって呼吸運動が制限されるため，気道内分泌物の貯留がおこり，換気・拡散といった肺のはたらきが抑制される。痰の排出が一番しづらい術後1日目は，気管支鏡による吸引を行う。患者は術式による気管・気管支への影響だけでなく，創部の痛みや全身麻酔による副作用のため，呼吸が浅くなっている。そのため，気道にある痰や口腔内分泌物を十分に喀出できないことが多く，無気肺・肺炎・膿胸（のうきょう）などをおこしやすい。看護師は疼痛コントロールを十分に行い，創部の安静をはかりつつ，体位変換や，ネブライザーの利用などにより深呼吸や痰の喀出を促していく。痰の喀出がむずかしいときは吸引を行う。

②**血液の酸素化**　人工呼吸器の離脱後に，低酸素血症状態が続くと縫合不全にもつながるため，フェイスマスク・経鼻カニューレで十分な酸素の供給を行う。

③**肺炎予防**　気道内分泌物の除去に加えて，口腔内の保清に努める。

▌ドレーン・チューブの管理

排液の目的で，胸腔には，ドレーン，経鼻胃管，中心静脈カテーテル，経腸栄養チューブ，点滴，硬膜外麻酔カテーテル，さらに尿道には膀胱留置カテーテルが挿入される（◐図6-17）。このほかにもさまざまな機器類が使用されるが，術後の倦怠感や疼痛，チューブなどによる拘束感と活動の制限をよく理解して看護にあたる。

ドレーン挿入中は，それぞれの挿入目的を理解して，ドレーンからの排液

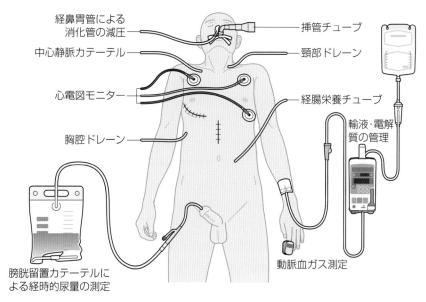

経鼻胃管による
消化管の減圧

挿管チューブ

中心静脈カテーテル

頸部ドレーン

心電図モニター

経腸栄養チューブ

胸腔ドレーン

輸液・電解
質の管理

膀胱留置カテーテルに
よる経時的尿量の測定

動脈血ガス測定

◯図 6-17　食道がんの手術後のドレーン・チューブ類の管理

の量・性状を観察し，感染予防に努める。挿入の目的が効果的に達成される
よう，挿入部位や固定部位を確認し，ドレーンの屈曲や，ゆるみを防ぐ。ま
た，事故抜去がおこらないように注意し，体動時に引きつれがないよう工夫
する。

　1 胸腔ドレーンの管理　胸腔ドレーンは，持続吸引装置に接続して胸腔
内の排気・排液をはかり，肺の再膨張を促す。吸引圧，エアリークに注意し
て管理を行う。リンパ節の郭清を行っているため，乳び胸の危険性もある。
乳び胸では，リンパ液がもれ出して排液が乳白色となる。

　2 経鼻胃管の管理　経鼻胃管による吸引時には，創部の圧迫感・膨満感
の有無などをよく観察する。血液や消化管の分泌物が吻合部周囲に貯留する
と，吻合部に緊張が加わって縫合不全をおこしやすい。経鼻胃管は消化管内
貯留物を吸引・排除する目的で吻合部の下方まで挿入されるので，屈曲に注
意する。

　3 電解質異常の早期発見　ドレーンを挿入して血液や体液を排除すると
塩基が失われ，さらに輸液によって水素イオンが過剰になるとアシドーシス
をまねきやすい。そのため，チューブ・ドレーンの管理のほかに，検査デー
タにも注意しながら水分出納や全身状態を観察する。

■ 縫合不全の早期発見

　縫合不全は，吻合部付近の循環障害をはじめ，胃や腸管を腹腔から挙上し
て吻合したことによる吻合部の緊張，あるいは，消化管内容物の逆流による
汚染などが原因でおこる。また，低栄養状態は縫合不全をおこしやすいので，
十分な栄養管理が必要である。

　術後は頸部の過伸展を避け安静にする必要があるが，頸部吻合部で縫合不
全が生じている場合は，頸部の発赤や，ドレーンから唾液まじりの排液がみ
とめられる。また，胸腔内吻合部で縫合不全が生じている場合，胸腔ドレー

ンからの唾液，胃液，胆汁まじりの排液をみとめる。

　血液検査データから CRP や白血球などの炎症反応を把握するとともに，発熱，頻脈，呼吸数増加の徴候に注意する。

循環不全の早期発見

　手術前に高血圧症などの循環器の既往をもっている患者は，手術後，術後出血や循環器合併症をおこすことがある。そのため，手術直後はバイタルサインの変化に十分注意する。

　手術後 3～5 日を経過して，水分が血管に戻るため，頸部や背部の不快感・痛み，体温上昇・呼吸困難・嚥下痛などの症状があらわれる。さらに，痰の量が増加することにも留意する。

腸管麻痺の回復促進

　早期から可能な範囲内で体位変換を行う。体位変換時には患者の不安が強いので，その必要性を説明して患者の協力を得る。全身状態が落ち着いていれば，離床を促していく。腸蠕動が弱いときは，腰背部の温湿布・メントール湿布の温熱効果により，腸蠕動の促進をはかる。

口腔内の清潔

　気道内分泌物の喀出やチューブの挿入によって，患者は口呼吸になりがちである。口呼吸では口腔内が汚染されやすいので，含嗽により清潔を保ち肺炎予防をはかる。

経腸栄養の留意事項

　手術後の栄養管理は，手術前にもまして重要になる。貧血や低タンパク質血症は手術後の回復を阻害する。加えて，経口摂取の開始は，手術後およそ1週といわれている。絶食期間中の腸管粘膜の維持のためにも，留意して看護にあたる。

　経口的な飲食は，吻合部が完全に治癒するまでの数日間はできない。したがって，その間は輸液や経管栄養によって水・電解質およびエネルギー・栄養素を補給する。一般的に，経管栄養は術後1日目から開始される。腹部症状や便の性状を見ながら，量を徐々に増やしていく。

　①経腸栄養剤注入時の留意事項　各栄養剤の投与方法の特徴を●表 6-11 に示す。まず，水や5%ブドウ糖液を 200 mL 程度注入し，腹部膨満感，吐

●表 6-11　経管経腸栄養剤の投与方法の特徴

	半消化態栄養剤	消化態栄養剤	成分栄養剤（ED）
経路	経鼻胃・胃瘻・空腸瘻	経鼻胃・胃瘻・空腸瘻	経鼻胃・胃瘻・空腸瘻
速度	速度調節が困難，分割投与がふつう	100 mL/時前後	100 mL/時以下が望ましい
消化・吸収	消化必要，吸収ふつう	消化ほとんど不要，吸収良	消化ほとんど不要，吸収良
エネルギー維持投与量	2,000 kcal 以下のことが多い	2,000 kcal 前後	2,400～3,000 kcal
適応	狭い	比較的広い	広い

きけ・嘔吐などの症状がないか観察する。その後，流動食の注入を始めても，腹部膨満感，吐きけ・嘔吐，下痢などの消化器症状があらわれなければ，高タンパク質・高エネルギーの流動食にして，栄養の補給に努める。食事注入時はファウラー位にして，食事が吻合部へ逆流するのを防ぎ，重力を利用して腸管内に移行していくように援助する。

　②**経腸栄養剤継続中の留意事項**　経腸栄養ポンプを用いて，24時間連続で高糖・高浸透圧液を持続注入するため，高血糖や高浸透圧利尿など水分の平衡異常をまねきやすい。脱水，電解質の異常，代謝性アシドーシスなどを引きおこす危険性がある。さらに，患者は持続注入による日常生活の規制や拘束により，不安・不満をつのらせやすい。とくに，反回神経麻痺などで嚥下機能が低下して，経口摂取がむずかしい患者の場合は，手術後の回復への影響を考えて，不安をもつことがある。経腸栄養は，退院後に体重が安定してくる1〜2か月程度まで続くことを説明する。嚥下がしづらいときは，誤嚥しにくく，やわらかくのどごしのよい食品を摂取できるように医師か栄養士に相談する。加えて，嚥下リハビリテーションも行う。

▎経口的な食事の開始

　経口摂取への切りかえは，一般的には術後1週間とされている。造影剤を飲んでX線透視検査を行い，もれがないことを確認したのちに経口摂取が開始される。

　①**経口摂取開始時の評価**　経口的な水分摂取の許可がおりたら，少量の水を与える。そして，体温上昇や呼吸困難などがあらわれないことを確認し，縫合不全や誤嚥について評価する。

　②**ダンピング症候群の予防**　ダンピング症候群（◯110ページ）を防ぐために，1回量を少なくした流動食を数回に分けて，よく咀嚼して時間をかけて摂取するよう指導する。

　③**逆流性食道炎の予防**　食道胃接合部領域を切除すると，胃液・腸液・胆汁の逆流がおこりやすい。食後はファウラー位または起座位をとり，就寝2〜4時間前には食事を終えるようにする。

　④**その他の注意点**　吻合部に浮腫や狭窄が生じている場合は，嘔吐や誤嚥をおこしやすいので注意する。また，胸壁前で食道-胃吻合術を行った場合は，食べ物の嚥下に際して胸骨上部に膨隆がみられる。膨隆の著しい場合は，手で圧迫して食物の嚥下をたすけるように指導する。

▎離床と日常生活への復帰

　循環・呼吸状態が落ち着いていれば，術後1日目から離床が開始される。段階的に身のまわりのことを自分でできるよう，指導する。

　放射線療法や手術での吻合部が狭窄をおこしている場合は，食事がつかえる感じがあるとともに，飲み込む力が低下していることで誤嚥もしやすくなっている。食事摂取の工夫や嚥下リハビリテーションを行い，改善していく。患者は，体重がなかなか戻らない，食欲がわかないなど，食事摂取についてさまざまな不安をいだく。無理に食べようとせず，医師や看護師，栄養士に相談をして解決策を一緒に考えるようすすめる。

　また，悪性腫瘍は手術後も再発の危険をはらんでいるため，定期的な外来受診によって術後合併症や再発がないかを確認していく必要がある。

B 胃・十二指腸疾患患者の看護

1 胃・十二指腸潰瘍患者の看護

　胃・十二指腸潰瘍は，消化管の粘膜筋板をこえる深い組織欠損であり，胃酸，ペプシンなどの攻撃因子と，胃粘膜から分泌される粘液，重炭酸イオン，血流胃粘膜防御因子などの不均衡によって発症する。その二大原因とされるのは，ヘリコバクター-ピロリの感染と非ステロイド性抗炎症薬（NSAIDs）の副作用である。そのほか，NSAIDs 以外の薬物やアルコール，腐食性化学物質の摂取，重篤な身体的・心理的ストレス，クローン病，感染症などが発症要因とされている。また，胃切除後に，吻合部にあたる十二指腸や空腸に発生する吻合部潰瘍も知られている。

　胃・十二指腸潰瘍の治療としては，H_2 受容体拮抗薬やプロトンポンプ阻害薬（PPI）などの酸分泌抑制薬（制酸剤）の投与が少なくとも 1 か月以上行われるのが一般的である。ヘリコバクター-ピロリ感染に対する治療としては，薬物による除菌療法が行われ，三薬併用療法の場合には高い除菌効果を期待することができる。しかし，服薬が徹底されない場合には，薬物耐性のある菌が増加して治療が困難になる可能性がある。

　胃・十二指腸潰瘍に伴う症状として最も頻度が高いのは心窩部痛であり，痛みの程度はさまざまである。そのほかの症状としては，消化管運動異常や胃分泌異常に伴う吐きけ・嘔吐などの症状がある。合併症としては出血が最も多く，穿孔，幽門狭窄と合わせて三大合併症とされている。合併症を併発した場合，および薬物療法で効果が得られない場合には外科的治療が必要になることもある。

　治療を継続し，合併症の併発を防ぐためには，患者が病気と治療を正しく認識して服薬を継続することが重要である。また消化管粘膜の保護のためには，飲食物に関する習慣の改善や，身体的・心理的ストレスの軽減も必要となる。

1 アセスメント

（1）全身状態
- 出血によるショック状態の徴候：顔面蒼白・頻脈・低血圧
- 嘔吐や失血による脱水の徴候：頻脈・起立性低血圧

（2）疾患に伴う症状
- 心窩部痛：十二指腸潰瘍の場合は空腹時および夜間に出現し，食事摂取により軽快する。胃潰瘍の場合は食事摂取により出現する。

- 穿孔の徴候：激しい圧痛，板状硬❶の腹部
- 胃流出路閉塞の徴候：振盪音❷
- 消化器症状：食欲不振，吐きけ・嘔吐，腹部膨満感，吐血・下血

（3）検査データ
- X線検査（胃造影），内視鏡検査，内視鏡的生検組織の病理組織学的所見
- 便潜血反応，抗ヘリコバクター–ピロリ抗体測定，便中ヘリコバクター–ピロリ抗原測定
- 血液検査：赤血球数・ヘモグロビン・ヘマトクリット

（4）食事の摂取状況：内容・量・回数，摂取時間，嗜好品

（5）生活習慣：活動と休息のバランス，就業・就学時間，飲酒・喫煙の状況

（6）常用薬：NSAIDs，解熱鎮痛薬，抗菌薬，副腎皮質ステロイド薬

（7）精神状態：精神的ストレスの状況と原因，ストレス耐性，ストレスへの対処行動

（8）病気と治療に対する認識，アドヒアランス

2 看護目標

（1）胃・十二指腸潰瘍に伴う症状が緩和される。

（2）病気と治療を正しく認識し，治療を継続することができる。

（3）病気の原因や増悪因子を知り，食生活を見直して再調整することができる。

（4）精神的に落ち着いて過ごすことができる。

3 看護活動

◆ 症状の緩和

▌心窩部痛・腹部膨満感
腹壁の緊張をやわらげるために，膝の下に枕を差し入れて膝を曲げるようにする。寝衣のひもやゴムで腹部を圧迫しないように調整し，掛け物は軽い素材のものにする。

▌吐きけ・嘔吐
吐きけがある場合にも同様に，腹部を圧迫しないように配慮し，必要時は換気をして安静が保てるようにする。嘔吐した場合にはすみやかに吐物を処理し，含嗽をして口腔内をさっぱりさせる。吐きけ・嘔吐が続く場合には，脱水の徴候を見逃さないようにする。

▌吐血・下血
吐物や便の観察ののち，すみやかにかたづけて換気を行う。吐血・下血によって脱水に陥る可能性があるため，水分出納の管理を行う。出血が多い場合には，医師の指示によりただちに血管を確保し，バイタルサインを経時的に測定する。血圧の低下・頻脈・顔面蒼白などのショックの徴候がある場合は，応急的にベッドを水平にし，下肢を挙上したショック体位とする。

NOTE

❶板状硬
激しい炎症が腹膜におよぶことによって筋硬直がおこり，患者の意思とは関係なく腹壁が板のようにかたくなっている状態のことをさす。

❷振盪音
振水音ともよばれる。患者の腹部に観察者の耳を接近させ，患者のからだを左右に揺らした際に聴かれる，ピチャピチャ，タポタポといった，流動物が動く際に聴取される音のことである。

◆ 薬物療法への援助

薬物療法として，プロトンポンプ阻害薬やH$_2$受容体拮抗薬などの酸分泌抑制薬の投与が行われる。

ヘリコバクター−ピロリ陽性患者には，除菌治療が行われる。一度除菌されると再感染率は低く，維持療法の必要はないが，服薬が指示どおりになされない場合には，薬物耐性のある菌が増加して治療が困難になる可能性がある。NSAIDsによる潰瘍の場合には，投与を中止することによって潰瘍が高率に治癒するが，ほかの疾患の治療の目的で投与の継続を余儀なくされる場合も少なくない。NSAIDsの服薬が継続される場合には，プロトンポンプ阻害薬またはプロスタグランジン製剤が併用投与される。いずれの場合も服薬を開始して1〜2週間程度で疼痛などの症状がなくなることが多く，この時期に患者が服薬を自己判断で中断することがある。そのため，症状が消失したとしても病気が治癒したということではないことを，患者に十分に説明する必要がある。

薬物療法への援助として重要なことは，患者の疾患や治療への理解を促し，アドヒアランスを高めることである。このことを目的として，服薬指導を行う際の目標としては，①潰瘍ができた原因や誘因を正しく理解する，②治療の目的を正しく理解する，③服用する薬物の作用や，中断したら再発するなどの特徴を正しく理解する，④服用方法を正しく理解して服用することができる，などがあげられる。

高用量のプロスタグランジン製剤を服用している場合には，副作用として腹痛や下痢を伴うことがある。患者のアドヒアランスを高めるためには単に知識を提供するだけでなく，副作用があることによってアドヒアランスが低下していないか，服薬を継続するうえで心理的・社会的な問題がないか，ということもアセスメントして多面的に援助する必要がある。

◆ 食生活の再調整への援助

最近では胃・十二指腸潰瘍の原因が明らかになり，効果的な治療薬が開発されている。そのため，急性期の場合を除き，厳しい食事制限を行うことはない。胃・十二指腸潰瘍の再発や増悪を予防し，回復を促進するためには，以下の事項が大切である。

▊ 栄養価の高い食品の選択

1 糖質　糖質は胃液の分泌を促進させる作用が少なく，胃粘膜への刺激が少ない。また胃内停滞時間が短く，胃に負担がかかりにくいという特徴があり，胃・十二指腸潰瘍の急性期に絶食をしたのち，食事を再開する際の栄養補給の主体となる。しかし，油で調理すると胃に負担となるため，米は軟飯・おじや，小麦粉はパン・うどん・そうめんなどでとるとよい。

2 タンパク質　タンパク質は胃液の分泌を促進するが，胃酸を中和するという特徴をもっている。また，胃粘膜の修復には不可欠の栄養素である。胃・十二指腸潰瘍患者に適した食品として，胃酸の分泌に関与しにくく，消

化されやすい牛乳・乳製品，半熟卵，脂肪の少ない魚，鶏のムネ・ヒレ・モモ肉，とうふなどを選択する。

3 **脂質**　脂質は胃酸の分泌を低下させるはたらきがあるが，胃内停滞時間が長いので胃に負担がかかる。したがって，比較的消化がよくビタミンを含有するバターや，長鎖脂肪酸よりも消化・吸収の速い中鎖脂肪酸を多く含む食用油などを少しずつ摂取するようにすすめる。

消化のよい食品や消化がよくなる調理法の選択

消化のよい食品とは，かたくなく，食物繊維が少なく，胃内停滞時間が短い食品である。タコ・イカ・貝類・干物などのかたい食品は生食しないようにし，やわらかく調理する。また根菜類・海藻類・キノコ類などの食物繊維の多い食品は，細かくきざむ，ミキサーにかけるなど，消化しやすくなるように工夫する。揚げ物のように油を多く使った料理は胃内停滞時間が長いため，煮る・ゆでる・蒸す・焼くといった調理法に切りかえるようにする。

刺激物を避ける

刺激の強い食品は，胃酸の分泌を促進するので避ける。避けたほうがよいものとしては，アルコール飲料や，コーヒー・抹茶・紅茶・ココアなどのカフェインを含む飲み物，炭酸飲料，香辛料，酸味の強い柑橘類・酢・梅干し，極端に冷たいものや熱いものなどがあげられる。ただし，現在ではかつてのような厳しい食事制限を行わなくなっており，工夫によっては摂取可能なものもある。たとえばコーヒーは，できるだけ薄めてミルクを加え，空腹時を避けて，何杯も飲まないように注意すればよい。また極端に冷たいものや熱いものは，口に含んで可能な限り常温に近づけてから飲み込むようにするとよい。

また，食品ではないが避けなければならない刺激物として，タバコがあげられる。喫煙によって胃粘膜に一過性に循環障害がおこることで胃粘膜防御因子の血流が弱まることや，胃酸の分泌が亢進することなどが理由である。

食事の量・間隔，食べ方を見直す

胃粘膜への負担を軽減するためには，食事の量・間隔，食べ方について見直す必要がある。1回の食事量は，病院で出される量を目安にして腹八分目程度とし，ゆっくりよくかんで食べ物を唾液とよくまぜ，消化しやすくしてから飲み込むようにする。食事の間隔は，開きすぎると胃が空になる時間が長くなって胃酸の濃度が高くなるため，1日3回の食事を規則正しくとるようにする。

また，精神的にいらいらしていたり，あわてて食べたりなど，食事に気持ちが集中していない状態では，交感神経が優位になって消化・吸収機能が低下する。ゆっくりと味わい，落ち着いた雰囲気で食事ができるようにするとよい。

◆ 心理的なストレス解消への援助

前述したように，ストレスは胃・十二指腸潰瘍発症の増悪因子の1つである。患者がどのようなストレスをかかえているかをアセスメントし，できる

だけ患者自身で解決の方向へ向かえるように援助する。

　また，社会生活を営んでいるとストレスを避けて通ることは困難であるため，できるだけストレスをためないようにする工夫が必要である。たとえば，仕事は1人でかかえ込まないこと，なんでも相談できる家族や友人をもつこと，余暇を利用して趣味の活動を行うこと，好きな音楽を聞きながらゆっくり入浴するなど，ストレスへの対処法を多くもつとよい。

2　胃がん患者の看護

　胃がんは，壁深達度により早期がんと進行がんとに分けられる。症状としては，早期がんの場合は，上腹部痛・腹部膨満感・食欲不振などがみられるが，無症状であることも多い。一方，進行がんの場合は，体重減少・消化管出血による貧血や吐きけ・嘔吐，嚥下困難などがあらわれる。

　治療は，日本胃癌学会の「胃癌治療ガイドライン」に基づいて胃がんの進行度や患者のQOLを考慮して選択される。リンパ節転移の可能性がきわめて低く，一括切除が可能な大きさと部位にある早期胃がん患者，および高齢者や基礎疾患をもつ患者で手術がハイリスクとなる早期胃がん患者に対しては，内視鏡的粘膜切除術（EMR）や内視鏡的粘膜下層剝離術（ESD）などの内視鏡的治療法が行われる。

　外科的手術は，病巣切除と周囲リンパ節郭清を目的として，幽門側胃切除術・胃全摘術などの定型手術が行われる❶。また，腫瘍の部位・大きさ・深達度などを考慮したうえで，機能温存を目ざした幽門保存胃切除，噴門側切除，分節切除などの縮小手術も行われる。進行度分類（病理分類）がⅡまたはⅢの場合は，再発予防の目的で，手術後に補助化学療法が行われる。切除不能または再発胃がん患者に対する治療は化学療法である。

　ここでは，侵襲の大きい外科的手術を受ける患者の看護について述べる。化学療法を受ける患者の看護については「化学療法を受ける患者の看護」を参照のこと（◉310ページ）。

a　手術前の看護

　手術前の患者は，食欲不振，吐きけ・嘔吐，嚥下障害などの症状に伴って，食事を十分に摂取できないことにより，栄養状態が低下している可能性がある。また中心静脈カテーテルの挿入や経鼻胃管の挿入など，苦痛を伴う検査や処置が多いことに加え，手術や麻酔という未知のできごとに対する不安も大きい。そこで手術前の看護は，患者の栄養状態，病気に伴う不快症状を改善して，心身ともに最良の状態で手術を受けられるようにすることを目標とする。

1　アセスメント

（1）全身状態：バイタルサイン，顔色，全身倦怠感の有無，脱水の有無
（2）栄養状態：食事摂取量，体重の変化，皮膚の状態

□ NOTE

❶胃がんの外科的手術を切除範囲の大きい順に列挙すると，胃全摘出術，幽門側胃切除術，幽門保存胃切除術，噴門側胃切除術，胃分節切除術，胃局所切除術，非切除術（吻合術，胃瘻・腸瘻増設術）となる。

　手術後の残胃に発生したがんに対する手術には，残胃全摘術，残胃亜全摘術などがある。

（3）疾患の状態：病巣の部位と大きさ，転移の有無，狭窄の有無，出血の有無

（4）疾患に伴う症状：上腹部痛，腹部膨満感，食欲不振，吐きけ・嘔吐，嚥下困難

（5）検査データ

- 血液検査：赤血球数・白血球数・ヘモグロビン・ヘマトクリット・アルブミン・総タンパク質
- 診断のための検査：胃内視鏡検査・X 線検査（胃造影）
- 手術のために必要な検査：肺機能検査・心電図検査・胸部 X 線検査・血液型・肝機能検査・腎機能検査・血糖値の測定

（6）手術や手術後の経過に影響するような既往歴の有無

（7）治療・処置：これまでに行われてきた治療・処置，予定術式，麻酔法

（8）機能障害の有無と程度：呼吸器系・循環器系・運動器系，日常生活動作（ADL）

（9）病気の理解と受けとめ：医師の説明内容，患者が理解している内容，病気や治療に対する気持ち

（10）社会的環境：家族構成，家族内での役割，職場での地位と役割，職場・学校・地域・家庭での生活の様子

（11）家族の病気や治療に対する反応

2　看護目標

（1）不快な症状が緩和され，安楽になる。

（2）栄養状態が改善し，手術を受けるために身体状態を整えることができる。

（3）検査・処置に伴う苦痛が緩和される。

（4）病気，手術・麻酔に関する不安が緩和される。

3　看護活動

◆ 症状の緩和

　早期がんの場合には無症状のことがあるが，一般に噴門部付近に病変がある場合には吐きけ・嘔吐やつかえ感を伴い，幽門部付近に病変がある場合には腹部膨満感や吐きけ・嘔吐などの不快な症状を伴う。このような場合には食事摂取を控え，できるだけ安楽な体位をとり，膝を曲げるなどして腹筋をゆるめるようにし，患者がゆったりと落ち着いて過ごせるよう環境を整える。

　痛みが緩和されない場合には，鎮痛薬の投与について医師と相談し，患者の痛みの状況をみながら効果的に鎮痛できるように投与時間を調整する。

　吐きけ・嘔吐がある場合には，制吐薬の投与について医師と相談する。嘔吐が続いたり，幽門部の病変のために通過障害がある場合には経鼻胃管を挿入することがある。

◆ 栄養状態の改善

　進行がんの場合には，吐きけ・嘔吐，嚥下困難，食欲不振などの症状によって食事や水分が十分に摂取できず，低タンパク質血症や貧血，脱水，電解質の不均衡が生じることがある。

　このような状況は患者にとって苦痛なだけでなく，手術中の循環動態や手術後の回復に悪影響をもたらすため，手術前に改善しておかなければならない。しかし，幽門狭窄などの器質的な変化が生じている場合には，経口的に栄養や水分を補給することは困難である。したがって，中心静脈カテーテルを挿入し，中心静脈栄養によって栄養改善をはかったり，輸液により水・電解質の補給を行う。貧血がある場合には，手術に備えて改善するために輸血を行う。

◆ 検査・処置時の苦痛の緩和

　胃内視鏡検査や上部消化管造影のような苦痛を伴う検査を行う際には，禁飲食や鎮痙薬（ちんけい）の投与などの検査前の処置を確実に行い，検査が円滑に行われるように援助する。鎮痙薬は，蠕動運動を低下させ，胃を伸展させやすくするために用いられる。通常は抗コリン薬が用いられるが，これらは副交感神経を抑制・遮断するため，既往に緑内障・前立腺肥大症・心疾患がある場合には症状を悪化させる可能性があり，禁忌である。

　患者が安心し，リラックスして検査にのぞめるようにするためには，検査前にオリエンテーションを行うとともに，検査中は深呼吸を促し，身体の力を抜いてリラックスできるように声をかける。

　胃内視鏡検査では検査前に咽頭麻酔を行うため，検査後1時間ほど経過して麻酔の効果が切れてから水分摂取を開始し，異常がなければ食事をとることができる。上部消化管造影では，検査のために硫酸バリウムの懸濁液を飲むので，検査後は緩下薬を投与し，バリウムが排泄されたことを確認する。バリウムが排泄されている間は便が白いので，便の色で確認することができる。

◆ 不安の緩和

　胃がんで手術を受けることになった患者は，がんに罹患したことや食べられなくなったことにより，死への不安や，手術や麻酔という未知のできごとへの不安をいだいている。このような患者の不安を緩和するためには，医師からの説明の内容，患者の病気や手術に関する理解と受けとめ，過去の手術体験，社会における役割などの情報収集を行い，患者の感情表出を促し，不安を受けとめるように努める必要がある。

　病名や病状に疑念をもっている患者に対しては，医療従事者が一貫した態度で接することができるよう，説明内容を統一し，患者・家族が納得して手術にのぞめるようにする。

　手術や麻酔などの未知のできごとへの不安に対しては，手術前の準備，手

術後の状態，手術後の経過，痛みに対してとられる治療・処置などについて説明し，患者が具体的にイメージできるように促す。

b 手術後の看護

　手術後は，麻酔や手術による機械的刺激により腸管が麻痺しており，創部痛のために離床が遅延すると，麻痺性イレウスなどの術後合併症をおこす可能性がある。また食事が開始されると，胃切除に伴う消化・吸収障害やダンピング症候群などの合併症をおこす可能性があるため，長期的な食生活の変更をしいられる。

　そのため，手術後の看護においては，術後合併症を予防し，異常の早期発見に努めること，食生活を手術によって変化した消化管の構造に合うように再調整すること，さらに患者が主体的に取り組めるように援助することが重要である。

1 アセスメント

(1) 手術に関する内容：幽門側胃切除術・噴門側胃切除術・胃全摘出術・幽門保存胃切除術など術式，ビルロートⅠ法・Ⅱ法，ルーY法，ダブルトラクト法など再建方法，リンパ節郭清の有無，浸潤の状況，出血量，ドレーンの挿入部の状態，麻酔時間，手術時間，手術中の循環動態

(2) 全身状態
- 手術後 24 時間以内：バイタルサインの経時的な変化，麻酔からの覚醒状態，水分出納バランス
- 手術後 24 時間以降：バイタルサインの経時的な変化，水分出納バランス

(3) 疼痛：疼痛の有無，部位と程度，疼痛コントロールのための治療・処置

(4) 早期術後合併症の徴候
- 術後出血：血圧低下，頻脈，顔面蒼白，ドレーン・胃管からの排液の量・性状
- 無気肺・肺炎：肺音の聴診(呼吸音とリズム・呼吸回数・副雑音の有無と種類・左右差)，胸郭の動き，痰の量・性状，酸素飽和度，頻脈，発熱，白血球数の上昇
- 創部・ドレーン挿入部の感染：腹部正中創・ドレーン挿入部の発赤・腫脹・痛み
- 吻合部の縫合不全：ドレーン・胃管からの排液の量・性状，炎症反応(発熱，白血球数・CRP の上昇)の有無，胃造影の結果
- 術後腸閉塞：腸蠕動運動の有無，排ガスの有無，腹部膨満感，吐きけ・嘔吐の有無，排便の有無

(5) 後期術後合併症の徴候
- ダンピング症候群の早期症状：食後 30 分前後におこる。全身倦怠感，めまい，頻脈，発汗，動悸などの血管運動性症状，腸蠕動亢進，腹部膨満感，上腹部不快感，腹痛，吐きけ・嘔吐，下痢などの腹部症状
- ダンピング症候群の晩期症状：食後 2〜3 時間でおこる。全身倦怠感・め

まい・心悸亢進・発汗・吐きけ
- 吻合部通過障害：腹部膨満感・胸焼け・おくび・吐きけ・胃部停滞感
- 胃食道逆流症：胸焼け・背部痛・心窩部痛・嚥下障害

(6)手術の理解と受けとめ：手術に対する気持ち，手術後の経過についての理解，回復への意欲，家族の反応

2　看護目標

(1)術後合併症が予防・早期発見される。
(2)痛みや苦痛が緩和される。
(3)手術によって変化した消化管の構造・機能に合った食行動をとることができる。
(4)回復への意欲をもち，主体的に合併症の予防に取り組むことができる。

3　看護活動

◆　早期合併症の予防・早期発見

▐ 術後出血

　術後出血は，原因によって発症する時期が異なる。手術後24時間以内の場合には，手術操作が原因となっている可能性が高い。また出血性素因のある患者や，抗凝固薬を常用している患者におこりやすい。一方，膵臓を一部切除した場合に，手術後1週間以上経過して発症するものは，膵液瘻による可能性がある。

　いずれの場合も，ドレーンや胃管からの排液の量・性状を経時的に観察するとともに，血圧の低下や頻脈の出現，チアノーゼ，末梢の冷感の有無を観察して異常の早期発見に努め，術後出血をみとめたらすみやかに医師に報告する。治療としては，血管造影を行って出血部位を確認したのちに塞栓術を実施したり，止血薬の投与などが行われたりするが，改善がみられない場合には再手術となる。

▐ 無気肺・肺炎

　胃切除術では腹直筋を切開するために，呼吸時に横隔膜の動きを制限する。そのため浅呼吸になり，換気-血流比の不均衡が生じて低酸素血症をきたす。また，咳嗽や痰の喀出時に痛みを伴うために排痰行動を抑制することとなり，分泌物が蓄積して気道閉塞を引きおこす。その結果，肺胞が虚脱して無気肺になる可能性がある。また，無気肺をおこした部位に細菌が繁殖すると肺炎になる。

　無気肺の症状としては，頻脈，呼吸数の増加，患側の運動低下による胸郭運動の左右差，患側の呼吸音の減弱・消失，酸素飽和度の低下などがみとめられる。また，肺炎の場合には，手術後72時間以上経過してからの38℃以上の発熱，白血球数の上昇，膿性痰の喀出がみられる。

　無気肺や肺炎を予防するには，手術前から禁煙指導を行うとともに，呼吸訓練や，インセンティブ-スパイロメトリーを利用した呼吸理学療法の必要

性についての理解を促して実施することが効果的であり，術後呼吸器合併症の発症率を低下させるといわれている。また手術後には，疼痛コントロールを行うことによって呼吸や排痰行動を促すこと，ネブライザーや含嗽によって気道内を加湿して排痰しやすくすること，手術前に引きつづき呼吸訓練と呼吸理学療法を実施することが重要である。

▌創部・ドレーン挿入部の感染

胃切除術では，滲出液や血液などを体外に排泄することを目的として，ウィンスロー孔，全摘術後は左横隔膜下腔にドレーンが挿入される場合がある。手術後の患者は手術侵襲などによって易感染状態にあるため，ドレーンからの逆行性感染をおこしやすい。したがって，ドレーン挿入部の清潔を保つため，ガーゼ交換時には手洗い，手袋の着用，無菌的操作を徹底して行う。

また感染の早期発見のために，ドレーン挿入部の発赤・腫脹・疼痛の有無を観察する。排液が消化液のような場合には，皮膚に炎症やびらんが生じることがある。このようなときには創傷被覆材で皮膚を保護するとよい。

▌吻合部の縫合不全

縫合不全は手術後5〜10日ごろに発症することが多い。縫合不全をおこす要因には全身的要因と局所的要因がある。詳細は「手術療法を受ける患者の看護」の項（◉325ページ）を参照されたい。

縫合不全を予防するためには，手術前に縫合不全の全身的要因を改善し，手術後は呼吸器合併症の予防に努めることである。治療としては，絶飲食とし，腸管内の減圧を目的とした経鼻胃管の挿入や，抗菌薬の投与などが行われる。糖尿病があると，インスリンの作用不足により，エネルギー源であるグルコースが細胞に取り込まれにくく，縫合不全がおこりやすくなるため，血糖コントロールを行う。経口糖尿病治療薬を内服している場合は，術前・術後の厳密な血糖コントロールを容易にするため，術前からインスリン注射に切りかえることがある。

▌術後腸閉塞

手術操作に伴う腸管への機械的刺激，腹腔内の感染症，手術後の癒着，術後胆嚢炎などに伴い，腸閉塞をおこすことがある。術後腸閉塞の詳細については，「手術療法を受ける患者の看護」の項（◉325ページ）を参照されたい。

◆ 後期合併症の予防・早期発見

▌ダンピング症候群

食事の開始後，手術によって形態・機能が変化した消化管を食べ物が通過することによりおこる。食後30分前後でおこる早期症状と，食後2〜3時間におこる晩期症状とがある。とくに，胃全摘出術や幽門側胃切除術を行うと，胃の貯留能や消化機能が低下するため，ダンピング症候群がおこりやすい。

早期症状は，高張な食物が一気に腸内に入るために体液が腸管内へ移行して，循環血漿量の減少と末梢血液量の増加がおこり，さらにセロトニン・ヒスタミンなどの消化管ホルモンの増加により腸蠕動運動が亢進することによって発症するといわれている（◉図6-18）。

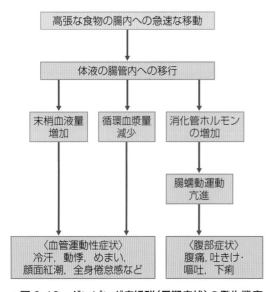
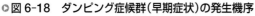

▶図6-18　ダンピング症候群（早期症状）の発生機序

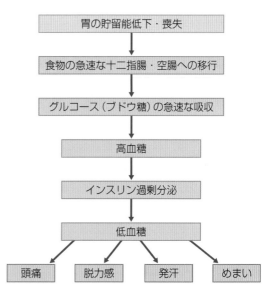

▶図6-19　ダンピング症候群（晩期症状）の発生機序

　ダンピング症候群を予防するためには，1回の食事量を減らして食事回数を多くし，よくかんで時間をかけて食べる，過度に甘いものや味の濃いものを控えるなど，食事の摂取方法を工夫する。また食後は安静にし，座位のままでは摂取していた食物に重力がはたらいて腸内へ一気に落下するため，上体をあまり高くしないように注意する。噴門や幽門を切除している場合は，消化液が逆流しやすく，胃食道逆流症をおこす可能性があるため，体位はファウラー位やセミファウラー位が望ましい。自律神経調整薬・末梢血管拡張薬・セロトニン拮抗薬の投与が有効なこともある。

　晩期症状は，手術によって胃の貯留能が低下・喪失することにより，大量の食物が急速に十二指腸や空腸に送られ，グルコース（ブドウ糖）の急速な吸収によって高血糖となり，これに反応してインスリンが過剰に分泌されて低血糖症状となるために生じると考えられている（▶図6-19）。この症状は，食後の安静，食事の回数を多くして少量ずつ時間をかけて摂取するようにするなどの方法によって軽減することができる。また低血糖を予防するために，食後1時間半～2時間経過後にあめを口にするなどの工夫をする。

▌吻合部通過障害

　創部の治癒過程で一過性にみられるもので，浮腫や瘢痕形成により吻合部が狭窄し，通過障害をきたすものである。手術後7日目以降に，徐々に食事量が増えると生じることが多い。

　嘔吐を繰り返すような場合には，内視鏡的拡張術を行う場合もある。通過障害をおこしている患者には無理に経口摂取をすすめず，少量ずつよくかんでゆっくりと摂取するように指導する。患者は食べられなくなることに対して不安を感じるので，創部が治癒する過程でみられる一過性の症状であり，吻合部の浮腫が改善すれば食べられるようになることを説明し，理解を促す。

■ 胃食道逆流症

　手術により噴門や幽門の切除が行われたり，形態が変化した場合に，胃液・胆汁・膵液などの消化液が食道へと逆流する。幽門側切除の場合には小腸内容物が胃に逆流しやすくなり，噴門側切除の場合には胃内容物が食道へ逆流しやすくなる。食道が消化液にさらされると粘膜が炎症をおこし，胸焼け・背部痛・心窩部痛・嚥下障害などの症状が出現し，食事を摂取できなくなることがある。

　このような場合には，①消化液が食道に逆流するのを避けるために臥位にならない，②食後は消化液の分泌が増加して逆流しやすくなるため食後2時間以上たってから就寝する，③就寝時はセミファウラー位をとる，④胸焼けがおきたら消化液を希釈するために水分を摂取し，しばらく座位をとるようにする，などの対処をする。治療としては，粘膜保護薬・タンパク質分解酵素阻害薬などで内服治療を行うが，効果が得られない場合には逆流防止のための手術を行うこともある。

◆ 食行動の再調整への援助

　日本胃癌学会の「胃癌手術後クリニカルパス」によると，開腹術と内視鏡手術に共通して，術後1日目までに胃管抜去，術後1日目以降に水分摂取開始，腸蠕動運動と排ガスが確認されると，術後2〜4日目に食事摂取が始まる。食事は腹部症状がないことを確認しながら，三分がゆ→五分がゆ→全がゆの順に段階的に普通食に近づけていく。途中で腹部症状が出現した場合には，同じ形状の食事で食べ方を工夫するなどして様子をみる。

　この時期の食事は，身体の維持に必要な栄養や水分を摂取することが目的ではなく，あくまでも手術によって形態・機能が変化した消化管を使って食事をすることに慣れることが目的である。したがって，無理に摂取量を増やすのではなく，腹部症状やダンピング症候群の症状の有無を確認しながら，徐々に量を増やしていくことが大切である。

　患者には食事が開始される前に，手術により胃の消化機能が減退・消失していること，胃の容積が小さくなっていること，術式によっては幽門が切除されているために食物が直接腸内に入り，ダンピング症候群をおこす可能性があることなどを伝える。術式に合わせた説明を，患者が理解できるように丁寧に行う。食事が開始される際には，1口量を少なくし，1口ずつよくかんで，少なくとも30分以上かけてゆっくり食べること，食後はセミファウラー位かファウラー位で安静にすることなどを事前に指導する。

　手術前の身体状況，術式や再建方法，手術後の回復状況などによってダンピング症候群のあらわれ方には個人差がある。また患者のなかには，食事が開始されると，手術前の食習慣にしたがっていきなり早食い・どか食いをする人もいる。ダンピング症候群の症状がおきた場合は同じことを繰り返さないために，なぜおこったのか，どうしたら予防できるのかを患者とともに考え，患者が主体的に食行動を変容できるように援助することが重要である。

C 回復期の看護

　患者が手術による身体的な変化を理解し，退院後に向けて食生活の再調整を行うこと，退院後におこると予測される合併症を知り，予防的な行動をとることができるように援助することが重要である。

1 アセスメント

(1)手術後の状況
- 腹部の状態：腸蠕動運動，排ガスの有無，便の回数・性状
- 通過障害の有無と食行動との関係
- その他の合併症・二次障害の有無

(2)食事の摂取状況
- 食事内容と回数，摂取量，食欲，体重の変化
- ダンピング症候群の症状の有無と食行動との関係

(3)退院後の状況
- 社会復帰の状況：仕事内容，勤務時間，食事のとり方，休養のとり方
- 家族の支援体制：食事をつくる人は誰か，手術後の状況に関する理解度，患者への協力度

2 看護目標

(1)手術による身体的な変化を理解できる。
(2)退院に向けて生活の再調整を行うことができる。
(3)退院後に予測される合併症を知り，実施可能な予防方法を計画することができる。

3 看護活動

◆ 食行動を中心とした生活の再調整

　ダンピング症候群や腸閉塞などの合併症の予防のために，入院中に習得した食事の摂取方法を退院後も継続して行う必要がある。

　退院直後は食事の1回量を少なめにし，1日6回の分割食とするが，腹部の状態や消化器症状のあらわれ方と，食事内容や食べ方との関係をみながら，徐々に1回量を増やし，回数を減らしていく。社会復帰した場合の食事の仕方については，仕事内容や勤務時間などの条件を加味して患者とともに検討する。

　食事内容は，入院中の献立を参考にして，栄養価が高く，消化のよいものとする。術後腸閉塞をおこした経験のある患者は，消化のわるいものを摂取すると腸閉塞を再発することがあるので，注意を促す必要がある。栄養価の高い食品，および消化のよい食品については「胃・十二指腸潰瘍患者の看護」の項(◯358ページ)を参照されたい。

　食べ方は，胃の消化機能の減退・消失を補うために1口量を少なくし，よ

くかんで唾液の分泌を促して，ゆっくりと時間をかけて食べるようにする。消化管への負担を避けるためにつねに腹6〜7分目を目安にする。摂取エネルギーの不足による体重減少や倦怠感があるようであれば，間食として少量で栄養価の高いものを摂取し，栄養とエネルギーを補うようにする。

　腸蠕動運動を促して腸閉塞を予防するためには，食事に注意するだけでなく，適度な運動も重要である。ウォーキングなどの適度な有酸素運動を日常生活のなかに取り入れるようにするとよい。また，消化管は自律神経系の支配を受けており，精神的なストレスが消化管へ悪影響をもたらすこともあるので，ストレスを発散し，リラックスできる時間をつくるようにする。

　胃切除後にはなんらかの症状がついてまわることは避けられないということを受けとめ，生活行動と症状との関係を自己分析して，なにがいけなかったのか，どうすればよいのかを考えて適切に対処しながら，自分のからだとじょうずに付き合っていくことが大切である。

◆ 社会復帰への援助

　退院後1か月程度の自宅療養ののち，体力の回復に合わせて徐々に社会復帰をするようにすすめる。仕事内容や職場環境により，完全にもとの状態に復帰できる場合，配置転換が必要な場合など，状況は多様なので，患者にとって最もよい状況に調整できるように支援していく。

◆ 退院後に予測される合併症の予防

　ダンピング症候群と腸閉塞については前述したとおりである。ここでは栄養障害・骨代謝障害・胃切除後貧血について述べる。

▌栄養障害

　胃の消化機能が減退・消失することにより，小腸の消化・吸収機能が低下すると，必要な栄養を吸収することができなくなり，結果として低タンパク質血症，浮腫，血清コレステロール値の低下，倦怠感などがみられる。また小腸のはたらきが不十分になると，大腸の通過時間が短くなり，下痢になる。予防として，消化がよく，栄養価の高い食品を摂取するようにする。

▌骨代謝障害

　胃酸の減少や，腸内細菌叢の異常によりカルシウムの吸収障害がおこり，骨の代謝異常をきたして骨粗鬆症や骨軟化症に類似した症状を引きおこすことがある。予防として，カルシウムとビタミンDの摂取を心がける。

　その際，胃切除後は小腸粘膜のラクトース（乳糖）分解酵素が欠乏し，乳糖不耐症がおこることがあるので，牛乳よりもヨーグルトやチーズなどの発酵乳製品❶や小魚などを多くとるようにする。またビタミンDは紫外線によって合成が促進されるため，適度に日光浴をするとよい。

▭NOTE
❶発酵過程でラクトースが分解されている。

▌胃切除後貧血

　胃切除後は胃酸の減少により鉄分とビタミンB_{12}の吸収障害がおこり，赤血球の合成に支障をきたし，貧血になる。この胃切除後貧血は，手術後3年以上経過してからおこることが多い。

手術後早期から鉄剤・ビタミン B_{12} 製剤・葉酸を投与することで，ある程度予防が可能である。食事で心がけることは，鉄分やビタミン B_{12} を多く含む食品を摂取することである。鉄分を多く含む食品としては海藻類やレバーなどがあげられるが，海藻類は消化・吸収機能が低下している胃切除術後には適さない。レバーは，鉄分とビタミン B_{12} を一度に摂取することができるという点ですぐれているので，多くとるようすすめる。レバーの鉄分含有量はブタが最も多く，ついで，ニワトリ，ウシの順であり，ビタミン B_{12} の含有量はウシが最も多く，ついで，ニワトリ，ブタの順となっている。

C 腸・腹膜疾患患者の看護

1 潰瘍性大腸炎患者の看護

潰瘍性大腸炎は大腸におこる原因不明の慢性炎症性疾患で，主として大腸粘膜にびまん性のびらんや潰瘍を形成する。主症状は，頻繁な血性の下痢や粘血便で，腹痛・発熱・食欲不振・体重減少・貧血などの全身症状を伴い，症状の程度は重症・中等症・軽症に分類される（Ⓒ172ページ，表5-12）。病変部位は，直腸に限局する場合から直腸から連続して全大腸にまで広がることがある。経過による分類としては，再燃寛解型・慢性持続型・急性劇症型・初回発作型などがあり，病期による分類では活動期と寛解期に分類される（Ⓒ172ページ，表5-13）。

多くの患者は長期にわたって寛解と再燃を繰り返すため，難治性の疾患として厚生労働省の特定疾患治療研究事業対象疾患に指定されている。若年者に好発し，男女による性差はみられず，近年，わが国での患者数は増加している。

治療は重症度に応じて行われるが，根治的治療はない。内科的治療としては，5-アミノサリチル酸(5-ASA)・副腎皮質ステロイド薬・免疫調整薬・抗 TNF 抗体などを組み合わせた薬物療法によって症状をコントロールする。内科的治療による改善がみられず，症状の急性増悪がある場合，または大腸穿孔・中毒性巨大結腸症・大量出血などの重篤な腸管の急性合併症がある場合には手術適応が検討される。長期経過の間には腸管外合併症の症状がみられることも多い（Ⓒ171ページ）。

長期にわたって症状の寛解と再燃を繰り返すことは，患者にとって身体的・精神的な苦痛を伴う。患者が薬物療法を継続でき，日常生活に留意して過ごせるように支援し，寛解期が長く維持できるような援助が必要となる。

1 アセスメント

（1）バイタルサイン：発熱・頻脈の有無，血圧
（2）腹部症状

- 腹痛の有無・部位，強い痛み，いままで経験したことのない痛み，鈍い痛みなど痛みの程度
- 持続的・間欠的など腹痛の性質
- 食事との関係，排便との関係，体動との関係などの増悪・寛解因子
- 吐きけ・嘔吐，腹部膨満感の有無
- 排便状態：回数，量，下痢・血性下痢・水様便・粘血便などの性状

(3) 全身状態
- 食欲不振
- 口渇・脱力感・皮膚の乾燥・倦怠感などの脱水症状
- 動悸・息切れ・めまい・起立性低血圧・眼瞼結膜蒼白などの貧血様症状
- 顔面蒼白・冷汗・チアノーゼなどのショック症状

(4) 腸管外合併症の症状：多発性関節炎，口内炎，尿路結石症，壊疽性膿皮症，結節性紅斑などの有無

(5) 検査データ
- 血液検査：白血球数・赤血球数，ヘモグロビン，ヘマトクリット，赤血球沈降速度，CRP，総タンパク質，アルブミン
- 腹部単純撮影，注腸 X 線造影，内視鏡検査（大腸内視鏡）

(6) 日常生活習慣：食事の摂取状況，食事時間，睡眠状況，休養のとり方，就学・就業時間，嗜好品，日常生活の日課

(7) 社会的背景：職業，家族構成，家庭・職場・学校における役割，経済的問題，家族の支援体制

(8) 患者の認識と不安の程度：病気の認識，日常生活の留意点についての知識，病気に対する不安の程度，社会生活上での不安

2　看護目標

(1) 腹痛・下血・下痢による身体的苦痛が緩和され，症状が改善される。
(2) 異常の早期発見によって合併症を予防できる。
(3) 食欲不振が軽快し，栄養状態が改善される。
(4) 疾患を理解し，日常生活の留意点が認識できる。
(5) ストレスや不安を最小限にとどめ，精神的に安定した状態で治療が受けられる。
(6) 薬物療法の必要性と副作用について理解し，副作用出現時には，すぐに対処できる。

3　看護活動

◆ 再燃時の看護

　経過中には症状が増悪し，大出血や中毒性巨大結腸症，穿孔といった合併症が出現する可能性もある。腹部症状やバイタルサイン，腹部単純撮影などに注目しながら症状を注意深く観察する。

▋ 下痢・腹痛への看護

　下痢・腹痛に対しては，腸蠕動運動を抑制し，腸管の安静を保つために絶食となる。絶食の期間中は，水・電解質の補正もしくは栄養補給の目的で，経静脈栄養が行われる。血液データを確認し，水分バランスに注意しながら栄養管理を行う。頻繁な下痢や粘血便があるために絶食をしいられると，患者は身体的にも精神的にも苦痛を伴うため，身体的な安静と精神的安静に配慮する。

　また，下痢が持続すると肛門周囲の皮膚に発赤やびらんを生じる。肛門周囲の疼痛の有無やスキントラブルを把握し，清潔を保ち，ワセリンを塗布するなどの予防的なケア方法を指導する。

▋ 薬物療法

　薬物療法として抗炎症薬であるメサラジン，副腎皮質ステロイド薬であるプレドニゾロンリン酸エステルナトリウム，免疫調整薬であるアザチオプリンなどを組み合わせて治療を行う。寛解期に入っても薬物は長期にわたって服用をしなくてはならないため，薬物の効果や副作用，継続して服用する必要性などについて説明をする。

　さらに，副腎皮質ステロイド薬が投与されている場合には，骨粗鬆症・神経症状・易感染・消化性潰瘍などの副作用についても観察する。

▋ 精神的援助

　患者は，入院生活による環境の変化や，再燃・寛解という長期にわたる経過，治療によって不安や心配をつのらせる。さらには，入院治療により就学や社会的役割が果たせない場合や，症状の悪化・排泄の調整の困難さから生活パターンの変更を余儀なくされる場合もある。これらの不安や心配が患者のストレス要因となれば，病状にも影響を及ぼす。

　患者のかかえている不安や心配，困難を理解し，少しでもストレスを軽減し，安定した精神状態で日常生活が送れるように援助することが重要である。

◆ 回復期の看護

▋ 食事に関する指導

　下痢・粘血便や腹部症状が落ち着くと，食事が開始される。症状が重症や中等症程度では，脂肪の摂取を控え，高タンパク質で高エネルギーの低残渣食によって腸管の安静を保つ必要がある。症状が回復して，寛解期になれば，コーヒー・香辛料・炭酸飲料などの刺激が強く腸蠕動運動を活発にして下痢をおこしやすいものを避ければ，とくに制限はない。規則正しい食生活と，バランスのとれた食事内容，1回摂取量などにも注意するよう指導する。

▋ 退院指導

　症状が軽くなっても，治癒したわけではない。再燃を予防し，寛解期を安定して過ごすために，次のような退院指導を行う。

（1）薬物療法は長期にわたって行われるため，継続して服用することの意義を説明する。

（2）症状が改善し，中等症程度となると，しだいに副腎皮質ステロイド薬は

減量される。ステロイド薬の副作用とともに，急速な副腎皮質ステロイド薬の減量によって吐きけ・嘔吐や倦怠感などのステロイド離脱症状が出現することがあるため，これらの症状に注意するように指導する。

（3）患者は，絶食や頻繁な下痢などによって栄養状態が不良で低栄養状態が継続しており，さらに副腎皮質ステロイド薬を服用しているため，易感染状態にある。感染が引きがねとなり潰瘍性大腸炎が再燃することもあるため，皮膚・口腔などの粘膜を清潔に保ち，感冒や呼吸器感染症などに注意するように説明する。

（4）ストレスや不安を最小限にとどめ，精神的に安定した状態で日々の生活が送れるように，趣味や軽い運動などによって気分転換をはかることや，自分なりのストレス解消法を考えるように指導する。

（5）家族にも疾患の特徴を理解してもらい，患者が安定した精神状態で生活が送れるように協力を得る。

（6）定期的に外来で受診をすること，および異常時にはすぐに適切な処置を受けるように説明する。

（7）潰瘍性大腸炎は指定難病であり，医療費公費負担が受けられる。「特定疾患医療受給者証交付」の手続きなどについて指導する。

2　クローン病患者の看護

　クローン病は潰瘍性大腸炎とともに，炎症性腸疾患とよばれ，その原因は明らかではない。消化管の全層性の肉芽腫性の炎症が非連続的に分布し，瘻孔を特徴とする慢性炎症性疾患である。口腔から肛門まで消化管のどの部位にも病変を生じる可能性はあるが，小腸，大腸（とくに回盲部），および肛門周囲に好発する。

　現時点では，クローン病を完治させる治療法はなく，薬物療法，栄養療法，外科療法を組み合わせて，症状を抑えることが主流である。治療にあたっては，どのような病気であるかを患者に認識してもらい，患者それぞれの病態とあわせて社会的背景や環境を十分に考慮し，治療法が選択される。

　中等症の患者の再燃時などには，入院治療が必要となる。軽症から中等症の患者では，多くの場合，薬物療法や栄養療法と生活上の注意をはらうことによって寛解導入が可能であり，ふつうの日常生活が送ることができる。

　クローン病は若年者に好発し，再燃を繰り返すため，患者は長年にわたり，疾患と治療に向き合わなければならない。看護師は，病態による患者の身体的問題や治療に伴う精神的・社会的問題をアセスメントし，治療の必要性を繰り返し説明することが求められる。患者自身で自己管理ができ，日常生活に留意しながら，寛解期を長く維持できるように支援する。

1　アセスメント

（1）バイタルサイン：発熱・頻脈の有無・血圧

（2）腹部症状
- 腹痛の有無と部位，強い痛み，いままで経験したことのない痛み，鈍い痛みなどの痛みの程度
- 持続的または間欠的などの腹痛の性質
- 食事との関係，排便との関係，体動との関係などの増悪・寛解因子
- テネスムスの有無
- 吐きけ・嘔吐の有無，腹部膨満感の有無
- 排便状態：回数，量，下痢・血性下痢・水様便・粘血便など性状

（3）肛門病変：肛門部疼痛の有無，肛門周囲膿瘍・痔瘻の有無，排便時の出血の有無

（4）全身状態：体重減少，食欲不振，口渇や脱力感，皮膚の乾燥，倦怠感などの脱水症状，顔面蒼白・冷汗・チアノーゼなどのショック症状

（5）検査データ
- 血液検査：白血球数・赤血球数，ヘモグロビン，ヘマトクリット，赤血球沈降速度，CRP・総タンパク質，アルブミン，総コレステロールなど
- 腹部単純 X 線撮影，内視鏡検査，下部消化管内視鏡検査，注腸 X 線造影検査，小腸 X 線造影検査，超音波検査，CT，MRI

（6）日常生活習慣：食事の摂取状況，食事時間，睡眠状況，休養のとり方，就学（就業）時間，嗜好品，日常生活の日課

（7）社会的背景：職業，家族構成，家庭・職場・学校での役割，経済的問題，家族の支援体制

（8）患者の認識と不安の程度：疾患の認識，日常生活の留意点についての知識，疾患に対する不安の程度，社会生活上での不安

2　看護目標

（1）腹痛・下血・下痢による身体的苦痛が緩和され，症状が改善する。
（2）異常の早期発見がなされ，合併症が予防される。
（3）食欲不振・吸収障害が軽快し，栄養状態が改善する。
（4）疾患を理解し，日常生活の留意点が認識できる。
（5）ストレスや不安を最小限にとどめ，精神的に安定した状態で治療が受けられる。
（6）薬物療法の必要性と副作用について理解し，副作用出現時にはすぐに対処できる

3　看護活動

◆ 活動期の看護

　重度の活動期の場合には，著しい栄養状態の低下や，頻繁な下痢があり，腸管の狭窄や瘻孔・膿瘍形成，大量出血，肛門部病変などを有する場合もある。そのため，腹部症状やバイタルサイン，内視鏡検査や血液検査データなどに注目しながら症状を注意深く観察する。

▌下痢・腹痛

　下痢・腹痛に対しては，腸蠕動を抑制して腸管の安静を保つために絶食となる。絶食期間中は水・電解質の補正もしくは栄養補給の目的で，経静脈栄養法が行われるが，腹部症状が落ち着けば，経腸栄養療法へと移行する。血液データを確認し，水分バランスに注意しながら栄養管理を行う。頻繁な下痢・粘血便があり，また絶食をしいられると，患者は身体的にも精神的にも苦痛を伴うため，身体的安静と精神的安静に配慮する。また，肛門病変がある場合には，清潔を保ち，皮膚の損傷や炎症を予防する。

▌薬物療法

　病変部位や病勢に応じて，メサラジンやサラゾスルファピリジン，プレドニゾロンリン酸エステルナトリウムなどによって治療が行われる。患者には，薬剤の効果や副作用，継続して服用する必要性などについて説明をする。薬物の副作用としては以下のようなものがあり，留意して観察する。

- メサラジン：発疹，吐きけ，下痢，腹痛，下血・血便，発熱，尿着色
- サラゾスルファピリジン：頭痛，めまい，発疹，溶血性貧血，肝機能障害
- プレドニゾロンリン酸エステルナトリウム：骨粗鬆症，神経症状，易感染，消化性潰瘍

▌外科的治療

　内科的な治療の効果がみられず合併症を併発している場合や，高度な腸管の狭窄や出血，肛門部の病変がある場合は，外科的な治療が行われる。患者の手術や治療に対する受容の程度や負担感，不安などを理解し，患者が前向きに治療に取り組めるように支援する。

◆ 寛解期，寛解維持期の看護

　症状が安定すれば，栄養療法と薬物療法の併用により，多くは寛解することが可能である。さらに，寛解期を維持して再燃を予防するためには，患者が適切な自己管理を行うことが重要となる。クローン病では栄養療法が奏功する。逆に，不規則でかたよった食生活や薬物療法の中断は，再燃要因となる。また，精神的ストレスと再燃の関連性も示されているため，できる限り日常生活におけるストレスを避け，安定して過ごせるような工夫が必要となる。

▌療養行動

　患者の病気に対する認識を確認し，患者を取り巻く環境や家族，キーパーソンのサポートを調整し，定期的な外来受診や異常時の対処行動など，療養に必要な行動がとれるように指導する。

▌薬物療法

　薬物療法は長期にわたって行われるため，自己判断で中断しないように，薬物療法の意義を説明する。また，副作用などの症状についても説明し，異常時に早期対処がとれるように指導する。

▌栄養療法・食事療法

　1日の摂取エネルギー量の30〜50％の経腸栄養剤を投与することで，通

常食のみを摂取した場合よりも1年間の寛解維持率が有意に高くなるといわれている。経腸栄養療法の継続が必要な場合は，在宅での経腸栄養の器具の取り扱いや注意点について指導する。

また，食事内容は個々の患者や症状によって異なるが，基本的には絶対食べてはいけないものはない。低脂肪・低残渣・高タンパク質・高カロリーのものを摂取するように心がけるとともに，規則正しい食生活を送ることが重要である。患者自身が，食べると調子がわるくなるものを認識して避けるということも必要である。

活動とストレス

安静や活動制限をする必要はなく，疲労が蓄積しない程度の運動や，就労・就学は可能である。むしろ，適度な運動が疾病の活動性を低下させ，精神的ストレスを軽減するといわれている。精神的に安定した状態で日々の生活が送れるように，趣味や軽い運動などによって気分転換をはかることや，自分なりのストレス解消法を考えるように指導する。また，患者会などを紹介し，サポートが受けられるように説明する。

喫煙と飲酒

クローン病の発症に喫煙が関与していることが示されており，再燃率も喫煙者のほうが非喫煙者に比較して高いため，禁煙指導を行う。アルコールは，腸管の粘膜を傷害し，病状悪化の可能性があるため，原則的には控えるように指導する。

社会資源の活用

クローン病は指定難病であり，医療費公費負担が受けられる。「特定疾患医療受給者証交付」の手続きなどについて指導する。

3 急性腹膜炎患者の看護

腹膜炎は，腹腔をおおう腹膜が炎症をおこす疾患であり，原因や症状の進行により，急性腹膜炎と慢性腹膜炎に分類される。ここでは，急性腹膜炎について解説する。

急性腹膜炎は，さまざまな消化器疾患の合併症として生じることが多く，虫垂炎・胆嚢炎・膵炎・大腸憩室炎・胃潰瘍・十二指腸潰瘍などによる炎症の波及や，消化管穿孔により胃液・胆汁・腸内容物などが腹腔内へ漏出した場合に生じる。そのほか，手術後の縫合不全や，打撲，交通外傷が原因で発症することもある。

症状としては，激しい腹痛が突発的におこり，持続的な限局性の痛みがしだいに腹部全体に及ぶ。吐きけ・嘔吐，発熱，頻脈などもみられ，症状の進行によっては脱水症状やショック状態に陥ることもある。発症が急激であり，緊急に対応しなければ敗血症や多臓器不全を引きおこし，生命にかかわる。

消化管の穿孔がなく炎症が限局性である場合には，腹腔ドレナージなどの対症療法や抗菌薬の投与などによる保存的な治療が行われるが，多くは緊急開腹手術を必要とする。

ⓐ 手術前の看護

　急性腹膜炎の患者は，急激に発症することに加え，短時間で緊急手術の適応が判断されることが多いため，身体的な苦痛に加えて治療や予後に対する不安が大きい。患者の身体的苦痛の軽減と，患者・家族に対して精神的な援助を行うことが重要である。

1 アセスメント

（1）バイタルサイン：発熱・頻脈の有無，血圧，頻呼吸の有無
（2）腹部症状
- 腹痛の有無・部位，強い痛み・いままで経験したことのない痛み・鈍い痛みなど痛みの程度
- 持続的・間欠的などといった腹痛の性質
- 食事との関係，排便との関係，体動との関係などの増悪・寛解因子
- 吐きけ・嘔吐の有無
- 腹部膨満感の有無，腸蠕動音，腹部緊張の程度，筋性防御の有無，反跳痛の有無
- 排便状態：回数・量・性状
（3）全身状態：食欲不振，口渇や脱力感，皮膚の乾燥，倦怠感などの脱水症状，顔面蒼白・冷汗・チアノーゼなどのショック症状，尿量
（4）検査データ
- 血液検査：白血球数・赤血球数，ヘモグロビン，ヘマトクリット，赤血球沈降速度，CRP
- 腹部単純撮影，腹部超音波，腹部CT
（5）発症前の食事：量・時間など食事の摂取状況，飲酒の有無
（6）原因となる既往歴：虫垂炎・消化性潰瘍・胆石症，開腹手術の既往，腹部外傷の経験
（7）不安の程度：表情，言動

2 看護目標

（1）腹痛，吐きけ・嘔吐などの苦痛が軽減される。
（2）手術の必要性について理解し，手術の準備に協力できる。
（3）手術前の全身状態の改善がはかられる。
（4）病状や手術後の経過について理解でき，不安が最小限に軽減される。

3 看護活動

▌苦痛の軽減と処置の介助

　患者ができる限り早く開腹手術を受けられるように，身体的・精神的な準備を整えることが重要である。腹痛の程度や吐きけ・嘔吐などの症状の観察を行いながら，鎮痛薬の投与や，患者を安楽な体位にして安静にさせることで，苦痛を軽減する。

また，末梢静脈ルート・中心静脈ルートの確保と輸液・抗菌薬の投与，留置カテーテルの挿入，中心静脈圧の測定，経鼻胃管の挿入などといった，全身状態を改善するために行われる処置が，安全で安楽に施行されるように介助をする。これらの処置は，腹膜炎によるショック状態・脱水症状・電解質バランスの改善，および消化管の減圧を目的として施行される。

▋ ショック状態や脱水症状の観察

急性腹膜炎では，脱水症状に伴うショック状態や敗血性ショックに陥ることがある。バイタルサインの測定や，輸液量と時間尿の測定，中心静脈圧の測定を定期的に行い，脱水の程度などの観察を行う。

▋ 消化管の減圧

麻痺性イレウスを伴っている場合には，吐きけ・嘔吐，腹部膨満感，腹部緊満などの症状があり，消化管の減圧目的で経鼻胃管が挿入されるため，経鼻胃管の挿入に伴う苦痛を軽減し，排液の量・性状の観察および腸蠕動音の聴取と腹部症状の観察を行う。

▋ 不安の軽減

患者は，急な発症と状態の急激な変化，そして激しい腹痛を経験しており，不安が強い。また，患者のみならず家族も，緊急手術や生命の危機に対する動揺がみられ，手術後の経過や回復に対しても不安をいだく。看護師は手術の準備を整えることに集中しがちであるが，このような患者・家族の心理状態を理解し，急性腹膜炎の原因と，実施される処置や手術，経過などについて十分に説明を行い，安心感を与えられるような声かけや援助を心がける必要がある。

ⓑ 手術後の看護

急性腹膜炎の術式は，病因によって異なる。患者に実施された術式を理解したうえで，患者の生体侵襲からの回復過程をアセスメントすることが大切である。とくに，手術前にショック状態や脱水症状があった場合には，綿密な観察が重要になる。

1 アセスメント

（1）手術に関する内容
- 術式と麻酔方法，手術時間，手術中の出血量と水分出納バランス，循環動態の変化
- ドレーンの挿入部位と種類
- 腹腔内の他臓器の所見など

（2）帰室後の全身状態
- 麻酔からの覚醒状態，バイタルサイン，水分出納バランス，呼吸状態
- 手術創部の状態：出血の有無，滲出液の有無と量・性状，ストーマ造設があればストーマの状態
- ドレーン・チューブ類の固定状態，排液の量・性状
- 経鼻胃管の挿入位置と固定状態，排液の流出状態と量・性状

- 膀胱留置カテーテルからの尿の流出状態と量・性状
- 創部痛：疼痛の程度，与薬経路，鎮痛薬の種類・使用量
- 腹部状態：腸蠕動音，排ガス・排便の有無，腹部膨満感，吐きけ・嘔吐の有無
- （3）術後合併症の徴候
- 創部感染や縫合不全，ドレーン挿入部の感染：創部・ドレーン挿入部周囲の発赤・熱感・硬結・疼痛の有無，腹膜刺激症状，ドレーンの排液の性状，熱型，血液検査データによる炎症所見
- 術後腸閉塞：腹痛，吐きけ・嘔吐，腹部膨満感，排ガスの有無，腹部単純X線撮影によるニボー像の有無
- 腸蠕動運動の回復程度，腸蠕動音の強弱・金属音の有無

2 看護目標

（1）腹痛や腹部症状が改善し，苦痛が消失する。
（2）バイタルサイン・循環動態が安定する。
（3）創部痛やドレーン・チューブによる不快感が緩和される。
（4）術後合併症を予防する。
（5）腸蠕動運動が回復し，排便習慣が正常化される。

3 看護活動

全身状態の観察と管理

　手術前にショック状態や脱水症状があった場合には，手術侵襲が加わったことによって重篤な状態になる可能性もある。手術後は，水分出納バランスの管理や詳細な循環動態の管理，薬物の投与による血圧の維持をはかる。適切な薬物投与の管理とバイタルサインや全身状態の観察を行い，異常の早期発見に努めることが重要となる。

術後合併症の予防

　腸管の切除を伴った場合には，縫合不全に注意する。ドレーンからの排液の量・性状とともに熱型や腹部所見などの全身状態を観察し，白血球数やCRP などの炎症所見についても注意する。また，腹膜炎後の癒着により腸閉塞が発生する可能性があるため，まず一時的な手術後の腸管麻痺からの回復を促すように援助する。また，経鼻胃管の排液の管理を行うとともに，苦痛を緩和し，疼痛コントロールを行って早期離床を促進する。

ドレーン挿入部位の観察・管理

　消化管穿孔が原因で腹腔内に消化液や膿汁が漏出していた場合は，生理食塩水による腹腔内の洗浄が行われる。排液を体外に誘導するためには，直腸子宮窩・直腸膀胱窩や穿孔閉鎖部付近にドレーンが留置される。排液の量・色・においなどを注意深く観察する。

　また，膿瘍のドレナージの場合には，細菌性の滲出液や消化液が排出される。これによりドレーン挿入部位の皮膚にびらんを生じやすいため，挿入部位および周囲の皮膚の観察，正常皮膚の保護と清潔保持に努める。

▌食事摂取に対する指導

　経鼻胃管からの吸引量が減少し，腸蠕動運動が回復し，排ガスがみられると，経鼻胃管が抜去され経口摂取が開始される。食事は流動食から開始し，段階的に普通食にまで進める。腹部状態を観察しながら，少量ずつゆっくり摂取するように説明する。

4 虫垂炎患者の看護

　虫垂炎の好発年齢は，10〜20代であるが，小児から高齢者まで幅広い年齢層で罹患する。糞石による虫垂内腔の閉塞や，細菌・ウイルスによる二次感染といわれているが，定説はない。おもな症状は腹痛と発熱であり，痛みの部位は時間経過に伴って変化し，典型的には心窩部痛から始まって，臍周囲へ移動，そして右下腹部に限局化する。初期の疼痛時には，吐きけ・嘔吐，食欲不振，腹部膨満感などを伴う。

　急性虫垂炎では，虫垂の腫大や糞石の存在の有無および炎症所見などから，保存療法も検討されるが，緊急手術になる頻度は高い。手術後の予後は良好で回復も早いが，穿孔や腹膜炎を併発している場合には，重篤な状態に陥ることもある。

a 保存的治療の看護

　保存的治療では，禁食にして抗菌薬を投与する。薬物の確実な投与と，患者の血液データの推移や腹部症状を経時的に観察し，患者の症状に伴う苦痛を緩和する。保存療法で症状の改善がみられない場合は，手術療法の適応となる。

b 手術前の看護

　急性虫垂炎と診断され手術適応と判断されると，緊急手術が行われる。手術の準備に患者の協力が得られるように，症状に対する苦痛の緩和と，手術に対する不安の軽減に努める。

1 アセスメント

（1）疾患に伴う症状
- 腹痛の部位（マックバーニー圧痛点・ランツ圧痛点〔●180ページ〕）と疼痛の程度
- 筋性防御・反跳痛などの腹膜刺激所見の有無
- その他の腹部症状：吐きけ・嘔吐，腹部膨満感・腹部緊満感の程度，排便の状態

（2）全身状態：バイタルサイン，脱水症状，排尿回数など

（3）術前検査データ
- 血液検査：赤血球数・白血球数，赤血球沈降速度，CRP，ヘモグロビン，ヘマトクリット

- 手術前の一般的検査，感染症の有無の確認
- Ｘ線検査：腹部単純撮影，胸部単純撮影
- 腹部超音波検査

（4）生活習慣：食事内容や時間，排便習慣，便秘の有無，睡眠や休息時間
（5）緊急手術か保存的治療かなど，治療方針や手術に関する情報
（6）患者・家族の認識：病気や術式，治療方針，術前オリエンテーションに
　　　対する理解，病気や手術に対する不安のレベルなど

2　看護目標

（1）腹痛やその他の症状による苦痛が軽減される。
（2）緊急手術の必要性や術式について理解でき，術前準備に協力できる。

3　看護活動

▌全身状態の観察

　腹痛の程度や部位の観察を行う。患者を安静にし，腹部を緊張させない安
楽な姿勢をとらせる。吐きけ・嘔吐がある場合には，脱水症状に注意して，
手術に備えて輸液を行う。

▌緊急手術への援助

　待機手術とは違い，患者は手術を受けることに対する心の準備状態が整っ
ておらず，不安をいだいていることが多い。患者・家族とともに，術前準備
の流れや術前オリエンテーションを十分に行い，最良の状態でのぞめるよう
に援助する。

C　手術後の看護

　手術療法には開腹虫垂切除と腹腔鏡下虫垂切除とがあり，腹腔鏡下手術で
は日帰りも可能である。近年では開腹手術においても，入院期間は3日間程
度である。

1　アセスメント

（1）手術内容：術式，腰椎麻酔・硬膜外麻酔・全身麻酔といった麻酔の種類，
　　　手術時間，ドレーン挿入の有無，虫垂の大きさや炎症所見，腹腔内の他
　　　臓器の所見
（2）全身状態と術後合併症

- バイタルサイン，水分出納バランス
- 麻酔の覚醒状態
- 手術創部：出血の有無，ドレーンからの排液の量・性状

2　看護目標

（1）創部痛が緩和される。
（2）出血・感染・縫合不全・血栓などの術後合併症を予防する。
（3）日常生活の注意点を理解し，納得できる。

3 看護活動

全身状態の観察と術後合併症の予防

バイタルサインが安定しており，創部痛もコントロールされ，麻酔の覚醒が良好であれば，手術後は頭部を挙上するなどの体位変換を行う。また，手術後の早期離床は深部静脈血栓症の予防につながるため，歩行が開始できるように援助する。

ドレーンの管理

虫垂の穿孔による膿瘍の形成や高度な腹膜炎を併発している場合には，ドレーンが留置され，滲出液のドレナージが行われる。ドレーンからの排液の量・性状を観察し，腹腔内での感染徴候について注意する。患者の活動性が向上するとドレーンが自然に抜けることがあるため，挿入部位の観察とともに固定や挿入の長さなどを観察する。

退院指導

急性虫垂炎では手術後1日目から食事が開始され，退院後も食事の制限はない。高度な炎症を伴った虫垂切除後の場合には，癒着による腸閉塞の可能性もある。このような場合には，規則正しい生活で暴飲暴食は避けること，腹部を冷やさないこと，さらに腹痛・吐きけなどの異常がある場合には飲食を控えて受診することなどを指導する。

また，急性虫垂炎の手術後は入院期間が短いため，抜糸は退院後に外来で行われる。傷の痛みや創部周囲の発赤・熱感などの感染徴候について指導し，退院後は患者自身が創部感染による異常を発見できるように指導しておく。

5 ヘルニアで手術を受ける患者の看護

ヘルニアは先天性あるいは後天性の裂孔を通じて，臓器または組織が本来存在する場所から脱出する状態であり，生体のさまざまなところで生じる。とくに腹部や骨盤部におけるヘルニアには，鼠径部ヘルニア・臍ヘルニア・腹壁瘢痕ヘルニアなどがあり，そのなかでも鼠径部ヘルニアは発生頻度が高い。本項では，鼠径部ヘルニアで手術を受ける患者の看護について述べる。

鼠径部ヘルニアには，間接（外）鼠径ヘルニアと直接（内）鼠径ヘルニア，大腿ヘルニアなどがある。鼠径部ヘルニアに対する治療は手術が基本である。成人のヘルニアの多くは加齢によって筋膜が脆弱化して生じると考えられているため，ヘルニア囊の処置とともにヘルニア門周辺にある筋膜による修復が行われる。近年では，ヘルニア部の補強に，ポリプロピレン製のメッシュなどの人工の補強材料を用いた修復も行われている。

a 手術前の看護

ヘルニアで手術を受ける患者の入院期間は，1～3日間ほどである。短期間の入院で治療を終えるためには，患者が安全・安楽に手術にのぞみ，合併症などを予防できるように手術前から援助することが重要である。そのため

にも，手術前は過度の腹圧上昇を避け，ヘルニアの悪化を防止するよう指導
する。

1　アセスメント

（1）疾患に伴う症状
- ヘルニアの部位と膨隆の大きさ
- ヘルニア還納の頻度
- 患部の不快感の有無，疼痛の有無

（2）既往歴：ヘルニア手術既往の有無，前立腺肥大症など

（3）生活習慣・生活像：排便習慣，便秘の有無，職業❶の確認

（4）全身状態と栄養状態：バイタルサイン，血清総タンパク質，血清アルブ
　　ミン，総リンパ球数

（5）術前検査データ：手術前の一般的検査，感染症の有無

（6）治療方針，麻酔法・予定術式など手術に関する情報

（7）腹痛，吐きけ・嘔吐，ショック状態などの嵌頓ヘルニア症状があれば緊
　　急手術となるため緊急手術の可能性の有無

（8）患者・家族の認識：病気や術式・治療方針・術前オリエンテーションに
　　対する理解，病気や手術に対する不安の程度などについての認識

NOTE
❶たとえば，製造業や立ち
仕事などでは腹圧がかかる。

2　看護目標

（1）手術の必要性や術式について理解できる。

（2）手術の流れについて理解でき，不安が緩和される。

（3）過度な腹圧上昇を避け，ヘルニアの悪化を防止することができる。

3　看護活動

　症状の悪化防止に努めることが重要である。腹圧が上昇することによって，
ヘルニア門から臓器が脱出するため，腹圧が上昇するような動作，つまり重
い荷物を持ち上げることや努責がかかるような動作を避けるように指導する。
咳やくしゃみによる突然の腹圧上昇もヘルニアの脱出やヘルニア門の増大を
誘発するため，咳やくしゃみがあるときは，できる限りヘルニア部分を手で
軽く圧迫して脱出を予防するように指導する。

　なお，ヘルニアバンドによる保存療法は治療効果がみとめられず，むしろ，
ヘルニアバンドによる内臓の圧迫や癒着の危険性がある。さらに，使用部位
の皮膚炎などが生じると手術に弊害があることなどからも，最近では使用禁
忌とすることが多い。

ｂ　手術後の看護

　手術後は，再手術が必要となるような術後出血があれば，早期対処に結び
つけられるよう，創部の観察を十分に行い早期発見することが重要である。
また，経過が順調であれば，疼痛をコントロールして早期退院に向けて日常
生活での注意点や再発予防について指導する。

1　アセスメント

(1)手術内容：術式，腰椎麻酔・局所麻酔といった麻酔の詳細，手術時間，
　　出血量，ポリプロピレン製のメッシュなどの使用の有無
(2)全身状態と術後合併症
- バイタルサイン，水分出納バランス
- 腰椎麻酔の覚醒状態，尿閉の有無
- 手術創部：出血の有無，皮膚の斑状出血，疼痛の程度
- 術後血腫の有無：陰嚢部の腫脹の有無
(3)異常時の対処，再発予防，日常生活などの退院指導についての患者の理
　　解・認識

2　看護目標

(1)創部痛が軽減される。
(2)術後合併症を予防する。
(3)再発予防と日常生活の注意点を理解し，納得できる。

3　看護活動

▌手術直後の疼痛の管理と腹圧の調整

　疼痛が軽減するまでの手術後2〜3日間は，経口的に鎮痛薬を定時投与する。局所麻酔では，比較的早く歩行が可能となるが，腰椎麻酔の場合は術後安静となる。安静時には頭部をやや挙上するなど，腹部に緊張がかからず，疼痛がやわらぐ体位をとることが望ましい。立位や座位をとるような場合には腹筋を使って起き上がるのではなく，腹圧が最小限となるように，一度，側臥位になり，上肢で上体を支えて起き上がるように指導をする。

　また，咳やくしゃみは急激に腹圧がかかるため注意する。膀胱の緊満や便秘なども腹圧上昇の原因となるため，排泄の調整を行い，退院後は患者みずからがコントロールできるように促す。

▌術後合併症の観察

　手術後の合併症は比較的少ないが，持続的な少量の出血によって血腫を形成することがある。手術当日ないしは翌日の陰嚢部の腫脹は血腫であることが多く，陰嚢部のヘルニア嚢切除後に止血が不十分であった場合に生じやすい。手術直後に陰嚢の腫脹が急速に増大した場合には，動脈性の出血も考えられるため注意を要する。

　小さな血腫や皮膚の斑状出血は自然吸収されるのを経過観察することが多く，患者への十分な説明によって不安を緩和し，退院後は患者自身が観察できるように指導する。また，経過の異常についても説明し，発熱や創部周囲の発赤・腫脹・疼痛・硬結などがみられた場合には創部感染の可能性もあるため，外来受診が必要であることを指導する。

▌再発予防のための日常生活指導

　ヘルニアの再発を予防するために，日常生活においては，腹圧を上昇させ

るような動作を避けることが重要であることを説明する。重い物を持ち上げることや頻繁な階段昇降，長時間の立位，腹圧が上昇するスポーツなどは避けるように伝える。

便秘傾向のある患者に対しては，規則正しい排便習慣や食事習慣，ウォーキングなどの適度な運動，緩下薬の使用などによる排便コントロール方法について説明する。これらについて患者自身が具体的な対策を考え，排便時の努責に伴う腹圧の上昇を回避できるように促す。また，肥満などの体型の変化が腹圧の上昇をもたらすため，長期的な体重のコントロールも必要であることを説明する。

6　腸閉塞症・イレウスで保存的治療を受ける患者の看護

腸閉塞症およびイレウスは，なんらかの原因によって腸内容物の肛門側への輸送が障害される病態であり，腹痛，吐きけ・嘔吐，腹部膨満感，排便・排ガスの停止などの症状を呈する。機械的な閉塞のある状態を腸閉塞，機械的な閉塞はないものの腸管運動が障害されている状態をイレウスとよぶ（◐185ページ）。

治療は，障害の種類・程度によって，外科的治療と保存的治療に大別される。絞扼性腸閉塞の場合は外科的治療の適応になるが，閉塞性腸閉塞やイレウスの場合は保存的治療を主体とした治療が行われる。保存的治療では，経鼻胃管もしくはイレウス管を挿入して胃および小腸内容物を吸引し，減圧をはかる。チューブの留置期間は，回復にいたるまで長期に及ぶことがあり，患者にとってはチューブの挿入に伴う不快感が持続する。また，嘔吐や胃・腸の減圧のために消化液を排出することで，脱水や電解質異常などの症状があらわれる可能性があるため，注意が必要である。

1　アセスメント

（1）全身状態：バイタルサイン，口渇・脱力感・皮膚乾燥・倦怠感などの脱水症状，水分出納バランス
（2）疾患に伴う症状
- 腹痛：部位と性質を観察する。痙攣様で周期的に発作を繰り返す疝痛発作時には，腸蠕動運動が亢進し腹鳴を伴うことがある。
- 吐きけ・嘔吐：嘔吐は，閉塞部位が腸管上部であれば比較的早くから生じ，腸管下部の場合ほど遅くなる。また，吐物の量・性状・臭気は，早期の吐物は胃液や胆汁様だが，嘔吐までに時間がかかった場合は糞臭を呈する。
- 腹部膨満感：閉塞部位より口側の腸管にガスや腸液が停滞することによる。上部の腸管閉塞より下部の腸管閉塞のほうが著明である。
- 排ガス・排便の有無：完全な閉塞時には排ガス・排便は停止するが，閉塞部より下部に内容物が残っている場合や不完全閉塞では少量排泄されることがある。

- 腸蠕動音：初期の機械的腸閉塞の場合は，腹部聴診により金属性の蠕動音が聴取される。症状が進行すると腸蠕動音は減弱もしくは消失する。

（3）画像検査データ

- 腹部単純 X 線撮影：ニボー像の有無，腸管内ガス像
- 腹部 CT，腹部超音波検査

（4）血液検査データ

- 白血球数・赤血球数，ヘマトクリット
- 電解質：ナトリウム，カリウム，塩素
- ALT，AST，ALP，LD，CRP
- 血液ガス分析：代謝性アシドーシス，代謝性アルカローシス

（5）糞便検査

（6）既往歴：開腹手術・腹部外傷の経験，ヘルニアの有無

2　看護目標

（1）腹痛が緩和し，嘔吐や腹部膨満感などの症状が消失する。

（2）経鼻胃管もしくはイレウス管による不快感が緩和される。

（3）脱水症状や電解質異常の症状がない。

（4）腸蠕動運動が回復し，排ガス・排便がみられる。

3　看護活動

■ イレウス管挿入中の看護

　イレウス管は，腸管の閉塞部位より口側の腸管内容物を排除することによって減圧し，腸管壁の浮腫の軽減や閉塞を解除する目的で挿入される（◉図 6-20）。イレウス管は，X 線透視下でガイドワイヤーを使用してトライツ靱帯をこえるまで挿入される。

　1 **イレウス管の固定**　イレウス管の先端にはバルーンがあり，挿入後これをふくらませると，腸蠕動運動によってバルーンが自然に肛門側に送られる（◉図 6-21）。チューブの自然な動きを妨げないようにするために，チューブは余裕をもたせて頬に固定し，チューブ挿入の長さを随時観察する。

　2 **排液状態の観察と管理**　イレウス管は，吸引口を排液バッグに接続し，高低差により自然排出を促すことが多いが，吸引孔が腸管壁に密着して閉塞することを予防する目的で，間欠的に吸引を実施する場合もある。一般的には吸引圧を $-5 \sim -15\,\mathrm{cmH_2O}$ に設定する。

　3 **電解質異常・脱水の観察と予防**　イレウス管挿入中は絶食となるため，中心静脈栄養法による栄養管理が実施される。排液量が多量の場合は，脱水や低ナトリウム血症・低カリウム血症・低塩素血症などの電解質異常が生じやすく，注入された輸液量よりも排出された排液量と尿量の割合が多ければ水分補正や電解質補正が行われる。したがって，水分出納バランス，および脱水症状や電解質異常による症状の観察を行い，血液検査データを把握しておく必要がある。

　4 **苦痛の緩和**　イレウス管は留置期間が長期に及ぶことがあるため，留

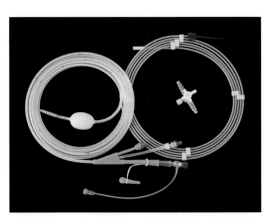

◉図 6-20　イレウス管
（写真提供：クリエートメディック株式会社）

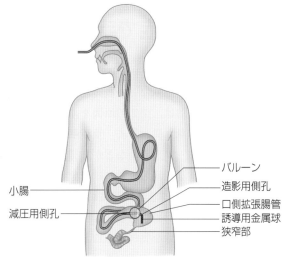

小腸

減圧用側孔

バルーン
造影用側孔
口側拡張腸管
誘導用金属球
狭窄部

◉図 6-21　イレウス管の留置

置の必要性について説明することが重要である。チューブ挿入中は不快感を
緩和するように配慮するとともに，チューブが鼻腔の同一部位にあたって潰
瘍を形成することがないように注意する。

　⑤**口腔内の清潔保持**　口腔内を清潔に保ち，咽頭の不快感の軽減や誤嚥
による感染の予防に努める。

　⑥**臭気への対策**　留置が長期に及ぶ場合は，排出された腸内容物は便臭
がすることもあり，排液のにおいへの対策を行う。

▌腸蠕動運動の促進

　麻痺性イレウスや閉塞性腸閉塞が軽度の場合には，腸蠕動運動を促進させ
るために，患者が積極的に歩行できるように環境を整え，腹部・腰背部への
温罨法^{おんあんぽう}などを試みる。また，パントテン酸製剤・ネオスチグミン系製剤・プ
ロスタグランジン製剤などの消化管運動を促進する薬物を用いる場合には，
投与速度や投与中の腹痛などの症状に注意する。

▌退院指導

　腸閉塞の再発の予防を目的とした退院後の食事の仕方について指導する。
食事に時間をかけ，十分に咀嚼をし，過食を避けることなどを説明する。で
きるだけあたたかい食べ物を摂取すること，食物繊維の多いものは調理法を
工夫することなどを説明し，患者が食事の仕方や調理法を具体的に考えられ
るように指導する。さらに，消化管運動を抑制する脱水や冷えを予防するよ
うに心がけ，規則正しい排便習慣を生活習慣に取り入れられるように，とも
に考える。また，腸閉塞の前駆症状がある場合には絶食とし，腹痛や吐きけ
が強い場合には受診するように指導する。

7 腸閉塞症で手術を受ける患者の看護

　腸閉塞での手術適応は，保存的治療が奏効しないとき，もしくはヘルニア嵌頓や腸重積症，腸捻転などの絞扼性腸閉塞で血行障害を伴うときである。腸閉塞の手術の目的は，閉塞の原因を除去することであり，癒着剝離や，索状物離断，腸管切除，異物除去，重積解除，軸捻あるいはヘルニア嵌頓整復，バイパス術，ストーマ造設術などが施行される。

　とくに，絞扼性腸閉塞の場合には緊急手術が必要となる。腸管壁に血行障害が生じると，患者は急激で持続的な激痛を訴え，顔面蒼白・冷汗などのショック症状を伴う。腸管は著しく膨隆し，腸管内に水分が貯留する。さらに嘔吐などにより水分を喪失することで，患者は高度の脱水状態に陥っているため，水分や電解質の補正が必要となる。また血行障害が進み腸管壊死となると，腹腔内には腸管壁から漏出した血性の滲出液が貯留する。さらに腸管内では腸内細菌の増殖がおこり，細菌の毒素であるエンドトキシンが発生し，敗血症やエンドトキシンショックをまねくこともあり，急激に全身状態が悪化する。

　したがって，絞扼性腸閉塞では一刻も早く絞扼を解除しなくてはならず，そのための早期診断と早期手術が重要になる。絞扼を解除しても血行が改善されず，腸管壊死にいたっている場合には，腸管切除も行われる。

a 手術前の看護

　緊急の手術が必要とされる場合には，通常の待機手術の場合とは異なり，患者の手術侵襲に対する準備状態は良好であるとはいいがたく，最善の全身管理を行わなくてはならない。また，患者は耐えがたい疼痛や症状を有し，身体的な苦痛を伴っていることが多いため，それらを軽減する援助が必要である。

　また，緊急手術という状況は，患者・家族に生命の危機を連想させる。精神的に動揺していることが多いので，必要な情報の提供や落ち着いた対応を心がけなければならない。

1 アセスメント

（1）バイタルサイン：血圧低下・頻脈・発熱・呼吸
（2）全身状態：悪寒戦慄，虚脱，顔面蒼白・冷汗・チアノーゼなどのショック症状，口渇や脱力感，皮膚の乾燥，倦怠感などの脱水症状
（3）水分出納バランス：中心静脈圧，点滴量，尿量❶，イレウス管からの排液量，嘔吐量
（4）腹部症状
- 腹痛の部位・性質，出現時期，持続時間
- 筋性防御の有無など腹膜刺激症状
- 吐きけ・嘔吐の有無，腹部膨満感の有無

□NOTE
❶乏尿にかたむきやすい。

- 腸蠕動音と排ガスの有無

（5）画像検査データ

- 腹部単純 X 線撮影：ニボー像，小腸ケルクリング像，大腸ハウストラ（結腸膨起），腸管内ガス像
- 腹部 CT，腹部超音波検査

（6）血液検査

- 白血球数・赤血球数，ヘモグロビン濃度，ヘマトクリット
- 電解質：ナトリウム，カリウム，塩素
- アミラーゼ，ALT，AST，ALP，LD，CK，CRP
- 凝固機能：播種性血管内凝固の有無
- 血液ガス分析：代謝性アシドーシス，代謝性アルカローシス

（7）手術のための血清学的検査：HBs・HBe 抗原，HCV 抗体，梅毒血清反応，HIV 抗体

（8）既往歴：開腹手術・腹部外傷の経験，ヘルニアの有無，便秘の有無

（9）治療方針

（10）病気・手術に対する患者の認識と不安の程度

- 病気や術式，治療方針の説明に対する理解
- 手術の受けとめや反応
- 手術や治療方針の説明に対する反応や対処行動

（11）家族の認識と不安の程度：病気や術式・治療方針の説明に対する理解，説明に対する反応や対処行動

2　看護目標

（1）腹痛が緩和し，嘔吐や腹部膨満感などの症状が改善される。

（2）経鼻胃管もしくはイレウス管による不快感が緩和される。

（3）ショック症状や脱水症状が改善される。

（4）病気・手術に対する不安が緩和される。

（5）手術後の経過について理解できる。

（6）家族の手術に対する不安が緩和され，患者の支援について考えられる。

3　看護活動

心理的援助

　保存的治療が奏効せず，手術療法が選択された場合，患者は思うように状態が改善しないことに対するいらだちや，保存的治療への望み，手術への不安・期待など，さまざまな葛藤をいだいている。看護師は患者の複雑な気持ちを理解し，必要な情報を提供して，患者が納得して手術にのぞめるように援助することが大切である。

緊急手術への対応

　緊急手術を要する絞扼性腸閉塞の場合には，強烈な腹痛を伴い，高度の脱水症状やショック症状を伴っていることもあり，限られた時間で手術に備えての全身状態を整えていかなければならない。

　腹痛に対しては適切な鎮痛薬を使用して緩和をはかり，同時にバイタルサインや全身状態の頻繁な観察を行う。また，脱水への対応や，電解質補正のために急速な輸液を行う場合には中心静脈圧を測定し，循環動態に注意する。手術前には抗菌薬の投与が行われるほか，エンドトキシンショックをおこす可能性がある場合には副腎皮質ステロイド薬の投与などが行われるため，的確に処置を進めていく必要がある。

　緊急手術の場合には，患者本人のみならず患者に付き添っている家族もさまざまな不安や恐怖をかかえている。医療従事者は手術のための処置や準備に追われるが，患者・家族に対する精神的な配慮が欠けてはならない。緊急時であるからこそ，落ち着いた態度で安心感を与えられるような援助を心がける。

ⓑ 手術後の看護

1 アセスメント

（1）手術に関する内容
- 閉塞部位と術式
- 麻酔・手術時間，手術中の出血量と水分出納バランス，循環動態の変化

（2）帰室後の全身状態
- 麻酔からの覚醒状態，バイタルサイン，水分出納バランス，呼吸状態
- 手術創部の状態：出血の有無，滲出液の有無と量・性状，ストーマ造設があればストーマの状態
- ドレーン・チューブ類の種類と挿入部位・固定状態，排液の量・性状
- 経鼻胃管の挿入位置と固定状態，排液の流出状態・量・性状
- 尿道留置カテーテルからの尿の流出状態・量・性状
- 創部痛：疼痛の程度，鎮痛薬の種類・使用量・投与経路
- 腹部状態：腸蠕動音，排ガス・排便の有無，腹部膨満感・吐きけ・嘔吐の有無

（3）術後合併症の徴候
- 呼吸器合併症：発熱の有無と熱型，酸素飽和度，咳嗽の有無，呼吸困難感
- 創部感染：創部周囲の発赤・熱感・硬結・疼痛の有無，創部離開の有無，発熱の有無と熱型，血液検査データ（白血球数，CRP）
- 術後腸閉塞：腹痛，吐きけ・嘔吐，腹部膨満感，排ガスの有無
- 腹痛とその程度，腸蠕動音の強弱および金属音の有無，腹部単純 X 線撮影によるニボー像の有無
- 縫合不全：発熱の有無と熱型，腹膜刺激症状，ドレーンからの排液の性状，血液検査データ（白血球数・CRP）

（4）患者・家族の病気や治療に対する認識と理解
（5）退院後の日常生活についての患者の認識と理解を確認するために，事前に食習慣や好んで食べる食品，排便習慣などについて情報収集をする。

2　看護目標

（1）バイタルサイン・循環動態・呼吸状態が安定する。

（2）術後合併症が予防できる。

（3）創部痛やドレーン・チューブによる不快感が緩和される。

（4）腸蠕動運動が回復し，排便習慣が正常化される。

（5）再発予防について理解し，日常生活に取り入れることを考えられる。

3　看護活動

▍ショックに対する治療と観察

　絞扼性腸閉塞では，グラム陰性桿菌^{かんきん}のエンドトキシンによるショック状態となり，末梢循環不全や循環血液量の減少が生じ，重篤になれば多臓器不全に陥ることもある。このような場合は，手術後は ICU などで詳細な循環動態の管理や薬物の投与による血圧の維持がなされる。また，アシドーシスの補正，播種性血管内凝固症候群（DIC）に対する治療などが行われるため，適切な薬物投与の管理とバイタルサインや全身状態の観察を行い，異常の早期発見に努めることが重要となる。

▍術後合併症の予防

　以下のような術後合併症に留意する。

　① 呼吸器合併症　腸閉塞の手術後は，腹部膨満による横隔膜の挙上や正中創の疼痛などのために浅く速い呼吸を呈することが多い。床上では上半身を挙上した姿勢とし，深呼吸を促す。また，体位変換を行って体位ドレナージによる排痰を促し，無気肺や肺炎などの呼吸器合併症を予防する。

　② 縫合不全　腸管の切除を伴った場合には，縫合不全に注意する。ドレーンからの排液の量・性状とともに，熱型や腹部所見などの全身状態を観察する。白血球数や CRP などの炎症所見についても注意する。

　③ 術後腸閉塞　腸閉塞の原因を取り除いた場合でも，開腹手術を行ったことによって，再び術後腸閉塞やイレウスが発生する可能性がある。まずは，一時的な手術後の腸管麻痺からの回復を促すように援助する。経鼻胃管からの排液の管理や疼痛コントロールを行い，早期離床の促進や電解質バランスの異常を是正するために検査データにも注目する。とくに低カリウム血症は，麻痺性イレウスを助長すると考えられているため注意する。

▍栄養管理と食事指導

　以下のように段階的に行う。

　① 絶食期間の栄養管理　手術後の絶食期間の栄養状態の管理には，中心静脈栄養が行われる。中心静脈カテーテル挿入中は感染予防に加え，高濃度の糖質やアミノ酸，脂肪などのほか，電解質などを投与することから，投与速度に注意して高血糖を防止する。

　② 経口摂取　経鼻胃管からの吸引量が減少し，腸蠕動運動の回復および排ガスがみられると経鼻胃管を抜去し，経口摂取が開始される。患者は最初の食事摂取に不安をおぼえることがあるため，少量ずつゆっくり摂取するよ

うに説明する。食事は流動食から開始し，段階的に普通食にまで進める。

③ **食事指導**　腸閉塞を繰り返さないように，再発予防を念頭においた食事の摂取方法を指導する。術後腸閉塞の発症と関連しているといわれるのは，早食いや過食，食物繊維の多い食品の過剰な摂取である。したがって，以下の内容を日常生活で取り入れられるように指導する。

- ゆっくりと時間をかけて咀嚼を十分にする。
- 規則正しい時間に食事を摂取する。
- あたたかい食事を摂取する。
- 海藻類・キノコ類・根菜類・イモ類などの食物繊維の多い食品は，繊維を断ち切るように調理し，多量に摂取しない。
- うどん・そばなどの麺類は飲み込まず咀嚼するよう意識する。

日常生活の指導

開腹手術を行った場合には，術後腸閉塞を予防するため，食事指導や日常生活について指導を行い，患者が日々の生活習慣として以下のような予防的行動がとれるように促していく。

- 規則正しい排便習慣をつける。起床時にコップ1杯の水を摂取するなど腸蠕動運動を促す習慣を取り入れる。
- 腹部を冷やさないようにし，また，疲労を蓄積しないように注意する。
- 脱水症状を予防する。
- 間欠的な腹痛や，腹部膨満感，便秘が持続しているなどの腸閉塞の前駆的症状がある場合は，絶食して受診する。

8　大腸がん（結腸がん・直腸がん）患者の看護

わが国の食生活が，欧米のような高脂肪・高タンパク質・低食物繊維のものに変化していることに関連し，大腸がんの罹患率は著しく増加傾向にある。

症状

結腸がんの症状には，便潜血・下血などの血便，腹痛，腹部膨満感，吐きけ・嘔吐，下痢・便秘などの便通異常，体重減少，めまい，ふらつき，倦怠感などがある。症状の出現は病巣部位によって異なり，早期には自覚症状がないことも多い。上行結腸では腸管の内腔が広く，内容物も液状であるため症状があらわれにくい。そのため，腹部に腫瘤が触れるほど，がんが大きくなって気づくことがある。下行結腸では，腸管の内腔が狭く，内容物も固形化しているため，通過障害の症状である便通異常や下血などがあらわれやすい。また，直腸がんでは便が固形化しているため，排便時の出血や便柱狭小，排便後の残便感などがあらわれる。

手術療法

大腸がんは消化器がんのなかでも，手術成績が向上しているといわれている。内視鏡や腹腔鏡を用いた手術技術の向上や，手術器具の改良がその一因とされている。

早期の結腸がんであれば，腹腔鏡下の大腸切除術が適応となるが，粘膜下

層の浸潤が高度な場合や，リンパ節転移が疑われるものに対しては，開腹手術が行われる。術式には，上行結腸切除術・横行結腸切除術・下行結腸切除術・Ｓ状結腸切除術などがある。

　早期の直腸がんの場合は，経肛門的切除術などが適応となるが，進行がんでは開腹手術となり，がんの発生部位によって術式が異なる。自動吻合器の進歩によって腹膜反転部より低位での吻合が可能となったため，病変部位が肛門側に近い位置であっても，低位前方切除や超低位前方切除といった肛門の機能を温存する手術療法が可能となった。

a 手術前の看護

　病変部位からの持続的な出血による鉄欠乏性貧血や，腹痛・便秘などの狭窄症状，持続的な下痢などの症状は，栄養状態に影響を及ぼす可能性がある。低栄養状態は，創傷治癒などの手術後の回復に影響を及ぼすため，手術前から栄養状態を整えることが大切である。

　また，手術後の創部感染や縫合不全などの予防には，手術前の腸管の準備が重要である。腸管の準備の処置は苦痛を伴うため，できる限り患者が安全・安楽に処置を受けられるように配慮しなくてはならない。

1 アセスメント

（1）全身状態：バイタルサイン，顔色，貧血症状の有無，皮膚の状態

（2）疾患に伴う症状

- 腹部症状：腹痛の部位と疼痛の種類，吐きけ・嘔吐，腹部腫瘤の有無，腹部膨満感，直腸がんでは肛門痛や肛門の違和感の有無
- 排便状態：下血・血便・粘血便などの便の性状，便柱の変化，便秘と下痢の繰り返しなどの便通異常，テネスムスの有無
- 他臓器への浸潤による症状：性器出血の有無，排尿困難などの排尿異常

（3）栄養状態

- 1か月の体重減少率
- 食事摂取量の変化
- 食事の嗜好：脂肪が多い食品や，食物繊維が多く残渣が多くなる食品の摂取量

（4）検査データ

- 手術前の一般的検査，感染症の有無，胸部単純Ｘ線撮影，心電図検査，肺機能検査，腎機能検査
- 電解質：ナトリウム，カリウム，塩素
- 栄養状態：血清総タンパク質，血清アルブミン，総コレステロール，総リンパ球数
- 貧血状態：赤血球数，ヘモグロビン濃度
- 疾患に関する検査：便潜血反応，直腸診，肛門鏡検査，大腸内視鏡検査，注腸二重造影
- 転移や浸潤に関する検査：腫瘍マーカー（CEA，CA19-9），腹部CT・

MRI，胸部 CT，膀胱内視鏡検査，点滴(静注)腎盂造影(DIP)，超音波内視鏡検査，内診

(5)既往歴

(6)嗜好品：喫煙歴・飲酒の有無・香辛料

(7)治療方針・予定術式・麻酔法

(8)身体的機能障害の有無

(9)患者の生活背景・生活像：患者の家庭や職場における役割，病気や入院生活が役割に及ぼす影響，経済的問題

(10)病気・手術に対する患者の認識：病気や術式・治療方針の説明に対する理解，病気や手術に対する不安の程度

(11)手術に対する対処行動：手術や治療方針の説明に対する反応，術前オリエンテーションや術前検査などに対する反応や取り組み

(12)家族の反応と支援体制：患者の病気や手術に対する家族の理解，不安の程度，家族の支援体制

2　看護目標

(1)腹部症状が軽減される。

(2)栄養状態が改善される。

(3)術前の処置・検査の必要性を理解し，協力できる。

(4)術後合併症を予防するための訓練に積極的に取り組める。

(5)手術に対する不安や葛藤が緩和される。

(6)家族が患者を支援するための方法について考えることができる。

3　看護活動

▍症状の軽減

　腫瘍による閉塞症状が強い場合には，少しでも症状を緩和するために，イレウス管の挿入や，経肛門的に減圧チューブの挿入を行うことがある。チューブからの排液量が多い場合には，脱水や電解質異常が生じることもあるため，一般状態やバイタルサイン，水分出納バランスなどの観察を行うとともに，チューブ挿入に伴う不快感をやわらげるように配慮する。

▍栄養状態の改善

　集団検診などで，がんが早期に発見された場合には，腹部症状はなく栄養状態が保たれていることが多いが，進行がんでは出血に伴う貧血や頻繁な下痢による電解質異常や脱水，または吸収障害などで栄養状態の低下をきたしていることがある。

　1 貧血・電解質異常　貧血や電解質異常に対しては，成分輸血による補正や静脈内注射による電解質の補正が行われる。

　2 栄養状態の低下　栄養状態の低下に対しては，栄養評価を行ったうえで栄養状態を改善するための治療が必要と判断されれば，患者の状態に応じた栄養補給の必要量や投与経路が決定される。多くは消化管の安静を保ちながらの栄養補給として中心静脈栄養が行われるため，投与速度や血糖値に注

○表6-12　腸管前処置の一例

1. **機械的腸管処置（経口腸管洗浄剤の投与）**
   - 経口腸管洗浄剤（ニフレック®）1袋を水に溶解し，約2,000 mLを溶解液とする。
   - 成人の場合は，通常，1回の腸管前処置につき，溶解液2,000〜4,000 mLを1時間あたり約1,000 mLの速度で経口投与する。
     - ＊ただし，排泄液が透明になった時点で投与を終了し4,000 mLをこえての投与は行わない。
2. **化学的腸管処置（経口抗菌薬の投与）**
   - カナマイシン一硫酸塩（カナマイシン）（250 mg）：1回3カプセル，1日3回
   - メトロニダゾール（フラジール®）（250 mg）：1回1錠，1日3回内服

意するなど，中心静脈カテーテル挿入中の管理に準じたケアを行う（○322ページ）。

腸管前処置

　大腸の手術においては，手術前に経口腸管洗浄剤と経口抗菌薬を用いて腸管前処置が行われる。その目的は，腸管内の細菌数を減らし，術中汚染を最小限にとどめ，また腸内容物を排除して手術操作を容易にするためである。

　近年，手術前日に経口腸管洗浄剤を用いた機械的腸管処置と経口抗菌薬投与する化学的腸管処置を実施することが多い（○表6-12）。経口腸管洗浄剤を服用しているときは多量の水分を摂取するため，吐きけ・嘔吐などの症状が出現する可能性がある。

　また，頻繁な下痢に伴う腹痛や脱水症状，疲労感，肛門周囲皮膚の疼痛などにも注意をはらう。排泄行動に伴う転倒事故防止のためにポータブルトイレを設置するなど，環境を整えることも大切である。手術前の検査で腸閉塞が確認された場合には，経口洗腸法を実施しないことがあるため，実施の有無を必ず医師に確認する。

b　手術後の看護

　大腸がんの術後合併症として頻度が高いものは，縫合不全や骨盤腔内の膿瘍，創部感染，腸閉塞などである。手術前の低栄養状態・糖尿病・肝機能低下などの既往や，腸内容物の残存による手術中の汚染などによって，これらの合併症が発生する危険性は高くなる。手術後は，合併症の早期発見のために十分な観察を行うこと，さらに呼吸機能・循環動態の改善を促し，早期離床を目ざした援助を行うことが重要である。

　大腸の手術ではドレーンが留置されないことも多いが，縫合不全・術後出血・腹腔内膿瘍などの可能性がある場合には腹腔内の情報を得るため，または予防的に留置されることがある。ドレーンの留置される位置は切除部位や吻合部位によって異なり，吻合部近傍，直腸子宮窩・直腸膀胱窩，横隔膜窩，モリソン窩，仙骨前面などに留置される。手術後の合併症の早期発見には，これらのドレーンからの排液の量・性状などの観察が重要である。

1 アセスメント

（1）手術に関する内容
- 大腸の切除範囲と再建方法およびリンパ節の郭清の程度
- 隣接臓器への浸潤の有無，合併切除の有無
- 麻酔・手術時間
- 手術中の出血量と水分出納バランス，循環動態の変化

（2）全身状態：麻酔からの覚醒状態，バイタルサイン，水分出納バランス，呼吸状態

（3）手術創部およびドレーン・チューブ類の状態
- 手術創の部位，滲出液の量・性状，出血の有無
- ドレーンの種類と挿入部位，排液の量・色調やにおいなどの性状
- 経鼻胃管の挿入位置と固定状態，排液の流出状態・量・性状
- 尿道留置カテーテルからの尿の流出状態・量・性状

（4）創部痛：疼痛の程度，鎮痛薬の種類・使用量・投与経路

（5）腹部状態：腸蠕動音，排ガス・排便の有無，腹部膨満感と吐きけ・嘔吐の有無

（6）術後合併症の徴候
- 呼吸器合併症：発熱（熱型），酸素飽和度，咳嗽の有無，呼吸困難感
- 創部感染：創周囲の発赤・熱感・硬結・疼痛の有無，創部離開の有無，発熱（熱型），血液検査データ（白血球数，CRP）
- 術後腸閉塞：腹痛とその程度，腸蠕動音の強弱と金属音の有無，腹部単純X線撮影によるニボー像の有無
- 縫合不全：発熱の有無と熱型，腹膜刺激症状，ドレーンからの排液の量・性状，血液検査データ（白血球数，CRP）
- 排尿障害の有無
- 深部静脈血栓症・肺塞栓症：下肢の疼痛・浮腫の有無，呼吸困難・胸痛の有無

2 看護目標

（1）呼吸機能・循環動態が安定する。
（2）痛みやドレーン類の留置による不快感が緩和される。
（3）手術創部の感染や術後合併症を予防する。
（4）早期離床ができる。

3 看護活動

手術直後の看護

　手術直後の看護は，「開腹手術を受ける患者の看護」（◯332ページ）に準じる。

ドレーン類の挿入時

　1 経鼻胃管　手術後は腸管麻痺があるため，消化管内の減圧目的で低圧

持続吸引を行う。挿入位置と固定を確認し，排液の流出状態・量・性状など
の観察を行う。通常，排液量が約 200 mL 以下であれば，不必要な長期留置
は避け，手術翌日には抜去される。

　②腹腔ドレーン　吻合部近傍に留置されたドレーンから血性の排液がみ
られたならば，吻合部出血を疑う。出血量によっては再手術の可能性もある
ため，血圧や脈拍などのバイタルサインとあわせて出血量を観察する。手術
から 1 週間前後の発熱は縫合不全の可能性がある。縫合不全が生じた場合に
は，ドレーンからの排液の性状は混濁し，便汁様で悪臭がある。排液の量・
性状を観察することが重要である。

▍術後合併症

　①術後呼吸器合併症　呼吸器合併症の予防には，手術前からの呼吸訓練
が有効である。手術後の深呼吸の必要性の理解を促すとともに，咳嗽や深呼
吸の仕方について訓練しておく。手術後は，痛みをコントロールして早期離
床を促し，痰が多い場合には，体位ドレナージや吸入療法を実施して排痰を
促す。

　②術後腸閉塞　開腹手術の場合は手術操作による機械的刺激により，腸
管麻痺が通常は 2〜3 日続く。それ以上経過しても，腸蠕動運動や排ガス・
排便がみられず，さらに腹部膨満感などの症状がある場合には，麻痺性イレ
ウスの可能性がある。術後の閉塞性腸閉塞や麻痺性イレウスの予防には，手
術直後から体位変換を頻繁に行い，早期離床を促すように努める。

　③吻合部縫合不全　縫合部の血行障害，または吻合部の緊張過多によっ
て生じることが多い。手術後の早期離床により腸蠕動運動の回復を促すこと
によって，吻合部にかかる圧の軽減をはかる。また，栄養状態の低下も一因
としてあげられるため，手術前の栄養状態の改善も重要である。微細な縫合
不全であれば，ドレナージを継続し，栄養管理・感染対策を行いながら保存
的に治療が行われる。

　④深部静脈血栓症・肺塞栓症　手術や長期安静臥床による血流のうっ滞
から血栓が生じることがある。肺塞栓は深部静脈血栓症に続発して生じ，重
篤な状態に陥ることもあるため，下肢の疼痛・浮腫の有無，呼吸困難・胸痛
の有無などの観察が重要である。下肢の静脈のうっ滞を防止するためには，
床上での下肢の運動や早期離床を促す。血栓症の危険性が高い場合には，手
術中から弾性ストッキングの着用，弾性包帯の使用，間欠的空気圧迫法など
を行う。

▍経口摂取と排便に対する援助

　腸蠕動運動の回復が確認されて腹部症状がなければ，経口摂取を開始する。
手術後 3 日目ごろから流動食を開始し，五分がゆ，全がゆへと，患者の腹部
症状を観察しながら段階的に食事内容を変更する。大腸切除後は，食事が始
まると一時的に軟便や下痢がみられ，便意を頻繁に感じることがある。ある
程度の下痢は薬物でコントロールが可能なことや，時間の経過で症状が改善
することを患者に説明し，不安の軽減に努める。

C　回復期の看護

　回復期には，手術後の身体状態の観察や合併症の予防的な援助を行う一方で，退院に向けての準備を開始し，スムーズな社会復帰を促すように援助を行う。

　とくに直腸切除後は，便の貯留機能が失われるため，少量ずつの便の排泄がある。このような手術後の身体機能の変化への対処法を獲得し，少しでも快適な日常生活が送れるように，患者自身の工夫を指導する必要がある。

1　アセスメント

（1）身体状態の把握
- 術後腸閉塞の症状：腹痛，吐きけ・嘔吐，腹部膨満感，排ガスの有無
- 排便状況：回数，1回の便の量，便の性状，排便に要する時間と時間帯，残便感の有無
- 肛門周囲の皮膚の状態：肛門部痛・発赤・びらんの有無
- 排尿障害：排尿量，排尿間隔，残尿感の有無，膀胱の緊満，残尿測定

（2）患者の病気や治療方針に対する認識と理解
（3）退院後の日常生活についての患者の認識と理解
（4）家族の支援体制

2　看護目標

（1）排便状態や肛門周囲の皮膚の状態が評価でき，それに応じた対処ができる。
（2）予測される合併症について理解し，発症したときの対処法が理解できる。
（3）食事指導の内容が理解できる。
（4）社会復帰についての不安が軽減される。
（5）家族が支援すべき内容を具体的に理解できる。

3　看護活動

排便障害に対する援助

　直腸切除後に便の貯留機能が失われることに伴う排便障害の症状は，少量ずつの頻繁な排便や頻発する便意，肛門周囲痛などである。また逆に，骨盤内臓神経や下腹神経の損傷によって便の輸送能が低下し，便秘が生じることがある。少量ずつの頻繁な排便や頻発する便意は，手術直後に最も強くあらわれるが，時間の経過とともに，吻合した結腸の代償作用がある程度得られるようになれば，排便回数は減少する。

　排便に関する相談は人にしづらいこともあり，患者は不安に陥りやすい。そのため，手術後の経過を説明する際には，排便状態の回復についても説明する。また，排便回数を減少させるためには，腹圧をかけないようにしながら肛門括約筋を収縮させる骨盤底筋運動を指導し，肛門括約筋の強化をはかることも有効である。

　肛門周囲痛は，頻繁な排便や便もれでアルカリ性の便が皮膚に付着することによる化学的刺激や，便をふき取る際の物理的刺激によっておこる。排便後は肛門周囲をシャワーなどで洗い流し，清潔に保つ方法について指導し，便の付着を予防するために油性の軟膏類やパウダーを使用する。

▌排尿障害に対する援助

　手術後の排尿障害には，排尿や蓄尿にかかわる自律神経の切除や損傷が影響するため，できる限り自律神経を温存する手術が行われるようになってきた。しかし，直腸がんの手術後には，ある程度，尿閉や尿の排出困難・尿失禁などの排尿障害が生じることがあり，尿道留置カテーテルを抜去したあとは，排尿量・排尿間隔，尿意や残尿感の有無などを観察する。残尿測定によって残尿が 50 mL 以上ある場合には，尿路感染を防ぐために間欠的自己導尿法を指導する場合もあるが，自律神経が温存されていれば時間の経過とともに回復する。

▌日常生活についての指導

　1 **食事指導**　大腸の機能が回復すれば，基本的には制限しなければならない食べ物はなく，栄養のバランスがとれた食事内容にすればよい。以前の食習慣と排便習慣との関連や，食べると下痢や便秘を生じやすい食品などを考慮し，患者自身が具体的な調整方法を検討できるように指導する。規則的な食事時間を設定すること，十分に咀嚼し，ゆっくりと摂取することなどを説明する。とくに下痢や便秘がある場合には以下に留意する。

　①**下痢の場合の食事指導**　腸蠕動運動の亢進を助長しないように，冷たい食事や飲み物，コーヒーや炭酸飲料，アルコール飲料，香辛料などを避ける。脂肪の少ない食品を選択するとともに，卵・とうふ・白身魚・ささみなどから良質で吸収のよいタンパク質を摂取する。

　②**便秘の場合の食事指導**　通常は食物繊維を多く含む食事と水分摂取をすすめ，あわせて適度な運動や規則的な排便習慣などを指導する。腹部膨満・吐きけなどの腹部症状があり排便がない場合は，腸閉塞の可能性もあるため受診するように指導する。

　2 **職場復帰と運動**　腸閉塞の予防のためにも，適度な運動を行うようにすすめる。手術後の体力の回復の程度にもよるが，職場復帰は 1 か月程度が目安となる。職場復帰に際しては，通勤途中や職場のトイレの確認など，患者が具体的に対策を考えられるように指導する。

　3 **生活習慣**　生活のリズムは排便の状態にも影響を及ぼすため，規則正しい生活を送ることや，過度の緊張状態を避け，疲労時は休息をとるように心がけることを指導する。

　4 **治療方針についての理解**　退院後の治療方針について患者の理解の程度を確認し，今後の治療に積極的に取り組めるように促す。

D 肝臓・胆嚢疾患患者の看護

1 急性肝炎患者の看護

　急性肝炎は，肝炎ウイルス・薬物・アルコールなどの原因によって生じる急性肝障害である。近年，医療の現場においては，ディスポーザブルの医療器具の導入，血液製剤に対する肝炎ウイルス検査の導入などによって，急性肝炎の発症は激減した。

　臨床症状としては，全身倦怠感，食欲不振，吐きけ・嘔吐，尿の濃染がみられ，続いて黄疸が出現する。A型肝炎の場合には，初期症状として発熱などのかぜ症状がみられる。C型肝炎は，ほかのウイルス性急性肝炎と比較すると症状は軽度であり，HCVに感染しても気づかないことが多い。

　A型肝炎とB型肝炎のうち，約1〜2%が急性肝不全に移行するといわれている。またB型肝炎とC型肝炎は，治療が十分に行われないと，肝機能の低下している状態が6か月以上持続し，慢性化する確率が高くなる。

　検査所見としては，AST・ALT・LDの急激な上昇，血清ビリルビンの増加，ALP・γ-GTの軽度上昇がみられる。

　治療の原則は安静である。安静にして肝臓への血流を十分に確保することによって，肝細胞の修復を促進させる。症状と血液検査結果の改善にしたがって徐々に安静が解除され，活動量が増えて退院へと向かう。経口で栄養素や水分を摂取できない場合には補液が行われるが，特別な食事療法は行われない。

a B型肝炎患者の看護

　B型肝炎ウイルス(HBV)の感染経路には，垂直感染と水平感染がある。垂直感染は，B型肝炎に感染している母親から生まれた児への感染である。水平感染は，皮膚への体液の付着，性行為による感染者との接触，静脈注射用麻薬の乱用，ピアスの穴あけ，入れ墨，不衛生な器具による医療行為，出血を伴うような民間療法などを原因とする感染である。

　2016(平成28)年4月以降，0歳児にHBVワクチン接種が開始されるようになり，母児感染は減少傾向にあるが，一方で性行為による感染は増加傾向にある。また，従来は欧米に多かった遺伝子型AのHBVによる感染が，近年日本で増加している。遺伝子型AのHBVに感染した場合は，慢性肝炎に移行する可能性が高くなると報告されている。

1 アセスメント

(1)全身状態：全身倦怠感・発熱

(2)局所症状

・消化器症状：食欲不振，吐きけ・嘔吐

- 皮膚・粘膜の状態：黄疸，眼球結膜の黄染
- 排泄の状態：尿の濃染(濃いウーロン茶様)
（3）検査データ
- 肝機能：AST，ALT，LD，ALP，γ-GT，ウロビリノゲン，血清アルブミン，プロトロンビン時間，総コレステロール，コリンエステラーゼ，総ビリルビン・尿中ビリルビン
- B 型肝炎ウイルスマーカー：HBs 抗原，HBe 抗原，HBV-DNA，HBc-IgM 抗体，HBc 抗体
- C 型肝炎ウイルスマーカー：HCV コア抗原，HCV 抗体，HCV-RNA
（4）劇症化の徴候
- 他覚症状：意識障害，羽ばたき振戦，黄疸の増悪，下血，腹部波動・濁音界変位などの腹水貯留徴候，浮腫，肝性口臭，出血斑，肝萎縮
- 血液検査：AST 上昇，ALT 上昇，LD 上昇，総ビリルビン上昇，直接ビリルビン/総ビリルビン比低下，プロトロンビン時間の延長，ヘパプラスチンテスト(HPT)低下，血清アルブミン低下，コリンエステラーゼ活性低下，総コレステロール値低下がみられる。血中アンモニアは必ずしも上昇しない。
- 画像診断：肝萎縮，肝内エコーパターンの不均一化，腹水，胆囊壁の肥厚
（5）病気と治療への認識：病気に対する認識，安静の必要性についての認識，安静保持の状態，安静や治療に伴うストレスの程度，アドヒアランス

2　看護目標

（1）薬物療法を確実に行うことによって，安静を保持して肝細胞の再生を促進させる。
（2）安静や治療に伴うストレスが軽減される。
（3）劇症化を早期に発見できる。

3　看護活動

▎安静保持に伴う援助

　HBV により肝細胞が傷害されているため，安静を促すことによって肝臓への十分な血流量を確保し，肝細胞を再生させるための十分な酸素と栄養素を補給する。患者には，病気と治療についてわかりやすく説明し，十分な理解を得る必要がある。

　ベッド上で安静にしていると，筋肉や関節に循環不良が生じて腰部や背部に安静時痛が出現することがある。そのため，患者にはベッド上である程度，身体を動かしてもよいことを説明し，安楽な体位で過ごせるように援助する。安静時痛がある場合には，温湿布などで循環を促すようにするとよい。

　全身倦怠感，吐きけ・嘔吐がある程度おさまってくると，患者は安静をまもれなくなってくることが多い。このような場合には，症状がおさまってきたからといって病気が完治したわけではないことを十分に説明して理解を促す必要がある。

また，患者はベッド上での安静が長期にわたると，安静にしたり治療を受けたりしていることが本当に回復につながっているのだろうかという疑念をいだき，いらだちを感じることがある。このような場合には，医師に相談しながら検査データなどを提示して現在の状態について説明するとともに，精神的な安静がはかれるように患者の言葉に耳を傾け，気持ちを受けとめる。また患者と話し合いながらベッド周囲の環境を整え，リラックスして過ごせるように工夫する。

▋ 薬物療法に伴う援助

B型肝炎の薬物療法には，抗ウイルス療法・肝庇護療法・免疫療法の3つがある。

● **抗ウイルス療法**　抗ウイルス療法の1つであるインターフェロン療法では，副作用として治療を開始してから1〜2週の間に38℃以上の発熱・筋肉痛・関節痛・全身倦怠感といったインフルエンザ様症状が出現し，3週〜3か月の間に，うつ症状や不眠などの精神症状がみられることがある。また，投与開始から3か月経過した頃に脱毛を生じることがある。このような副作用については，治療を開始する前に十分に説明して理解を得るとともに，症状が出現した場合の対処法について事前に話し合っておく。脱毛については，インターフェロンの投与終了後1〜3か月を過ぎたころ，自然に回復することを伝える。

● **肝庇護療法**　肝庇護療法は肝機能の改善を目的とした治療法であり，長期間継続する必要がある。患者が治療の必要性を理解し，継続していけるよう援助する。

● **免疫療法**　免疫療法の1つであるステロイドリバウンド療法は，ステロイド薬を1か月間集中的に投与して免疫能を抑えたところで投与を中止し，その反動で免疫能が急激に高まることを期待する治療である。場合によっては免疫能が高くなりすぎて肝炎が重症化することがあるため，治療中の患者の症状や検査データの変化に注意し，異常の早期発見に努める。

▋ 症状の緩和

全身倦怠感については，患者が自分で安楽な体位を見つけられるように促し，清潔の援助やマッサージなどのリラクセーションを通して気分転換ができるように援助する。

吐きけ・嘔吐に対しては，腹部を圧迫しないゆったりとした寝衣や軽い掛け物を用いたり，腹直筋を緊張させないような体位にするなどの工夫をする。また，少量のレモン水を入れた水で含嗽するなどして，口腔内をさっぱりさせる。においや音などの刺激によって嘔吐を誘発することもあるため，こまめに換気をしたり，リラックスできるような音楽を聞くように促すとよい。嘔吐した場合はすみやかに吐物をかたづけ，口腔内を清潔にし，においが残らないように換気をする。

▋ 劇症化の早期発見

急性肝不全とは，肝炎のうち症状発現後8週間以内に高度の肝機能障害をきたし，プロトロンビン時間が40%以下，もしくはINR値1.5以上を示す

ものをいう（◯234ページ）。とくに発病後 10 日以内に脳症が発現するものを急性型という。広範な肝細胞の死滅によって，アルブミンや凝固因子などが低下し，浮腫・腹水・消化管出血・播種性血管内凝固症候群（DIC）などが生じ，重篤な状態にいたる。劇症化の徴候を見逃さないように注意し，発見したらすみやかに医師に報告して対処する。

▌感染予防

　米国疾病管理予防センター（CDC）の報告によると，医療従事者が誤って針刺しや血液を含む体液に経皮的にまたは粘膜に曝露すると，それが HBe 抗原陽性の患者の場合には少なくとも 30% に感染が成立し，急性症状を呈することがあるとされている。また，HBs 抗原陽性の患者の血液も感染源となりうる。したがって，医療従事者は患者の HBs 抗原および HBe 抗原の検査結果を正しく知り，患者の血液を取り扱う場合は厳重に注意する。

　1 患者への指導事項　HBs 抗原および HBe 抗原陽性の患者については，次のような事項について患者に指導するとともに，医療従事者も留意する必要がある。

- 病気について十分に説明し，感染予防の必要性と注意事項について理解を促す。
- 血液による汚染がみられる場合には，流水を用いてよく洗い流す。
- かみそり・歯ブラシ・タオルなどは個人の専用とする。
- 食器や飲料水は一般患者の場合と同様に扱ってよい。ほかの患者と区別して使い捨ての食器を用いる必要はない。
- 月経時の処置の際には，処置後の手指を流水で十分に洗う。

　2 HBV 曝露予防のための留意事項　医療従事者は HBV に曝露しないために，次のことを厳守する必要がある。

　①HB ワクチン接種　CDC ガイドラインによれば，針刺しによる曝露は感染のほんの一部であり，HBV は室温で出血後の乾燥した血液の中で，少なくとも 1 週間は生きつづける。経皮的曝露の既往がなくても，皮膚の引っかき傷やすり傷，熱傷，そのほかの病変，および粘膜表面において HBV が存在する血液や体液の直接または間接曝露があると，感染する可能性がある。したがって，血液や体液，鋭利器具に接触する可能性のある医療従事者は B 型肝炎ワクチン（HB ワクチン）を接種するべきである。

　②手袋の正しい使用　処置時にはディスポーザブルの手袋を使用する。しかし，手袋には肉眼では見えない破損が存在する場合があり，完全に感染を予防できるわけではないことを念頭におく必要がある。手袋を外したあとには石けんと流水で手洗いをし，アルコール製剤で手指消毒をする。手袋は再利用せず，患者ごとに手袋を交換することを厳守する。

　③針刺し予防　使用ずみの針にはリキャップをせず，手で触れずに針捨て専用の容器に捨てるなど，所定の方法によって廃棄し，針刺しを予防する。

　④滅菌・消毒　廃棄・焼却ができない物品や汚染された医療機器・看護用具は，材質に合わせた加熱滅菌❶や薬物による消毒を行う。

　⑤アルコールによる手指消毒　CDC ガイドラインでは，さまざまなウイ

▭NOTE
❶高圧蒸気滅菌，乾熱滅菌，煮沸消毒などが例としてあげられる。

○表 6-13　HBV による曝露後の対処

曝露したものの免疫獲得状況	対　応
HBs 抗原と HBs 抗体のいずれも陰性	発生後 24 時間(遅くとも 48 時間)以内に乾燥抗 HBs ヒト免疫グロブリン(HBIG)投与,および B 型肝炎(HB)ワクチン接種を受ける。
HB ワクチンを接種したが,HBs 抗体の陽転化が確認できない	HBs 抗体価を測定し,陰性なら HBIG および HB ワクチンの追加接種を受ける。
HB ワクチンシリーズを過去 2 回接種したが,HBs 抗体が陰性	2 倍量の HBIG を投与する。
HBs 抗原,HBs 抗体の少なくともどちらかが陽性	HBIG や HB ワクチン接種は必要ない。

・HB ワクチン接種者で,過去に HBs 抗体の陽転化が確認できている場合は,その後 HBs 抗体が陰性化しても効果が持続するため,HB ワクチンを追加接種する必要はない。
・曝露したものは,HBIG や HB ワクチン接種の 1 か月後,3 か月後,6 か月後に HBs 抗原,HBs 抗体,AST,ALT の追跡検査を受ける。
・曝露したものが HBV キャリア(HBs 抗原と HBs 抗体がともに陽性,または HBs 抗原陽性で HBs 抗体陰性)の場合は,曝露の事実とは別に肝臓診療科の受診をすすめる。
(国公立大学附属病院感染対策協議会編:病院感染対策ガイドライン 2018 年版——2020 年 3 月増補版.じほう,2020 をもとに作成)

ルスがアルコールにきわめて高い感受性を示すことから,手指消毒はアルコールを 60〜70% 含む製剤を用いた擦式消毒法が推奨されている。アルコール製剤は,少量では効果が得られないため十分な量を用いる。通常アルコール製剤の容器は,ポンプを最後まで押すと,1 回で適量が手に取れるように設計されている。

⑥曝露した場合　誤って HBs 抗原陽性の血液や体液に曝露した場合には,曝露した者の免疫獲得状況により対応が異なるため,ガイドラインで示されている方法にしたがって曝露後の対処を行う(○表6-13)。なお HB ワクチンは,初回投与に引きつづき,1 か月後,6 か月後の 3 回接種することとされている。

b C 型肝炎患者の看護

C 型肝炎がウイルス性急性肝炎に進展する割合は,10% 未満であるといわれている。感染経路としては,1992 年以前の輸血[❶],1994 年以前のフィブリノゲン製剤の投与,覚醒剤など使用時の注射器の使いまわし,入れ墨,十分に消毒されていない器具を使ったピアスの穴あけなどが考えられる。一方,母子感染や性行為による感染率は低いとされている。

CDC の報告によると,血液曝露による HCV の感染率は低く,経皮的曝露後の抗体陽性率は 1.8% であり,HBV に比べてウイルスに汚染された血液が原因となってウイルス伝播する危険性は低いとされている。しかし,曝露した場合には 50〜90% が慢性化する可能性があること,曝露後に免疫グロブリンを投与しても感染や発症を予防できないこと,慢性化すると肝硬変や肝細胞がんに移行する可能性があることなどから,HBV の場合と同様に厳重に感染を予防する必要がある。

NOTE
❶現在の輸血や血液製剤は高精度の検査が行われているため,輸血により HCV に感染する可能性はきわめて低い。

　C型肝炎の潜伏期は2〜26週(平均6〜7週)であり，B型肝炎の場合と異なり，ALTの上昇が軽く，黄疸を伴わないことが多く，急性肝不全に移行することはまれである。

　治療はB型急性肝炎と同様に，肝細胞の傷害を軽減し，肝再生を早めるために安静の保持と薬物療法を行う。看護も基本的にはB型急性肝炎に準じて行う。

2 慢性肝炎患者の看護

　肝臓の炎症が6か月以上持続，または持続していると思われる病態を慢性肝炎という。原因は，HBV感染とHCV感染が最も多く，そのほか薬物，アルコール，自己免疫性などがある。

　最も多いHCV感染による慢性肝炎は，HCVキャリアの約80％にみられ，C型慢性肝炎の約35％が約20年の経過で肝硬変に進行する。一方，HBVキャリアの慢性肝炎への移行は20％程度であり，B型慢性肝炎の約20％が肝硬変に進行するとされている。慢性肝炎は組織学的に，炎症の程度と線維化の程度によって分類されている。

　症状はみられないことが多く，健康診断で肝機能低下を指摘されて罹患が明らかになる場合も多い。急性増悪すると，全身倦怠感，食欲不振，吐きけ・嘔吐，黄疸などの急性肝炎の症状がみられる。検査データでは，AST・ALTの上昇がみられる。急性肝炎とは異なり血清アルブミンの低下，プロトロンビン時間の延長，総コレステロールの低下がみられるが，コリンエステラーゼの低下はみられない。

　治療は，B型慢性肝炎の場合にはHBe抗原の陰性化，C型慢性肝炎の場合にはHCVを排除し，肝臓がんや肝硬変への進行を抑止することを目的に行われる。B型慢性肝炎の治療薬としては抗ウイルス治療薬(インターフェロン製剤・核酸アナログ製剤)が用いられるが，HBVの完全排除は期待できないとされている。C型慢性肝炎の治療法は，2014(平成26)年9月より，インターフェロンを用いず経口薬のみで治療するインターフェロンフリー治療が始まり，現在はこれが主流となっており，非常に高率でHCV排除が可能になった。しかしウイルスを排除できたとしても，慢性肝炎そのものが完治するわけではない。いずれの治療も長期にわたって確実に継続しなければ，耐性ウイルスの増殖や肝硬変に進行する危険性をはらんでおり，患者の自己管理能力が非常に重要である。

1 アセスメント

（1）全身症状
- 消化器症状：食欲不振，吐きけ・嘔吐
- 皮膚症状：黄疸
- 排泄の状態：尿の濃染

（2）インターフェロン療法中の副作用

- インフルエンザ様症状：38℃以上の発熱，筋肉痛・関節痛，全身倦怠感
- 精神症状：抑うつ，自殺企図，躁状態，不眠，不安，焦燥感，興奮，攻撃性
- 白血球数減少による感染症状：発熱，湿性咳嗽，喀痰，残尿感，排尿時痛など
- 血小板数減少による出血傾向：皮下出血，歯肉出血，鼻出血など
- 間質性肺炎：発熱，乾性咳嗽，呼吸困難
- 肝機能障害

（3）検査データ

- 肝機能：AST，ALT，LD，ALP，γ-GT，総ビリルビン，血清アルブミン，プロトロンビン時間，総コレステロール，コリンエステラーゼ，尿中ビリルビン・ウロビリノゲン
- B型肝炎ウイルスマーカー：HBs抗原，HB抗原，HBV-DNA，HBc-IgM抗体，HBc抗体
- C型肝炎ウイルスマーカー：HCVコア抗原，HCV抗体，HCV-RNA

（4）日常生活：活動と運動のバランス，食事内容・摂取量，飲酒など

（5）病気と治療への認識：病気に対する認識，治療についての理解，治療に伴うストレスの程度，アドヒアランス

2 看護目標

（1）治療に伴うストレスに対処しながら長期的に治療を継続することができる。

（2）肝臓の機能に合わせて日常生活を調整することができる。

3 看護活動

▌薬物療法に伴う援助

　慢性肝炎の薬物療法は長期間にわたる通院治療で行われる。治療が確実に行われるかは，患者のアドヒアランスにかかっているといっても過言ではない。そこで治療を開始する前に，患者が病気や治療の必要性について十分に理解できるように話し合い，治療継続についての意思を確認しておく。

　インターフェロン療法は，副作用として治療開始後1～2週間，インフルエンザ様症状が出現し，3週間～3か月後に精神症状がみられることがある。間質性肺炎を合併する危険性もあるため，発熱，乾性咳嗽，呼吸困難の有無を観察し，症状がみられるようであれば医師に報告する。このような副作用が出現すると，患者と家族の治療継続の意思が揺らいでしまうこともあるため，事前に説明して理解を得るとともに，症状が出現した場合の対処法を事前に話し合っておく。

　インターフェロンを在宅で自己注射する場合には，その手技と安全な廃棄方法についてわかりやすく説明する。また，自宅で困難が生じた場合には，患者がすぐに医療従事者に相談できるように連絡先を伝えておくことも必要

である。

HCV 排除を目的としたインターフェロンフリー療法を行っている患者には，ウイルスが排除できたとしても慢性肝炎が完治したわけではないことが理解できるように説明し，肝機能を維持するための療養を継続できるように援助する。

▌日常生活の調整

食事は，以前は肝臓の再生を促進するために高タンパク質・高エネルギー食が推奨されていた。しかし，高タンパク質食にしようとすると高脂肪食になってしまい，かえって脂肪肝への移行を助長することが指摘されている。そのため，バランスのとれた食事をとるように指導する。また，食品添加物のなかには，肝臓に負担をかけるものもあるため，できるだけ加工食品は避けるように指導する。同様の理由で，アルコール飲料を摂取しないように指導する。

運動については，とくに制限はしない。筋肉では糖代謝やアンモニア代謝が行われており，適度な運動を毎日行うことによって筋肉量を維持できれば，肝臓の機能をある程度は補うことができる。身体に負担とならない程度の有酸素運動を毎日継続するようにすすめる。

▌感染予防

HCV の感染経路は血液であり，母子感染❶や性感染はきわめてまれであるのに対し，HBV は血液や血液を含む体液による感染，母子感染や性感染がみられる。

患者の家族や周囲の人々が感染することのないようにするとともに，患者が感染源になることを恐れて日常生活に支障をきたすことのないように，HBV や HCV の感染に関する正しい知識について指導する。

日常生活上の注意点としては，①出血した場合の処理は自分で行うこと，②かみそり・タオル・歯ブラシなどは患者専用のものを用いること，③子どもへの食べ物の口移しはしないこと，④手洗いを励行（れいこう）すること，⑤B 型肝炎患者の家族は HB ワクチンを受けることなどがあげられる。

3　肝硬変症患者の看護

慢性肝炎が持続する過程で，肝細胞の壊死と線維性修復が繰り返されると，線維性隔壁（かくへき）が形成される。この線維性隔壁によって肝小葉が分割されてできる偽小葉で肝細胞の増殖が生じると，再生結節が形成される。肝臓全体でびまん性にこのような再生結節が形成された状態を肝硬変という。多くの場合は進行性であり，C 型慢性肝炎から肝硬変に進行した場合は，年率約 5〜7％ という確率で肝細胞がんが出現する。おもな死因は，食道静脈瘤破裂による大量出血，肝不全，肝細胞がんであり，感染症は重大な予後悪化因子となる。現在は 10 年生存率が約 35〜50％ と改善傾向にある。

治療は，根治的治療法がないために対症療法が中心となるが，同時に致死的な状況を回避するための予防的な治療を行う。肝性脳症の予防としては，

○表 6-14　肝硬変にみられるおもな病態と症状

病態	症状
血漿タンパク質合成能低下，脂質代謝障害，糖代謝障害	全身倦怠感，易疲労感
低アルブミン血症に由来する毛細血管透過性亢進	浮腫，腹水
肝臓でのびまん性の再生結節形成	肝腫大
肝腫大および腹水貯留による消化管圧迫と運動障害	食欲不振，吐きけ・嘔吐
ビリルビンの抱合と排泄障害に伴う血中ビリルビン値上昇	黄疸，瘙痒感，眼球結膜黄染
門脈圧亢進に由来する側副血行路形成	食道静脈瘤，腹壁静脈怒張，メドゥーサの頭・痔静脈怒張
門脈圧亢進に由来する脾機能亢進	血小板数減少，白血球数減少
血液凝固物質の産生低下	血液凝固機能低下
エストロゲン分解能低下	クモ状血管腫，手掌紅斑，女性化乳房
有害物質代謝機能低下に伴うアンモニア処理能低下による肝性脳症	羽ばたき振戦，意識障害，精神症状

腸内細菌の増殖抑制，タンパク質の制限，腸内容物の排除，アンモニア代謝の促進などを行う。また浮腫や腹水の予防として，血清アルブミンの濃度を保ち，血漿膠質浸透圧の維持や，塩分の制限が行われる。食道静脈瘤に対しては，内視鏡的静脈瘤結紮切離術（EVL）や内視鏡的硬化療法（EIS）を行い，破裂を予防する。

　肝硬変は病状の進行程度により，肝臓の予備力が保たれ，自覚症状に乏しい時期（代償期）と，黄疸・腹水・浮腫・肝性脳症・食道静脈瘤形成などの症状があり，肝臓が機能障害を代償しきれなくなった時期（非代償期）とに分けられる。そこで患者の病状の進行に合わせて，看護目標も代償期と非代償期に分けて考える。

　代償期は，肝臓の負担をできるだけ軽減して代謝機能を維持し，細胞の修復をたすけるための自己管理ができるよう援助すること，および疾患と治療の必要性について説明し，治療を継続できるよう援助することが重要である。

　非代償期には，肝臓の機能低下に伴って多彩な症状がみられる（○表6-14）。また，食道静脈瘤の破裂や肝不全などの致命的な状況にいたることもある。そのため非代償期の看護は，苦痛症状を緩和し，致命的な病態にいたる徴候を予防・早期発見することに焦点があてられる。

1 アセスメント

（1）肝機能の低下に伴う全身症状
- 全身倦怠感，易疲労感
- 肝性脳症：意識障害，睡眠パターンの変調，精神症状，羽ばたき振戦

（2）肝臓の機能低下に伴う局所症状
- 低アルブミン血症に由来：浮腫，腹水
- 肝臓でのびまん性の再生結節形成に由来：肝腫大
- 消化管の圧迫と運動障害に由来：食欲不振，吐きけ・嘔吐
- 血中ビリルビンの上昇に由来：黄疸，瘙痒感，眼球結膜黄染
- 側副血行路形成に由来：食道静脈瘤，腹壁静脈怒張，メドゥーサの頭，痔静脈叢怒張
- エストロゲン分解能低下に由来：クモ状血管腫，手掌紅斑，女性化乳房

（3）検査データ
- 血液検査：白血球数・血小板数，AST，ALT，AST/ALT 比，血清総タンパク質・血清アルブミン，ビリルビン，空腹時血糖値，プロトロンビン時間，ヘパプラスチンテスト，コリンエステラーゼ，γ-グロブリン，血清アンモニア，インドシアニングリーン（ICG）試験
- 画像診断：腹部超音波検査，CT
- 肝生検

（4）日常生活の状況：食事内容，食事摂取量など，活動と休息のバランス，排尿・排便の回数と性状，飲酒
（5）病気と治療への認識：病気に対する認識，治療についての理解，治療や症状に伴うストレスの程度，アドヒアランス
（6）社会的背景：家庭や職場における地位と役割
（7）家族の病気と治療に関する理解と受けとめ

2 看護目標

（1）代償期
- 代謝機能を維持するため，適度な食事摂取と活動を継続できる。
- 病気と治療の必要性について理解し，治療を継続できる。

（2）非代償期
- 苦痛な症状が緩和される。
- 致命的な病態にいたる徴候を予防・早期発見し，対処することができる。
- 予後への不安などの心理的葛藤をコントロールすることができる。

3 看護活動

▌症状の緩和

　非代償期で全身倦怠感が著しい場合は，臥床を促し，安楽な体位がとれるよう援助する。以前は，安静にすることは肝臓への血流を増やし，肝臓の再生を促すとされ，代償期においても安静にすることが推奨されていた。しかし，必要以上に安静にすることによる脂肪肝やサルコペニア（筋肉量低下）の発症が問題視されている。
　浮腫がみられる部位は，臥床する際に挙上する，温湿布を行う，入浴時にマッサージするなどして，リンパ液や血液の循環を促す。浮腫がおきている部位は皮膚が伸展して脆弱になっているため，爪などで傷つけないように注

意を促す。

　腹水がある場合は，ベッドの頭部を挙上し，ファウラー位またはセミファウラー位にすると，腹壁の緊張がとれて安楽であるとともに，腹腔臓器に重力がはたらいて横隔膜が下がることで胸郭が広がり呼吸がらくになる。寝衣は腹部が圧迫されないようなゆったりとしたものを選択する。

　塩分制限が行われる場合には，患者に目的を十分に説明して理解を得る。また，味がうすい食事となるために食欲不振が強まる可能性があるため，塩以外の調味料で味つけをして，食事摂取量が低下しないように援助する。

　腹水が著明になると，腹水穿刺が行われる。急速に腹水を排液すると，腹腔内圧が急激に低下してショック状態に陥ることもあるため，医師に指示された排液の速度を維持し，患者のバイタルサインや全身状態の変化に注意する。腹水の排液中は，患者はベッド上で体動制限をしいられるため，患者と話し合って安楽な体位を工夫する。

　血清ビリルビン値が高い場合は，瘙痒感❶が生じないようにするために病室内の気温の上昇や乾燥に注意する。空調システムが整っている場合でも，夕方には西日で室温が高くなるなど，部屋の向きによる環境の違いがあるため注意する。寝衣は吸湿性があり，皮膚への刺激が少ないものを選ぶ。かいて傷をつくると感染をおこす危険性があるため，爪は短く切っておく。入浴や清拭の湯はぬるめのものを準備し，石けんは低刺激性のものを使用し，清拭の際は強い摩擦を避ける。皮膚が乾燥している場合は，入浴や清拭のあとに保湿剤を塗布する。

▌食道静脈瘤破裂の予防と早期発見

　食道静脈瘤がある場合には，破裂を予防するために，極端に熱いもの，冷たいもの，かたいものは食べないように指導する。吐物や便に血液が混入している場合は，出血をおこしている徴候であるため，医師にすみやかに報告して対処する。出血が続くと，循環血液量が低下してショック状態に陥る。出血性ショックの徴候である5P(蒼白 pallor，虚脱 prostration，冷汗 perspiration，脈拍触知不良 pulselessness，呼吸不全 pulmonary deficiency)を見逃さないように注意する。

　食道静脈瘤の治療としては，内視鏡的静脈瘤結紮切離術(EVL)や内視鏡的硬化療法(EIS)が行われる。しかし肝硬変が改善するわけではなく，門脈圧亢進は続くため，食道静脈瘤は再発する。このことを患者に説明し，定期的な受診と，食事に関する注意，便の観察などを自己管理できるよう促す。

▌肝性脳症の予防と早期発見

　肝性脳症を予防するためには，腸管内におけるアンモニアや芳香族アミノ酸の発生を抑制する必要があるため，タンパク質の摂取が制限され，緩下薬・リファマイシン系抗菌薬・分岐鎖アミノ酸製剤が投与される。

　便秘になると腸内細菌が増殖してアンモニアの発生が助長されるため，浣腸を適宜行って排便をコントロールする。血中アンモニア値の変化に注意しながら，異常な言動の出現，羽ばたき振戦，睡眠パターンの変調などの徴候を早期発見する。

□NOTE

❶肝疾患に伴って生じる瘙痒感の原因は，オピオイドの一種であり瘙痒感を引きおこすベータエンドルフィンと，瘙痒感を抑えるダイノルフィンのバランスの乱れによるものとされている。
　脳が直接刺激を受けて感じるため，瘙痒感が全身におよび，抗ヒスタミン薬などの一般的なかゆみどめがききにくいといった特徴がある。

　血小板数の減少や血液凝固機能が低下している場合は，出血をおこさないように注意する。患者には，深爪をしない，鼻を強くかまない，歯ブラシはやわらかいものを使用するなどして，出血するような刺激を避けるよう指導する。注射や採血を行う場合には，止血を確実に行う。また転倒・転落がおこらないように環境を整え，患者にも注意を促す。

▍日常生活の調整

　以前は，肝臓の再生を促進するために，安静にして肝血流量を増加させることが推奨されていた。しかし，最近では代償期であれば運動をして肝血流量が多少減少しても，肝組織への影響はあまりないことが明らかにされている。逆に必要以上に安静を保持することによって，脂肪肝を引きおこす危険性のあることが指摘されている。また，筋肉量を維持することによって，糖代謝や脂質代謝の機能を維持することが肝性脳症の予防のために重要であることも指摘されている。したがって症状が著しくない代償期には，掃除機かけ，床みがき，風呂掃除，階段昇降，速足での散歩，柔軟体操などの，3〜4METs❶程度の活動を体調に合わせて行うよう促す。

　食事については，肝硬変の状態によって制限が異なる。かつては高エネルギー・高タンパク質・高ビタミン食が基本とされていたが，高エネルギー食にしようとすると高脂肪の食品にかたより，脂肪肝を引きおこすことが問題とされた。そこで現在では，代償期には標準体重あたりの摂取エネルギーは25〜35 kcal/日，タンパク質は1.2〜1.3 g/日が標準とされている。タンパク質の摂取量が不足する場合は，分岐鎖アミノ酸（BCAA）で補うよう指導する。

　また，感染症が肝性脳症の引きがねになることがあるため，手洗いや含嗽，人ごみを避けることなど，日常の感染予防行動を励行するように指導する。

　腹水がある場合には，体内への水分貯留を避けるために塩分が制限される。なお，高アンモニア血症がある場合は，肝性脳症を予防するために低タンパク質食とする。

▍心理的支援

　肝硬変は長期にわたる治療が必要である。患者には，治療を継続しながら，症状に合わせて生活を調整して社会生活を営むことが求められる。ときにはそれが発達課題を達成するうえで障壁となる可能性がある。また，肝硬変が代償期から非代償期に進行したり，肝がんに移行する可能性もあるため，患者が自分自身の将来や家族の行く末に対して不安をかかえていることも考えられる。看護師は，このような患者の気持ちを理解して受けとめ，主体的に生活のなかに療養を取り入れ，その人らしい生活を送れるように援助する。

4　食道静脈瘤の破裂した患者の看護

　肝硬変に伴う食道静脈瘤の治療は，近年の内視鏡治療の発達に伴って予防的に内視鏡的静脈瘤切離結紮術（EVL）や内視鏡的硬化療法（EIS）を行うことが主流になってきた。しかし，静脈瘤破裂による出血量が多いために視野の確保が困難で内視鏡治療が行えない場合，また患者の全身状態が不良で内視

□NOTE

❶METs
　METs（メッツ）は，運動強度を示す指標である。座位で安静にしている状態を1とし，座位安静時の酸素消費量と比較した数値であらわされる。

鏡治療が継続できない場合などには，ゼングスターケン−ブレークモア
チューブ(SBチューブ)を用いた食道バルーンタンポナーデ法を行い，一次
止血を行う(●231ページ，図5-70)。

　食道静脈は胃噴門部静脈から上行する血行路であるため，噴門部や出血部
位を圧迫することによって止血することが可能である。出血が著しい場合に
は，肝血流量が減少して肝不全に陥ることがあるため，すみやかに対処しな
ければならない。

　SBチューブによる止血はあくまでも一時的な治療・処置であるため，患
者の循環動態が落ち着いたらすみやかにチューブを抜去してEVLまたは
EISが行われる。

1 アセスメント

(1)全身状態
- 出血に伴う徴候：血圧低下，頻脈・頻呼吸，冷汗，虚脱状態，蒼白
- 肝不全に伴う症状：黄疸の増強，ビリルビン尿，昼夜逆転，人格の変化，
  見当識障害，意識レベル低下，つじつまの合わない言動
(2)消化器症状：吐血の量・性状，吐きけ，下血の量・性状
(3)検査データ
- 血液検査：白血球数・血小板数，AST，ALT，AST/ALT比，血清総タ
  ンパク質，血清アルブミン，ビリルビン，空腹時血糖値，プロトロンビン
  時間，ヘパプラスチンテスト，コリンエステラーゼ，γ-グロブリン，血
  清アンモニア，インドシアニングリーン試験
- 画像診断：腹部超音波検査，CT
- 肝生検
(4)病気と治療に対する理解と受けとめ
(5)現在の状態に対する理解とストレスの程度
(6)家族の現状に対する理解と受けとめ

2 看護目標

(1)SBチューブ挿入に伴う合併症を早期に発見し，予防することができる。
(2)出血やSBチューブ挿入に伴う不安が軽減される。

3 看護活動

▌SBチューブ挿入に伴う援助

　SBチューブ挿入時は，患者の体位を仰臥位または左側臥位にしてベッド
の頭部を45度程度挙上し，前処置としてリドカインスプレーまたはリドカ
インゼリーを用いて咽頭麻酔が行われる。誤嚥性肺炎を予防するために，
チューブを挿入する前に必ず十分な吸引を行う。また，処置中も吐血する可
能性があるため，いつでも吸引できるように準備する。処置は，チューブ挿
入→胃バルーン挿入→食道バルーン挿入→チューブ・腹部単純X線検査に
よるバルーンの位置確認→胃洗浄の順で行われる。

　チューブ挿入の際には，鼻腔からチューブを挿入し，チューブの先端が食道入り口部に達したところで患者に空嚥下をしてもらい，嚥下のタイミングに合わせてチューブを約50 cm挿入する。空嚥下をしてもらう際には嘔吐反射が生じるため，看護師は患者の肩に手を添え，励ましながらスムーズに処置が進むように促す。

　チューブが挿入されたら，注射器で吸引口から空気を勢いよく注入し，心窩部にあてた聴診器でその注入時の音を聴取し，チューブ先端が胃内に挿入されたことを確認する。空気を注入する音が聴取できない場合は，チューブが気道に挿入されたり，途中で屈曲していたりする可能性があるため，一度抜去して挿入をしなおさなければならない。

　チューブが胃内に挿入されたら，注射器で胃バルーン側の注入口から空気を250～300 mL❶注入して胃バルーンをふくらませる。胃バルーンをふくらませたのち，抵抗を感じるところまでチューブを引き抜き，胃噴門部を圧迫する。その後，皮膚粘膜を傷つけないようにチューブをスポンジで包み，鼻腔に固定する。

　チューブを固定したら食道バルーン側の注入口に圧力計を接続する。もう一方の注入口から注射器で空気を注入し，30～35 mmHgの圧になるように調整する。その後，腹部単純X線検査でチューブ・バルーンの位置を確認する。

　チューブ・バルーンの位置を確認したら，胃側の吸引口から胃洗浄が行われる。止血が効果的に行われていれば，洗浄液は血性から透明に変化する。洗浄後は排液量から注入した洗浄液の量を差し引き，出血量を把握する。

▎合併症の予防・早期発見

　胃バルーンが食道内へ嵌入したり，食道バルーンの圧が45 mmHg以上になり食道壁に過度の圧がかかったりすると，食道破裂や食道粘膜の損傷の可能性がある。訪室するたびに，食道バルーンの圧が医師の指示どおりであること，およびチューブ挿入の長さが変化していないことを確認し，予防と早期発見に努める。

　SBチューブを48時間以上挿入していると，バルーンで圧迫されている粘膜に虚血性の粘膜障害を生じるため，食道バルーンを6時間ごとに約5～10分間脱気して，粘膜の血流を維持する必要がある。

　胃バルーンが十分にふくらんでいない，またはSBチューブの挿入が長期になる場合は，胃バルーンが食道内に嵌入して急激な呼吸困難が生じる可能性がある。呼吸困難の予防や早期発見のためには，毎日，胸腹部X線検査を行って，胃バルーンの位置と，バルーンが十分にふくらんでいることを確認する。

　胃の噴門部を圧迫するためにはチューブを牽引（けんいん）する必要があるが，そのために鼻翼に過度の圧迫がかかり，びらんや壊死を生じることがある。予防としては，できるだけ早期にSBチューブを抜去し，内視鏡治療が行われることが望ましい。

▭ **NOTE**
❶チューブの種類によって空気の注入量は異なる。

■ 不安の緩和

患者は多量の血液を目の前にすると興奮状態になるだけでなく，自分自身の生命の危機を感じて大きな不安をいだく。看護師は迅速に行動して，なるべく血液が患者の目にふれないように配慮する。吐血後は口腔内に血液が残り，不快であるため，レモン水を入れた水で含嗽するなどして，爽快感が得られるように援助する。

また，できるだけ患者のベッドサイドへ行き，治療が効果的に行われていることを伝えるとともに，患者の感情表出を促し，気持ちを受けとめて不安が緩和されるように努める。

5　肝（臓）がん患者の看護

肝がんは大きく，肝臓に原発する原発性肝がんと，他臓器から転移した転移性肝がんの2つに分類される。原発性肝がんはおもに肝細胞がんと肝内胆管がんに分類されるが，その多くは肝細胞がんであるため，肝細胞がんのことを肝がんということも多い。

原発性肝がんの多くは，C型慢性肝炎とB型慢性肝炎に起因したものであったが，近年は生活習慣病人口の急増に伴い，非ウイルス性のものが増加している。そのため，発見時には進行がんになっていることが少なくない[❶]。肝がんは血行性に肺や骨に転移することがあり，その場合には呼吸器症状や麻痺を生じることがある。予後は，肝予備能とがんの進展度によって異なる。

肝がんの症状は，初期には慢性肝炎や肝硬変の症状と同様であるが，進行すると腹痛・腹部腫瘤触知・体重減少・発熱などがみられる。

おもな治療は肝切除術，経皮的ラジオ波焼灼療法（RFA），経カテーテル動脈塞栓療法（TAE）などである。進行がんに対しては免疫チェックポイント阻害薬，分子標的治療薬による化学療法などが行われる。いずれも患者にとっては大きな苦痛を伴う治療である。

1　アセスメント

（1）全身症状：全身倦怠感・体重減少・発熱・疼痛・浮腫の有無と程度

（2）局所症状

- 消化器症状：食欲不振，吐きけ・嘔吐
- 腹部症状：腹部膨満感，腹水，腹痛，腫瘤触知
- 皮膚症状：黄疸，瘙痒感，眼球結膜黄染
- 肝硬変を合併している場合は肝硬変に伴う諸症状

（3）基礎疾患：C型慢性肝炎，B型慢性肝炎，肝硬変など

（4）肝障害度：慢性肝炎の肝組織診断（新犬山分類，1996年），チャイルド-ピュー分類

（5）検査データ

- 血液検査：血清アルブミン，ビリルビン，プロトロンビン時間，インドシアニングリーン試験，血小板数，AST，ALT，LD，ALP，γ-GT，総コ

□NOTE
❶慢性肝炎に起因したものであれば，病院で定期的にフォローアップされているため，早期発見が可能である。しかし非ウイルス性の場合は基礎疾患がなく受診することがないため，早期発見が困難である。

レステロール，コリンエステラーゼ，腫瘍マーカー（AFP，PIVKA-Ⅱ）
- 画像診断：がんの部位・大きさ，転移の状況を確認する。腹部超音波検査，CT・MRI，血管造影
- 肝生検：がん細胞の組織学的把握
（6）日常生活の状況：食事内容と摂取量など，活動と休息のバランス，排尿と排便の回数・性状，飲酒
（7）病気と治療への認識：病気に対する認識，治療についての理解，治療や症状に伴うストレスの程度，アドヒアランス
（8）社会的背景：家庭や職場における地位と役割
（9）家族の病気や治療に関する理解と受けとめ

2 看護目標

（1）病気や治療に伴う身体的・精神的苦痛をコントロールし，治療を継続できる。
（2）その人らしい生活を維持することができる。

3 看護活動

症状の緩和

　肝がん患者の全身倦怠感の原因は，長期的な肝機能低下だけでなく，侵襲の大きい治療に伴う体力低下や，抑うつ・不安なども要因になっていると考えられる。全身倦怠感を改善するためには，電解質バランスの調整や，脱水の改善などを行って身体面の状態を整える。患者と話し合いながら安楽な体位を工夫し，またマッサージなどのリラクセーションや気分転換などを行うようにする。

　腹部膨満感や腹水に対しては，腹直筋を緊張させないようにファウラー位またはセミファウラー位とし，寝衣や掛け物は腹部を圧迫しないようなものを選択する。浮腫や腹水があると皮膚が伸展して脆弱になるため，爪などで傷つけないよう，爪は短く切っておく。また浮腫がある場合は，枕などを利用してその部位を挙上したり，マッサージや温罨法などを行ったりしてリンパ液や血液の循環を促し，浮腫と倦怠感を軽減する。

　がん性疼痛に対しては，痛みの発生する部位や強さ，種類，出現時間，痛みに付随する症状などをアセスメントし，緩和ケアチームなどと協働しながら鎮痛薬を効果的に使用して疼痛コントロールを行う。そのほか，痛みを緩和させるためのマッサージや，体位の工夫，罨法などを日々の援助に取り入れる。

苦痛を伴う治療への援助

　経皮的ラジオ波焼灼療法（RFA，○235 ページ）は，従来よりも広範囲の焼灼範囲が得られるため治療の回数が少なく，入院期間が約 2 週間と短期間であるなど利点がある。

　RFA 後にはさまざまな合併症がおこる可能性があるため，合併症の予防と早期発見に努める。とくに治療後数時間以内に腹腔内出血や胸腔内出血を

おこしやすいため，治療後4時間は絶対安静とし，治療後1日目まではバイタルサインの変化に注意する。肝機能が低下している患者が出血をおこすと，容易に肝不全を引きおこすため，早期発見と対処に努めることが重要である。治療の翌日には消化管穿孔による腹膜炎をおこす可能性があるため，強い腹痛が出現したらすみやかに医師に報告する。また，治療の翌日から退院後までは肝膿瘍を，治療の数日後から退院後にかけては胆管損傷に伴って感染をおこす可能性があるため，観察を怠らないようにする。

　RFAを受ける患者は治療経過が長く，さまざまな苦痛を伴う検査や治療を受けており，RFAについて説明を受けると，「これまでに受けた検査や治療と同じようなもの」であると認識する傾向がある。しかし，治療後の疼痛は，「いままでに体験したことがないような強い痛み」であると訴えることが多い。したがって，鎮痛薬を用いて疼痛管理を適切に行う必要がある。

日常生活の援助

　食事は栄養素をバランスよく摂取することが望ましいが，食欲不振や吐きけ・嘔吐，腹部膨満感がある場合には，患者が食べたいものを少量ずつ食べるように促す。腹水や浮腫がある場合には，塩分が制限されるために味けない食事になりがちで，食欲不振を助長してしまう。少しでも食欲がわくように，酸味で味つけをするなど工夫する。

　血清ビリルビン値が高いと，皮膚の黄染とともに瘙痒感が出現するため，瘙痒感を軽減するための援助を行う。援助の詳細は「肝硬変症患者の看護」の「看護活動」の項を参照のこと(◯411ページ)。

不安の緩和

　肝がん患者はC型肝炎から肝硬変，そして肝がんという経過をたどることが多く，長期にわたって治療を受けてきたにもかかわらず，病状は悪化の一途をたどるために医療不信をいだいている場合がある。

　また，長期の療養をしいられるために心理的負担感が大きいことが考えられる。さらに，食欲不振や吐きけ・嘔吐，腹部膨満感，黄疸などの症状が続くことによって，病気がなかなかよくならないと感じて将来への不安をいだく場合もある。看護師は患者の感情表出を促し，受容的にかかわり，患者が現状を受けとめられるよう援助する。

6 肝臓の手術を受ける患者の看護

　肝臓の手術には，肝切除術，内視鏡下の穿刺局所治療，肝移植などがあり，腫瘍の部位・数・大きさ，肝内脈管構築，肝障害度，肝硬変の有無などによって術式が選択される。

　患者は慢性肝炎や肝硬変によって肝機能が低下していることが多いため，術後肝不全や呼吸不全などの重篤な合併症に陥りやすい。したがって，このような合併症を予防するために，手術前の全身状態を的確に把握して改善しなければならない。具体的には，栄養状態の改善を目的とした経腸栄養や，血液凝固機能の改善を目的とした新鮮凍結血漿 fresh frozen plasma(FFP)の投

与が行われる。腹水は利尿薬を投与して，完全に除去する。また重篤な合併症を予防し，順調な回復を促すためには，手術後の呼吸機能，循環動態，水分出納バランス，栄養状態などの全身管理が非常に重要である。

a 手術前の看護

慢性肝炎や肝硬変によって低下している全身状態を改善し，心身ともに最良の状態で手術にのぞむことができるように援助する。

1 アセスメント

(1) 主訴と随伴症状：全身倦怠感，食欲不振，吐きけ・嘔吐，発熱，黄疸，腹痛，腹水，浮腫，肝性脳症，出血傾向
(2) 合併症と治療歴・治療の効果：B型慢性肝炎，C型慢性肝炎，肝硬変，糖尿病
(3) 手術前の一般検査
- 血液一般検査：赤血球数，白血球数，血小板数，ヘモグロビン，ヘマトクリット
- 血液生化学検査，血液凝固機能検査，心電図検査，呼吸機能検査，肝炎ウイルス検査
(4) 肝機能検査
- 肝障害度：AST，ALT，LD，血清ビリルビン
- 閉塞性障害の程度：ALP，γ-GT，総コレステロール，血清ビリルビン
- 肝予備能：血清総タンパク質，血清アルブミン，γグロブリン，インドシアニングリーン試験，プロトロンビン時間，ヘパプラスチンテスト，血清アンモニア
(5) 腫瘍マーカー：AFP，PIVKA-Ⅱ
(6) 画像診断：腹部超音波検査，CT・MRI，PTC，血管造影，経皮経肝門脈造影
(7) その他の検査：肝生検，胆汁細胞診，胆汁細菌検査
(8) 日常生活の状況：食事内容と摂取量など，活動と休息のバランス，排尿と排便の回数・性状，飲酒，喫煙
(9) 病気と治療への認識：病気に対する認識，治療についての理解，治療や症状に伴うストレスの程度，アドヒアランス
(10) 社会的背景：家庭や職場における地位と役割
(11) 家族の病気や治療に関する理解と受けとめ

2 看護目標

(1) 肝機能低下に伴う栄養状態の低下，血液凝固能の異常などの状態を改善して身体状態を整えることができる。
(2) 患者・家族の手術についての不安が軽減される。

3 看護活動

▌ 全身状態の維持・改善

　手術前の栄養状態を改善することは，手術後の肝不全の予防につながる。可能であれば入院前に外来で医師・管理栄養士が患者の栄養状態をアセスメントし，必要時，3 食の食事のほかに経口的栄養補助 oral nutrition supplementation（ONS）を付加する。患者には ONS を毎日摂取することの必要性を説明し，確実に摂取してもらうようにする。手術前の活動については制限をせず，ふだんどおりに行ってもらうことで筋力の維持をはかる。

▌ 腹水の改善

　腹水がある場合は，食事は減塩食とし，利尿薬とアルブミン製剤を投与する。治療効果を確認するために，水分出納バランスの測定，および腹囲測定と体重測定を確実に行う。

▌ 閉塞性黄疸の改善

　閉塞性黄疸を改善するために，経皮経肝胆道ドレナージ（PTCD）を行う。また胆管炎をおこしている場合も，PTCD を行って感染を治療してから手術を行う。カテーテル挿入中は，カテーテルの抜去・移動，胆道出血，感染などがないようカテーテルの固定を確実に行い，屈曲やたるみがないように管理する。さらに排液の色・量，浮遊物の有無，混濁の有無，出血の有無などの観察を行い，異常の早期発見に努める。

▌ 術後合併症の予防

　呼吸器合併症を予防するために深呼吸の練習やインセンティブ-スパイロメトリーを用いた呼吸訓練を行い，排痰法の指導を行う。喫煙者には，少なくとも 2 週間前から禁煙をしてもらう。

▌ 不安の緩和

　手術前にはできるだけ患者・家族の言葉を傾聴し，手術に関してどのような不安をいだいているかを把握する。肝臓の手術を受ける患者は，慢性肝炎や肝硬変をかかえているために手術のリスクが高い場合が多く，無事に手術を受けられるか，手術が終わったら無事に回復して退院できるのかという不安が大きいことが推測される。

　このような不安を緩和するために術前オリエンテーションでは，最良の状態で手術を受けるためにどのような準備をするのか，手術後はどのように回復していくのかということをわかりやすくていねいに説明する。また，患者の感情表出を促し，傾聴して受容的にかかわる。

b 手術後の看護

1 アセスメント

（1）手術に関する情報：術式・麻酔法・手術時間，手術中の循環動態の変化，出血量・輸液量，輸血の種類と量，尿量，ドレーンの挿入部位

（2）全身状態：麻酔覚醒状態，体温，呼吸状態，血圧・脈拍，手足の冷感，

　　口唇色・爪床色，中心静脈圧，経皮的動脈血酸素飽和度(SpO_2)，心電図
　　波形・心拍数，水分出納バランス，疼痛の程度

（3）創部の状態：出血，滲出液，色調，腫脹，疼痛

（4）検査データ

- 一般血液検査：赤血球数，白血球数，血小板数，ヘマトクリット，ヘモグ
  ロビン
- 肝機能検査：AST，ALT，LD，ALP，γ-GT，総コレステロール，血清
  ビリルビン，肝予備能，血清総タンパク質，血清アルブミン，γグロブリ
  ン，プロトロンビン時間，ヘパプラスチンテスト
- 腎機能検査：血中尿素窒素，クレアチニン，クレアチニンクリアランス

（5）ドレーン・チューブ類：中心静脈ライン，末梢輸液・輸血ライン，胃
　　チューブ，膀胱留置カテーテル

（6）術後合併症の徴候

- 肝不全：黄疸の増強，ビリルビン尿，昼夜逆転，人格変化，見当識障害，
  意識レベル低下，つじつまの合わない言動
- 術後出血，胆汁漏，肝膿瘍：ドレーンからの排液の量・性状，血圧低下・
  頻脈，腹部膨満感，腹痛

2　看護目標

（1）呼吸不全や肝不全などの重篤な合併症を早期発見し，対処できる。
（2）肝臓の再生を促し，回復を促進できる。

3　看護活動

全身状態の管理

　手術後の患者の肝予備能は限られているため，全身状態が適切に管理され
ないと，容易に重篤な合併症を引きおこす。手術後24時間までは，水分出
納バランス・バイタルサイン・中心静脈圧・電解質をモニタリングしながら，
輸液量や輸血の必要性が判断される。

　脱水状態に陥れば，肝臓への血流が不足して肝不全に陥る危険性がある。
またPaO_2が低値になると，肝臓へ十分な酸素が供給されなくなるため，酸
素吸入や人工呼吸器の使用が必要になる場合がある。十分な栄養を肝臓に供
給するために，ブドウ糖液の輸液が行われるが，耐糖能が低下している場合
には高血糖になるため，インスリンを投与してコントロールすることが必要
である。

　なお，肝断端に挿入されているドレーンからは，手術後24時間は出血が
続くが，時間とともに徐々に減少する。しかし，血球成分の多い排液が続い
た場合は再手術が必要となることがある。手術後2日以降もドレーンからの
出血が増加する場合にはすぐに医師に報告し，再手術の準備を行うとともに
バイタルサインを頻繁に測定して，血圧低下や頻脈の出現に注意する。

　血漿膠質浸透圧を維持して細胞外液の血管外への漏出を防ぎ，腎機能を維
持するために，凍結血漿とアルブミンが投与される。水分出納バランスと検

査データをモニタリングする。肝断端のドレーンからさらさらとした漿液性の排液が続く場合は，腹水が多くなっていることが考えられるため，凍結血漿かアルブミンの追加投与，および利尿薬投与が行われる。

▌肝不全の予防

　肝臓の修復を促進するために，手術直後にグリチルリチン製剤とビタミン製剤が投与される。また，腸内細菌によるアンモニアの産生を抑えるために，抗菌薬と緩下薬が投与され，排便を促進するために適宜浣腸が行われる。肝臓に十分な酸素と栄養を供給するためには，血中酸素濃度を維持するとともに，血圧が低下しないようにして肝血流量を維持すること，およびブドウ糖液の十分な投与が必要である。

▌回復の過程

　消化管の手術とは異なり，食物の通過は手術部位にさほど影響しない。肝臓の再生を促進するためにも，術後1日目に水分摂取が可能であれば食事を開始する。離床も術後1日目から開始する。自己調節鎮痛法（PCA）（●334ページ）を効果的に使って疼痛をコントロールし，看護師が付き添ってベッド上での座位保持から，ベッド周囲の歩行，病室内歩行，病棟内方向というように徐々に歩行距離をのばしてゆく。早期離床を促すことで，呼吸状態回復，腸蠕動運動促進および深部静脈血栓症予防だけでなく，筋肉量と筋力を維持して代謝機能を低下させないようにする。

▌心理的支援

　手術が無事に終わっても，重篤な合併症がおこる危険性をはらんでおり，患者と家族の不安はつきることがない。看護師は，患者が無事に手術をのりこえたことをねぎらい，現在の不安の表出に努め，患者・家族の思いを傾聴し，少しでも不安が軽減できるように援助する。

7　胆嚢炎患者の看護

　胆嚢炎の原因の多くは胆石である。胆汁が総胆管に排出できなくなり，長期にわたり胆嚢内にうっ滞することで炎症を生じる。さらに胆嚢の粘膜が損傷され，膨張した胆嚢の壁が伸展して血行障害をおこし，炎症が遷延することがある。細菌感染が続発する場合もあるため，早期の治療が必要である。

　急性胆嚢炎の腹痛は，差し込むような疼痛発作であり，疝痛発作❶といわれる右季肋部から上腹部を中心とした激しい疼痛が，15〜60分をピークとして，6〜12時間にわたって続く。右腹部の圧痛や深呼吸の吸息で疼痛が強くなる特徴がある。また疼痛は，右の肩甲骨下部から背部に広がる。疼痛はその後，右季肋部に限局する鈍痛になる。

　軽症の場合は，右季肋部に圧痛があるが，発熱が微熱程度であり，この時点で見逃してしまうと腸内細菌による二次感染が併発する確率が高くなる。急性胆嚢炎の患者の1/3は，徐々に熱が上昇する。

　腹痛は2〜3日から1週間でおさまることが多い。腹痛が持続する場合は，重症化しているか，重篤な合併症を併発している可能性が高い。重症化して

NOTE

❶疝痛発作

　発作的な内臓痛が，周期的に繰り返すものである。内臓痛は，管腔臓器の急激な収縮や，過伸展・圧迫による内圧の上昇などで生じる。内臓は自律神経に支配されているため，障害されると，吐きけ・嘔吐，冷汗などの自律神経の症状を伴いやすい。

くると，胆汁のうっ滞によって黄疸を伴うこともある。また，胆嚢周囲への炎症の波及，さらに悪化すると腹膜炎・穿孔・エンドトキシンショック・急性腎不全など，危険な状態へ移行することもある。そのため，急性期の観察は重症化の予防のために重要である。とくに，体温の変化と疼痛の程度・広がりに注意する必要がある。

　治療は通常，薬物療法と対症療法などの内科的治療を行い，食事は絶食とし胆嚢の安静をはかる。退院時には，再発予防のため食事指導を行う。内科的治療を行っても症状が好転しない場合は，手術や胆嚢ドレナージの適応となる。

1 アセスメント

（1）全身状態：バイタルサイン（とくに発熱の有無），倦怠感，顔色，爪の色，口渇，皮膚の状態，水分出納バランス

（2）疾患に伴う症状

- 疼痛：上腹部・右季肋部の疼痛発作の程度，疼痛の放散部位，圧痛の有無，呼吸との関係，筋性防御の有無，食事時間との関係
- 黄疸：出現時期，瘙痒感，倦怠感
- 脱水症状：口渇，倦怠感，脱力感，皮膚の乾燥状態，嘔吐が頻繁にみられる場合は血圧低下，水分摂取が不足している場合は体温上昇

（3）検査データ

- CRP，白血球数，血清ビリルビン，血清アルブミン，血清クレアチニン，血中尿素窒素，血小板数
- 胆道系酵素：ALP，LAP，原因が胆石症の場合は γ-GT の上昇
- 画像検査：超音波検査，腹部 X 線・CT，MRCP

（4）食事の摂取状況：発症前の食事，嗜好品の内容

2 看護目標

（1）胆嚢の負担を減らし安静が保たれ，疼痛が軽減される。
（2）二次感染・合併症を予防する。

3 看護活動

腹痛の緩和

　右上腹部の疼痛が強い場合は，患者が安楽だと思われる体位を促し，安静に過ごせるように環境を整える。体位の保持は，安楽枕やベッドの背上げ機能を利用する。また，寝衣や寝具も患者の身体を締めつけないようなものを患者の意見を取り入れながら工夫する。また，冷罨法が有効な場合は，患者が安楽と感じる場所に貼用する。

絶食に関する看護

　炎症を抑える治療を行いながら，胆嚢の安静のために絶食にする。食事をとると，コレシストキニンが分泌され，胆嚢の収縮がおこる。これを防ぐために絶食とする。加えて発熱や炎症により水分の消費が激しくなっているた

め，輸液療法で水分出納を管理する。症状が強いときは食欲も落ち，絶食を
まもりやすいが，症状が落ち着いてくると食への欲求が回復する。絶食の必
要性を説明し，治療への参加をはたらきかける。

■ 食事指導・生活指導

胆石の治療食に準じる。低脂肪食とし，栄養バランスのよい食事をとるよ
うに指導する。カフェインや香辛料などの刺激物や，アルコールの摂取は控
える。治療食が継続できるように，患者の食生活や嗜好品を考慮して患者に
合った指導を行う。

生活リズムを整え，過労やストレスの少ない生活の必要性を伝える。また，
右季肋部・上腹部に疼痛がみられたときには，放置しないように指導する。

8 胆石発作が生じている患者の看護

胆石症は，胆嚢結石が最も多く，ついで総胆管結石，肝内結石であり，存
在部位もさまざまである。結石は，疼痛発作・発熱・黄疸と，心窩部痛・背
部痛，吐きけ・嘔吐など，存在部位によって多様な症状を呈する。また，結
石が総胆管へ移動した場合は閉塞性黄疸を併発しやすい。とくに急性期は激
しい疼痛を生じるため，疼痛緩和は重要である。治療は絶食にして胆嚢の収
縮を抑制することで疼痛発作を予防する。

1 アセスメント

(1)性別・年齢：女性の場合は更年期であるか
(2)胆石：発生部位・大きさ，以下の症状
- 疼痛：部位・程度・性状，放散部位の有無，食事内容との関係，体動との
  関係，食事後・就寝後などといった発生時間
- 黄疸：黄染の程度，皮膚の瘙痒感，倦怠感，尿の色調
- 消化器症状：腹痛，吐きけ・嘔吐，食欲不振
- バイタルサイン：熱型・呼吸
(3)食生活：コレステロールを含む食品の割合，ダイエット
(4)誘因：過食，過労，ストレス
(5)排便状態：色調，性状，回数
(6)検査データ
- 血液検査：白血球数・CRP
- 肝機能検査：AST，ALT，ALP，LAP，γ-GT，直接ビリルビンなど
- 膵機能検査：アミラーゼ
- BMIなどによる栄養状態の確認
- 画像検査：超音波検査，CT，胆道造影，経皮経肝胆道造影，内視鏡的逆
  行性胆管造影など
(7)治療内容：薬物療法，経皮経肝胆道ドレナージ
(8)水分出納バランス
(9)疼痛発作時の患者・家族の不安

2 看護目標

（1）疼痛発作時の苦痛が緩和され，心身の安楽を得ることができる。
（2）患者・家族の不安が軽減される。
（3）異常を早期に発見し，合併症を予防する。

3 看護活動

▊ 疼痛の緩和

　患者が安楽である姿勢をとるために工夫したり，冷罨法を行ったりすることにより，疼痛が緩和することもある。激しい疼痛により恐怖心も増強するため，疼痛発作時には安心できるような声かけに努める。

▊ 異常の早期発見

　疼痛の部位・程度・性状，放散部位の有無と黄疸の症状を含んだ全身状態を観察することで，悪化の早期発見に努める。また，胆石症は胆嚢炎や胆管炎を併発することが多いため患者の苦痛は増大する。胆嚢炎・胆管炎などの，併発しやすい疾患の症状も含めて観察する。

▊ 二次感染の予防

　黄疸の合併に伴って抵抗力が低下する。胆汁をドレナージしている場合は，逆行性感染を予防する管理が必要となる。

▊ 食事指導・生活指導

　疼痛を回避するため，疼痛発作時は禁飲食とする。このことを患者に十分説明し，協力を得て治療効果を高める。また，寛解期には疼痛発作を避けるために適度な脂肪制限，過労の回避，規則正しい生活，肥満例ではゆっくり時間をかけた減量を指導する。

　結石のなかで最も多いコレステロール胆石（◉238ページ）は，内臓型肥満や運動不足の結果，胆汁内のコレステロール濃度が上昇することが原因とされている。そのため，バランスのよい食事と日常的な運動を心がけるように指導する。また，不規則な食事やダイエットで食事を抜くことが，胆嚢内で胆汁を濃縮させるため，規則正しい食事をするように指導する。

　食事内容としては，卵・バター・脂身の多い肉・洋菓子などといったコレステロールや脂肪分の多いものは控える。また，豆類・緑黄色野菜・イモ類・リンゴ・バナナ・柑橘類などの水溶性の食物繊維はコレステロールの吸収を抑え，コレステロールを含んだ胆汁を排泄させるはたらきがあるため，積極的に摂取する。さらに，胆汁酸の合成に不可欠なビタミンＣの摂取のためにも，柑橘類・キウイ・イチゴ・緑黄色野菜・イモ類は推奨される。

⑨ 胆道の手術を受ける患者の看護

　胆嚢摘出術は，胆石症・胆嚢炎などで合併症を伴うもの，疼痛発作が頻発するもの，胆石が大きいものなどに適応される。まれに症状が悪化し，重篤な合併症を引きおこすことがあるため，手術前の全身状態の把握に努めるこ

とも必要である。

　最近では，軽症時には低侵襲である腹腔鏡下胆嚢摘出術を行うことが多い。総胆管や肝内胆管に結石がある場合には，胆嚢摘出術に先行し，内科的治療として内視鏡的乳頭切開術（EST，●242ページ，図5-81）や内視鏡的乳頭バルーン拡張術（EPBD）により経乳頭的に胆石を排出させる方法，経皮経肝胆管ドレナージ（PTCD）のドレーンから胆道鏡を入れて胆石を砕く方法が行われることもある。

ⓐ 手術前の看護

　患者が良好な状態で手術が受けられ，また術後合併症が予防できるように援助する。

1 アセスメント

（1）手術に関する内容
- 術式，手術時間
- ドレーンの有無，ドレーンの挿入位置，ドレーンの種類
- 麻酔の種類

（2）全身状態：バイタルサイン，水分出納バランス，感染症の有無

（3）疾患に伴う症状
- 黄疸：黄染の状態，黄疸に随伴する症状
- 腹痛・疼痛発作：部位，放散痛の有無と部位
- 発熱：熱型，発熱に随伴する症状
- 消化器症状：吐きけ・嘔吐，食欲不振

（4）一般的な手術前の検査データ
- 呼吸機能検査，心電図検査，胸部X線検査
- 栄養状態：血清総タンパク質，血清アルブミン
- 血球検査：赤血球数，ヘモグロビン濃度
- 血液生化学検査：腎機能，血液凝固能
- 血液型検査

（5）疾患に関する検査データ
- 肝機能検査：血清ビリルビン，AST，ALT，ALP，LAP，γ-GT，LD，コリンエステラーゼ
- 膵機能検査：アミラーゼ

（6）食事摂取状況：量・内容・回数

（7）合併症の有無と程度：胆嚢炎や周辺臓器への炎症，血液培養検査，末梢循環不全の有無

（8）合併症に対しての処置の有無：胆道ドレナージによる減黄術など黄疸を減少させる処置

（9）患者・家族の心理・理解：手術に対する不安，手術前後の経過に対する理解，手術の受け入れ体制

2 看護目標

手術を受けることを理解し，心身ともに安定した状態でのぞむことができる。

3 看護活動

胆道の手術の場合は，閉塞性黄疸と胆管炎の有無・程度が手術後の回復に大きな影響を与えるので，黄疸や肝機能障害の有無を十分に観察することが大切である。また，全身状態を把握し，異常の早期発見に努める。

閉塞性黄疸が著しい場合は，PTCD や内視鏡的経鼻胆道ドレナージ（ENBD，●243ページ，図5-82）などでドレナージされるため，チューブの管理が必要である。看護は「胆汁ドレナージを受ける患者の看護」（●429ページ）に準じる。

手術前は，栄養状態を含む全身状態の把握を行う。食事摂取が可能なときは，脂肪を制限し，刺激物・香辛料・アルコール飲料の摂取は避けて疼痛発作をおこさないように指導する。また禁飲食の場合は，水分出納バランスを把握し，輸液管理をしっかりと行い，手術に向けての体調管理に努める。

b 手術後の看護

手術後は胆嚢の機能の喪失と手術侵襲から生じる合併症を予防し，異常の早期発見に努める。胆汁ドレナージ用のチューブや腹腔ドレーンが挿入されている場合は，ドレーンの管理を行いドレーンの留置に関連する合併症を予防する。また，ドレーンからの排液の量・性状の観察によって回復状況の把握と胆汁瘻❶などの異常の早期発見に努める。ドレーンが挿入されていない場合の胆汁瘻の発見には，腹部膨満感，腹痛，発熱，吐きけ・嘔吐などの観察が必要となる。

NOTE
❶胆汁瘻
　胆汁が胆管から腹腔内にもれた状態をいう。胆汁が腹腔内にもれることで，胆汁性腹膜を生じることがある。

1 アセスメント

（1）手術に関する内容
- 手術時間，麻酔時間，出血量，手術中の経過
- ドレーン挿入の有無と部位
- 麻酔覚醒時の状態

（2）全身状態
- バイタルサイン，意識状態
- ドレーンからの排液量，創部からの出血量，尿量，補液量からの水分出納バランスの確認
- 尿の性状

（3）手術創部の状態
- 創部の出血量・色調・臭気
- 疼痛

（4）疾患に伴う症状

- 黄疸：黄染の状態，皮膚の瘙痒感，倦怠感，尿の色調の変化
- 消化器症状：吐きけ・嘔吐，腹痛，下痢

（5）ドレーン・チューブの管理
- ドレーン・チューブの種類：C チューブ・T チューブ・PTCD チューブ，開放式・閉鎖式，サイフォン式・持続的吸引など
- 胆汁排出の状態：量・性状・流出状態
- 圧迫・屈曲・捻転などがないかといった固定状態の確認
- 胆汁の漏出，皮膚の状態などの挿入部の状態
- サイフォン式の場合は排液バッグの位置

（6）検査データ
- 肝機能検査
- 膵機能検査
- 腎機能検査
- 呼吸機能：血液ガス分析，SpO_2，胸部 X 線検査
- 栄養状態に関する血液データ：総タンパク質，アルブミン
- 胆汁うっ滞に関する血液データ：直接ビリルビン，コレステロール
- 血液生化学検査：凝固能の確認

（7）合併症の有無と程度
- 呼吸器合併症：肺雑音・呼吸音減弱の有無，痰の喀出量・性状，咳嗽など
- 麻痺性イレウス：腹部膨満感，腸蠕動音，排ガス・排便など
- 胆汁漏出：ドレーン・チューブからの排液の量・性状
- 腹膜炎症状：バイタルサインの低下，腹痛，腹部膨満，嘔吐，筋性防御

2　看護目標

（1）合併症を予防し，順調な回復へと導くことができる。
（2）手術後の苦痛が抑えられる。

3　看護活動

　手術後にドレーンが挿入されている場合は，創部の回復促進とモニタリングが行われる。腹腔ドレーンの排液の観察では，排液の性状の変化が重要となる。通常，血性から漿液性に変化するが，黄褐色の胆汁が流出している場合は，胆汁瘻を疑い，すみやかに医師に報告する。ドレーン挿入部の皮膚への影響や胆汁性腹膜炎の症状も同時に観察する。

　疼痛コントロールには，多くの場合は自己調節鎮痛法（PCA）が行われる。疼痛コントロールによる早期離床を促すことで，呼吸器合併症や麻痺性イレウスなどの全身麻酔下の手術に関連する合併症の予防に努める。肝機能の異常と黄疸がみられる場合は，出血傾向に傾きやすいので腹腔内出血にも留意して観察する。

　最近では，手術後の食事は制限されないが，便が軟便や下痢に傾きやすいため，できれば脂肪を控えめにし，消化・吸収をたすけるために咀嚼回数を増やし，時間をかけての食事摂取方法を指導する。

10　胆汁ドレナージを受ける患者の看護

　胆汁ドレナージは，次の場合に行われる。
(1)胆道結石・胆道腫瘍に伴う胆道の閉塞・狭窄によって胆汁の流出が妨げられ閉塞性黄疸を生じている場合，または生じる危険性がある場合。
(2)胆汁のうっ滞による胆道内圧上昇の減圧をはかるとき。
(3)手術後に遺残結石が多い際の，結石の体外への排出。
(4)胆道で感染が生じたときの体外への胆汁の排出。
　胆嚢管に挿入するCチューブや総胆管に挿入するTチューブを用いたドレナージ，経皮経肝胆道ドレナージ(PTCD)，経皮経肝胆嚢ドレナージ(PTGBD)などが代表的なものである。ドレナージの目的を達成し，逆行性感染や胆汁性腹膜炎などの合併症をおこさないように管理する。

1　アセスメント

(1)全身状態：バイタルサイン，水分出納バランス，代謝性アシドーシスなど電解質の変動に伴う症状
(2)胆汁の流出状況❶：排液の量・性状・色調，血塊などの混入物，黄疸との関連，便の色調
(3)胆汁漏出の有無
• 胆汁性腹膜炎症状の把握：筋性防御，腹部膨満，腹痛，嘔吐，腸蠕動運動の確認，排ガス・排便状態の観察
• ドレーン・チューブ周囲の皮膚の状態の確認
(4)検査データ
• 炎症所見：白血球数，CRP
• 血液生化学検査：ナトリウム・カリウム，肝機能，直接ビリルビン
• 尿検査：ウロビリノゲン，ビリルビン
(5)ドレーン・チューブの管理
• 固定状態：テープのはがれ，ドレーン・チューブへの張力
• ドレーン・チューブの圧迫・屈曲・捻転
• ドレーン・チューブ内のエアブロックの有無
• 排液ボトルの位置：体幹とボトルの位置関係

2　看護目標

(1)胆汁ドレナージが目的達成に向けて効果的に行われる。
(2)胆汁ドレナージの必要性が理解される。
(3)胆汁ドレナージ中の苦痛が抑えられる。

3　看護活動

(1)ドレーン・チューブが抜けないように，腹壁にしっかりと固定する。固定の際は，張力が加わっても抜去しないような工夫をはかる。

NOTE

❶ 胆汁は通常，500〜1,000 mL/日が分泌され，ほとんどが胆嚢に入り濃縮される。胆汁の色は，透明な黄金色をしており，酸化されると緑色になる。感染された胆汁は，抹茶のような濃い緑色となる。

(2) ドレーン・チューブの圧迫・屈曲・捻転などに注意し，訪室ごとに確認する。

(3) 胆汁の流出状態を観察する際には，量・性状の変化とあわせてドレーン・チューブ内の血塊・空気の有無と，それらによる詰まりがないかを確認する。黄疸・便・尿の色調，腹部症状の観察も行い，効果的なドレナージが行われているかを確認する。

(4) 胆汁ドレナージ中の患者の行動にはとくに制限はないが，排液ボトルが必ず体幹より下方に位置するように指導し，適宜，逆流防止の確認を行う。

(5) ドレナージが不良となった場合は，カテーテルの閉塞や逸脱を疑い，すみやかに医師に報告する。

(6) 胆汁がドレーン・チューブ周囲の皮膚に漏出している場合は，適宜，消毒を行って清潔の保持に努める。

(7) 胆汁の体外排出に伴って電解質が変動するため，血液検査データにも留意して代謝性アシドーシスを予防する。

(8) 胆汁の排出量が多いときや禁飲食中は，水分出納バランスに注意し，脱水を予防する。

(9) C チューブ・T チューブからの排液量が減少したときは，総胆管から十二指腸への排出を増やすためクランプを行う。その際，黄疸とそれに伴う症状，胆汁性腹膜炎の症状，炎症所見を観察する。チューブ・ドレーンを抜去したのち，通常 1 日以内で瘻孔は閉鎖するが，クランプ時と同様の観察を数日行う。とくに T チューブは，抜去時に腹腔内への胆汁漏や抜去後の総胆管の狭窄などの危険性が高く，抜去後の全身状態や肝機能の血液データ，腹痛・黄染などの出現に注意する。

(10) 胆汁ドレナージ中も日常生活に不便がないように，排液ボトルを携帯しやすいような工夫をする。また，排液ボトルが人目にふれないような工夫をして，プライバシーをまもることも必要である。

(11) 胆汁ドレナージが長期化して内瘻化せず，排液量が減少しない場合は，排出された胆汁を内服する。排出された胆汁は，内服することで小腸から吸収され肝臓で再利用（腸肝循環，●34 ページ）される❶。胆汁は生ぐさくて苦みがあるため，レモン汁などで味をつけて内服をしてもらう。

(12) 退院後もドレナージが必要な患者には，胆汁処理とドレーン・排液バッグの管理の方法や，胆汁が消化管に流出しないため，脂肪を控え，消化のよい食品や摂取方法を工夫するなどの食事指導を行う。黄疸や発熱，胆汁の流出不良を確認したときは，受診をするように説明する。

> □ NOTE
>
> ❶胆汁を内服することで，自然な腸肝循環が行われ，肝庇護効果，ビタミン・カルシウムや脂質の吸収，利胆作用（胆汁の流れがよくなり，胆石をとかす作用），腸内細菌叢の正常化，小腸粘膜ダメージの改善などの効果があるといわれている。

E　膵臓疾患患者の看護

　膵臓は，外分泌機能による食物の消化と，内分泌機能により血糖の調節などの重要な役割を担っている。膵臓の機能が障害されると，これらの身体の

機能に影響が生じる。

1 急性膵炎患者の看護

　膵臓の外分泌機能の炎症が膵炎である。膵酵素は膵臓の細胞内では不活化された状態に保たれているが，なんらかの原因で膵臓の細胞内で活性化されると，急激に膵臓の細胞自体を消化する自己消化を引きおこし，急性膵炎を発症する。

　急性膵炎になると，漏出した膵酵素が膵臓のみならず，周囲の組織や細胞にまで浸潤し，炎症が拡大することがある。その結果，血管透過性亢進や血漿膠質浸透圧の低下がおこり，細胞外液が血管外に漏出し，循環血漿が大量に失われ，急性循環障害につながることもある。

　そのため，軽症であっても血管内脱水をおこさないよう十分な輸液を行う。尿量が十分に確保できるまでは大量の輸液が必要である。膵炎が重症化すると，播種性血管内凝固症候群（DIC）や，多臓器不全（MOF）を引きおこすこともある。

▌急性膵炎患者の特徴

　急性膵炎の初発症状としては，心窩部痛や季肋部痛などの腹痛が最も多く，ついで嘔吐，背部痛，発熱などがある。痛みでは，上腹部痛から背部にかけての放散痛が特徴的であり，非常に強い痛みであることが多い。

　また，吐きけは持続的で，嘔吐してもおさまらないことが多い。急性膵炎による発熱は 37〜38℃ 台であり比較的軽度だが，細菌感染を併発した場合には，高熱をみとめることがある。わが国の急性膵炎はアルコールと胆石が2大成因であり，男性はアルコール性膵炎が多く，女性は胆石性膵炎が多い。

1 アセスメント

（1）疼痛の状態
- 部位：心窩部痛，背部への放散痛の有無
- 強さ：NRS などのスケールを用いる
- 質：どのような痛みか
- 出現時期と持続時間
- 鎮痛薬：種類，使用時間，量，薬効の有無

（2）全身状態
- 意識状態
- ショック症状の有無：脈拍数・呼吸数・体温・血圧・尿量

（3）腹部症状：吐きけ・嘔吐の有無，腸蠕動音の減弱の有無，腹部膨満感の有無

（4）アルコール性膵炎：アルコール依存の状況

（5）胆石嵌頓による急性膵炎：黄疸の有無，結石除去に伴う観察

（6）血液検査
- 血中膵酵素：リパーゼ，アミラーゼ，膵型アミラーゼ，エラスターゼ１な

　ど

- 肝機能：AST，ALT，LD
- 腎機能：血中尿素窒素，クレアチニン
- 感染徴候：白血球，CRP
- DIC の徴候：血小板数，プロトロンビン時間
- 造血機能：赤血球，ヘマトクリット，ヘモグロビン
- 電解質

(7) 尿検査：尿中アミラーゼ，尿糖，24 時間クレアチニンクリアランス

(8) 画像診断：X 線検査，超音波検査，CT，MRI

2　看護目標

(1) 急性期の看護目標

- 生命維持に必要な循環動態が維持・安定する。
- 急性膵炎に伴う疼痛が緩和され，安楽に過ごすことができる。
- 禁食や安静療法による苦痛を最小限に過ごすことができる。

(2) 回復期・安定期の看護目標

- 再発防止に必要な生活習慣を継続することができる。

3　看護活動

◆ 急性期の看護活動

▌生命維持への援助

　急性膵炎の急性期は，数日の禁食で軽快する軽度なものから，発症してから 24 時間以内に重症化するものまである。重症化すると循環動態に変調をきたし，ショック状態に陥り，生命もあやぶまれる。慎重に患者の全身状態を確認し，呼吸状態と循環のモニタリングを行い，輸液などの必要な治療が適切に行われるように援助する。循環・意識レベルに変化がある場合は，すみやかに医師と連携し，生命の維持に努める必要がある。

▌疼痛の緩和

　急性膵炎の痛みは，急激に心窩部から左肩・左背部へと放散する痛みであり，患者はベッド上で何度も寝返りを打ち，じっと安静にしているのが困難なほどの激痛となる。痛みのストレスによっても膵液の分泌は増加する。そのため，積極的に薬物を使用して疼痛を緩和し，膵臓の安静に努めることが重要である。また，使用する薬物の作用・副作用を把握し，効果的に疼痛緩和をはかり，安楽に過ごすことができるように援助する。

▌転落の防止

　寝返りを繰り返すことによってベッドから転落しないように，ベッド柵を上げるなどの転落予防策が必要となる場合もある。急性期の場合は輸液療法が行われているため，寝返りによる輸液チューブ類のトラブルがないように留意する。

▌安静療法への援助

急性膵炎の場合は，膵臓を休息させるためにも絶対的な安静療法が必要となる。また，膵液の分泌を抑え，膵臓の安静をはかるために禁食となるため，患者が必要性を理解できるように援助することが必要である。患者にとっては，急な発症と入院治療が行われることにより不安が強く，また身体的に疼痛があるため，心身のストレスが大きい。早期に回復できるよう，患者の不安に寄り添い，心身の安静を保てるように援助することが重要である。

また，療養環境が快適であるよう，ベッドのマットレスのかたさや掛け物を個人の好みや状態に合わせて適切に調整する。さらに，急性期は床上排泄となることもあるため，羞恥心やとまどいに対する配慮も必要である。

◆ 回復期・安定期の看護活動

▌再発予防を支援する

急性膵炎の場合，軽度から中等度であれば回復後は以前の生活に戻れることが多い。急性膵炎の急性期の状態が回復傾向となれば，急性膵炎になった原因を改善する生活を心がける必要がある。

わが国の急性膵炎にいたる二大原因は，アルコール性によるものと胆石によるものである。これらの原因は，患者自身の器質的・体質的な要因の場合もあるが，これまでの生活習慣に起因することが多い。生活習慣に起因する場合は，患者自身がこれまでの生活をふり返り，発症にいたった食生活や運動などの生活習慣が改善されるように，患者を支援する。

▌生活習慣の改善を促す

急性膵炎の再発を予防するための生活習慣の改善は，長期的に行うことが必要となる。しかし，長年の生活習慣を変更することはむずかしい。外来に患者が来院した際には，再発予防に向けた生活習慣を続けていることを評価し，肯定的なフィードバックを伝え，患者や家族の意欲を支えることも重要である。

② 慢性膵炎患者の看護

慢性膵炎も，急性膵炎と同様になんらかの原因で膵臓の細胞内で膵酵素が活性化され，膵臓の細胞を自己消化することで生じる炎症を慢性的に繰り返し発症する。炎症を繰り返すことで，膵臓の細胞が線維化し，膵臓全体が不均一に萎縮する。この膵臓組織の変化は非可逆性であり，膵臓の内分泌・外分泌機能低下を引きおこし，全身に大きな影響を与える。

▌慢性膵炎患者の特徴

慢性膵炎のおもな症状は，上腹部痛と腰背部痛であり，大多数の患者が腹痛を訴える。ほかにも，消化器症状として，吐きけ・嘔吐，腹部膨満感，腹部重圧感，全身倦怠感，体重減少などを訴える。

慢性膵炎による腹痛は，食事の直後ではなく食後数時間たってから出現する。その契機となるのは，脂っこい料理や脂肪分が多い食べ物の摂取，アル

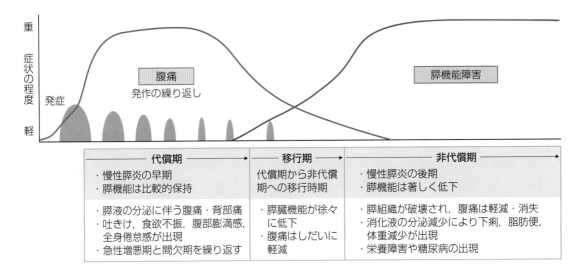

◎図6-22　慢性膵炎の推移

コール飲料の摂取であることが多い。

　慢性膵炎は，進行性の慢性疾患であり，代償期，移行期，非代償期に分類される（◎図6-22）。

1 アセスメント

（1）全身状態：バイタルサイン，倦怠感，水分出納バランス，高血糖症状

（2）栄養状態：体重の変化，BMI，皮下脂肪厚

（3）疾患に伴う症状

- 腹痛：部位，強さ（NRS などのスケールを用いる），出現時間，食事との関連，持続時間，放散痛の有無

- 消化器症状：吐きけ・嘔吐，腹部膨満感，腹部重圧感

- 黄疸：程度，瘙痒感などの随伴症状の有無

（4）排泄の状況：排尿回数，排便回数，尿便の性状

（5）食事の摂取状況：食欲の有無，食事の回数・量・内容，アルコール摂取の有無・摂取量

（6）検査データ

- 血液検査：白血球，CRP，赤血球，ヘマトクリット，AST，ALT，総ビリルビン，総タンパク質，アルブミン，血中尿素窒素，アミラーゼ，血糖値，HbA1c，カルシウム

- 尿検査：尿糖，尿中アミラーゼ，尿比重

- 膵機能検査：BT-PABA 試験

- 内分泌機能検査：空腹時血糖，経口ブドウ糖負荷試験（OGTT）

- 画像検査：超音波検査，X 線検査，CT，ERCP，MRCP

（7）患者の主訴：ストレスや不安の有無，低血糖症状の有無，患者のかかえる葛藤

2　看護目標

　慢性膵炎は進行性の慢性疾患であり，病気の進行の速度は，疾患の原因や患者の生活により変化する。慢性膵炎の増悪因子は，膵石などの患者個々の身体的因子もあるが，慢性的なアルコール飲料の摂取や，脂肪分が多いかたよった食生活に起因することが多い。膵機能の維持に向けた慢性膵炎の治療は，薬物療法や食事療法などの保存的治療が主であり，増悪因子である食生活・アルコール飲料の摂取を避ける生活を長期的に送ることが必要になる。

（1）急性再燃期の看護目標
・疾患の急性増悪による疼痛が緩和できる。
・治療や療養による合併症や悪化を予防できる。

（2）回復・維持期の看護目標
・主体性をもって治療に参加できる。
・病状に合わせ，疾患の進行を予防する生活を送ることができる。

3　看護活動

◆　急性再燃期の看護活動

▌疼痛の緩和

　慢性膵炎は急性再燃を繰り返し，徐々に進行する疾患である。急性再燃期は，急性膵炎と同様に膵液による自己消化により強い腹痛が生じ，患者はベッド上でじっとしていられず寝返りを繰り返す。腹痛によるストレスも膵液の分泌を促進するため，急性膵炎と同様に痛みを緩和することが重要である。

▌治療による合併症の予防

　急性膵炎と同様に膵臓の安静が必要となり，疼痛の緩和とともに安静療法が必要となる。症状の回復とともに，食事が再開され，活動量が増加する。しかし，活動に伴い，膵臓への負担も増えるため，過度な負担とならないよう，腹痛の出現や吐きけ，消化器症状などの出現に留意する。

◆　維持・回復期の看護活動

▌治療への主体性

　慢性膵炎は，徐々に進行する慢性疾患であるため，増悪因子を避けながら生活していくことが重要である。増悪因子には，慢性的なアルコール飲料の摂取や，脂質の多い食生活，喫煙があげられる。これらの増悪因子を嗜好品として長年楽しんでいる人も多く，生活習慣の変容がむずかしいことも多い。急性再燃期が過ぎたら，疾患の理解を促進し，患者自身が生活習慣と増悪因子との関係をふり返り，主体的に治療に取り組めるような援助が重要となる。

▌生活習慣の変更

　慢性膵炎は，アルコール飲料の摂取が重大な増悪因子である。アルコール飲料の摂取により，オッディ括約筋が収縮し，膵液の分泌が亢進すると考え

られているが，発症の機序は明らかになっていない。アルコール性の慢性膵炎患者の場合，アルコール依存が高く，毎日多量のアルコール飲料を摂取しつづけていることもある。必要に応じて，アルコール依存の患者と同様に，家族を含めた専門的な断酒・禁酒の指導が必要となることもある。

また，喫煙も慢性膵炎のリスク要因であるため，禁煙が必要になる。ただし喫煙と膵炎の関連のメカニズムは明らかではない。とくに高齢者には，喫煙が嗜好性の高い行動という認識が強いため，生活習慣の変更がむずかしいことがある。喫煙は，ニコチン依存症との関連も指摘されており，必要であれば禁煙外来との連携も視野に入れ，患者を支援することが必要である。

膵臓の負担を減らすために，食生活の改善も重要である。多くの膵液の分泌を促す高脂肪および塩分の高い食事，刺激物を控えることが必要となる。膵機能の低下が進んで膵液の分泌が低下している場合は，1回の食事量を減らし，間食をとるなどの分食とする工夫も必要となる。

慢性膵炎の代償期の患者は，比較的自分自身でさまざまな活動ができる。症状があらわれない急性再燃期以外は，痛みがなく治癒したかのような錯覚に陥り，生活習慣を改善していく意欲を維持し続けることがむずかしい。しかし，慢性膵炎は徐々に進行するため，長期にわたる食生活の改善・禁酒・禁煙が必要であり，治療の重要な柱である。生活習慣の改善を継続する意欲を維持できるよう，外来などで患者の意欲向上に向けて，努力を認め，肯定的にフィードバックするかかわりをもつことが重要である。

3 膵(臓)がん患者の看護

膵臓がんは，膵液を十二指腸に分泌する導管の組織ががん化した膵管上皮がんが大部分を占め，約2/3が膵頭部に発生しており，悪性度が高い。また，膵臓がんは早期発見がむずかしく，確立した治療法がなく5年生存率がきわめて低い。膵臓は，主要な神経叢や血管，リンパ管に隣接しており，漿膜に接している。そのため，がんが発生すると神経浸潤や腹膜播種につながりやすく，全身に転移しやすい。

▍膵臓がん患者の特徴

膵臓がん患者は，腹痛と黄疸の初発症状が多く，ついで食思不振，腰背部痛，全身倦怠感，体重減少がみられるが，膵臓がん特有の症状はない。糖尿病の発症や糖尿病の急性増悪が症状としてみられることもある。

一般的に膵臓がんの予後はわるく，5年生存率は低いため，患者・家族は膵臓がんとわかると，死を意識して強い不安や絶望感をおぼえることが多い。そのため，前向きにその人らしく療養できるよう，精神的な援助が重要である。

膵臓がんの治療には，手術療法や化学療法，放射線療法，ステント療法，補助療法があり，がんの転移や全身状態などを考慮し，これらのうちの1つ，あるいは複数を組み合わせた集学的治療が行われており，近年さまざまな治療法が行われるようになっている。また，腫瘍により黄疸などの二次的な症

状が出ている場合は，その治療もあわせて行う。

1 アセスメント

（1）疼痛の状態
- 部位：心窩部痛，背部への放散痛の有無
- 強さ：NRS などのスケールを用いる
- 痛みの質：どのような痛みか
- 出現時期と持続時間
- 鎮痛薬：種類，使用時間，量，薬効の有無

（2）全身状態：意識状態，バイタルサイン，易疲労感の有無

（3）腹部症状：吐きけ・嘔吐の有無，腸蠕動音の減弱の有無，腹部膨満感の有無，腹水の有無

（4）黄疸：眼球黄染，皮膚黄染，皮膚瘙痒感，倦怠感，尿の色調

（5）血液検査
- 血中膵酵素
- 感染徴候：白血球数，CRP
- 電解質
- 腫瘍マーカー

（6）尿検査：尿中アミラーゼ，尿糖，24 時間クレアチニンクリアランス

（7）画像診断：X 線検査，超音波検査，CT・MRI

（8）患者の精神状態：ストレスや不安感の状況，家族などの対人関係，疾患の受容

2 看護目標

（1）患者・家族が精神的に安定し，その人らしく生きることができる。
（2）疾患による合併症の治療により，苦痛が緩和し経過することができる。

3 看護活動

精神的援助

　膵臓がんは，5 年生存率や予後がとくにわるいといわれているため，診断を受けた時点で死を宣告されたと感じる患者・家族が多く，絶望感が強い。その後の人生や治療に対して自暴自棄にならず，病状を客観的に受けとめ，本人・家族が望む治療を主体的に受けられるように援助する。がんと診断されたときから，QOL の維持に向け，がんに伴う身体と心のさまざまな苦痛に対する症状をやわらげ，その人らしく過ごせるようにする必要がある。

合併症に対する看護

　1 黄疸や感染に対する治療　腫瘍により膵頭部の胆管が閉塞され，胆汁が流出できずに貯留すると，肝機能障害や黄疸，また細菌が感染して胆管炎が生じることがある。胆汁の排泄のため，胆道ドレナージを行うことがある。詳細は「胆汁ドレナージを受ける患者の看護」を参照のこと（◔429 ページ）。

　2 痛み・吐きけに対する看護　膵臓がんは後腹膜に浸潤するため，激痛

や吐きけなどの症状を伴うことが多い。痛みや吐きけには，放射線治療や，オピオイド鎮痛薬，非オピオイド鎮痛薬を用いた薬物療法のほか，神経ブロックなども用いられる。患者のQOLを低下させないよう，患者の疼痛を早期にアセスメントし，適切な治療につなげることが重要である。手術療法・化学療法・放射線療法を受ける患者は，それぞれ膵臓の手術を受ける患者の看護，化学療法を受ける患者の看護（◉310ページ），放射線療法を受ける患者の看護（◉343ページ）の項を参照のこと。

4 膵臓の手術を受ける患者の看護

　膵臓がんの治療では，がんが切除可能と判断された場合には，手術が実施され，必要に応じて術前・術後の補助療法を行う。急性膵炎や慢性膵炎に対する治療の第一選択は内科的保存療法であるが，内科的治療によっても症状が改善しない場合や増悪する場合や膵組織の壊死や出血などの合併症を有する場合は，外科的治療の適応となる。

▍膵臓の手術の特徴

　膵がんの場合は肝転移や腹膜播種がない，あるいは遠隔のリンパ節転移をみとめず，主要動脈に浸潤がない場合に手術適応となる。手術の術式は，腫瘍の位置や大きさ，周囲への浸潤などを考慮して選択される。膵臓の外科的治療の場合，膵頭十二指腸切除術，膵体尾部切除術，膵全摘術などがある（◉図6-23）。再建法は第5章を参照のこと（◉253ページ，図5-88）。

1 アセスメント

　侵襲が大きな手術であり，さまざまな術後合併症をまねくリスクが高い。

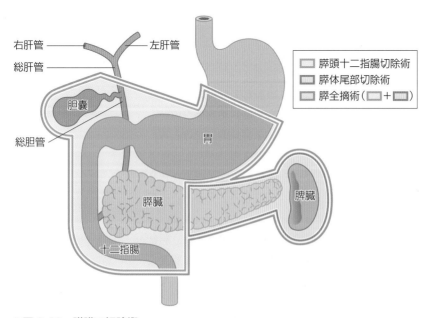

右肝管　左肝管
総肝管
胆嚢
総胆管
胃
膵臓
脾臓
十二指腸

□ 膵頭十二指腸切除術
□ 膵体尾部切除術
□ 膵全摘術（□＋□）

◉図6-23　膵臓の切除術

（1）術後出血：吻合部出血，ドレーンの量・性状，血圧・脈拍，ショック徴
　　候の有無
（2）縫合不全：膵液漏（後述）の有無，栄養状態，循環状態，術後1週間ごろ
　　の発熱，腹部症状
（3）膵液漏：ドレーンからの排液の量・性状・アミラーゼ値，発熱，腹痛・
　　腹部膨満，鼓腸の有無
（4）肝不全・腎不全：黄疸，出血傾向，意識レベル，肝機能，血中アンモニ
　　ア，尿量，腎機能
（5）精神・心理的状況：患者の不安，治療への焦燥感，ボディイメージの混
　　乱，予後への不安，患者自身の意思決定へのゆらぎ

2 看護目標

（1）手術後合併症の予防，または早期発見ができる。
（2）手術による機能の変化に適した生活を送ることができる。

3 看護活動

▌術後合併症の予防・早期発見

　1 膵液漏　術式により膵液が腹腔内にもれ，周囲の組織を融解し，腹腔
内に膿瘍が形成されたり，動脈壁を侵食することがある。動脈壁が侵食され
ると仮性動脈瘤が形成され，破裂すると致命的となる場合もある。膵液漏が
あると，ドレーン排液中のアミラーゼ値は上昇する。ただし，アミラーゼ値
が高値であってもドレナージが適切になされていれば問題はない。アミラー
ゼ値の上昇とドレナージが効果的でない場合や，膵液が貯留して発熱がみら
れる場合は，膵液漏があると考えられる。したがって，適切なドレナージと，
ドレーンからの排液の性状の変化の観察が重要である。排液が膿性となり透
明度が低下している場合や，ワインレッド状に変化する場合は，緊急の対応
が必要となる。

　2 胃内容排泄遅延　膵頭十二指腸切除術，または幽門輪温存膵頭十二指
腸切除術において胃内容排泄遅延を合併することがあり，入院期間を左右す
る。胃内容排泄遅延になると，胃管からの排液が500 mL/日以上となったり，
食事がまったく入らない，もしくは少量で満腹感を感じたりする。胃内容排
泄遅延をみとめた場合は，しばらくは禁食として中心静脈栄養や経腸栄養で
エネルギーと水分の補給を行う。患者にとっては，大きな手術による侵襲だ
けでなく，合併症によりさらに心身の負担が大きくなる。胃内容排泄遅延は，
時間をかければ必ず軽快することを伝え，精神的援助を行う。

　3 胆汁漏・胆管炎　術後に，胆管空腸吻合部の空腸内の細菌が胆管内に
侵入することで発症する。胆管炎を発症すると，感冒症状を伴わずに急に
38℃以上の高熱となり，悪寒を感じたりする。抗菌薬で軽快するが，悪化
すると敗血症にもつながるため，全身状態の観察が重要である。患者は，手
術侵襲による体力の消耗だけでなく，胆管炎の高熱による体力の消耗も重な
り，身体的・精神的に衰弱する。精神的な援助を行うとともに，体力の消耗

が抑えられるように援助する。

④術後疼痛　膵臓の手術は，侵襲が大きく切除範囲も広いため，手術創も大きくなる。術後疼痛も強くなるため，積極的な除痛をはかり，患者の苦痛を取り除くことが重要である。術後疼痛と患者の不安を軽減し，術後の回復を促進していくことが大切である。

▌日常生活への再適応

①食生活の変更　手術により消化・吸収能に変化がある場合は，術後の消化吸収能に合わせ，合併症が生じないような食生活の工夫が必要となる。膵液の分泌能低下に伴い，消化不良による下痢などを生じる場合は脂肪分を控え，消化のよいものをバランスよく摂取する。また，咀嚼回数を増やし消化能力を補うことや，分食をして一回量の負担を減らすなどの工夫が必要となる。膵臓の手術を受けた患者は，長期的には消化・吸収能の低下から低栄養に傾きやすいため，消化しやすく良質なタンパク質を多めに摂取するように指導することも必要となる。また，刺激物や塩分の高い食べ物は吸収能を妨げるため，これらをとりすぎないことも必要になる。アルコールの摂取は膵臓に負担をかけるため，摂取の時期や量については，外来で医師に相談するように説明する。

②糖代謝機能の変更　膵臓を切除すると内分泌機能が低下し，血糖の変動が大きくなる場合がある。さらに血糖コントロールのために薬物療法が必要な場合は，適切に血糖がコントロールできるように調整する。膵全摘術の場合は，インスリンの内分泌機能がなくなるばかりではなく，グルカゴンの分泌もなくなるため，より厳密な薬物療法が必要となる。必要な血糖管理ができるよう，薬剤師とも連携した患者・家族への指導が重要となる。

③術後の身体状況の変化　患者は，術後の経過や再発などの病状確認のため，定期的な通院が必要となる。自宅療養中も症状・病状の変化や黄疸などの具体的な症状に変化があるときは，早めに受診・相談できるように援助することが必要である。とくに膵臓がんの術後の患者の場合は，膵臓がんの5年生存率がいまだ低く，再発や転移の不安を患者・家族ともに感じながら毎日の生活を送っていることも多い。患者・家族がQOLを維持し，よりよい生活を送ることができるよう，外来時の体調の変化に留意し，心身を安定して過ごすことができるように看護することが重要である。

📝 work 復習と課題

❶ 急性期の患者の全身状態を観察する方法について説明しなさい。

❷ 回復期の患者が疾患による身体の変化について理解する必要があるのはなぜか説明しなさい。

❸ 慢性期のセルフマネジメントにおいて，患者が行わなければならないのはどのようなことか説明しなさい。

❹ 終末期患者の症状コントロールにおいて，看護師の役割はなにか説明しなさい。

❺ 継続看護における看護師の役割はなにか説明しなさい。

❻ 吐血時の看護で，留意すべき点をまとめなさい。

❼ 嘔吐・下痢のある患者の看護について述べなさい。

❽ 腹水のおこる原因と看護上の留意点をまとめなさい。

❾ 黄疸のある患者の看護上，問題となることをあげ，それらの理由と具体的な看護について述べなさい。

❿ 閉塞性黄疸患者の看護の要点をあげ，その理由を述べなさい。

⓫ 肝性脳症の前駆症状と看護の要点を述べなさい。

⓬ 食道がん患者の手術直後におこりやすい合併症をあげ，その原因と看護上の注意点を述べなさい。

⓭ 食道がん患者に対して手術前に放射線療法が行われる目的と，看護の要点をまとめなさい。

⓮ 胃切除術後におこるダンピング症候群の看護について述べなさい。

⓯ 胃手術後の食事に関して，患者に対する指導の実際を述べなさい。

⓰ 潰瘍性大腸炎患者の退院に向けての生活指導について述べなさい。

⓱ 腸閉塞患者にみられるおもな症状を4つあげ，看護上注意すべき点をまとめなさい。

⓲ 大腸がんの手術前に行われる経口洗腸法の目的と方法について説明しなさい。また，実施の際の注意点について述べなさい。

⓳ A型肝炎・B型肝炎・C型肝炎患者の看護の留意点を述べなさい。

⓴ 肝臓疾患患者の食事療法について，種類・内容，看護の留意点をまとめなさい。

㉑ 急性肝炎患者で安静がとくに重要なのはなぜか，その理由を述べなさい。

㉒ 肝切除術直後の患者の看護について，留意すべき点を述べなさい。

㉓ 食道静脈瘤破裂患者の看護の要点を述べなさい。

㉔ 胆管ドレナージの目的と，看護上留意すべき点を述べなさい。

㉕ 膵頭十二指腸切除術を受けた患者の手術直後の看護について述べなさい。

第 7 章

事例による看護過程の展開

A　胃がんで手術を受ける患者の看護

　がんは日本人の死因の第 1 位であり，そのなかでも胃がんは，死亡数の第 3 位(2021 年現在)，罹患数第 3 位(2019 年現在)の疾患である。喫煙や，塩分の多い食生活・野菜摂取不足などの食事習慣，ヘリコバクター−ピロリの感染などが原因といわれている。胃がんは定期健診によって早期に発見されることが多く，早期の治療に結びつきやすい疾患である。早期の治療においては，手術療法が選択されることが多い。

　手術により胃を切除することで，患者の消化機能は低下する。低下した消化機能をたすけるために，一口を少量にして，よく咀嚼する食事摂取方法が必要となる。患者は，この食事摂取方法を身につけることで，ダンピング症候群を予防し，消化不良を避け，栄養状態を維持できる。

　胃切除をした患者は退院後，食欲が低下しやすく，手術後 1〜3 か月の間に胃全摘術では 15〜20%，胃亜全摘術では 7〜10% の体重減少がおこるとされている。看護師は，患者が退院後の社会生活をより健康的に過ごせるように，栄養不足や体力低下を予防する自己管理方法を理解し，継続できるよう支援していく。

　ここでは，早期胃がんと診断された社会的役割意識の強い患者が，手術後の食生活を自己管理し，栄養状態を維持できるようになるまでの看護について，事例を通して考えてみよう。

1　患者についての情報

■1 患者のプロフィール

- **年齢・性別**：A 氏(50 歳代前半，男性)
- **入院時診断名**：胃がん(早期がん)
- **既往歴**：十二指腸潰瘍，高血圧(未治療)，入院経験なし。
- **身長・体重**：174 cm，79 kg
- **職業**：公務員(部長職)
- **経済面**：とくに問題はない。
- **家族関係**：妻(40 歳代後半，会社員)，中学 2 年生の長女の 3 人家族である。3 人とも生活パターンが違うため，互いに干渉することが少ない。
- **キーパーソン**：妻。妻は自身のことを「家事は必要なことは行うが苦手である」「どちらかというと夫と同じで，仕事中心の生活している」と話している。
- **性格**：家族や会社の人に心配させたくないため，個人的な相談をすることは少ない。心配事があると食べることや喫煙で解消している。きちょうめんで，責任感が強く，自分がやり通すことで仕事がうまくいくと信じている。みずから「根っからの仕事人間」と称している。
- **健康管理**：職場での健康診断は必ず受診している。5 年前に高血圧傾向と指摘されて以後，減塩対策として「減塩」の表示がある調味料を使用して

いる。降圧薬による治療は行っていない。

- **趣味**：野球観戦，パソコン
- **宗教**：なし

② 入院前の生活習慣

- **食事**：朝・夕の食事時間は家族とすれ違いが多く，1人で食べることが多い。早食いで，1食を10分程度で終了する。キムチやカレーなど辛い物が好物で週1回は食べている。ほかに，うどんやパスタなどのめん類と肉類も好物である。朝食は食べたり食べなかったり，夜ご飯もビールとおつまみだけのときもあり，食事内容も時間も不規則である。とくに最近の半年間は夜遅く帰宅するため，ビールと少しのおつまみで終了することが多かった。
- **嗜好**：アルコールは毎晩ビール350 mLを1〜2缶飲むほか，喫煙は1日1箱(20本)吸っている。
- **睡眠**：平日は平均5時間くらい。休日はまとめて睡眠をとることが多い。
- **運動**：運動は中学・高校時代に野球をしていた。大学以降はとくに運動はしていない。15年前からゴルフを始めたが，練習場に1か月に1度行く程度である。通勤での歩行は，電車移動の前後を合わせて片道20分程度である。なるべく階段を使用している。
- **排泄**：1日1回毎朝便通がある。排尿に関しては，残尿感や排尿のしにくさなどといった排泄障害はみられない。

③ 入院までの経過

　半年前に健康診断を受けたときは，血圧が高めである以外の健康問題はなかった。それから2か月後に食欲不振・倦怠感をみとめたが，多忙で残業が続いているためと思い放置していた。健診から3か月経過した年末には，胃痛，胃部不快感を感じていたが，複数の忘年会が続き，暴飲暴食で胃が荒れたためと思い，市販薬で対処していた。

　年が明けても胃痛や胃部不快感の症状はおさまることなく，2か月で体重が85 kgから79 kgへと6 kg減少し，ベルトの穴が2つ減るほどやせ，心配になって自宅近くの病院を受診した。診断結果は，幽門側に早期がん，肉眼型分類2型，ステージⅡA(T1b，N2，M0)であった。診断後，A氏が夜間にたびたび目ざめては，喫煙している場面を家族が見ていた。入院当日の朝にも喫煙をしていた。

④ 入院時の患者の状態

　入院時，A氏の食欲不振・胃痛・胃部不快感・倦怠感は続いていた。A氏は入院前日まで仕事をしていたが，入院時には「早くに気づいていればよかった」「娘が中学生で来年高校受験をする。親としてがんばらないといけない」と話していた。

- **身体所見**：体温36.4℃，血圧134/80 mmHg，脈拍数74回/分，呼吸数13回/分
- **血液検査(血液一般)**：赤血球数398万/μL，白血球数7,800/μL，ヘモグロビン濃度13.2 g/dL，ヘマトクリット36.0%，血小板数20.6万/μL
- **生化学検査**：総タンパク質(TP)5.9 g/dL，血清アルブミン3.7 g/dL，ナトリウム139 mEq/L，カリウム4.1 mEq/L，塩素98 mEq/L，AST(GOT)

16 IU/L，ALT（GPT）8 IU/L，血糖値 98 mg/dL，CRP 0.03 mg/dL
- **腫瘍マーカー**：CEA 15 ng/mL，CA19-9 114 U/mL
- **血液ガス分析**：pH 7.38，Pa_{CO_2} 40 mmHg，Pa_{O_2} 84 mmHg，動脈血酸素飽和度（Sa_{O_2}）98%
- **呼吸機能検査**：% 肺活量（%VC）88%，1秒率（FEV_1/FVC）65%
- **胃内視鏡検査**：潰瘍からの出血なし。
- **X線検査**：胃造影では潰瘍部にバリウムがたまった状態を確認した。胸部X線検査では異常なし。
- **腹部 CT**：肝臓転移なし，胃周囲リンパ節転移あり。

5 手術前の経過

　A氏の胃がんは，十二指腸側の胃前庭部にあり，粘膜下層内に限局している早期胃がんである。胃周辺のリンパ節にも転移がみられるため，幽門側胃切除術とリンパ節郭清が行われる。入院期間は，順調に経過すると2週間の予定である。

　A氏は医師の説明を聞きながらメモをとり，「傷はどれくらいで治るのか？　いつから動いていいのか？　いつから仕事に復帰できるのか？」と仕事について質問をしていた。

　妻は「いままで夫の健康については本人にまかせていた。まさか胃がんになるなんて想像もしていなかった」と暗い表情でうつむき，続けて「インターネットで情報収集をしました。手術の記事だけでなく，手術後の食事や生活についても読みました。食事で気をつけることが多いですね。大丈夫かな」と夫婦で顔を見合わせていた。

6 手術前の処置と看護

- **肺機能の強化**：入院前の外来で呼吸訓練器具を渡し，入院前から術前練習を行い，呼吸筋の強化をはかった。また，痰の喀出を促すネブライザーを実施して，気道の清浄化を促した。
- **手術前の不安軽減，疑問の解消**：疾患や手術に関する疑問を患者がかかえ込まないように，適宜声をかけ，気持ちを表出しやすいようにかかわった。

7 手術後の経過

　手術は予定通り，幽門側胃切除術，ルーY法を行った。術後は痰の量が多く，創部痛のため弱い咳嗽をしていた。持続的硬膜外麻酔の自己調節鎮痛法（PCA）によって適切な疼痛コントロールを行うことで，喀痰がしっかり行えた。さらに，早期離床も順調で，徐々に活動範囲が広がった。その結果，呼吸器合併症や腸閉塞もおこさずに経過した。

　A氏は術後3日目からの飲水開始前に，胃切除後の後期合併症とその予防法を説明された。水分摂取後に腹痛や発熱などは確認されず，翌日から流動食・三分がゆ・五分がゆ・全がゆと1日ずつ順調に食形態が上がった。食形態は軟飯・軟菜で1日3食と2回の間食に慣れたころ，手術前のようにパッパと食べられるか試してみると早食いをしたとたんに，冷汗と動悸などのダンピング症候群の症状を体験した。それ以降は，食事に慎重になり，食後に不快な症状を体験することはなかった。

　A氏夫婦は，栄養士の栄養指導を受けたあと，看護師と一緒に入院前の生活パターンを見直した。「上司から職場のことは気にせずに，しっかりか

らだを治せと言われました。病気は自分と家族のことを考えるきっかけになった」「以前の食事は，食品の選択も食べ方も，からだによくないとわかった」「体調を維持させる食事はむずかしい。毎日のことだから，なおさらたいへんです。私の場合，早食いだったので，よくかんで食べるのを意識しようと思います。よくかむことで，栄養の吸収をたすけられると教えてもらいました」と話しており，食事への不安は残るが，継続の手がかりを見つけて退院となった。

　なお，手術後の身体所見は以下のようなものであった。

- **血液検査(血液一般)**：赤血球数 380 万/μL，白血球数 18,200/μL，ヘモグロビン濃度 12.8 g/dL，ヘマトクリット 36.1%，血小板数 25.5 万/μL
- **生化学検査**：総タンパク質 5.2 g/dL，血清アルブミン 2.9 g/dL，ナトリウム：137 mEq/L，カリウム 4.5 mEq/L，塩素 102 mEq/L，AST(GOT) 20 IU/L，ALT(GPT) 15 IU/L，血糖値 98 mg/dL
- **X線検査**：無気肺，腸閉塞の所見なし

情報収集のポイント

□ **入院前の状態**：胃切除後の呼吸器合併症に影響する喫煙習慣や，呼吸機能検査の結果，禁煙が術後の回復に及ぼす影響について A 氏の認識を確認する。

□ **入院時の状態**：手術・麻酔の内容，手術後の回復経過，ダンピング症候群や胃食道逆流症を予防する食事摂取方法についての A 氏の認識とそれに関する不安を確認する。

□ **退院後の生活に向けて**：仕事復帰後の食事の継続がむずかしくなる状況や，家族の協力体制について情報収集をし，ダンピング症候群の予防や栄養状態の維持につなげる。

□ **患者の理解度**：ダンピング症候群の徴候と発生時の対処方法や，回復期に生じやすい栄養障害，骨代謝障害，胃切除後の貧血の理解や予防のための工夫について確認する。

---

2 看護過程の展開

1 アセスメント

◆ 術後合併症の予測

　1 呼吸器合併症　A 氏の呼吸機能は 1 秒率 65% と，軽度の閉塞性換気障害がみられた。入院当日まで喫煙をしていたこともあり，手術後の痰の増加や線毛運動の低下により喀痰しづらくなると考えられる。加えて，創部が上腹部にできるため，創部痛によって強い咳嗽もむずかしくなる。さらに創部痛により横隔膜の動きが制限されることも予測される。痰の貯留や浅い呼吸により，無気肺などの呼吸器合併症を生じる危険性が高い。

　手術前から痰を出しやすくするためにネブライザーを使用し，創部痛を増

強させない排痰法を身につけておく。また，創部を保護しての腹式呼吸や呼吸訓練器具を用いた呼吸練習を行う必要がある。

　　2 栄養状態　手術前のA氏の血液データは，食欲低下と腫瘍の存在のため，総タンパク質5.9 g/dL，血清アルブミン3.7 g/dL，ヘモグロビン濃度13.2 g/dLであり，栄養状態がよいとはいえない。50代という年齢や基礎疾患がないことから，縫合不全や感染症をおこす危険性は低いと考えられるが，術後の経過観察は必要である。

　　3 ダンピング症候群　A氏は，手術により，胃に食物をためておくことができなくなっている。そのため，一気に食物が腸へ流れ込むとダンピング症候群をおこす。入院前のA氏は，早食いの習慣や濃い味つけの嗜好などがあり，ダンピング症候群をおこすリスクが高いと考えられる。手術後の食事再開では，胃の状態に合わせた食事摂取方法を指導していく。

◆ 心理的側面

　A氏は毎年健康診断を受診するとともに，減塩や運動なども心がけ，A氏なりに健康を維持してきた。仕事や家長としての責任を継続することを考えると，今回の胃がんの告知は，夜も眠れないほどつらいものであったと考えられる。入院前のA氏は，家族にも不安を打ち明けることがなく，自分でかかえ込んでいる状態であった。しかし，入院中のA氏の心理状態は，病気や治療といった現実を1人でかかえ込む葛藤状態から，体調不良にもかかわらず仕事を優先したことへの後悔を言葉で表出するように変化していった。

　仕事と家庭での役割は，A氏を支えるものであり，その役割のために手術を受け入れ，回復しようという気持ちが根底にあると考えられる。一方で，回復に伴い社会復帰へのあせりが強くなることも考えられる。

　また，心配性できちょうめんというA氏の性格を考えると，手術前の処置や検査に対して不安や疑問が多く生じると考えられる。入院前のように1人でかかえ込まないように，適宜看護師から声をかけるなどの支援を行う。

　手術前には，手術に関する情報をインターネットから把握していたが，手術後の心理状態の変化から，家族や職場の協力を得ながら，食生活の変化に適応していけると考える。

◆ 回復期の健康問題

　入院前は，食事に気をつかっていなかったため，A氏と妻は漠然と手術後の食事について心配をしている。仕事に復帰してからの栄養状態の維持や，将来予測される貧血やカルシウム代謝障害を予防する食生活の知識の獲得と実践が行えるような指導が求められる。退院後に向けてA氏と家族に食生活の再調整を行い，退院後におこりやすい合併症に対して予防的な行動がとれるように援助する。

2　看護問題の確認

以上のアセスメントより，以下の看護問題を抽出した。

#1　健康回復と役割の中断に対する不安がある。

#2　手術後に呼吸器合併症をおこす危険性がある。

#3　手術後の胃の状態に合わせた食事摂取法への適応に困難さがある。

#4　退院後の食事管理の継続が困難になる危険性がある。

3　看護目標と看護計画

#1　健康回復と役割の中断に対する不安がある。

▌看護目標（術前）

不安な気持ちを表出することができ，手術の準備に集中できる。

■期限

手術当日まで。

▌看護計画（術前）

● 観察計画

（1）疾患や手術に対しての不安な発言

（2）睡眠時間，睡眠に対する満足感

（3）仕事に関する発言

（4）術前の手術に対する説明への反応

（5）術前オリエンテーションでの反応

● 援助計画

（1）不安や心配を言葉に出せるような機会をつくる。

（2）疾患または仕事に関しての気持ちを傾聴する。

（3）家族の時間をつくり，家族おのおのの気持ちを共有できる機会をつくる。

（4）手術に対する疑問の内容に合わせて，看護師か医師が対応する。

（5）患者が質問や話をするときは，ゆったりと向き合って聞く。

（6）術前オリエンテーションは，パンフレットを用いて患者の理解度を確認しながら行う。

（7）術前処置は，患者の協力が得られるように理由や根拠についての説明を十分に行う。

● 指導・教育計画

術前オリエンテーションは，手術までの準備の流れ，行われる処置とその必要性，手術後の回復過程を説明する。

▌看護目標（術後）

手術後の回復過程に積極的に参加できる。

■期限

退院まで。

▌看護計画（術後）

● 観察計画

（1）疾患や手術後の回復過程に対しての不安な発言

（2）回復過程での身体の活動や処置に関する反応

● **援助計画**

（1）不安や心配事が言葉に出せるような機会や場をつくる。

（2）回復過程に対する疑問の内容に合わせて，看護師か医師が対応する。

（3）疾患または仕事に関する気持ちを傾聴する。

（4）回復により患者への処置や自己管理が変化するときは，必ず理由や根拠，方法についての説明を行い，患者の理解を得てから実施する。

● **指導・教育計画**

（1）患者に行われる処置や検査についての必要性とその実施内容を説明する。

（2）回復段階であせりや不安を感じたときは，看護師に相談してよいことを説明する。

#2　手術後に呼吸器合併症をおこす危険性がある。

▌ **看護目標（術前）**

禁煙をまもり，呼吸訓練が継続的に実施できる。

　■ **期限**

手術まで。

▌ **看護計画（術前）**

● **観察計画**

（1）禁煙の状況

（2）禁煙に対する発言

（3）ネブライザーの使用と呼吸訓練，排痰法の実施状況

（4）ネブライザーの使用と呼吸訓練，排痰法への発言

● **援助計画**

（1）禁煙を継続している努力を承認する。

（2）ネブライザーの使用や呼吸訓練が効果的に行われるように，初回は看護師と一緒に実施する。

（3）ネブライザーの使用や呼吸訓練を継続している努力を承認する。

● **指導・教育計画**

（1）禁煙の手術への効果を説明する。

（2）ネブライザーの使用と呼吸訓練，排痰法の必要性とその方法を説明する。

（3）術後の早期離床の必要性を説明する。

▌ **看護目標（術後）**

喀痰と深呼吸が行え，胸部X線の結果が術前とかわらない。

　■ **期限**

手術後3日目まで。

▌ **看護計画（術後）**

● **観察計画**

（1）喀痰の強さ，痰の量・性状

（2）深呼吸の深さ，実施状況

（3）呼吸数，呼吸音の範囲・強さ・副雑音の有無，呼吸困難感の有無

（4）SpO₂，血液ガス分析

（5）離床の状況

（6）疼痛コントロールの実施の有無と効果

（7）ネブライザーの使用や呼吸訓練，排痰法の実施状況

● **援助計画**

（1）硬膜外麻酔による PCA を活用し，疼痛コントロール後に喀痰や深呼吸，呼吸訓練，離床を促す。

（2）ネブライザーの使用後に喀痰を促す。

（3）安静期間の体位変換を含めた段階的な離床を促す。

（4）痰の喀出状況に合わせて，含嗽や排痰法の実施を促す。

（5）口腔ケアの実施を促す。

（6）ベッド上安静の場合は，口腔ケアが実施できるように物品を準備し，必要に応じて援助を行う。

● **指導・教育計画**

（1）痰の喀出や深呼吸を実施する必要性を説明する。

（2）硬膜外麻酔による PCA の疼痛コントロール法の利点と方法を説明する。

（3）ネブライザーの使用や呼吸訓練の必要性を説明する。

（4）離床の必要性を説明する。

#3　手術後の胃の状態に合わせた食事摂取法への適応に困難さがある。

▊ 看護目標（術後）

　手術後の胃の状態に合わせた食事摂取方法が実施でき，食後の不快症状がおこらない。

　■ **期限**

　退院まで。

▊ 看護計画（術後）

● **観察計画**

（1）食事摂取時の一口量，咀嚼状況，時間

（2）食後の体位

（3）食後 30 分以内の早期ダンピング症状：全身倦怠感・めまい・頻脈・発汗・動悸などの血管運動性症状の有無，腸蠕動亢進・腹部膨満感・上腹部不快感・腹痛・吐きけ・嘔吐・下痢などの腹部症状の有無

（4）食後 2〜3 時間の全身倦怠感・めまい・心悸亢進・発汗・吐きけなどの低血糖症状の有無

（5）食後の胸焼け・背部痛・心窩部痛・おくび（噯気）・つかえ感などの有無

（6）食事に関する発言・態度

（7）栄養相談後の反応

● **援助計画**

（1）水分摂取開始前に，食事摂取方法についての説明を，A 氏の理解度を確認しながらパンフレットを用いて行う。

（2）食事や食生活に関して話ができる機会をつくる。

(3) A 氏と妻が胃切除後の栄養・食事の基本を栄養士から説明を受ける機
　　会をつくる。

● **指導・教育計画**

(1) 分割食，1 回の食事量を少なくすることについて，必要性を説明する。

(2) 一口分を少なくし，時間をかけて十分に咀嚼する必要性を説明する。

(3) 胃食道逆流症予防について説明する。

(4) 胃切除後に後期合併症が生じる根拠やそのときの症状，対処方法を説明
　　する。

#4　退院後の食事管理の継続が困難になる危険性がある。

▌**看護目標（術後）**

　退院に向けて，予測される合併症の予防法が理解でき，生活の再調整を行
うことができる。

■ **期限**

　退院まで。

▌**看護計画（術後）**

● **観察計画**

(1) 退院後の食品の選択や調理への発言

(2) 仕事の調整に関する発言

(3) 妻の食事に対する発言

(4) ストレス発散への発言

(5) 栄養相談後の反応

● **援助計画**

(1) 社会復帰後にどのような食事をとったらよいか，仕事の内容などの条件
　　を加味して A 氏と話し合う機会をつくる。

(2) A 氏と妻が回復期の栄養・食事の基本を栄養士から説明を受ける機会
　　をつくる。

(3) 栄養相談のあと，家族も含めて，食事や退院後の生活について話し合え
　　る機会をつくる。

(4) 退院後の回復期におこりやすい合併症とその予防法についての説明を
　　A 氏と妻にパンフレットを用いて行う。

● **指導・教育計画**

(1) 退院後しばらくは，間食を含めた食事時間の確保の必要性を説明する。

(2) 栄養価が高く，消化のよい食品を摂取する必要性を説明する。

(3) 退院後しばらくは体重減少がおこるが，無理して食事量を増やさないよ
　　う説明する。

(4) 油が多く味の濃い食品や，めん類のような炭水化物だけの食事は控える
　　よう指導する。

(5) 退院後，適度な運動を行うことが，腸閉塞予防や体力回復へつながるこ
　　とを説明する。

(6) 胃切除後は，アルコールを摂取するとこれまでより早く酔いがまわるこ

と，およびビールのような発泡性の酒類は腹がはりやすいので控えたほうがよいことを説明する。
（7）胃切除の回復期におこりやすい栄養障害・骨代謝障害・貧血とその予防について説明する。
（8）ストレスをかかえ込まないよう，気になることは看護師に相談してよいことを説明する。

4 実施と評価

#1　健康回復と役割の中断に対する不安がある。

　A氏は家庭内でも，自身の不安な気持ちについて家族に話すことは少なかった。しかし，手術前の医師による説明や術前オリエンテーション，術後にいたるまで，看護師がA氏の疑問や悩みに耳を傾け，A氏が納得できるまで説明を行ったことで，不安を表出することの利点を感じてくれた。その結果，疾患や手術に関する気持ちや仕事への思いを表現できるようになった。

　入院までのA氏の生活は仕事優先であり，手術の説明の時点では仕事のことを気にかけていた。家族おのおのの気持ちを表出する場をつくったことで，A氏は父親・夫という家庭における役割の大切さも再認識でき，「家族のためにも健康が必要」という発言もみられた。

#2　手術後に呼吸器合併症をおこす危険性がある。

　A氏は入院当日まで不安のため喫煙をやめられなかった。入院後は，手術後の早期の回復を期待していることもあり，禁煙やネブライザーの使用，呼吸訓練を積極的に行っていた。

　痰の量が多くなった手術後は，創部痛のため弱い咳嗽をしていたが，PCAでの疼痛コントロールを適切に行うことで喀痰が行えた。また，離床も順調に行われた。その結果，術後3日目の胸部X線検査の結果は，手術前と比較して変化はなく，呼吸器合併症を予防できた。

#3　手術後の胃の状態に合わせた食事摂取法への適応に困難さがある。

　手術後3日目から飲水が始まった。飲水開始の前に，胃切除後の食事摂取方法の書かれたパンフレットを用いて説明を行った。A氏は朝・昼・夕食を30分以上かけた食事を行っていたが，食事開始5日目に15分ほどで食事をしたあと，ダンピング症候群の早期症状をおこした。短時間で食事をした理由は，「手術前のようにパッパと食べられるか試してみた」と話していた。その際に「食事だけで1日が終わってしまう」という感情も爆発させていた。

　食事をとったあとのA氏の行動を確認したところ，食後は2時間ベッド上で安静に過ごしていたということがわかった。そのため，日常の活動が制限され，食事だけの生活になっていた。食後の洗面や排泄などの日常的な行動は問題ないことを確認し，散歩のような軽い運動や入浴のタイミングを話し合った。「時間の配分を考えておくと困らないかもしれない」「間食のタイミングを食事2時間後に設定しておくとよい」など，A氏は自分が考えた

食事の時間の工夫を話した。また，「一口ずつ箸を置く」という発言から，手術後の胃の状態に合った食事摂取方法を身につけたいという気持ちがうかがえた。

　早期ダンピング症候群の症状を体験して以来，ゆっくり時間をかけて咀嚼する食事摂取方法をまもり，食後の不快な症状を体験することはなかった。また，食後すぐに仰臥位にならず，上体が少し上がるようにベッドを調節するという，胃食道逆流症の予防行動がとれていた。

#4　退院後の食事管理の継続が困難になる危険性がある。

　手術前，A氏の健康管理はA氏自身で行い，妻が管理することはなかった。A氏は今回の入院によって，「以前の食事は，食品の選択も食べ方も，からだによくないとわかった」「体調を維持させる食事はむずかしい。毎日のことだから，なおさらたいへんです。私の場合，早食いだったので，よくかんで食べるのを意識しようと思います。よくかむことで，栄養の吸収をたすけられると教えてもらいました」と話していた。

　栄養相談後にA氏と妻は，退院後の生活について，「少なくても栄養価が高い食品を効率的に食べる」「しばらくは，食事を中心に生活を考える」と発言していた。家族の協力としては，規則正しい食生活を維持できるよう，食事を一緒にとるようにすることや，食事のペースを調整し，A氏1人だけが遅くならないようにする話をしていた。

3　事例のふり返り

　胃がん手術後に，食生活を調整することは非常に困難なことである。食事の欲求をコントロールするだけでも，フラストレーションを強く感じるものである。病気になる前は10分程度で食事をすませていたA氏にとって，一口を少量にしてゆっくりと時間をかけて咀嚼する食事摂取方法を継続するのは，忍耐や努力を伴うストレスの大きな状態だったと考えられる。A氏はダンピング症候群の症状を体験して，食事の摂取方法をかえるだけで不快な症状を回避することを学んだ。これは，回復期の合併症を避けることにつながり，栄養の維持や社会復帰後の生活にいかされると考えられる。

　また，手術前のA氏がそうであるように，社会的役割意識の強い人は，食事より仕事の優先度が高くなることが考えられる。A氏と妻の場合，ともに役割意識が仕事に向いていたが，胃がんと告知されたことで，家庭内での役割を互いにふり返る機会を得た。手術後の食事や栄養指導時の発言からも，食事と健康の関係の意識が強化されてきているとわかる。さらになによりも，家族の協力が食生活の調整を継続する気持ちを支える大きな力となった。胃切除後は，食品の選択，調理方法，食事摂取量，食事にかける時間，食事の間隔や回数，食後の体位などを多面的にとらえ，食事の管理をしなくてはならない。退院後の健康の維持には，家族や職場の理解・協力の必要性を認識して看護にあたることができた。

B　肝硬変症患者の看護

　肝硬変は，あらゆる慢性進行性肝疾患の終末像であり，多くは不可逆的である。肝硬変に移行するおもな原因は慢性肝炎であり，さらに慢性肝炎の原因は，ウイルス性，アルコール性，自己免疫性などに分類される。そのなかで最も多くを占めるのは，肝炎ウイルスによるものである。

　また，肝硬変は，機能面から，肝機能がよく保たれており黄疸などの臨床症状がほとんどない代償性肝硬変と，肝不全に起因する非代償性肝硬変に分かれる。

　肝硬変の症状は自覚しにくいものが多いため，自己管理がむずかしい。そのため，徐々に病状が進行し，代償機能がはたらかない非代償性肝硬変へと移行する。非代償期にある患者の看護は，状態の悪化を防ぐと同時に，症状による苦痛を軽減することや予後への不安を軽減することである。

　ここでは，C型肝炎から慢性肝炎へ移行し，非代償期となった肝硬変患者の看護について事例をとおして考えてみよう。

1　患者についての情報

1　患者プロフィール

- **年齢・性別**：M氏(57歳，男性)
- **入院時診断名**：肝硬変，C型肝炎，食道静脈瘤
- **既往歴**：C型肝炎
- **家族構成**：妻，長女，長男，母親(実母)の5人家族。妻，大学生の長男，母親と同居し，長女は結婚し他県に住んでいる。M氏の母親は軽度認知障害があり，最近はさらに認知機能の低下がみられる。
- **家族歴**：父親が亡くなっており，父親の死亡原因は肝細胞がんである。
- **職業**：会社の人事部門での管理職である。
- **性格**：ものごとを行うとき，理由・目的がはっきりしていれば積極的に行うが，自分が意味を見いだせない，価値がないと思ったときは，あまり興味を示さない。
- **経済面**：金銭面ではとくに生活に困ることはない。
- **食事**：3食とっているが，仕事中は外食が多く，昼・夕食は不規則になりがちである。夕食はだいたい22時以降にとることが多い。とくに肉類や揚げ物が好きである。外食時はバランスのよい食事を心がけようとしているが，実際には野菜などはあまりとれていない。飲酒が進むとほとんど食事をとらなくなる。
- **飲酒**：毎晩家でビールを750〜1,000 mL飲む。人事の管理職であるので，仕事で遅くなることが多く，外食の日が週3日程度あり，その日は家での飲酒量以上に飲むこともある。外食時に飲む酒の種類はさまざまである。
- **喫煙**：20歳のときから，1日に20〜30本吸っている。禁煙を試みたことがあるが，会社の同僚も喫煙していることから，やめることができなかった。

- **睡眠**：仕事で遅くなると，睡眠時間は短くなる。毎日 5 時間程度の睡眠であるが熟睡感はある。
- **排泄**：排便は 3〜4 日に 1 回。排尿は 1 日に 6〜7 回（夜間 1 回程度）。
- **日常生活動作（ADL）**：とくに問題はない。数か月前から倦怠感が強く，昼食後に午睡を 30 分程度とるようになった。

② 入院までの経過

　M 氏は 10 代後半のころ，大きなけがをして緊急手術を受け，輸血を行ったことがある。また，そのころ上腕に小さな入れ墨を入れたことがある。どちらが原因なのかは不明であるが，HCV 抗体陽性となった。

　48 歳のとき，会社の健康診断で肝機能が異常値を示したため受診し，肝生検後，慢性肝炎と診断され，約 1 か月入院してインターフェロン療法を行った。退院後は通院治療を行い，仕事も続けていた。治療終了後は体調不良もなかったため，だいじょうぶだろうと自己判断し，仕事が忙しくなったこともあり，定期的な受診をしていなかった。

　数か月前から疲れやすいと感じていたが，仕事が忙しいためだと思っていた。また，ズボンのウエストがきつくなってきたが，ビールの飲みすぎだと思っていた。しかし，入院の数日前からは食欲も低下し，倦怠感が強いため仕事を休んでいた。

　入院前日に，いままで見たことのないような黒っぽい便が出た。家族からも眼が黄色いと心配され，病院を受診した。診察の結果，肝硬変の非代償期と診断された。また，内視鏡検査を行ったところ，食道静脈瘤が発見され，治療のため入院することとなった。

③ 入院時の状態

- **自覚症状**：全身倦怠感，食欲不振，腹部膨満感
- **医師からの説明**：本人・家族に対しては，「食道静脈瘤がみつかり，破裂する危険性があるため，すぐに治療をしなければならない。かなり肝臓の機能がわるくなっているため，症状を悪化させないようにする必要がある。入院して，食道静脈瘤に対しては内視鏡的治療を行う。精密検査のあと，肝臓の機能を改善する治療を行う。肝臓の機能や症状が改善したら，退院に向けて日常生活の見直しを行う」という内容が説明された。

④ 入院時の身体所見とおもな検査結果

- **身体所見**：身長 173 cm，体重 79 kg（1 か月前は 86 kg），体温：37.2℃（平熱は 36.0℃），血圧：162/92 mmHg，脈拍数：96 回/分，呼吸数：20 回/分
- **疾患からの症状**：微熱，黄疸，軽度腹水・浮腫
- **肝機能検査**：AST（GOT）：201 IU/L，ALT（GPT）：98 IU/L，γ-GT：59 IU/L，乳酸脱水素酵素（LD）：228 U/L，アルカリフォスファターゼ（ALP）：254 IU/L，血清ビリルビン：2.9 mg/dL，総タンパク質（TP）：5.8 g/dL，血清アルブミン：3.4 g/dL，アンモニア：82 μg/dL，インドシアニングリーン（ICG）試験 15 分値：15％
- **血液検査結果**：赤血球数：428 万/μL，白血球数：5,230/μL，ヘモグロビン濃度：11.6 g/dL，ヘマトクリット：36.8％，血小板数：69,800/μL，血糖値：98 mg/dL，ナトリウム：144 mEq/L，カリウム：4.6 mEq/L，塩

素：103 mEq/L，カルシウム：8.598 mg/dL
- **出血凝固時間**：プロトロンビン時間（PT）：15 秒，活性化部分トロンボプラスチン時間（APTT）：31.3 秒，プロトロンビン活性：55％
- **腫瘍マーカー**：AFP：8 ng/mL，PIVKA-Ⅱ：35 AU/mL
- **腹部超音波検査**：肝臓の左葉の腫大，表面の結節状の凹凸，軽度腹水，脾腫がみられる。
- **腹部 CT・MRI 検査**：腹水と肝腫大がみられる。リンパ節の腫大はない。
- **内視鏡検査**：中等度の食道静脈瘤がみられる。限局性に発赤を少数みとめる。滲出性出血もみられる。
- **心電図**：異常な所見はみとめられない。

5 入院時の心理的情報

　今回の入院について M 氏に思いを聞くと，「以前インターフェロンで治療をして治ったと思っていたので，まさか肝硬変と言われるとは思わなかった。最近は C 型肝炎のウイルスを排除する薬があるそうだが，私はその治療はしないのだろうか」と話していた。また，「食道静脈瘤ができていて，破裂するかもしれないと言われた。破裂したらどうなるのだろうか？　そこから出血もしているということなので心配だ。ズボンのウエストもきつくなってきていて太ったのだろうと思っていたが，そういえば体重は減っていた」と不安な様子であった。

　さらに，「まだやらないといけない仕事がたくさんあるのに，長期の入院になると困る。早く退院しなくてはいけない。あと少しで定年だから，そのあとはゆっくりしようと思っていたのに……」と，長期療養への不安も訴えていた。

6 治療方針

　各症状に対しては，薬物療法により緩和をはかる。

　浮腫・腹水に対しては利尿薬を使用する。また，低アルブミン血症による血漿膠質浸透圧低下の改善のために，肝不全用経腸栄養製剤を 1 日あたり毎食後 3 回の経口投与を行う。肝機能低下には，肝庇護薬の投与を行う。

　食道静脈瘤に対しては，内視鏡的硬化療法を行う。週 1 回で行い，消失するまで行う。さらに，アンモニア対策として，抗菌薬であるカナマイシンと，ラクツロースおよびラクチトール水和物の内服を行う。

7 入院中の経過

　入院して薬物療法を行うことで，腹水・浮腫や倦怠感が軽くなり，ADL も支障なく行えるようになった。食事は塩分制限・タンパク質制限となった。また，食道静脈瘤に対しては，食事のかたさに注意するなど物理的な刺激を避けることができ，内視鏡的硬化療法で消失した。浮腫・腹水は，利尿薬と肝不全用経腸栄養製剤の内服を行うことで症状が軽減した。排便コントロールを行い，カナマイシンとラクツロースおよびラクチトール水和物の内服により肝性脳症の予防もできた。

▼ 情報収集のポイント

□ **入院前の生活・健康管理に対する考え**：肝硬変の原因を確認する。また，C 型肝炎の疾患・治療・症状・経過に関する知識や，定期受診の必要性に対する考え，肝機能を悪化させる日常生活の状態を確認する。

□ **入院時の状態**：肝硬変に関する検査データ，および肝硬変の非代償期の病態・症状，治療の目的について観察・確認する。肝硬変と診断を受けた M 氏の心理状況についても，観察・確認する。

□ **退院後の生活に向けて**：M 氏の日常生活で，肝機能を悪化させる因子を確認し，生活習慣の見直しをする。家族の協力が得られるかを確認する。

□ **患者の理解度**：退院後に症状の悪化を予防するためのセルフマネジメントに向けて，肝硬変悪化の症状や徴候，増悪症状出現時の対処について，M 氏の理解度を確認する。また，家族のサポートを受けられる場合は，家族の理解度も確認する。

2　看護過程の展開

1　アセスメント

◆ 肝機能の低下

　M 氏はチャイルド-ピュー分類のスコアが 9 点となり，class B で非代償期の肝硬変である。倦怠感，食欲不振，黄疸，腹水・浮腫があり，ADL を行うための病棟内歩行以外はベッド上での安静となった。

　M 氏は肝機能の低下により，以下に留意する必要がある。

● **腹水・浮腫**　タンパク質合成能の低下により腹水・浮腫がおきている。腹水・浮腫を改善するために，食事は 1 日 5 g の塩分制限となった。

● **栄養状態の悪化**　また，血清アルブミンの数値は 3.5 g/dL と低アルブミン血症であり，血漿膠質浸透圧が低下している。分岐鎖アミノ酸（BCAA）を豊富に含む肝不全用経腸栄養製剤の経口投与を行い，アルブミン値を上昇させ，腹水・浮腫の改善をはかる。

● **出血傾向**　血小板数が 69,000/μL と低くなっていることから，凝固因子の産生低下と血小板の減少による出血傾向が考えられる。

● **黄疸**　肝機能の低化により，血清ビリルビン値は 3.0 mg/dL と低下し，黄疸も出現している。黄疸に伴う瘙痒感の出現による搔破の予防，打撲や転倒の予防を行い，出血をおこさないようにする必要がある。皮膚損傷による感染の危険性があるため，予防行動を患者に説明し，実施してもらうことが重要である。さらに，黄疸による瘙痒感は安楽や睡眠へ影響を及ぼすため，軽減する必要がある。瘙痒感は少しの刺激で引きおこされるため，清拭を行うときは清拭剤の選択に注意し，また適切な衣類の選択を行うことで症状を軽減していく。

● **食道静脈瘤**　門脈圧亢進により食道静脈瘤がおきている。食道静脈瘤は，

消失するまで内視鏡的硬化療法が何度か行われるため，その間は破裂を予防しなければならない。M氏の食道静脈瘤は，限局性に発赤を少数みとめ，滲出性出血がみられることから，刺激が加わると破裂する可能性がある。破裂の予防には，食事のかたさ・大きさ・温度に注意し，よく咀嚼をして嚥下してもらうことが重要である。また，患者は破裂への不安が大きいため，心理面への援助を行っていく必要がある。

● **肝性脳症の予防**　M氏は，アンモニア値が82 μg/dLと高くなっており，肝性脳症となる可能性がある。また排便は3〜4日に1回で便秘傾向であり，腸管内でのアンモニアの産生を促進する危険性がある。そのため，アンモニアの発生を抑制する目的で，食事はタンパク質50gと制限し，便通の調整を行う。適宜，アンモニアの数値や肝性脳症の症状の出現を観察していく必要がある。

◆ 心理的側面

非代償期の患者は徐々に症状が進行していくため，長期間にわたる自己管理が必要となる。また，非代償期では，C型慢性肝炎・代償性肝硬変に有効とされているインターフェロンフリーによる治癒が見込めないことから，予後への不安が増大する。さらに，合併症によって死にいたる可能性が予測され，患者は今後への不安や恐怖とともに生活を続けていかなければならない。

M氏は，症状の出現により受診し，肝硬変の悪化を予測していない状況で入院しており，診断名を告げられたことで衝撃を受けている状況であった。疾患が理解できるよう十分説明を行い，M氏が納得し，治療に専念できるようにする必要がある。M氏に状態を説明するとともに，疾病に対する思いを傾聴する。また，M氏は疾病の存在により，今後の人生計画の変更を余儀なくされる。疾病を受容しながら，状態に合わせて，今後の過ごし方を再構築できるような援助が必要である。

◆ 家族への援助

M氏だけではなく，家族も同様に疾患や今後への不安があり，援助が必要となる。家族に対しても疾患や日常生活の調整について説明を行い，治療への協力を得ていく。患者が安心して療養するためには，家族への心理的サポートが重要である。

さらに，子どもがまだ大学生であることや，母親の認知機能が低下していることなどから，経済的負担や家族の役割負担が大きくなると考えられる。

2 看護問題の明確化

以上のアセスメントより，以下の看護問題を抽出した。

#1　肝機能の低下に伴う苦痛症状がある。

#2　食道静脈瘤破裂の危険性がある。

#3　肝機能低下に伴う倦怠感や腹部膨満感，肝庇護のための活動制限がある。

＃4　肝性脳症にいたる危険性がある。

＃5　出血しやすく止血が困難である。

＃6　疾患の進行による予後への不安がある。

3　看護目標と看護計画

＃1　肝機能の低下に伴う苦痛症状がある。

▌看護目標

　腹水・浮腫，黄疸，倦怠感などの症状の悪化を予防し，苦痛を軽減する方法を理解し自己管理できる。

■ 成果

（1）腹水・浮腫が増悪しない。

（2）苦痛を軽減する方法が理解できる。

（3）苦痛を軽減する方法が自己管理できる。

■ 期限

　入院後7日目まで。

▌看護計画

● 観察計画

（1）肝機能悪化の状態の把握：腹水による循環状態への影響による呼吸困難，血圧低下，頻脈などのバイタルサイン，意識状態，水分出納バランス，腹囲，腹部膨満感，浮腫の部位・程度，体重，排便状態，黄疸の有無，皮膚の瘙痒感の有無，全身倦怠感の有無

（2）血液一般検査：AST，ALT，血清アルブミン，総タンパク質，総ビリルビン，プロトロンビン時間，アンモニアなどの数値から，肝機能低下とその症状の有無・程度，出血傾向について把握する。

（3）浮腫・腹水の状態，腹部膨満感から病状の進行の観察と，呼吸困難・活動困難の有無と程度をアセスメントする。

（4）皮膚瘙痒感，皮膚の状態を観察し，擦過傷の有無を観察する。

（5）食欲の有無，ADL の状況を確認する。

（6）栄養状態を確認する。

（7）治療に関する認識を確認する。

（8）苦痛に関する言動，苦痛の部位・出現の状況，睡眠状態から，安楽が阻害されていないかを観察する。

● 援助計画

　浮腫や腹水，皮膚の瘙痒感への苦痛・ストレスについての訴えや，治療に対する受けとめについて傾聴する。

■ 腹水・浮腫の苦痛の軽減のための援助

（1）浮腫のある部位の挙上：リンパ還流を促進する。

（2）浮腫のある部位の皮膚の保護：浮腫のある部位は，皮膚が薄くなっているので，傷つかないように保護する。損傷をおこした場合，感染の可能性があるため注意する。

（3）安楽な体位の工夫：腹水による苦痛がある場合は，ファウラー位または

セミファウラー位をとる。腹壁の緊張をとることで，横隔膜が下がり呼吸がらくになる。ただし，肝血流量を確保するために，状況をみながら臥床安静とし，長時間の同一体位は避けるようにする。

■ 瘙痒感を軽減するための援助

(1)皮膚の瘙痒感の軽減のための清拭：瘙痒感が強い場合は，炭酸水素ナトリウム（重炭酸ナトリウム，重曹）などのアルカリ性薬品をとかした湯で清拭を行う。皮膚の観察を行う。

(2)室温や衣類の調整：室温の上昇に注意し，適切な室温が保てるように調整する。衣類は，皮膚への刺激の少ないものを選び，皮膚の損傷や瘙痒感を予防する。

■ 倦怠感への援助

(1)安楽な体位の工夫：M氏と話し合いながら，クッションや枕を使用し，安楽な体位がとれるようにする。

(2)血流の促進：マッサージや温罨法を行い，血液循環をよくすることで倦怠感の軽減をはかる。

■ 低栄養状態への援助

(1)食欲に応じて栄養士と連携をはかり，適切なエネルギー量がとれるように食事内容を決める。

(2)食欲がない場合は，必要なエネルギー量やタンパク質量の範囲内で間食をとるようにする。

(3)食事前後に口腔ケアを行い，口腔内の不快を取り除き，清潔が保てるようにする。

(4)食事の前のケアや処置の調整を行う。

(5)雰囲気，臭気など環境への配慮を行う。

● 指導・教育計画

(1)安静に関する指導：安静にするべき目的を説明し，M氏が納得して安静をまもれるようにする。

(2)塩分制限の指導：塩分制限や水分制限などの目的を十分に説明する。腹水や浮腫が強いときは，水分制限をまもり，水分出納を確認するよう指導する。体重測定や腹囲測定を行い記録してもらう。

(3)内服薬の自己管理の指導：内服薬の目的や効果，副作用を説明し，正確に内服してもらい，副作用の出現時はすみやかに報告するように指導する。

(4)皮膚を保護する指導：浮腫があるところの皮膚は傷つきやすい。傷つけるとそこから感染をおこす可能性があるため，傷つけないように注意するよう指導する。また，瘙痒感がある場合は爪で皮膚を傷つけてしまうことがあるため，爪を短く切るよう指導する。傷つけてしまった場合は，すぐに報告するよう説明する。

#2　食道静脈瘤破裂の危険性がある。

▌看護目標

　食道静脈瘤破裂を予防し，異常の早期発見ができる。

■ 成果

(1)食道静脈瘤の破裂を予防する方法で食べることができる。

(2)吐血・下血・ショック状態などの異常の早期発見ができる。

■ 期限

　入院後7日目まで。

▌看護計画

■ 観察計画

(1)バイタルサインを観察し，とくに血圧の変動に注意する。

(2)食道静脈瘤破裂の早期発見を行うために，排便の性状や吐血の有無，食事内容・摂取量・食べ方などの食事摂取状況を観察する。

(3)治療に関する認識を確認する。

(4)食道静脈瘤に対する不安に関する言動，睡眠状況などを観察する。

■ 援助計画

(1)食道静脈瘤の破裂予防の援助：破裂予防のために食事の温度に注意し，食事を小さくカットする，やわらかく煮たりするなどの工夫を行う。また，十分に咀嚼してから嚥下するようにM氏に理解してもらう。また，内視鏡的硬化療法中は，治療の前後で吐血・下血の有無や，違和感・苦痛の有無などを観察し，異常の早期発見を行う。

(2)苦痛・不安に対する傾聴：内視鏡的硬化療法中は，身体の苦痛の訴えや治療に対する不安を傾聴する。

■ 指導・教育計画

(1)吐物に血液がまじっている場合や，黒っぽい便が出た場合は，すみやかに報告するよう説明する。

(2)食事は，かたいものや熱いものなどを避け，刺激の少ないものをよく咀嚼して食べるように指導する。

#3　肝機能低下に伴う倦怠感や腹部膨満感，肝庇護のための活動制限がある。

▌看護目標

　症状の悪化を防止し，筋力低下，ADLの制約を最小限にすることができる。

■ 成果

(1)ADLを最小限保てるように筋力の維持ができる。

(2)ADLを保つことができ，症状が悪化しない。

■ 期限

　入院後7日目まで。

看護計画

■ 観察計画

(1) バイタルサインを観察し，とくに動作時の変動に注意する。

(2) 全身倦怠感の有無，腹水・浮腫の有無

(3) ADL の状況

■ 援助計画

(1) 症状が軽減しているときは，活動時間と休息時間を調整しながら，必要な ADL を行う。

(2) ベッド上で行うことができる関節可動域訓練・下肢の運動を実施する。

(3) 自由に動けないことへのストレスを低減するため，活動量を最小にしつつも気分転換をはかる。

■ 指導・教育計画

(1) 必要性を説明して安静の保持を行うが，筋力低下予防のために適宜，状態に合わせて ADL で使用する筋力を維持することの必要性も説明する。

(2) 安静を保ちながら，ベッド上での関節可動域訓練と下肢の運動を指導する。

#4　肝性脳症にいたる危険性がある。

看護目標

肝性脳症の予防と，異常の早期発見ができる。

■ 成果

(1) 排便コントロールができ，血清アンモニア値の上昇が予防できる。

(2) 意識障害や転倒・転落などの異常が早期に発見できる。

■ 期限

入院後 7 日目まで。

看護計画

■ 観察計画

(1) バイタルサイン，意識状態，言動，異常行動の有無，羽ばたき振戦の有無，アンモニア臭のある口臭

(2) 排便の有無，便の性状

(3) 肝機能の状態を示す検査データ：とくに血清アンモニア値に注意する。

(4) 全身倦怠感の有無，ADL の状況

■ 援助計画

(1) 排便コントロール：便秘になると腸内細菌が増殖し，アンモニアの発生が助長されるため，下剤の投与や浣腸により，排便コントロールを行う。

(2) 定期的にトイレに行ってもらう。

(3) 症状に応じた安全・安楽な活動：ベッド周囲の環境を整備して危険を回避し，ADL がとれるようにする。

■ 指導・教育計画

(1) 内服の自己管理を指導する。

(2) タンパク質制限などの決められた食事療法をまもるように指導する。

#5　出血しやすく止血が困難である。

▌看護目標

出血が予防できる。

■成果

（1）出血を予防する行動がとれる。

（2）皮膚の脆弱性や掻破による，皮膚への損傷がみられない。

（3）打撲や転倒・転落がおこらない。

■期限

入院後7日目まで。

▌看護計画

■観察計画

（1）バイタルサイン：とくに血圧の低下に注意する。

（2）皮膚瘙痒感，皮膚の状態，擦過傷の有無を観察する。

（3）肝機能の検査データ：とくにプロトロンビン時間，血小板数などに注意する。

（4）出血傾向：便・尿中への出血，歯肉出血，皮下出血の有無を観察する。

■援助計画

（1）皮膚の損傷を予防する援助：皮膚の清潔と瘙痒感に対しては石けんを使用しないで清拭を行う。衣類は刺激の少ないものを使用する。擦過傷などがある場合は，出血や感染をおこす可能性があるため，傷の部位の保護を行う。

（2）環境整備：打撲や転倒・転落を予防するために，ベッド周囲，ベッドの高さ，ベッド柵などの整備を行う。

（3）採血や点滴の抜針後は，止血を確実に行う。

（4）血圧測定時はマンシェットで圧を調整し，加圧しすぎないようにして内出血の予防を行う。

（5）活動するときはゆっくり動きはじめるようにする。

■指導・教育計画

（1）あらゆる部位から出血しやすくなっていることを説明する。

（2）皮膚の瘙痒感があるときは掻破しないように指導する。

（3）歯肉などの粘膜は傷つきやすいため，歯ブラシはやわらかめのものを使用するように指導する。

（4）排便や排尿に血液がまじるなど，異常がみられた場合はすぐに報告するように説明する。

（5）鼻をかむときは強くかまないように指導する。

#6　疾患の進行による予後への不安がある。

▌看護目標

不安が増強しない。

■期限

入院後7日目まで。

■ 成果

不安や対処パターンについて話すことができる。

▌看護計画

■ 観察計画

（1）不安に対する言動

（2）睡眠状態，食事摂取状態

（3）疾患への認識

（4）日中の活動状況

■ 援助計画

（1）今後への不安や病状悪化の恐怖に対する傾聴を行う。

（2）疾患や治療に対する情報提供を行い，副作用や合併症，生活上の注意点についての対処方法を話し合う。

（3）今後についての話し合い：状態に合わせて，実行可能かつ納得できるような方法がイメージできるよう，M 氏と家族を含めて話し合っていく。現在の働き方は肝臓に負担がかかることが考えられるため，仕事を継続していくために部署をかえてもらうことなどを助言する。日常生活においても，ストレス解消法を考えるとともに，禁酒・禁煙，および食事についてなどの生活における改善策を話し合う。

（4）家族への支援：家族も患者と同様に，今後悪化していく病状に対して不安や恐怖をいだいている。家族の感情が表出できるように援助する。また，これまで行われてきた，認知力が低下している母親への支援に加え，M 氏への支援も行う必要があるため，特定の人に役割がかたよらないよう，家族全員での話し合いの場を設定する。

4 実施と評価

#1　肝機能の低下に伴う苦痛症状がある。

　入院後は塩分制限を行い，薬物療法を行った。その結果，AST（GOT）39 IU/L，ALT（GPT）42 IU/L，血清ビリルビン 1.9 mg/dL と肝臓の機能は改善し，腹水や浮腫，倦怠感の軽減ができ，総タンパク質 6.5 g/dL と栄養状態も良好となった。浮腫に対しては，サイズが大きくやわらかい素材の寝衣を妻に準備してもらい，皮膚の損傷を予防し，リンパ還流を妨げないようにすることができた。M 氏自身も食事内容をまもり，内服薬の自己管理を行うことができたため，浮腫・腹水，倦怠感などの症状が改善し，ADL が徐々に拡大してきた。

　瘙痒感については，衣類の工夫をし，適宜清拭を行っていった。また，M 氏は「少しでも苦痛が軽くなるなら……」と治療やケアの説明に納得し，安静をまもることや症状の悪化を防ぐ行動が行えていた。

　肝臓の機能がさらに改善するまでは，腹水・浮腫，倦怠感，黄疸などの症状の観察を行い，異常の早期発見を行う必要がある。

#2　食道静脈瘤破裂の危険性がある。

　食道静脈瘤に対しては，野菜などは煮てやわらかくすることや，一口の大きさを小さくすること，適切な温度にすることなどの食事の工夫を行うとともに，M氏がよく咀嚼して嚥下することで破裂が予防できた。さらに，内視鏡的硬化療法により，食道静脈瘤は消失した。しかし，再発の可能性があるため，今後も定期的に検査を受け，症状の出現に注意していく必要がある。

#3　肝機能低下に伴う倦怠感や腹部膨満感，肝庇護のための活動制限がある。

　M氏は安静の必要性を理解しつつ，「自分のことは自分でしたい」という思いもあり，安静と活動のバランスを考えながら，筋力維持を行った。M氏は，病棟内でのADLは問題なく行えるようになり，今後は退院に向けて筋力低下を予防するために，病棟内の歩行を状態に合わせて促していく必要がある。今後は，退院に向けて自宅の構造などを確認し，退院後の日常生活に支障が少なくなるようADLについて検討する。

#4　肝性脳症にいたる危険性がある。

　入院前は排便が，3～4日に1回であったが，入院後は定期的な時間にトイレに行ってもらうようにし，適宜浣腸を行い，内服薬により1日1回の排便がみられるようになった。M氏は，血清アンモニア値が64 μg/dLと改善し，意識障害や異常行動をおこすことなく経過した。肝性脳症を防ぐために，今後も排便コントロールを行うとともに，薬物投与による肝機能の改善を行う必要がある。

#5　出血しやすく止血が困難である。

　皮膚の脆弱性や瘙痒感に対する援助を行ったことで，皮膚の掻破は最小限に抑えられ，出血は見られなかった。また，無意識のうちにベッド柵で打撲しており内出血が上肢に見られたが，拡大することなくしばらくして消失した。転倒・転落はみられなかった。M氏は，活動するときにゆっくり動きはじめるなどして，打撲や転倒に注意していた。歯みがきのときも歯肉を傷つけないよう注意し，鼻をかむときも強くかまないようにして，出血を防ぐことができた。排便にも血液は混入せず経過した。今後も出血しやすい状況は続くため，現在行っていることが出血予防につながっていることをM氏自身に伝え，継続していくように意識づけることが必要である。

#6　疾患の進行による予後への不安がある。

　M氏は，入院時は自分の病気について衝撃を受けており，今後への不安や日常生活の過ごし方がわからないなどの発言があった。思いを傾聴し，状態の説明を行うことで徐々に不安が軽減し，病気と向き合うことができていった。

　さらに，塩分制限やタンパク質の適切な摂取により疾患の悪化が予防でき

ること，肝臓の機能が回復すれば日常生活は支障なく行えることなどについても，説明により理解することができた。M氏は「食事に気をつけたり，定期的に受診をして肝臓の機能をチェックしてもらったりすることが大切だとわかった。ふつうに日常生活を行ってよいこともわかった。退院したら，禁酒・禁煙を行い，からだの状態に気をつけて過ごしたい」と今後の過ごし方について具体的にイメージすることができた。

　また，家族にも適切な情報提供を行い，M氏の闘病を支えることに対する思いなどを傾聴し，不安の軽減に努めた。

3 事例のふり返り

　ここまで，C型肝炎の治療を継続していなかったことにより肝硬変の非代償期となり，肝硬変の治療と合わせて食道静脈瘤の治療を行った事例に対する看護を述べてきた。

　入院後のM氏に対しては，腹水・浮腫，倦怠感といった症状を改善するための援助を行った。M氏は過去に一度治療して肝機能の回復がみられ，その後，急激な症状の変化が出現しなかったことにより，定期的な受診や適切な生活習慣の見直しが行われていなかった。このような患者は，疾患について適切な知識が不足していることが多いと考えられる。

　慢性疾患をもつ患者は，長期にわたる治療が必要となり，自己管理が大切となる。症状が出現していない場合，治療や自己管理の必要性が感じられなくなり，途中で治療を中断してしまう可能性がある。肝硬変の悪化を予防するには，患者の自己管理が必要不可欠であるため，疾患に対する知識と，悪化予防や症状に対する対処方法の理解を促していく必要がある。患者自身に安静の必要性を理解してもらい，そのなかで活動と休息のバランスを考えることや，禁煙・禁酒などといった生活指導が必要である。しかし，安静にしすぎると筋力の低下をおこす可能性があるため，軽度の運動を行い，最小限のADLが保てるようにする。

　食事については，肝庇護のためにバランスのよい食事を摂取することを心がけ，症状の悪化を防ぐためのタンパク質や塩分の制限を行い，必要時は水分制限を行うようにする。

　さらに，今後の生活がイメージできるように援助する必要がある。日常生活のなかで，症状コントロールのために禁止するばかりでなく，患者とともに患者自身が今後も継続できることや，今後の過ごし方を検討し，無理のない目標を設定する。

　同時に，家族も患者と同様に疾患や今後への不安があるため，思いが表出できる場をつくるなど，家族背景を考えた支援も行う。M氏の疾病に関することだけでなく，認知力が低下しつつある母親の介護も考え，地域連携・退院支援などを活用し，必要時には社会資源の情報提供を行っていく。このようなM氏と家族のQOLを重視した援助を行うことが重要である。

参考文献
1. エキスパートナース編集部編：看護に使える数値・指標まとめてブック．照林社，2013.
2. 加藤眞三：肝臓病生活指導テキスト．南江堂，2004.
3. 國分茂博・田中彰子編：肝・胆・膵疾患の治療と看護．南江堂，2006.
4. 西口修平編：肝硬変のマネジメント改訂版．医薬ジャーナル社，2011.
5. 日本肝臓学会編：慢性肝炎・肝硬変の診療ガイド 2019．文光堂，2019.
6. 東口髙志編：「治る力」を引き出す実践！　臨床栄養（JJN SPECIAL87）．医学書院，2010.
7. 矢﨑義男監修：新臨床内科学，ポケット版．医学書院，2020.

特 論

ストーマケア

A　ストーマ造設術の概要

　消化管や尿路を人為的に体外に誘導して造設した開放孔を，ストーマとよぶ。このうち，結腸や回腸などの消化管の一部を腹壁に出し，便の排泄口として造設したものが，**消化管ストーマ（人工肛門）**である。また，膀胱や尿道になんらかの疾患がある場合に，尿管や消化管の一部を用いて，腹壁に尿の排泄口として造設したものが，**尿路ストーマ**である。ここでは，消化管ストーマについて記載する。

1　消化管ストーマの分類

　消化管ストーマの分類には，造設期間別によるものや，造設部位別によるもの，開口部の数によるものなどがある（○表1）。期間別では，永久的ストーマと，あとで閉鎖される一時的ストーマに分類される。部位別では，大きくは結腸ストーマと回腸ストーマに分類される。さらに結腸ストーマは，造設される部位によってそれぞれ，盲腸・上行結腸ストーマ，横行結腸ストーマ，下行結腸ストーマ，S状結腸ストーマなどに分類される（○図1）。また，開口数により単孔式や双孔式などに分類される。

2　ストーマ造設を必要とする疾患

　消化管ストーマには，永久的なものと一時的なものがあるが，近年は，自

○**表1　消化管ストーマの分類**

分類方法	消化管ストーマ	
期間・目的による分類	永久的ストーマ	
	一時的ストーマ	
部位・臓器による分類	結腸ストーマ（コロストミー）	盲腸・上行結腸ストーマ
		横行結腸ストーマ
		下行結腸ストーマ
		S状結腸ストーマ
	回腸ストーマ（イレオストミー）	
開口部の数による分類	単孔式ストーマ	
	双孔式ストーマ	係蹄式（ループ式）ストーマ
		分離式ストーマ
		二連銃式ストーマ
		完全分離式ストーマ
機能による分類	禁制（制御性）ストーマ	
	非禁制（非制御性）ストーマ	

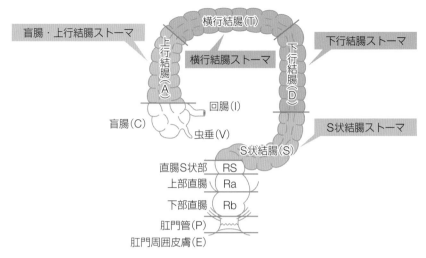

○図1　大腸と消化管ストーマの位置と名称

然肛門を温存することが可能な術式の適応が拡大され，永久的なストーマ造
設は減少傾向にある。

▍永久的ストーマ造設を必要とする疾患

　永久的ストーマは，下部直腸(Rb)や肛門管(P)，肛門周囲皮膚(E)など肛
門や周囲筋群の付近に悪性腫瘍があり，自然肛門そのものを切除せざるをえ
ない場合に造設される(○図1)。また，肛門機能不全により排便管理が困難
な場合や，全大腸に及ぶ潰瘍性大腸炎，家族性大腸ポリポーシスなどの良性
疾患であっても長期経過のなかでがん化する場合は，大腸全摘術と回腸ス
トーマ造設術が検討される。クローン病では，小腸や大腸の狭窄や瘻孔，高
度な炎症を伴う場合に造設される場合がある。

▍一時的ストーマ造設を必要とする疾患

　一時的ストーマは，大腸穿孔などによって汎発性腹膜炎や骨盤腔内膿瘍形
成などを併発している場合に造設される。また，大腸や下部直腸の切除と腸
管吻合を同時に行うことが困難な場合に，排泄物を遮断して吻合部の安静を
保持する目的で吻合部より口側に造設される。

B　手術前の看護

1　術前の心理的支援

1　ストーマ造設術告知への支援

　ストーマ造設の告知を受ける患者は，手術について説明を受けたときに，
自然肛門機能の喪失をはじめて知る。それと同時に，新たな排泄経路として，

腹部にストーマが造設されることを知る。告知を受けた患者は，それに伴う多くの困難を予期し，強烈な不安をいだき，心理的な危機状態に陥ることもある。心理的な危機をじょうずにのりこえていけるように支援することは，患者がストーマを受容していくことへの支援の一歩となる。

2 ボディイメージ（身体像）の変容への援助

永久的ストーマ造設術によって，排泄機能の喪失とストーマの造設を同時に体験することになり，いままでの患者自身がもつボディイメージ（身体像）は，大きくゆるがされる。新たな排泄経路であるストーマの多くは禁制❶がなく，便やガスが不随意に排泄される。この状態は幼少期にすでに獲得していた排泄習慣とはまったく異なるものであり，装具からの排泄物のもれなどがあると，排泄に関する恥の感覚をもつことにもなる。

このような身体機能の喪失や外見の変化，それに伴う恥の経験などは，喪失体験として患者のボディイメージへも著しく影響を及ぼす。ボディイメージは，身体機能や外見など，人が自分の身体に対していだく意識的，無意識的にもつイメージであり，自己概念を構成する一部である。認識していた自己概念と現実の自己に不一致が生じている場合は，強い心理的葛藤が生じる。このような不適応状態にいたらないようにするために，患者は，変化した現実のボディイメージを，これまで認識していた自己と一致させることが必要となる。これは，患者にとって苦悩に満ちた体験である。看護師は，患者の喪失体験による心理的受容と適応のプロセスを知り，その心理段階に応じた援助を術前から心がけなければならない。

2 術前のアセスメント

疾患や手術のために必要な情報収集とアセスメントのほか，セルフケアに必要な機能や退院後の社会復帰に向けた支援を計画するための情報収集とアセスメントを行う（▶表2）。

3 術前オリエンテーション

術前のオリエンテーションは，患者の治療への参加を促し，術後の適応をより高めるために行われる。術前・術後の経過について理解でき，術後のイメージが現実的にもてるように支援する。

しかし，ストーマ造設術を受ける患者は，ストーマ造設の告知により心理的な衝撃を受けている場合がある。このような状態の時期に行うオリエンテーションは，患者の学習効果があがらないばかりか，逆効果となる危険性もある。

効果的で教育的なオリエンテーションを実施するためには，事前に患者の心理状態や身体状態をアセスメントし，準備が整っている状態かどうかを確認する必要がある。すでに外来などで告知を受け，患者が現実的に問題を解

NOTE

❶禁制
便やガスのもれがない状態をさす。

○表2　術前の情報収集とアセスメント

情報収集事項	具体例
(1)疾患に伴う症状	①腹部症状：腹痛(部位・疼痛の種類)，吐きけ・嘔吐，腹部腫瘤の有無，腹部膨満感， ②排便状態と肛門の症状：便の性状(下血・血便・粘血便や便柱の変化)，便通異常(便秘と下痢の繰り返し)，テネスムスの有無，肛門痛や肛門の違和感の有無 ③他臓器への浸潤による症状：性器出血の有無，排尿異常(排尿困難)
(2)既往歴や治療方針	①既往歴 ②治療方針，麻酔法，予定術式 ③嗜好品：喫煙歴，飲酒の有無，香辛料
(3)術前検査のデータ	①術前の一般的検査，感染症の有無，胸部X線検査，心電図検査，肺機能検査，腎機能検査 ②電解質バランス異常：ナトリウム，カリウム，塩素 ③栄養状態：血清総タンパク質，血清アルブミン，総コレステロール ④貧血状態：赤血球数，ヘモグロビン濃度 ⑤疾患に関する検査：免疫学的潜血反応，直腸診，肛門鏡検査，大腸内視鏡検査，注腸二重造影検査 ⑥転移や浸潤に関する検査：腫瘍マーカー(CEA，CA19-9)，腹部CT・MRI，胸部CT，膀胱内視鏡検査，点滴〔静注〕腎盂造影(DIP)，MRI，超音波内視鏡検査，内診
(4)全身状態と栄養状態	①バイタルサイン ②顔色，貧血症状の有無，皮膚の乾燥の有無 ③1か月の体重減少率 ④食事摂取量の変化 ⑤食事の嗜好：脂肪や残渣物(食物繊維)の摂取量
(5)疾患の受容の程度・ セルフケアに必要な能力	①セルフケア行動に必要な身体機能：麻痺の有無，視力低下の有無，指先の巧緻性，指先のふるえの有無 ②患者の生活背景・生活像：患者の家庭や職場における役割，疾患や入院生活が役割に及ぼす影響，経済的問題 ③疾患・手術に対する患者の認識と不安のレベル：疾患や術式，治療方針，ストーマ造設の必要性についての説明に対する理解，ストーマ造設についての受けとめや反応 ④手術に対する対処行動：手術や治療方針の説明に対する反応，術前オリエンテーションや術前検査などに対する反応や取り組み ⑤疾患・手術に対する家族の認識とサポート体制：患者の疾患や手術に対する家族の理解，不安のレベル，患者への支援体制

決する必要性について認識しはじめている場合は，学習への意欲も高まり，
効果的な学習を促すことができる。

　ストーマ造設術を受ける患者の術前オリエンテーションは以下の内容について実施する。
(1)ストーマとはどのようなものか
(2)ストーマ造設後の排泄経路の変化やストーマの機能について
(3)術後の経過について
(4)ストーマ造設後の局所管理の必要性について
(5)ストーマ造設後の日常生活(衣類・食事・入浴方法・仕事・運動・性生活など)について

　これらの内容について，実際の装具の提示やパンフレット・ビデオを使用
し，わかりやすく説明を行い，患者が具体的なイメージをもてるように促す。

4　ストーマサイト-マーキング

　ストーマの位置を決めることを，ストーマサイト-マーキングという（◉ plus）。患者がセルフケアしやすい位置を選定し，また，皮膚障害やストーマ傍ヘルニアなどの合併症を予防するために術前に実施される。ストーマの位置は，術後の患者の生活の質（QOL）に影響を及ぼす。患者にとってよりよい位置を決定するには，看護師・医師が患者と情報交換しながら実施していくことが重要である。

　ストーマサイト-マーキングにおいて，患者にストーマの位置について自己決定を促すようにはたらきかけることは，患者にとってストーマを受容していくためのよい機会ともなる。ストーマサイト-マーキングを施行する際には，ストーマ造設や位置決めの必要性などについて説明されていることが原則である。

　ストーマの位置は，腹部で最も安定して装具が貼用できる部位とする。位置決定の基準は，一般的にはクリーブランドクリニックの原則が用いられることが多い（◉表3）。ただし，この基準は標準体重の患者には適用できるが，肥満など体型によっては適さない場合もある。そのため，体型や職業などの患者個別の条件を考慮して，マーキングを実施することが大切である。

---

plus	**ストーマサイト-マーキングの手順**

①必要物品（マーキングディスク〔小児用：直径 6.0 cm，成人用 7.0 cm，肥満者用 7.5 cm〕，マジック〔水性・油性〕，メジャー，腹部清拭用のタオル類など）を準備する。

②患者に仰臥位になってもらい，腹壁の状態や瘢痕などを観察する。水性ペンで，臍を中心に水平線と正中線，肋骨弓下縁に印をつける。

③患者に頭部を挙上し，腹部に力を入れてもらい，腹直筋外縁（◉図）をさがし，印をつける。腹直筋を確認する場合には，患者の腹壁に垂直に手の側面をあてて確認する。

④臥位のまま，マーキングディスクを腹部にあて，安定する位置を選び，水性ペンで印をつける。

⑤座位で，腹壁の脂肪層の変化やしわの入り方に注意しながら，臥位でつけた位置を修正していく。

⑥前屈位や身体を側方にねじるなど，さまざまな動作をとってもらい，しわに影響されず安定した平面が得られ，患者が最も見やすい位置に修正していく。

⑦立位でスカートやズボンなどを着用してもらい，印をつけた位置が実際のベルトラインに影響を受けないかを確認する。

⑧患者とともに決定した最終的な位置を医師に確認してもらい，油性マジックで印をつける。

⑨決定した位置の正中線からの距離，臍の高さからの距離，腹直筋外縁からの距離などを測定して，記録する。

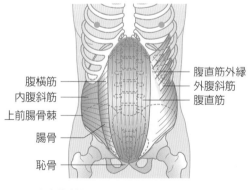

腹横筋
内腹斜筋
上前腸骨棘
腸骨
恥骨
腹直筋外縁
外腹斜筋
腹直筋

◉図　腹直筋外縁

表3　クリーブランドクリニックの原則

①臍より低い位置
②腹部脂肪層の頂点
③腹直筋を貫く位置
④皮膚のくぼみ・しわ・瘢痕・上前腸骨棘の近くを避けた位置
⑤本人が見ることができ，セルフケアしやすい位置

表4　パッチテストの判定

判定		除去直後	除去 1 時間後	除去 24 時間後
陰性		（−）	（−）	（−）
陽性	除去反応	（＋）	（−）	（−）
	一次刺激	（＋）	（＋）	（−）
	アレルギー	（＋）	（＋）	（＋）

5　パッチテスト

　皮膚科の領域では，アレルギー性接触皮膚炎の原因を特定するための検査方法としてパッチテストがある。この方法を応用して，術後に使用する数種類の皮膚保護剤の一部を，造設予定部位とは反対側の腹部や上腕内側，背部などの皮膚に貼用し，皮膚炎が生じる可能性について検査を行う。皮膚保護剤を 48 時間貼用し，その後除去したときの皮膚の反応をみて判定する（表4）。

C　手術後の看護

1　術後の心理的支援

　患者は，ストーマを造設したという現実を術直後に認識する。術前にストーマ造設を納得していても，現実に直面して再び喪失感におそわれる。このような心理状態は「まだ，ストーマを見ることができない」などという言葉や行動にあらわれるため，このときに，無理にストーマを見せるということはせずに，患者の言葉を傾聴し，共感的な態度で接する。

　この時期には看護師が装具交換を行い，必要に応じて情報提供する程度にとどめる。装具交換時にはプライバシーを保持する。そのほか，ボディイメージの受容の観点からも，においへの配慮や装具交換を手ぎわよく行い，ストーマケアがたいへんであるというようなイメージを与えないように注意する。

　術後の疼痛が軽減し，身体的な疲労感から回復してくると，少しずつ患者はストーマに対して関心をいだけるようになり，ストーマを見ることができ，特別な学習が必要であることを認識できるようになる。

2 術後の看護と術後合併症

　一時的ストーマの場合には，自然肛門が残存しており双孔式ストーマとなることが多いが，永久的ストーマ造設術である腹会陰式直腸切断術を行った場合には単孔式ストーマで，ストーマ以外に正中創，および肛門と肛門周囲の組織を摘出したあとの会陰創ができる。会陰創は体動によって傷に緊張がかかりやすい部分であり，また直腸を切断したあとの死腔❶に滲出液が貯留しやすく会陰創からにじみ出すようなこともあり，縫合不全を生じやすい。また，ストーマ造設は腸管粘膜と皮膚を縫合するため通常の縫合創とはやや異なり，排泄物や粘液にさらされることが多い。

　このようにストーマ造設術は，一般的な腹部手術とはやや異なる創の特徴があり，十分な観察が必要である。さらに，手術範囲の大きさや手術時間の長さ，死腔に挿入されたドレーンや会陰創があることなどから，体動時には疼痛が増強し，歩行しにくい状態となる。一方では，術後の腸管運動の回復や合併症予防のためには，早期離床を促す必要があるため，離床前の疼痛のコントロールを適切に行うことが大切である。

■ NOTE
❶死腔
　腫瘍や臓器摘出後にできる，本来の身体構造にはない空隙をよぶ。そこに滲出液などがたまり，感染源となることがある。

3 ストーマとストーマ周囲皮膚の観察

　術直後のストーマは，浮腫がみられることがふつうであるが，正常な浮腫であれば経過とともに消失する。外観は赤色で浮腫によりみずみずしく，弾力性に富んでいる（◯図2）。ストーマのサイズ・色や出血・浮腫の有無，弾力性などの観察とともに，ストーマ皮膚縫合部やストーマ周囲の皮膚を装具交換時に継続的に観察し，異常の早期発見に努める。

　ストーマ保有者が，適切なストーマケアや治療を行わない場合には，日常

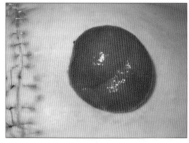

a. 手術直後のストーマ
赤色で浮腫によりみずみずしく，弾力性に富んでいる。

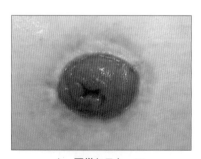

b. 正常なストーマ
浮腫がなく赤色で，表面は粘液で湿っている。

◯図2　手術直後のストーマ

生活にも支障をきたすような病態や状態となる。これらはストーマ関連合併
症とよばれ，ストーマの管理が困難な状態となる。ストーマ関連合併症は，
①ストーマ合併症，②ストーマ周囲皮膚合併症，③代謝性合併症に分類され
る。ストーマ関連合併症はさらに，①ストーマ合併症，②ストーマ周囲皮膚
合併症，③代謝性合併症に分類される。

◆ 早期合併症

　ストーマ関連合併症は，発生時期によって，早期合併症と，晩期合併症
（●487ページ）に分類できる。早期合併症は術後30日以内に発生し，ストー
マ粘膜壊死やストーマ粘膜皮膚離開などがあり手術操作に伴うものが多い
（●表5）。ストーマの腸辺縁血管に軽度の血流障害がある場合，ストーマは
暗赤色で弾力性に欠けているように見える。障害がより重度であれば粘膜壊
死となりストーマの再造設が必要となる場合もあるため，異常の早期発見に
努めなくてはならない。

　粘膜皮膚離開は，血流障害や感染などが原因で，粘膜と皮膚との癒合が阻
害された場合に生じる。これらの粘膜皮膚縫合部の合併症によって，瘢痕形
成された結果，ストーマの狭窄や陥没をまねき，管理困難なストーマとなる
ことがある。

　早期発見のために，ストーマ近傍部位および装具を装着している部分の皮
膚の，発赤・発疹・瘙痒感・びらん・疼痛の有無などの症状を観察する。皮
膚障害がある場合は，装具装着部分や排泄物の付着との一致などを観察し，
その原因についてアセスメントし，原因を取り除くように管理する。

4　ストーマ周囲の皮膚障害とスキンケア

1　ストーマ周囲の皮膚障害

◆ 原因

　ストーマ周囲の皮膚障害には，排泄物の付着による化学的な刺激や，装具
の装着やはりかえによる機械的な刺激，装具の圧迫や固定に伴う物理的な刺
激など，さまざまな原因と症状がある。

◆ 種類

　ストーマ周囲のおもな皮膚障害としては，紅斑，びらん，水疱・膿疱，潰
瘍・組織増大，色素沈着，色素脱失などがあげられる（●図3）。

◆ 観察部位

　ストーマ周囲の皮膚の観察部位としては，排泄物が付着しやすい近接部や，
皮膚保護材に関する刺激を受ける皮膚保護材部，皮膚保護材外部があげられ
る（●図4）。

○表5 ストーマ関連合併症の早期合併症

分類		所見	原因
外科的合併症	ストーマ粘膜壊死	粘膜が部分的，あるいは全体的に黒色となり，粘膜がかたく，光沢がない。	ストーマの腸辺縁血管の血流障害によって生じる。
	ストーマ浮腫	粘膜の弾力性に欠け，粘膜がかたい。	ストーマ造設時の腹壁切開が小さいことによる軽度の循環障害などによって生じる。
	ストーマ出血	静脈性の持続的な出血。	術中の止血操作が不十分なことにより生じる。
	ストーマ粘膜皮膚離開	ストーマ粘膜と皮膚の縫合が外れ，離開して開放創となる。	血流障害や感染などが原因で，粘膜と皮膚との癒合が阻害された場合に生じる。
	ストーマ周囲陥凹	ストーマ周囲が陥凹し，ストーマが皮膚レベルより低くなる。ストーマ装具からの便もれを生じ，皮膚障害が生じる。	ストーマ造設時に腸管の長さに余裕がなく，または腹壁が厚い場合や皮下脂肪が多い場合に生じる。
ストーマ周囲皮膚合併症	接触性皮膚炎	原因となる物質の皮膚に付着した部分に発赤・瘙痒感・びらんなどが生じる。	排泄物の付着，皮膚保護剤のアレルギーや機械的な刺激，不適切なスキンケアなどによって生じる。
	蜂窩織炎（蜂巣炎）	ストーマ周囲皮膚の炎症性の紅斑や疼痛，硬結。	ストーマ縫合部の創感染に伴う皮下組織の炎症により生じる。

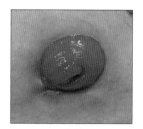

a. 紅斑
圧迫すると消失する赤み

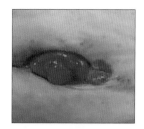

b. びらん
表皮と真皮浅層の欠損と表皮剥離

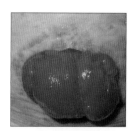

c. 水疱・膿疱
表皮あるいは真皮内に体液(膿も含む)が貯留した状態

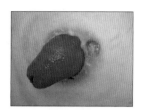

d. 潰瘍・組織増大
表皮と真皮深層あるいは皮下脂肪織までの欠損水疱・膿疱を除く皮膚より隆起した組織

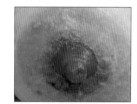

e. 色素沈着
メラニン色素の増加による褐色から黒褐色の変化

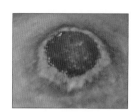

f. 色素脱失
メラニン色素の減少による白色の変化

◉**図3　皮膚障害の種類**

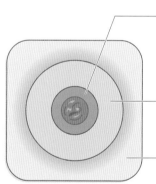

近接部
排泄物が付着しやすい部位であり，排泄物の化学的刺激によるびらんや潰瘍が生じやすい。排泄物による皮膚障害が長期にわたると，潰瘍や組織増大の状態となることもある。

皮膚保護剤部
皮膚保護剤そのものの刺激、貼用による閉塞性の環境によって，紅斑，水疱，膿疱を形成することがある。

皮膚保護剤外部
皮膚保護剤の外周縁や、テープを使用した場合に紅斑や色素沈着を生じる可能性がある。

◉**図4　ストーマ周囲の皮膚の観察部位**

2 ストーマ周囲の皮膚障害の予防とスキンケア

◆ スキンケアの目的と原則

　スキンケアの目的は，排泄物や粘着剤，圧迫などの皮膚へのさまざまな刺激から皮膚を保護して，本来皮膚がもつ正常な生理機能を維持できるようにはたらきかけることにある。スキンケアの原則は，皮膚を清潔に保ち，皮膚障害の原因となる刺激物や機械的な刺激を取り除くことである。

◆ ストーマ周囲の皮膚障害予防

　スキンケアの目的と原則にのっとり，ストーマ周囲の皮膚の障害の予防に努める。

▌排泄物付着の予防

　ストーマ近接部の皮膚は排泄物が付着しやすいため，ストーマサイズに応じた適切な面板のホールカットを行い，皮膚保護剤でできる限りおおうようにする。これは，pH を整える緩衝作用や静菌作用という皮膚保護剤の性質を利用するためである。

▌機械的刺激の予防

　皮膚保護剤の粘着力は，短期装着型と長期装着型では違いがあり，それぞれ耐久日数が異なる。粘着力が強い時期に保護剤の交換を行うと，剝離するときに皮膚に強い力がはたらくので，排泄物による皮膚保護剤の溶解と，耐久性を考慮して適切な交換間隔を設定する。また，必要時には剝離剤などを利用して機械的刺激を減らす。

▌粘着剤の接触予防

　粘着剤に含まれている化学物質が皮膚に接触して皮膚炎を生じることがある。また，同一部位の反復する剝離による機械的刺激が重なることも接触皮膚炎の原因となる。テープの無用な貼用を避けることも大切だが，テープ使用時には，剝離時に角質のはがれが少ないものを選択し，あわせて被膜剤の使用を検討する。

▌皮膚の洗浄

　装具交換時には，刺激の少ない弱酸性の石けんを用い，排泄物や粘着剤を残さないように洗浄する。

　ストーマケアにおいては，患者自身が皮膚障害を生じないように，長期にわたり自己管理を行っていかなくてはならない。皮膚障害の予防対策とともに，患者にも正常な皮膚と皮膚障害の状態の判断ができるように指導的にかかわる。

5 ストーマ装具の選択

　ストーマ装具は，面板と採便袋で構成される（◯図5）。面板と採便袋が分離できるものを多品系装具，一体になっているものを単品系装具という。面板は，使用されている皮膚保護剤の成分により数種類に分類され，また，既成孔の有無や浮動型といった形態の特徴による分類もある。採便袋は，開放型や閉鎖型のほか，角型やダルマ型など形状による分類もある。

　ストーマ装具の形態の種類も増え，さまざまな組み合わせができるため，患者にとっては，生活のニーズにあったストーマ装具が選択できるようになったといえる。

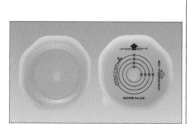
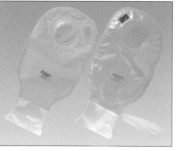
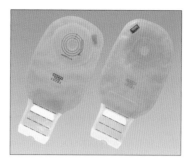

a. 多品系装具(左：面板　右：採便袋)　　　　　　　b. 単品系装具

◉**図5　ストーマ装具**

(写真提供：アルケア株式会社)

---

1 手術直後のストーマ装具

　腹会陰式直腸切断術のような待機手術で，下行結腸もしくはS状結腸に造設されるストーマであれば，術前に行われる腸管の前処置によって腸管の内容物を排出しているため，腸管の機能が回復して排便がみられるのは術後3〜5日ごろである。上行・横行結腸の場合は，これよりもやや早く排便がみられ，回数も多い。

　術後はストーマや粘膜皮膚接合部の観察が必要であり，毎日装具交換を行うため，皮膚に負担がかからない低粘着性のカラヤゴム系の皮膚保護剤を用いた面板が選択されることが多い。また，カラヤガム系の皮膚保護剤は柔軟性があり，浮腫があってもストーマを傷つけにくく，静菌作用が強いため，粘膜皮膚縫合部を排泄物の汚染から保護する作用が期待できる。そのほか，術直後に適している装具の特徴としては以下である。

（1）皮膚保護性があり刺激が少ないもの

（2）ストーマおよび排泄物の観察が可能である透明なストーマ袋

（3）ストーマ袋の開口部が広く，やや長めのもので開口部から手を入れて操作しやすいもの

（4）やわらかくストーマを傷つけにくい面板

（5）多品型のものではフランジ(面板の輪っかの部分)が浮動型のもので装着時に疼痛がないもの

　緊急手術で腸管の前処置が行われなかった場合や，回腸ストーマの場合は，術後早期に排便の可能性があり排泄物の量も多い。したがって，術直後から耐久性があり粘着力の強い，社会復帰用に用いられているCMC❶系の皮膚保護剤を選択する。術後の装具交換においては，浮腫があるストーマは傷つきやすいため，面板のホールカットをストーマより3〜4mm大きくし，露出した皮膚と粘膜皮膚縫合部には粉状の皮膚保護剤を用いて，腸粘液や排泄物の汚染から保護する。

⊟NOTE
❶カルボキシメチルセルロースの意味である。

2　社会復帰用のストーマ装具

　手術後，粘膜皮膚縫合部の創や皮膚に問題がなく，排便がみられるようになれば，社会復帰用の装具に変更する。近年，装具の質は目ざましく向上し，また多種類のストーマ用品が開発され販売されている。

　社会復帰に向けて装具を選択する場合は，次のような点を考慮し，患者の意見も取り入れながら，いくつかを試用して決定する。

　① **皮膚障害の有無**　皮膚障害やアレルギー反応がみられず，皮膚障害の予防が可能な皮膚保護剤を使用した面板であるかを確認する。

　② **排泄物の性状**　回腸ストーマの場合は排泄物が泥状から水様性であるので，排出口がそれに対応している回腸ストーマ用の装具であるかを確認する。水分が多い排泄物には，耐水性の高いものや膨潤性のある皮膚保護剤を使用する。

　③ **腹部状態**　防臭性があり，排泄物がもれないよう，腹壁のかたさやしわ，瘢痕の有無，腹部の脂肪層の厚さなどに適したかたさの面板を選択する。また，練り状や皮膚保護剤の使用を確認する。

　④ **患者の認知，視力低下の有無，指先の巧緻性など**　患者にとって取り扱いやすい既成孔のある面板，および排出口の採便袋であるかを確認する。

　⑤ **交換頻度**　短期間で交換する場合は，粘着力，耐久性の低い皮膚保護剤を使用する。

　⑥ **患者の装着感や使用感**　日常生活が制限されず，外観上も目だちにくく，患者の違和感がなく装着できるものであるかを確認する。

　⑦ **経済性**　装具の値段は適切かを確認する。

　⑧ **アクセサリーの使用**　ベルトなどの固定具や腹帯は必要かを確認する。

D　回復期の看護

　日常生活動作が拡大し，トイレ歩行なども自由にできるようになれば，セルフケアの第一歩として，排泄物の破棄の仕方について説明し，1人で行えるように指導する。装具交換の手技については，看護師による全介助から自立に向けて患者が主体的に行えるようになるまで，段階的な指導を計画する。さらに，退院後の生活での不安が軽減できるように，個別の日常生活に応じた指導を行うことが回復期の主要な看護活動となる。

1　情報収集とアセスメント

　腸蠕動音や排ガス，排便性状などといった消化管機能の回復についての情報や，そのほかの術後の身体的状態の経過について継続的にアセスメントを行う。また，手術に伴う排尿障害などの合併症の有無や，その経過についてもアセスメントを行う。

2 ストーマ装具交換のセルフケア指導

1 段階的セルフケア指導

　社会復帰後に排泄物の処理を失敗するということは，患者にとって恥の経験となり自尊感情の低下につながる。このような経験を避け，不測の事態へも対処ができるように，装具交換の方法を習得し，退院後は患者自身もしくは家族の援助を受けて装具交換ができるようになることが目標である。患者とともに段階的に計画し，チェックリストなどを用いて，装具交換の方法が習得できるように工夫する（◯表6，図6）。

2 装具交換時の注意点

交換の目安

　装具交換は排泄物がもれる前に交換する。交換の目安は皮膚保護剤をはがしたときに，皮膚保護剤のふやけや溶解の程度をみて判断する。交換する目安は溶解の程度が5〜8 mm で，10 mm をこえているようであれば，皮膚保護剤の緩衝作用の効果が低下して皮膚障害をまねく可能性が高くなるため，交換頻度を1日早める。

皮膚の状態の確認

　皮膚に発赤や発疹，びらんなどの皮膚障害がある場合は，原因を排除するためにその範囲を観察する。ストーマの近接部に皮膚障害があり皮膚保護剤の溶解と一致していれば，排泄物の付着によるものと考え，皮膚保護剤の交換間隔やホールカットの大きさを検討する。皮膚障害が皮膚保護剤貼用部と一致するようであれば，接触皮膚炎の可能性が高い。通常は交換頻度を変更したり保清を行うなどして様子をみるが，びらんや発疹，瘙痒感が強い場合には皮膚科の受診をすすめる。

3 排尿障害への援助

　ストーマ造設手術によるおもな合併症として，排尿障害があげられる。術後の排尿障害は，手術時に骨盤内臓神経・下腹神経・陰部神経などの蓄尿や排尿にかかわる神経を損傷することで生じる。排尿障害の症状は，尿閉，尿

◯表6　段階的セルフケア指導

段階	指導方法・内容
ステップ1	看護師が装具交換方法を説明しながら，実施してみせる。
ステップ2	患者ができる部分は実施するが，看護師がそばで説明し，できない部分を援助する。
ステップ3	準備からかたづけまでを患者が主体的に実施する。看護師は見まもり，不足している部分を補う。

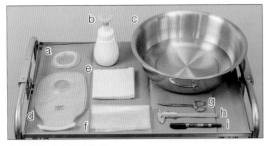

①必要物品をそろえる。
a.面板，b.洗浄剤，c.温湯，d.採便袋，e.ガーゼ，f.ビニール袋，g.はさみ，h.ストーマサイズ計測用のノギス，i.油性ペン

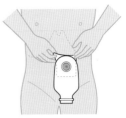

②貼付している装具をはがす。片手で剝離する部分の皮膚を押さえながら，もう片方の手で皮膚保護剤をはがす。はがした皮膚保護剤の接着面の溶解やストーマ周囲の皮膚を観察する。

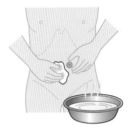

③排泄物をふき取り，洗浄剤を泡だてて，ストーマ周囲の皮膚を清拭する。そののち，洗浄剤の成分を十分ふきとる（シャワー浴が可能ならば，シャワーで洗浄する）。

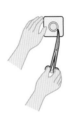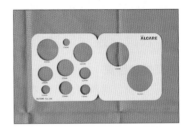

④ストーマの大きさや形状に合わせて，面板の中央をカットする。これをホールカットという。この際，実際のストーマより2〜3mm大きくカットするようにする。皮膚にしわやくぼみがあるときは，切り抜いた面板の切片や練り状の皮膚保護剤で補塡し，もれを予防する。ストーマに変化がある際はゲージで計測してストーマの大きさを確認する。

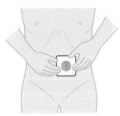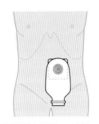

⑤ストーマの位置を確認しながら面板が密着するように貼用する。　⑥採便袋を取りつける。

▶図6　ストーマ装具交換（多品系の場合）
単品系の場合も基本的に同様の手順で装具交換を行う。単品系では③そののち，装具をストーマに合わせて貼用する。

MOVIE

の排出困難，尿失禁，尿意の低下などである。尿失禁に対しては病態の分類によって治療方法が異なるため，病態を見きわめるための評価を十分に行う必要がある。

　排尿困難があり，排尿後残尿が50mL以上ある場合や，腹圧を強くかけないと排尿できない場合などには，間欠的自己導尿法を指導する（▶表7）。自己導尿を必要とする患者は，ストーマケアを習得する努力に加えて自己導尿の手技をも習得しなくてはならず，ストレスが増大するため，患者の心理面でのサポートも考慮しながら指導を進める。術後の排尿障害は，半年〜1年が経過して回復することも多いため，患者を励ましながら援助する。

○表7　間欠的自己導尿法の手順

1. 自然排尿を試みる。
2. 自己導尿用カテーテルなどの必要物品を準備する。
3. 手を流水で洗浄する。
4. 洋式トイレや椅子に座るなどして体位をとる。
5. 尿道口を消毒する。女性の場合は，陰唇を広げ，尿道口から腟の方向へふく。
6. カテーテルを取り出し，潤滑剤をつける。
7. カテーテルを尿道口から膀胱に挿入する。カテーテルが周囲に触れて不潔にならないように注意する。
8. 計量カップや尿器に排尿し，量・性状を観察する。
9. 排尿が終了したらカテーテルを引き抜く。
10. カテーテルを水洗いし，ケースに戻す。
11. 必要時，時間や尿量，尿意の有無について記録する。

間欠的自己導尿法の際は下記に注意する。
* 膀胱容量と尿量に合わせて導尿回数を決定する（1 日 5〜6 回以上，過剰な膀胱伸展を避ける）。
* 水分の過剰摂取は避ける。
* 抗菌薬の予防的投与はしない。
* 残尿測定を行い 50 mL 以下になれば自己導尿の中止を検討する。

4　ストーマ造設術後の日常生活についての援助

◆ 日常生活の指導を行うための情報収集

　個別的な日常生活の指導を行うためには，前もって以下の項目について情報を収集しておく。

（1）装具交換のセルフケア習得状況
（2）日常生活の状況：食事・衣類・入浴方法・運動，職業や職場環境など
（3）家庭におけるトイレや風呂などの設備に関する情報
（4）家族のセルフケア支援体制
（5）社会資源の活用状況，経済状況など

◆ 日常生活についての退院指導

▌食事

　原則的に制限する食べ物はない。規則正しい食事や十分咀嚼すること，栄養のバランスを考えることなどの，食生活の基本を押さえておけばよいことを指導する。ただし，回腸ストーマの場合は，フードブロッケージ❶予防のために，食物繊維の多い野菜は繊維を断つように切るなどの調理の工夫や，水分補給・電解質のバランスに注意するように指導する。

▌衣類

　ストーマを強く圧迫するような衣類は避ける。ストーマ装具が目だたず，おしゃれも楽しめる工夫について話し合う。

▌入浴

　手術前の入浴習慣を維持するようにする。結腸ストーマの場合は装具を外し入浴することも可能ではあるが，退院直後は不意な排便を避けるため，装

─NOTE
❶フードブロッケージ
　食物繊維や残渣のかたまりが腸管に停滞し，消化液や便の排出を阻害すること。

具を装着したまま，袋を折りたたんで入浴するように指導する。公衆浴場では装着することはマナーであり，ストーマ袋が気になるようであれば，入浴用の装具や肌色のコンパクトなストーマ袋などを紹介する。

▌運動

適度な運動は必要であり，スポーツが患者の趣味や楽しみであれば奨励すべきである。ただし，からだが激しくぶつかるラグビーや格闘技のようなものは，ストーマ粘膜の損傷をきたし出血する可能性があるため避ける。また，重量あげのような過度に腹圧がかかるような運動も，ストーマ傍ヘルニアの危険性があるため避けるべきである。

▌旅行・外出

心身が回復し，体力に問題がなければ旅行も可能である。旅行の日数と装具交換の頻度から持参装具の数を検討し，必ず1〜2組の予備を加えるように伝える。外出時には，不意な排泄物のもれに対応するための装具を1組持参することや，事前にオストメイト❶対応トイレの場所を確認しておくと，安心できることを説明する。

▌仕事

体力が回復すれば，職場に復帰することも可能である。事前に情報収集しておいた仕事の内容をもとに，職場環境での対応を具体的に相談する。最初は無理をしないように仕事のペース配分などにも注意する。職場においては，信頼し，サポートしてもらえる人がいる場合には，ストーマ保有者であることを伝えて協力をあおぐことができると心強いだろう。

▌セクシュアリティ

ストーマを造設したことによるボディイメージの変化は，患者の女性としてや男性としての自尊感情に影響を及ぼすこともある。ストーマが造設されても，女性や男性としての魅力や家族のなかでの性役割には，なんら影響が及ぶものではないことを患者がみとめられるように話し合う。

性機能障害がおこる可能性については，術前から説明することが多くなってきている。患者がパートナーと性的なかかわりについて話し合えることができていれば理想的である。退院後の性行為については，ストーマへの圧迫や摩擦をさける体位，装具カバーを使用するなどの工夫などについて説明する。性行為に関する心配は退院後の生活でより具体的になることが多いが，患者は相談する場がないと考えがちである。退院後は，ストーマ外来などが相談窓口になることを説明しておくことが大切である。

▌使用後のストーマ装具の廃棄方法

装具は，排泄物を廃棄したあとに廃棄する。可燃ごみとしてだせる地域は新聞紙などに包んで廃棄する。不燃ごみの扱いの場合は，紙類に包んでからビニール袋などに入れる。

▌災害への備え

災害に備えて，緊急避難セットの中に2週間分ほどのストーマ用品や小物類といった必要最小限のものを入れておく。日常的に使用している装具の商品名や，装具購入先なども含めた緊急連絡先の電話番号を記載した，緊急連

NOTE

❶オストメイト

人工肛門・人工膀胱を造設している人，つまりストーマ保有者をさす語である。オストメイトのための設備があるトイレには，オストメイトマークが表示されている。

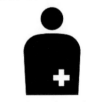

◗オストメイトマーク

絡用の携帯メモも備えておく。

◆ 晩期合併症への援助

　晩期合併症には，手術方法に関連する傍ストーマヘルニア，ストーマ脱出やストーマ周囲皮膚合併症などがあり，いずれもストーマの管理が困難となる。ストーマ外来での経過の観察とともに対応方法を相談するように伝える。また，瘢痕やしわ，体重変動による腹部の脂肪層の変化でストーマ管理の困難が生じる場合もあるので，体重を一定に保つことを指導する。

◆ ストーマ装具購入方法と管理方法

　使用装具の製品名や規格，製品番号，メーカー名，価格などを伝え，小売店の連絡先や注文方法を紹介する。術後はストーマサイズが変化するので，3か月以上先の物品などは購入しないことや，サイズが安定しても1年以上の大量購入は避けることなどを説明する。

◆ 社会保障制度についての指導

　ストーマを造設した患者は，「身体障害者福祉法」による，身体障害者手帳の申請ができる。身体障害者手帳の交付を受けることで，さまざまな社会保障サービスを受けることができる。とくに蓄便袋，蓄尿袋などの補装具の

---

plus	**灌注排便法の実際**

［必要物品］
・市販されている洗腸セット
・36〜38℃の微温湯 1,000〜2,000 mL
・温度計　・洗濯バサミ　・時計　・バスタオル
・ティッシュペーパー
・洗腸バッグをかけるためのスタンドまたはフック
［手順］
①必要物品を準備する。
②洗腸バッグに微温湯を入れ，チューブ内にも微温湯を満たし，中の空気を抜く。
③洗腸バッグを目の高さにつるす（◉図）。
④洗腸用の袋（洗腸スリーブ）をフェースプレートに取り付ける。
⑤フェースプレートをベルトで腹部に固定し，スリーブの裾を便器に垂らす。
⑥ストッパーをストーマにあて，1分間に100〜200 mLの速度で微温湯を注入する。
⑦600〜800 mLの微温湯が注入されたら，ストッパーをあてたまま約5分間待つ。
⑧ストッパーをはずして便を排泄する。15分ほどで

ほとんどの便が排出される。
⑨さらに15分くらいたち，排便のあとに淡黄色の粘液（後便）が排泄されたら，洗腸を完了する。
⑩ストーマ周囲を清拭する。
⑪あとかたづけをする。

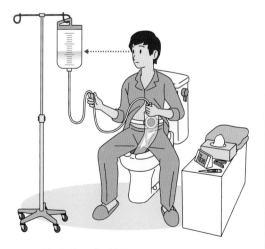

◉図　洗腸バッグの位置

交付制度が利用できることは，ストーマ保有者の経済的負担を軽減する。そのほかにも，自治体が助成制度を設けている場合もあるため，居住地域の福祉事務所に問い合わせるように指導する。

◆ 患者会

ストーマ保有者が集まり，情報交換や親睦を行う場として患者会がある。病院施設が開催している患者会や，日本オストミー協会の各地域の支部などを紹介する。

◆ ストーマ外来での長期フォローアップ

▌ストーマ外来

ストーマ外来は，ストーマ保有者がストーマ造設前と同じような生活が維持できるように，個別的かつ専門的に援助することを目的にしている。以下のような内容で長期間継続的に支援が行われるため，定期的に受診するように促す。

- セルフケア状況の評価
- ストーマとストーマ周囲の皮膚の評価と問題に対する対応
- 体型や腹壁の変化に応じたストーマケア方法の指導
- 管理困難なストーマであるストーマ脱出，傍ストーマヘルニア，粘膜皮膚移植，ストーマ瘻孔などの晩期合併症への対応
- 灌注排便法の指導
- 装具に関する情報提供
- 排尿障害に関してや，性機能障害などのセクシュアリティに関しての相談と対応
- 社会保障制度の紹介
- 患者会の紹介
- 訪問看護ステーションなどの他施設との連携

▌排便方法の指導

ストーマ造設術後の排便方法には，自然排便法と灌注排便法（洗腸法）がある。近年，入院期間の短縮から，灌注排便法は，ストーマ外来で指導されることが多い。

灌注排便法とは，ストーマから残存結腸内に微温湯などを注入し，結腸の圧を上昇させて蠕動を促し，強制的に便を排泄させる方法である（487 ページ，plus）。灌注排便法の利点としては，排便の時間帯や間隔がコントロールでき，装具装着の必要がなくなることである。欠点としては特別な用具を必要とし，排泄に時間を要し，トイレを長時間占拠することである。灌注排便法の適応となる条件は，S状結腸や横行結腸に造設された単孔式ストーマで，狭窄や脱出ヘルニアなどの合併症がなく体力があることなどである。

ストーマの排泄方法の基本は面板と採便袋による自然排便法であるが，このような灌注排便法の適応となる患者には，排便方法の選択肢として紹介する必要がある。

動画一覧

QR コードから動画サイトのリンクを読み込むことができます。

1　吐きけ・嘔吐のある患者の看護　　　　　　　　　　p.278

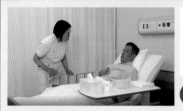

（2分30秒）

🔊 音声

患者が吐きけを感じている際には，適切な声かけを行う。患者が嘔吐した際には，すみやかに吐物を処理するとともに，含嗽をさせる，換気を行うなどの対応をして，次の嘔吐を誘発しないようにする。

シーンセレクト

❶ 吐きけのある患者への声かけ　　　　p.278　　　❷ 嘔吐した患者への対応　　　　　　p.278

（1分00秒）

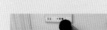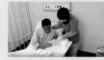

（1分30秒）

2　便秘のある患者の腹部の観察　　　　　　　　　　　p.286

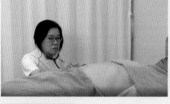

（2分）

🔊 音声

視診，聴診，打診，触診の順番で観察を行う。

シーンセレクト

❶ 視診，聴診　　　　　　　　　　p.286　　　❷ 打診，触診　　　　　　　　　　p.286

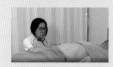

（1分）

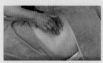

（1分）

＊ 本動画では，侵襲を伴う看護技術や，日常生活の中では見ることのない身体の部位を扱っています。閲覧の際には十分注意してください。また，無断での複製・送信は著作権法上の例外を除き禁じられています。

＊ パケット通信のご利用にあたっては，ご利用方法によりパケット通信料が高額となる場合もございます。ご契約内容をお確かめのうえ，思わぬ高額とならないように注意してください。なお，高額のパケット通信料が発生しても，当社では責任を負いかねますのであらかじめご了承ください。

＊ 本動画は，下記の動画配信サービスを利用しております。対応機種をはじめ，メンテナンス情報等は下の URL をご覧ください。ご利用される携帯電話の設定等によっては，意図しない表示になることがございます。
https://classtream.jp

＊ QR コードは，㈱デンソーウェーブの登録商標です。

3 便秘のある患者への腹部マッサージ p.288

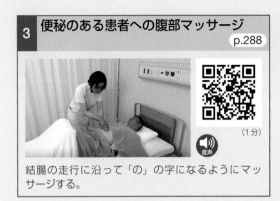

(1分)
音声

結腸の走行に沿って「の」の字になるようにマッサージする。

4 腹水による腹部膨満のある患者の看護 p.292

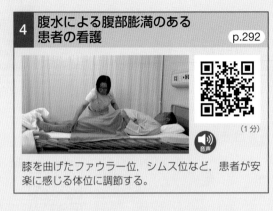

(1分)
音声

膝を曲げたファウラー位，シムス位など，患者が安楽に感じる体位に調節する。

5 開腹手術後の患者の疼痛への看護 p.334

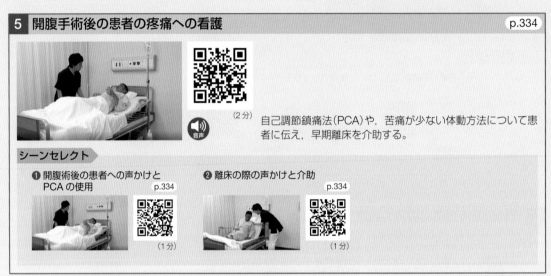

(2分)
音声

自己調節鎮痛法（PCA）や，苦痛が少ない体動方法について患者に伝え，早期離床を介助する。

シーンセレクト

❶ 開腹術後の患者への声かけとPCA の使用 p.334

(1分)

❷ 離床の際の声かけと介助 p.334

(1分)

6 ストーマ装具交換 p.484

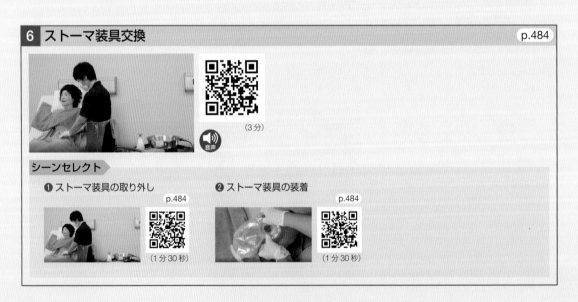

(3分)
音声

シーンセレクト

❶ ストーマ装具の取り外し p.484

(1分30秒)

❷ ストーマ装具の装着 p.484

(1分30秒)

索引